内科疾病及相关诊疗技术进展

主编 范贤明 曾晓荣 徐 勇

北京大学医学出版社

NEIKE J'BING JI XIANGGUAN ZHENLIAO JISHU JINZHAN

图书在版编目（CIP）数据

内科疾病及相关诊疗技术进展 /范贤明，曾晓荣，
徐勇主编. —北京：北京大学医学出版社，2014.1（2018.1 重印）
ISBN 978-7-5659-0729-6

Ⅰ. ①内…　Ⅱ. ①范…②曾…③徐…　Ⅲ. ①内科—
疾病—诊疗—高等学校—教材　Ⅳ. ①R5

中国版本图书馆 CIP 数据核字（2013）第 308830 号

内科疾病及相关诊疗技术进展

主　　编：范贤明　曾晓荣　徐　勇
出版发行：北京大学医学出版社
地　　址：（100191）北京市海淀区学院路 38 号　北京大学医学部院内
电　　话：发行部 010-82802230；图书邮购 010-82802495
网　　址：http://www.pumpress.com.cn
E - mail：booksale@bjmu.edu.cn
印　　刷：北京佳信达欣艺术印刷有限公司
经　　销：新华书店
责任编辑：宋小妹　　责任校对：金彤文　　责任印制：罗德刚
开　　本：787mm×1092mm　1/16　印张：25　　插页：4　　字数：648 千字
版　　次：2014 年 2 月第 1 版　2018 年 1 月第 4 次印刷
书　　号：ISBN 978-7-5659-0729-6
定　　价：55.00 元

编委会名单

主　　编　范贤明　曾晓荣　徐　勇

副 主 编　李晓明　刘　建　范忠才　邓明明　何成松　王文军

编　　委　（按姓氏汉语拼音排序）

曹　灵　陈　洁　陈菊屏　陈良海　代　丽　邓述恺

樊均明　范运斌　冯　健　侯　静　黄　莉　黄成亮

黄纯兰　黄维义　江　凤　蒋　岚　景　莉　雷利群

李　多　李　佳　李昌平　李发菊　刘应才　罗兴林

莫余波　欧三桃　欧阳芳　彭　燕　唐川康　唐君玲

唐世孝　万　沁　王　烜　魏宗德　吴鹏强　夏国栋

邢宏运　熊　彬　袁凯锋　张　莉　钟海花　周　贤

朱建华

前　言

　　内科学与基础医学和临床医学各学科之间关系密切，是临床医学中的核心学科，涉及面广、系统性强，在临床医学中起着举足轻重的作用。内科学阐述的内容在临床医学的理论和实践中具有指导意义，是学习和掌握其他临床学科的重要基础。

　　现代医学的发展迅速，内科学的新理论、新技术、新诊断方法、新治疗手段层出不穷，急待推广以服务于广大人民群众。一方面，作为全国高等医学院校教材的《内科学》，更新周期相对较长，所阐述的内容相对有限，并不能完全满足临床需要；另一方面，目前我国年轻临床医师工作任务繁重，没有足够的时间和精力去了解和掌握内科各亚专业的研究进展。在这种背景下，我们编写了这本《内科疾病及相关诊疗技术进展》，旨在及时反映内科学各领域的新进展。本书注重先进性和实用性，很多内容在全国高等医学院校教材未涉及或涉及很少。本书主要供五年制、七年制、八年制医学生，临床研究生及内科医师使用。希望本书的出版能为读者在短时间内掌握内科疾病及相关诊疗技术进展提供帮助。

　　本书编者均有着丰富的临床经验，且时时把握内科疾病的最新研究动态和进展，相信本书的出版必将使读者受益匪浅。

　　我们向为本书付出大量心血的作者们致以衷心的感谢，也要感谢帮助我们实现出版此书的编辑们和出版社。在本书的编写过程中，得到了泸州医学院领导的鼓励和支持，内科学教研室秘书石敏、范运斌对稿件的收集整理付出了辛勤的劳动，特此一并致谢！

　　由于时间仓促，加之我们水平有限，书中难免存在不足和错误之处，希望广大读者不吝指教，以便再版时改进。

范贤明

2013 年 8 月

第一章 呼吸系统疾病及相关诊疗技术进展

肺功能检查的临床应用

一、肺功能检查的适应证和禁忌证

自 1846 年 Hutchinson 开始阐述了可以通过肺量测定法测定肺活量后，经过 100 多年的发展，肺功能检查成为临床上胸、肺疾病及呼吸生理的重要检查内容，对于早期检出肺、气管病变，诊断气道病变的部位，鉴别呼吸困难的原因，评估疾病的病情严重程度及预后，评定药物或其他治疗方法的疗效，评估胸、肺手术的耐受力，评估劳动强度及耐受力，以及对危重患者的监护等，肺功能检查均是必不可少的内容。

1. 肺功能测定的适应证 ①呼吸功能的评价。利用肺功能检测结果可对受试者呼吸功能进行评价，明确其呼吸功能是否减损、减损程度、减损类型等。②疾病的诊断、病情评估、干预策略的制定。如呼吸困难的鉴别、外科术前评估、内科呼吸系统疾病干预治疗后的疗效判断等。③肺切除术及上腹部手术前的肺功能评估，规避手术风险。④康复方法的选择或运动处方的确定。⑤职业病伤残等级评估及劳动能力的鉴定。

2. 肺功能测定的禁忌证 对有下列情形者，酌情考虑或在呼吸内科会诊后决定是否进行肺功能检查。①活动性咯血、活动性肺结核。②未行胸腔闭式引流的气胸；心血管疾病，用力呼吸测试可能会加剧心绞痛或引起血压改变，或者最近有心肌梗死或肺栓塞。③胸部、上腹部或者头颅的血管瘤（胸内压增高会引起破裂的危险）。

二、肺功能检查的常用指标及其临床意义

(一) 肺容量指标

肺内气体含量称为肺的容量，随着呼吸运动及其幅度的变化，肺的容量相应改变，据此可分为四种基础肺容积（basal lung volume）和四种基础肺容量（basal lung capacity）。肺容量的大小与年龄、性别、身高、体重、体位等相关。衡量肺容量是否正常应将实测值与预计值比较，如降低不超过预计值的 20% 被认为是正常的。

1. 潮气量（tidal volume，TV） 指平静呼吸时每次吸入或呼出的气量，用于计算分钟通气量和调节呼吸机，安静状态下 TV 大致是稳定的，一般在阻塞性通气功能障碍的患者，为减少气流阻力，常采用深、慢呼吸，潮气量较大；在限制性通气功能障碍患者，为克服增加的肺组织阻力，常采用浅而快的呼吸，潮气量减小。

2. 补呼气量（expiratory reserve volume，ERV） 平静呼气末作用力呼气时能继续呼出的最大气量，与通气储备有关，一般占肺活量（vital capacity，VC）的 1/3，严重的阻塞性通气障碍和部分限制性通气障碍（如肥胖、腹水等）比例可严重缩小，因该指标受体位等多种因素影响，在正常人群中波动范围较大，临床价值不大。

3. 补吸气量（inspiratory reserve volume，IRV） 平静吸气后所能吸入的最大气量，与通气储备有关。

4. 残气量（residual volume，RV） 作最大用力呼气后肺内不能呼出的气量，意义同FRC，但在阻塞性肺通气功能障碍疾病的变化常常更显著。

5. 功能残气量（functional residual capacity，FRC） 平静呼气后肺内所含有的气量，FRC＝ERV＋RV，限制性肺通气功能障碍时减少，阻塞性肺通气功能障碍时可增加。FRC的存在可保持动脉血氧分压的稳定，不至于随每次呼吸产生较大波动，但过大的FRC会稀释吸入的新鲜空气，不利于气体交换。

6. 深吸气量（inspiratory capacity，IC） 平静呼气后能吸入的最大气量，与通气储备有关，一般IC占VC的2/3，多数限制性肺通气功能障碍疾病和严重的阻塞性肺通气功能障碍疾病存在IC的下降，一般在临床上应用较少。

7. 肺活量（vital capacity，VC） 最大吸气后能呼出的最大气量，为临床最常用指标之一，减少见于肺的限制性肺通气功能障碍和严重阻塞性肺通气功能障碍病变，如肺组织的扩张或回缩受限、肺部分切除术、呼吸道阻塞、呼吸无力等，对于限制性肺通气功能障碍，VC＜预计值80％为轻度限制性功能障碍，＜40％为重度，两者之间为中度；对于阻塞性肺肺通气功能障碍的轻中度阶段，通过呼吸形式的代偿，肺活量可保持正常，但严重阻塞性通气功能障碍患者，及时缓慢呼气，气体也不能全部呼出，常出现VC下降，并出现内源性呼气末正压通气（positive end-expiratory pressure，PEEP）。

8. 肺总量（total lung capacity，TLC） 深吸气后肺内所含有的总气量，TLC增大反映肺组织弹性减退，TLC正常说明肺组织弹性正常，TLC下降反映肺容积减少和胸廓-肺组织的弹性增加。阻塞性肺疾病时增加，且RV/TLC比值增加幅度反映气流阻塞的程度。

其中，TV、IRV、IC、ERV、VC可通过肺量计或流速描计议直接测定出来，而RV、FRC、TLC均含有无法直接测定的残气量部分，需通过标记气体分析等方法间接换算出来。

（二）肺通气指标

肺通气的主要作用是吸入外界的氧气和排除肺内的二氧化碳，肺通气的指标包括静息通气量指标和用力通气量指标。

1. 每分钟通气量（minute ventilation，VE） 静息状态下每分钟呼出的气量，VE＝TV×RR（RR为呼吸频率），约6L，人工机械通气时常用的指标。

2. 死腔通气量（dead space volume，VD） 每次呼气末能达到肺泡进行气体交换的无效气量，包括解剖死腔和生理死腔，肺部疾病时常增加，通常将死腔通气量与潮气量的比值（VD/TV）反映每次肺通气效率的高低，比值越高，肺通气效率越低。正常人VD为150 ml，VD/TV约为0.3。

3. 肺泡通气量（alveolar ventilation，VA） 指静息状态下每分钟吸入的气量能达到肺泡进行气体交换的有效气量，VA＝（TV－VD）×f（f为呼吸频率），反应有效的通气量。

4. 用力肺活量（forced vital capacity，FVC） 最大吸气后用最大努力快速呼气所能呼出的全部气量，因FVC明显受时间因素影响，在正常肺或限制性肺通气功能障碍患者，由于气道阻力正常，FVC＝VC；阻塞性肺通气功能障碍时VC可正常，但FVC可明显下降，FVC＜VC，用力依赖性强。单纯的FVC下降缺乏特异性，需结合时间肺活量和肺容量的改变确定肺功能异常的类型。

5. 一秒量（FEV_1） 最大吸气后用力快速呼气1秒所呼出的最大气量，系临床上最常用指标，重复性好，用力依赖性较强。是判断气道可逆性的最常用指标，限制和阻塞性通气功能障碍均可下降。因FEV_1与MVV有线性关系，FEV_1可用来换算成MVV。

目 录

6. 一秒率（FEV$_1$%）　即 FEV$_1$/FVC 比值，是判断有无阻塞性通气功能障碍的指标，正常值应＞75%，下降见于阻塞性通气功能障碍，＞90%提示限制性通气功能障碍。

7. 最大自主分钟通气量（maximal voluntary ventilation，MVV）　单位时间内最大自主努力呼吸所达到的通气量，是判断阻塞性通气障碍程度和肺的储备功能的最可靠指标。反映呼吸系统整体效能（包括呼吸神经肌肉功能、胸肺顺应性、气道阻力等），用力依赖性强，阻塞性及限制性通气功能障碍均可致其下降。

8. 最大呼气中段流速（mean maximum expiratory flow，MMEF 或 FEF25%～75%）　用力呼气时呼出气量为肺活量的 25%～75% 区间的平均流速，MMEF 主要受小气道直径影响，下降见于小气道的气流阻塞，用力依赖性低。

9. 最高呼气流速（peak expiratory flow，PEF）　用力呼气的最大流速，简易通气指标，亦反映咳嗽能力，用力依赖性强。下降见于阻塞性障碍和限制性肺通气功能障碍。

（三）弥散功能指标

气体分子由高分压向低分压区域转移的过程，称为气体弥散，肺内的气体弥散主要包括氧气和二氧化碳的弥散，受气体的物理特性、弥散屏障的厚度和面积、气体分布、气体与血液接触的时间、通气/血流比例、血红蛋白浓度、弥散膜两侧的压力差、温度等因素的影响，因 CO 与血红蛋白的结合能力为氧气的 200 倍，临床上采用测定 CO 弥散反映肺组织气体交换功能。

1. 肺-氧化碳弥散量（DLCO）　单位时间单位压力差时 CO 透过肺呼吸膜的量，正常值为 20 ml/（min·mmHg），受所有影响肺泡-毛细血管膜弥散能力、通气血流比例、血红蛋白、心排出量等因素影响。下降常见于肺容量（弥散面积）减少、肺间质病变（肺泡结构破坏、毛细血管阻塞、肺间质水肿或纤维化等）及贫血等。

2. DLCO/V$_A$　每升肺泡气量的一氧化碳弥散量（DLCO），正常值 5 ml/（min·mmHg），经肺泡容积矫正，可鉴别肺容量减少与肺泡膜病变所致的弥散功能下降。

（四）气道阻力指标

1. 气道阻力（airway resistance，Raw）　气体通过气道所消耗的压力与气体流速的比值，Raw＝（Palv－Pao）/F，通常＜0.2 cmH$_2$O/（L·Sec），增加提示气道阻塞，受肺容量影响（成反比）。

2. 气道传导率（airway conductance，Gaw）　Raw 的倒数。

3. 比气道传导率（sGaw）　sGaw＝Gaw/Vtg，经胸腔气量矫正，减少提示气道阻塞。

4. 比气道阻力（sRaw）　为 Raw×Vtg，经胸腔气量矫正的 Raw，增加提示气道阻塞。

三、通气功能障碍的类型

肺通气的主要作用是摄取氧和排出二氧化碳以保持正常的动脉血气水平。除非是存在动静脉分流，通常情况下，只要通气功能正常，即使换气功能稍差，也不会引起明显的缺氧。肺通气功能检查是呼吸功能检查中最主要也是最常用的部分，它包括静息通气量（VE）、最大通气量（MVV）、最大呼气流量-容积曲线（MEFV 曲线）、用力肺活量-时间曲线（FVC-t 曲线）、肺泡通气量等。我们通过测定上述反应通气功能的参数，可以判定通气功能是否异常，以及其异常的程度，另外在临床工作中，我们为了寻找病因及有针对的治疗，常规的将多项结果综合起来，判断通气功能障碍的类型。

气道阻塞引起的通气功能障碍称为阻塞性通气功能障碍，主要见于慢性阻塞性肺疾病，在 FVC 下降的情况下，若 $FEV_1\%$ 下降，即为阻塞性通气功能障碍，此时也伴随 MEFV 曲线的典型阻塞性改变。小气道的轻度阻塞性通气，通过深慢呼吸的代偿，肺容量指标 VC、RV、FRC、TLC 无变化，仅出现 FEV_1 和 $FEV_1\%$ 轻度下降，且伴随 MEFV 曲线中、低容量时形态和流速的改变；但阻塞加重后深慢呼吸已不能维持正常的肺容积水平，可出现 RV、FRC 和 RV/TLC 升高，但缓慢呼气可呼出所有气体，VC 变化不大，FEV_1 和 $FEV_1\%$ 轻度到中度下降，伴随 MEFV 曲线中、低容量时形态和流速的明显改变；严重阻塞时由于气道结构的严重破坏，用力快速呼气的整个过程中呼气流速显著受限，FEV_1 和 $FEV_1\%$ 的重度下降，伴随整个 MEFV 曲线形态和流速的明显改变，在 TLC 位置时，气道即处于非常显著的阻塞状态，迅速出现大量气体陷闭于肺泡，FVC 明显小于 VC，VC 也相对下降，RV、FRC 和 RV/TLC 等容量指标明显升高。无论何种程度的阻塞性通气，由于用力呼吸受限，多伴随 MVV 的下降，FVC<VC。对于中等气道的阻塞，见于重度慢性支气管炎、支气管哮喘、肺气肿、支气管扩张等，其变化与小气道相似，并且常合并中、重度小气道阻塞，呼气初期即处于明显的阻塞状态，并维持整个呼气过程，因此 FEV_1 占预计值百分比，$FEV_1\%$ 显著下降。而大气道阻塞只要出现轻微阻塞即可导致 FEV_1 占预计值百分比，$FEV_1\%$ 显著下降，并且 MEFV 曲线出现特征性变化。

限制性肺通气功能障碍：主要见于肺间质疾病、肺占位性病变、胸膜疾病、胸腔积液、胸壁脊柱疾病、肺切除术后、肥胖等肺扩张受限引起的通气功能障碍。在该类患者，FVC 下降，$FEV_1\%$ 正常或增加，或时间肺活量提前完成，不同肺容积流速皆等比例下降，MEFV 曲线的形态与正常相似或曲线更陡直，这与阻塞性通气功能障碍有明显的不同。肺容量指标 VC、RV、FRC、TLC 下降，VC=FVC。

如果同时存在气流的阻塞和胸-肺组织病变，则表现为混合型通气功能障碍，其特点是存在阻塞性改变，即 $FEV_1\%$ 下降，但 FVC 和 VC 下降较单纯阻塞性疾病更显著；或存在限制性改变，即 FVC 和 VC 明显下降，但 $FEV_1\%$ 的下降较单纯限制性疾病更显著。结合肺容量和气速指数判断更有价值。

不同类型的通气功能障碍的区别见表 1-1、图 1-1。

表 1-1 不同类型通气功能障碍的区别

类型	FVC	FEV_1	FEV_1/FVC	RV	VC
阻塞型	−/↓	↓	↓	↑	−/↓
限制型	↓	−/↓	−/↓	−/↓	↓
混合型	↓	↓↓	↓	?	↓

四、小气道概述

小气道（small airway）是指吸气状态下直径≤2 mm 的气道，包括细支气管和终末细支气管。小气道管壁弹力纤维呈放射状向外发展，与周围肺泡壁的弹力纤维相连，形成网状结构，因而小气道口径直接受肺容积大小的影响。小气道的功能改变并不一定反映小气道的病变，只有排除了肺组织的弹性减退才能认为小气道功能反映小气道病变，所以需要同时测定小气道功能和肺的静态顺应性才能判断是否存在小气道病变。

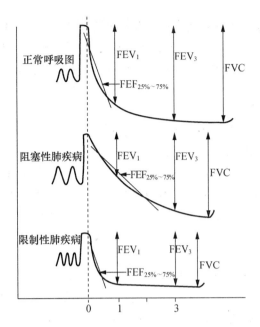

图 1-1　不同类型通气功能障碍的区别

　　小气道功能障碍不具有特异性，一些慢性非特异性炎症性肺疾病使小气道黏膜充血、水肿、痰栓形成，以及肺组织弹性减退使得小气道的口径减小均可使小气道功能出现异常，临床上常见于慢性阻塞性肺疾病、支气管哮喘病变早期，间质性肺疾病、肺水肿以及长期吸烟等患者。

　　临床常用的小气道功能测定指标如下：

　　1. 流量-容积曲线　　该方法简便易行，可重复性好，在临床中应用广泛，几乎取代了其他传统测定方法。确切的说小气道功能指标的改变反映的是病变早期的小气道功能。在高容量位置时，由于肺组织的牵拉作用，小气道处于扩张状态，流速基本正常，但在低容量时，由于小气道结构破环或肺组织弹力下降，在气道外压作用下，小气道内径缩小或陷闭，呼气阻力增加，流速下降。一般认为 50% 和 25% 肺活量时的最大呼气流速（V_{50}、V_{25}）反映小气道功能，在小气道或肺组织的轻微病变时，仅有 V_{50}、V_{25} 的下降，最大呼气流速（V_{max}）、75% 肺活量时的最大呼气流速（V_{75}）无明显变化；在严重小气道病变或肺组织弹性减退时，才会出现 V_{max} 和 V_{75} 的显著变化。在图形的形态上表现为高容积图形基本正常，但低容积出现凹陷性改变。若同时测定肺静态顺应性正常，则考虑小气道病变可能性大，反之则考虑肺弹性减退，小气道陷闭，或与小气道病变同时存在。

　　2. 最大中期呼气流速（maximal midexpiratory flow rate，MMEF）　　是指在 FVC 曲线上，用力呼出气量在 25%～75% 的平均流量。与低位肺容量位的流量相似，MMEF 主要受小气道直径的影响，流量下降反映小气道的气流阻塞，同样需同时测定肺的静态顺应性来判断小气道功能改变的原因。

　　3. 闭合气量（closing volume，CV）和闭合容量（closing capacity，CC）　　闭合气量（closing volume，CV）是指平静呼气过程中小气道开始关闭时还能呼出的最大气量。闭合容量（CC）是指小气道开始关闭时所测得的肺容量。当小气道病变时，其口径变小，呼气过程中提前关闭，因此 CC 和 CV 增大。为排除肺容积对气道关闭的影响，常用 CC/TLC 或

CV/VC 的百分比值来判断气道陷闭情况，比值增加提示了小气道过早关闭。正常年轻人 CV/VC 的百分比值为 5%～10%，随年龄增加而增长，80 岁时可达 30%。

4. 其他　另有动态顺应性和氦-氧流量容积曲线等方法，但临床甚少开展，不详述。

五、气道反应性测定

气道反应性（airway responsiveness）是指气管和支气管对各种物理、化学、药物以及变应原等刺激引起气道阻力变化的反应。气道高反应性（airway hyperresponsiveness，AHR 或 bronchial hyperresponsiveness，BHR）是指少量的这些刺激即可引起气道过快、过强的收缩反应，导致气道管腔狭窄和气道阻力明显增高。气道高反应性是支气管哮喘的主要病理生理特征和诊断依据。临床上，通过支气管激发试验或舒张试验来测定气道反应性。

（一）支气管激发试验

1. 适应证

（1）支气管哮喘，包括咳嗽变异型哮喘、职业性哮喘等。

（2）伴有气道反应性增高的其他疾病，如：过敏性鼻炎、慢性支气管炎、病毒性上呼吸道感染、过敏性肺泡炎、热带嗜酸细胞增多症、肺囊性纤维化（cystic fibrosis，CF）、结节病、支气管扩张、急性呼吸窘迫综合征（acute respiratory distress syndrom，ARDS）、心肺移植术后、左心衰竭，以及长期吸烟、接触臭氧等也可能出现 BHR。

（3）肺通气功能正常或仅有轻度气道阻塞者（FEV_1＞正常预计值的 70%）。

2. 禁忌证

（1）绝对禁忌证　①对诱发剂吸入明确过敏；②基础肺通气功能损害严重（FEV_1＜50%预计值）；③心功能不稳定，近期内（＜3 个月）有心肌梗死或正使用拟副交感神经药物、心动过缓、严重心律失常等；④严重的高血压；⑤近期脑血管意外；⑥确诊主动脉瘤；⑦严重甲状腺功能亢进症；⑧有不能解释的荨麻疹；⑨不适宜测定用力肺活量者（如肺大疱、气胸等），不宜采用用力肺活量法测定呼吸流速。

（2）相对禁忌证　①基础肺功能呈中度阻塞（FEV_1＜70%预计值）；②肺通气功能检查已诱发气道阻塞发生；③近期呼吸道感染（＜4 周）；④癫痫需用药物治疗；⑤哮喘发作加重期；⑥妊娠期妇女。

3. 激发试验过程中可能出现的症状

（1）气道痉挛引起症状　咳嗽、胸闷、气促、喘鸣。此时以伴通气功能下降为特征。气道痉挛症状经吸入 β_2 受体激动药吸入剂可迅速缓解。

（2）非气道痉挛的症状　如咳嗽、声嘶、咽痛（咽喉部及声带受刺激充血水肿所致）、头痛、面红等，但不伴有通气功能的降低。吸入组胺引起的这些症状较醋甲胆碱稍多。非气道痉挛症状多数经休息后 15～30 分钟，可自行缓解，小部分可延长至 2.5～4 小时。

对于特异性激发试验，应特别重视迟发相气道反应的发生，并严密观察至少 24 小时。

4. 吸入性支气管激发试验　吸入性支气管激发试验是临床及实验中采用最为普遍的方法。包括各种吸入非特异性激发物，如组胺、醋甲胆碱、乙酰胆碱、腺苷、白三烯 E_4、高渗盐水、低渗盐水、冷空气吸入，以及尘螨、花粉、动物皮毛等特异性抗原刺激物。通过刺激物的量化测量及与其相应的反应程度，还可判断气道高反应性的程度。雾化吸入是通过雾粒（携带激发药物的载体）在支气管树及肺泡的沉积而起作用的，雾粒直径的大小、吸气流速以及气道的通畅性均可影响雾粒在气道的沉积，从而影响气道反应性。

测试前受试者应在实验室休息至少 15 分钟。应详细了解受试者的病史、是否曾经做过激发试验及其结果、是否有严重的气道痉挛发生，并做体格检查，排除所有激发试验的禁忌证。

受试者在检查前 48 小时停用抗组胺药物（如氯苯那敏、异丙嗪）、色甘酸钠及皮质激素类药物。12 小时前停用支气管扩张剂（如氨茶碱、沙丁胺醇、美普清等）。对于复查的患者，重复试验应选择每天相同的时间进行，以减少生物钟的影响。吸入性支气管激发试验的测定常用的吸入方法：①Chai 测定法（5 次间断深吸气法）；②Yan 测定法（简易手捏式雾化吸入法）；③Cockcroft 测定法（潮气吸入法）；④渑岛任法（强迫振荡连续描记呼吸阻力法）。

（1）激发试验程序　①测定基础肺功能，FEV_1 实测值/预计值 $\geqslant 70\%$，可选为受试者。②经口吸入激发物稀释液以作对照，让患者认识吸入刺激物的过程，熟悉吸入方法；观察稀释液是否对肺通气功能有所影响，作为以后吸入激发物的对照。③从最低激发浓度（剂量）起，依次以双倍的浓度（剂量）递增吸入刺激物，吸入后 60～90 秒，测定肺功能，直至肺功能指标达到阳性标准或出现明显的不适及临床症状，或吸入最高浓度的激发剂仍呈阴性反应时，停止激发剂吸入。若受试者身体状况良好、无明显喘息病史，为加快试验进度，可采用 4 倍浓度（或剂量）递增的方式吸入刺激物。但当其气道功能指标改变达到其预期值的一半时，应恢复为原 2 倍浓度递增方式吸入。例如：以 4 倍递增吸入方法激发后，FEV_1 较基础值下降 $>10\%$（预期值为下降 20%），则改为 2 倍递增方法继续吸入。④若激发试验阳性且伴明显气促、喘息，应予支气管舒张剂吸入以缓解病者症状。

（2）测定指标及结果判断

1）测定指标　常用的测定指标及其改变值的计算方法以 FEV_1、PEF、sGaw 最常用。FEV_1 重复性好，结果稳定；PEF 测定简单方便，不受场地限制，与 FEV_1 有较好的相关，适于流行病学调查，但其质控略逊于 FEV_1；sGaw 敏感性好，但重复性稍差。

2）定性判断　在试验过程中，当 FEV_1、PEF 较基础值下降 $\geqslant 20\%$，或 sGaw 下降 $\geqslant 35\%$ 时，可判断为激发试验阳性，即气道反应性增高；如果吸入最大浓度后，这些指标仍未达上述标准，则为气道反应性正常，激发试验阴性。

无论激发试验结果阴性或阳性，均应排除影响气道反应性的因素。对于结果可疑者（如 FEV_1 下降 $15\%～20\%$，无气促喘息发作），可预约 2～3 周后复查，必要时 2 个月后复查。

3）定量判断　①累积激发剂量（PD）或累积激发浓度（PC）：PD 或 PC 可用于定量判断气道反应性，为目前最常用的定量指标。如 $PD_{20}\text{-}FEV_1$ 是指使 FEV_1 下降 20% 时累积吸入刺激物的剂量。BHR 严重程度依 $PD_{20}\text{-}FEV_1$（组胺）可分为四级：$<0.1\,mmol$（$0.03\,mg$）为重度 BHR；$0.1～0.8\,mmol$（$0.03～0.24\,mg$）为中度 BHR；$0.9～3.2\,mmol$（$0.25～0.98\,mg$）为轻度 BHR；$3.3～7.8\,mmol$（$0.99～2.20\,mg$）为极轻度 BHR。PD（PC）用于评价气道敏感性，其重复性好、特异性高。②阈值浓度（threshold concentration，TC）：指连续测定三次肺功能（如 FEV_1）的均值减去其两个标准差之值。TC 敏感性高，但特异性差。③剂量反应曲线斜率：剂量反应曲线斜率乃最后一个剂量相应的肺功能指标（如 FEV_1）下降百分率与总吸入剂量之比。优点：$PD_{20}\text{-}FEV_1$ 用于流行病学调查时，对大多数正常人群因 FEV_1 下降少于 20% 而不能计算，而本法则可对所有人计算，不管其 FEV_1 下降多少。有报道其与症状严重性的关系似乎优于 $PD_{20}\text{-}FEV_1$。当试验后 FEV_1 无减少，其或增加时，其计算值为零或正数，为将此转换为对数计算，需增加一个数值。

（二）支气管舒张试验

1. 支气管舒张剂的选择　舒张支气管的药物，常用的有舒张支气管平滑肌的药物如 β_2 受体激动药、M 受体拮抗药、茶碱等及消除气道黏膜水肿、减轻气道炎症而使气道通畅的药物如糖皮质激素等。药物可通过雾化吸入、口服、静脉等不同途径给药。其中雾化吸入 β_2 受体激动药因作用快速、疗效确切、使用剂量少而不良反应较小等优点被广泛使用。

（1）吸入型支气管舒张剂　吸入剂型包括定量气雾剂、干粉剂和悬液雾化吸入。药物以短效 β_2 受体激动药如沙丁胺醇及特布他林最为常用。所用剂量只为其口服剂量的 $1/10 \sim 1/20$。一般吸入短效 β_2 受体激动药后 5 分钟内生效，达峰时间约 $15 \sim 30$ 分钟。可依病情不同给予 200 mg、300 mg、400 mg 的沙丁胺醇。也可用 M 受体拮抗药，如异丙托溴铵 $40 \sim 80$ mg 吸入，15 分钟起效，达峰时间为 $30 \sim 60$ 分钟。

非选择性的肾上腺素能兴奋剂如肾上腺素、异丙肾上腺素等的雾化吸入因其不良反应较多目前已基本弃用。

（2）非吸入型支气管舒张剂　口服或皮肤吸收、皮下注射、静脉注射等方式给予支气管舒张剂后，亦可测定支气管舒张的反应程度。对于部分对吸入型支气管舒张剂无反应或反应欠佳者可采用此方式进一步明确支气管的可舒张性，但该法起效较慢，需观察数小时、数天～数周。

2. 吸入药物的方法

（1）定量气雾剂单剂量吸入法　定量气雾剂单剂量吸入，让受试者张口从残气位或功能残气位开始经口作缓慢的深吸气（吸气时间 $1 \sim 2$ 秒），开始吸气后，操作者马上按下定量气雾药罐将药物释出，受试者吸入喷雾直至深吸气末（肺总量位），屏气 $5 \sim 10$ 秒，或在没有感觉不适的情况下尽量屏息久些，然后才快速呼气至功能残气位。若需要多吸 1 剂，应间隔至少 1 分钟后再重新吸入。

该法为目前最为常用的方法，操作简便，价格便宜，适用于大多数受试者。对部分吸气动作配合欠佳者，可应用辅助吸入储雾罐（spacer），药物喷入罐后受试者只需用口含着储雾罐，作数个平静呼吸即可。

（2）干粉剂吸入法　受试者口含干粉吸入器，口角不能漏气。从残气位用口（不能用鼻）作深深地、缓慢地吸气（需保证有一定的气流速度 >60 L/min）。该法吸入药物效果较好，结果稳定，尤适合于年老、体弱等患者。但年龄 <5 岁的儿童因其吸气流速较小，不宜用此法。此外，干粉药物及其吸入器成本相对较高。

（3）潮气呼吸法　以平静、自然的潮气呼吸连续吸入雾化悬液，如 5 ml 沙丁胺醇雾化液（0.5% 沙丁胺醇 1 ml ＋生理盐水 4 ml）。该法适用于几乎所有受试者，吸入效果好，需时较长。

3. 受试者准备　试验前详细了解受试者的病史，尤其需了解其是否有对所用支气管舒张剂的过敏史，了解是否有严重心脏病史，体格检查心率 <120 次/分，肺功能基线检查的试验前准备同肺功能检查。

此外，支气管舒张试验前 $4 \sim 6$ 小时受试者需停止吸入短效 β_2 受体激动药；如为口服制剂的短效 β_2 受体激动药或氨茶碱需停用 12 小时；长效或缓释放型 β_2 受体激动药及茶碱则应停用 $24 \sim 48$ 小时。

4. 测试步骤与结果判断

（1）测试步骤　受试者先测定基础肺功能（如 FEV_1、PEF 或 sGaw），然后吸入 β_2 受体激动药（如沙丁胺醇）。全部吸入药物后 5 分钟、10 分钟、15 分钟，必要时 30 分钟重复肺功能检查。其他途径给药者，按药物性质给药数分钟至 2 周后复查肺功能。

（2）评定指标　评价支气管舒张试验的常用肺功能指标有 FEV_1、FVC、PEF、FEF25％～75％、FEF50％、sGaw、Raw、Fres（呼吸阻抗响应频率）等，其中以 FEV_1 最为常用，因其结果可靠且重复性好；PEF 测定简便；sGaw 及 Fres 较为敏感，但重复性稍逊。

通常根据这些指标变化率及绝对值的改变来进行结果判断。①变化率：肺功能指标变化率（％）＝（用药后肺功能值－用药前肺功能值）/用药前肺功能值×100％。②绝对值改变：绝对值改变＝用药后肺功能值－用药前肺功能值。

（3）结果判断

1）支气管舒张试验阳性　以 FEV_1 判断：若用药后 FEV_1 变化率较用药前增加 15％或以上（美国胸科学会建议 12％或以上），且 FEV_1 绝对值增加＞200 ml，则判断支气管舒张试验为阳性。

其他指标阳性判断标准：用药后较用药前 FVC、PEF 增加 15％或以上，FEF25％～75％、FEF50％增加 25％或以上，sGaw 增加 35％或以上，Zr 增加 1 倍或以上，Fres 减少 1 倍或以上。

临床意义：支气管舒张试验阳性，意味着缩窄的气道具有可舒张性，且对所用药物敏感，对于临床选用支气管舒张药物有十分重要的指导意义。

2）支气管舒张试验阴性　若使用舒张药物后肺功能指标达不到上述标准，则支气管舒张试验阴性。支气管舒张试验阴性，有以下可能原因：①轻度气道缩窄者，因其肺功能接近正常，用药后气道舒张的程度较小；②狭窄的气道内有较多的分泌物堵塞气道，如重症哮喘患者支气管腔内常有大量黏液栓，影响吸入药物在气道的沉积和作用；③药物吸入方法不当，致使药物作用不佳；④使用药物剂量不足，故有时为明确了解支气管的可舒张性，常用较大剂量，如干粉吸入 400 μg 沙丁胺醇；⑤缩窄的气道对该种支气管舒张剂不敏感，但并不一定对所有的支气管舒张剂都不敏感，此时应考虑改用别的支气管舒张剂再作检测，如由沙丁胺醇转为异丙托溴铵；⑥在做支气管舒张试验前数小时内已经使用了舒张剂，气道反应已达到极限，故此时再应用舒张剂效果不佳，但并不等于气道对该舒张剂不起反应。因此，在作舒张试验前应停用支气管舒张剂一段时间，吸入性短效 β_2 受体激动药或抗胆碱能药停用 4～6 小时，口服短效 β_2 受体激动药或茶碱停用 8 小时、长效或缓释型停用 12 小时以上。

（三）气道反应性测定在支气管哮喘中的应用价值

支气管哮喘产生气道反应性增高（bronchial hyperresponsiveness，BHR）的机制有：各种原因导致的气道慢性炎症；迷走神经反应性的增高，β_2 受体数量和功能低下，非肾上腺素能、非胆碱能神经的活性增高；平滑肌细胞肥大、增生，管壁变厚、管腔狭窄；气道表面液体渗透压的改变等。

1. 协助哮喘的诊断　典型的哮喘由于表现为反复发作的咳嗽、胸闷、呼吸困难，特别是出现喘鸣，这些症状可经治疗或自然缓解。在排除可能相关的其他肺部疾病后，根据病史、体征比较容易得出诊断。但对于轻度支气管哮喘或患有变应性鼻炎而哮喘处于潜伏期的患者，气道高反应性可能是唯一的临床特征和诊断依据，气道高反应性的早期发现对于哮喘的预防和早期治疗具有重要的指导作用。一般认为，大多数哮喘的患者都有气道反应性增高，有症状的哮喘患者几乎 100％气道反应性增高。气道反应性增高的患者可能患有哮喘，或以后发展为哮喘。一些患者在缓解期既无症状，肺功能检查亦正常，此时做支气管激发试验若为阳性，则可协助诊断，因为哮喘患者即使在缓解期，气道高反应性仍存在。有些患者仅以慢性咳嗽为哮喘的唯一症状，经多种检查仍不能明确原因，此时支气管激发试验如为阳性，则可考虑为咳嗽变异型哮喘（cough variability asthma，CVA）。结合平喘治疗有效而短期停药后复发可作出 CVA 诊断。这种患者随访数月或数年后，多可出现典型的哮喘症状。目前大多数临床医生将气道高反应性作为早期发现和早期诊断哮喘的主要依据之一。

对于有职业刺激原反复接触史且怀疑在接触刺激原后诱发气道痉挛的患者，采用特异性支气管激发试验以鉴别该刺激物是否真的会诱发支气管收缩，这对于职业性哮喘的诊断以及防治有着重要的意义。

但有个别患者 BHR 与其近期哮喘的程度并不完全一致。BHR 可见于慢性支气管炎和吸烟者等；6%～8%无哮喘症状的儿童可有 BHR；3%正常成人可有 BHR。有哮喘史的患者，BHR 可持续存在，虽然其 BHR 程度可能较轻。所以，近期哮喘症状结合 BHR 才是哮喘诊断的最有力根据。

2. 作为哮喘严重程度及预后的评估　气道反应性的高低常与哮喘的严重程度相平行。气道反应性的高低可以直接反映支气管哮喘的严重程度，是目前判断哮喘病情轻重和严重程度分级的主要指标之一，并对判断支气管哮喘的预后提供了重要的参考资料。气道反应性较高而无症状的患者，其发生严重气道痉挛或猝死的危险性可能较有喘息但气道高反应性较低的患者更大。

3. 判断治疗效果的重要指标　测定气道反应性可作为哮喘患者重要的随访手段。反应性轻者表明病情较轻，可减少用药，重者则提示应积极治疗。有学者提出将消除 BHR 作为哮喘治疗的最终目标。哮喘患者经长期治疗，气道高反应性减轻，可指导临床减药或停药。亦可通过服药前后的气道反应性的改变来判断治疗哮喘药物的抗炎活性和临床疗效。在治疗哮喘的药物验证中，常测定气道反应性。

4. 研究哮喘的发病机制　既然气道高反应性是哮喘的特征，了解气道高反应性形成的原因，也就可以了解哮喘的发病机制，掌握了哮喘的发病机制，有助于对哮喘的治疗。因此，无论在哮喘的机制研究还是治疗研究中，应经常测定气道反应性。

六、肺功能检测在外科领域的应用

肺功能在外科手术中的应用包括：手术适应证的选择，明确患者是否耐受全身麻醉，能耐受何种手术，手术过程和围术期内风险度的评估，手术后可能并发症的发生和预防，手术后生命质量的评估，如何进行手术后的康复等方面。

（一）胸腹部外科手术是术后肺部并发症的重要危险因素

正常肺功能取决于胸廓完整，气道通畅，呼吸肌健全，胸廓及肺组织顺应性良好，以及肺组织血流灌注良好。外科手术是创伤性治疗，手术操作本身及术前的麻醉、术后的伤口疼痛等，都会引起患者呼吸紊乱、有效肺通气及换气功能下降等肺功能障碍，导致术后出现呼吸系统感染、呼吸功能衰竭及心律失常等并发症，而使患者在围术期的病死率增加。

手术后并发症以术后肺部并发症（postoperative pulmonary complications，PPC）最为常见。临床上常根据手术后出现明显咳嗽、胸痛、呼吸困难等症状，胸部物理检查有肺实变体征或术后有持续 3 天以上的体温超过 38.5℃并白细胞升高或痰培养阳性，胸部 X 线检查有肺不张、肺部炎症影像或延长机械通气时间者诊断为 PPC。Doyle 报道胸部及上腹部手术后有 20%～70%患者发生肺部并发症。Ferguson 等发现心脏手术后患者 PPC 的发生率为

40%，食管手术后 PPC 为 25%～50%。而对有肺部基础疾病的患者进行手术治疗，PPC 的发生率要比其他人群高几倍至几十倍，有报道称前者约为 70%，后者只有 8.2%。

腹部手术是外科手术的主体，包括胃肠手术、肝胆手术、胰腺手术、泌尿生殖系统手术等多种类型。Hall 等应用多变量分析研究了 1000 例剖腹手术后肺部并发症的危险因素，认为手术部位以及手术方式的不同会对术后肺部并发症的发生率有明显的影响，由高到低依次为胃十二指肠（43.2%）、结肠（34.4%）、小肠（28.9%）、肝胆胰（24.9%）、其他（23.5%）、阑尾（5%）。腹部手术尤其是上腹部手术对术后的肺功能影响显著。另一项研究示腹部手术后 PPC 为 10.3%，而非胸、腹部外科手术肺部并发症仅为 0.6%。

手术后的常见并发症有：①呼吸衰竭，见于手术直接损伤，手术前后药物的使用，术后发生的痰液堵塞、感染和 ARDS；②脂肪栓塞综合征，主要与骨盆、四肢的严重创伤和手术有关；③肺水肿；④呼吸道分泌物引流不畅；⑤肺部感染；⑥支气管哮喘急性发作；⑦ALI/ARDS；⑧支气管胸膜瘘等。

因此，术前的肺功能评估非常重要，目的在于鉴别手术高危患者，根据肺功能损害程度，制订合理的手术方式和围术期处理方案，以减少术后并发症的发生；对于手术高风险患者，避免手术，选用其他治疗手段，以减少围术期的死亡率。

（二）手术对肺功能的影响

1. 胸部手术对肺功能的影响　　开胸手术破坏了胸壁风箱式运动的动力平衡并使术侧肺处于开放性气胸中，胸内负压所致的肺牵拉扩张作用消失，引起纵隔摆动和反常呼吸，导致有效通气量减少、缺氧和二氧化碳潴留。在术侧肺萎陷时，该侧肺通气量减少而血流灌注未相应减少，通气/血流灌注比值降低。术中损伤大血管出现低血压、低血容量或出血性休克等亦影响通气/血流灌注比值和血液携氧能力。术中对胸壁、支气管和肺组织的损伤造成呼吸运动减弱；肋骨切除较多或骨折、胸壁软化、膈神经损伤、胸腔积液积气、疼痛、敷料包扎过紧均可大大限制呼吸运动幅度。挤压或牵拉肺组织过剧，损伤健康肺组织较多，使肺内分泌物或肿瘤组织进入健侧肺，引起播散或增加阻塞。

在肺切除手术中，为根治或避免手术并发症常需扩大切除范围，致使部分有功能肺组织亦被切除。肺段切除术后 VC 和 MVV 分别下降 11.2% 和 11.6%，肺叶切除术后 VC 和 MVV 分别下降 23.1% 和 16.8%；并推测全肺切除对术后肺功能损害更大，使 VC、MVV 和血氧分压进一步降低。肺组织有效容量的减少，在获得代偿前，FVC 会下降；因术后伤口疼痛，患者不敢用力呼吸、咳嗽，引起 FVC 进一步下降。FVC 的明显下降、咳嗽乏力和分泌物潴留，可引起肺不张和肺炎等并发症，从而导致通气/灌流比值失衡和肺内分流增加，产生低氧血症和组织氧合水平降低。

心脏手术对患者肺功能的影响主要是由于术后疼痛、麻醉、肺及胸廓顺应性减低，其肺功能的改变以限制性通气功能障碍为主。经胸入路施行食管癌手术后，影响了患者肺的膨胀，使胸腔容积下降，术侧膈肌与胸廓完整性被破坏，并损害肋间肌，导致了肺的限制性通气障碍。

胸腔镜手术的应用是 20 世纪 90 年代胸心外科的一大进步，用数个小切口连接具有电视影像的内镜施行不同的胸腔手术，较传统的开胸手术创伤大为减小，且出血少、术后疼痛轻、恢复较快，对肺功能的影响相对减少。

某些肺部疾病因手术切除病灶亦可改善肺功能，如肺气肿患者行肺减容术后胸腔内肺内负压可恢复，且过度伸拉的呼吸肌可恢复原长度，收缩效能增加，通气功能明显改善；又如肺大疱患者切除大疱后减少了对周围组织的压迫，肺叶间挤压得以减轻，肺间质内毛细血管床得到恢复，消除相当一部分病理性死腔，使肺内残余气体减少，从而改善通气和换气功能。支气管扩张、肺脓肿等肺部炎症手术切除病灶后，使受压抑的正常肺组织得到舒缓，减少或解除了病区生理性分流，改善了肺功能。

2. 腹部手术对肺功能的影响　　上腹部因靠近膈肌，故手术对患者呼吸功能的影响较大，经上腹纵切后，膈肌、胸腹壁肌肉运动受限，切口疼痛，腹带包扎过紧，腹胀等限制腹部运动，使膈肌上升，进而影响胸腔气量。腹部手术后肺功能的改变主要表现为限制性通气功能障碍，一般最早发生变化的是肺活量明显下降。Barisione 等研究 361 例上腹部手术患者，发现术后第 5 天 FVC、PEF 下降至术前 50%，FRC 降至术前的 70%。Jackson 等研究示上腹部手术后 VC 下降 50%～60%，下腹部手术后 VC 较术前减少 25%～30%。

FRC 下降亦是腹部手术后特征性的呼吸功能改变之一。Ferguson 等研究示上腹部手术后 FRC 下降幅度约为术前的 30%，下腹术后为术前的 10%～15%。由于手术操作、创伤、局部渗出、出血、炎症等可刺激腹腔脏器表面的传入神经纤维，经中枢神经系统反射地抑制膈神经，造成术后膈肌功能受损，表现为膈肌内在收缩特性的改变和膈神经反射受到抑制。反射性抑制膈神经可使膈肌主动性吸气性收缩障碍，但呼吸肌的被动性出气运动仍然存在，故造成 FRC 的下降，而腹部术后肠麻痹持续这一影响。故腹部手术操作范围距离膈肌越远，PPC 发生率越低。

腹部手术后通气量不足，导致肺内气流量减少，当气道内压力接近肺泡闭合容积时，小气道关闭，肺泡内气体被吸收，肺泡完全萎陷，造成功能性肺组织减少，肺顺应性下降，通气功能紊乱，通气/血流（V/Q）比例失调，出现肺内分流和低氧血症，因而引起术后肺不张、肺炎等 PPC。肝疾病的患者可同时存在肺功能异常，肝肺综合征患者肺内动静脉分流可引起低氧血症。某些门脉高压患者同时存在肺动脉高压。一般认为上腹部手术后 48 小时血氧分压（PaO_2）下降 20%～30%，下腹部手术后下降 5%～10%。腹部手术后换气功能改变多继发于术后肺不张、肺炎等肺并发症。

腹腔镜手术创伤小，耗时短，对患者呼吸功能的影响较小，主要为人工气腹造成充气并发症及血 CO_2 吸收后引起腹膜局部或全身酸碱平衡改变。

3. 其他影响

（1）麻醉　在手术过程中亚麻醉剂量或镇痛剂量的麻醉对患者无明显通气抑制作用。随着患者意识消失，开始出现呼吸抑制，其程度因药物种类和剂量而不同。麻醉期间，患者全部或部分丧失知觉，肌肉松弛张力低，因体位改变（卧位）限制了胸廓或膈肌活动，并使肺内血容量增加，导致胸廓和肺的顺应性降低，影响术后肺功能。硬膜外神经阻滞虽对胸壁止痛效果较满意，但双侧胸脊神经和交感神经节受不同程度的阻滞，患者呼吸肌张力减退，难以维持有效通气量。全麻操作中亦有多个环节影响肺功能，如机械死腔、装置中管道的弹性、气管内插管的内径和气流阻力，以及呼吸道分泌物排出受限等均可使通气功能发生障碍，导致气体交换异常。在术后早期，可因术前或麻醉时镇静剂、麻醉药剂量过大，继续有抑制呼吸中枢作用，或麻醉后肌松剂残余效应，亦可降低呼吸运动幅度。

（2）疼痛　手术切口疼痛限制患者术后的呼吸运动幅度，患者怕痛而不敢咳嗽、咳痰，致呼吸道分泌物排出受限等影响术后肺功能的恢复。术后有效的止痛措施能促进患者早期的膈肌运动、咳嗽排痰，减少了肺部感染、肺不张等 PPC 的发生，增加潮气量达到改善肺功能的作用。

（三）肺功能检测对手术风险的评估作用

1. 术前肺功能评估的研究概况　肺功能检测技术用于手术评估已有 40 多年历史，虽然在预计手术耐受力及 PPC 的作用上仍有争议，多数国内外学者认为术前心肺功能检查是可以用来预测 PPC 和评估患者对手术的耐受力的。长期吸烟或呼吸困难的患者行心脏冠脉搭桥或上腹部手术，呼吸困难病因不明或慢性肺疾病患者行脑、颈或下腹部手术，以及所有行肺切除手术的患者均应行术前肺功能检测。肺功能测量结果可以作为预测 PPC 的粗筛，常用的检测方法有肺通气功能、肺弥散功能、肺容量及残气量、运动心肺功能及分侧肺功能等。因为胸、腹部外科手术对患者术后肺功能的影响最大，以下所述的手术耐受力评估主要针对胸、腹部及耗时长的大型手术操作，对其他手术的术前肺功能评估可适当放宽指针。

FEV_1 和 MVV 等肺通气功能指标是最早应用于手术耐受力评估的指标，因其测定较为简便，在我国多数医院普及，是较好的初筛检查。它可反映气道阻塞程度及患者的呼吸储备、呼吸肌肉强度和动力水平，其测量值下降预示术后更易并发肺部感染等并发症。但它仅反映通气功能，敏感性及特异性尚不能满足临床所需。

动脉血气分析一直是常规术前评价的一部分，Ninan 认为运动时血氧失饱和与 PPC 的发生率及病死率相关，术前 $PaO_2 < 50$ mmHg 或 $PaCO_2 > 45$ mmHg 者增加了 PPC 的发生，但单一测量值不能否定手术。

术前肺弥散功能能反映患者可利用的肺泡膜面积、厚度及肺毛细血管容积，其测量值明显下降者术后发生呼吸衰竭的危险性增加，但它对术后远期生存率的影响尚有争议。Markos 认为当 DLCO%<40％预计值时，需谨慎估计手术的危险性，包括作动脉血气分析、心肺运动试验及放射性核素肺扫描等来进一步评价手术的风险。

脉冲震荡法测定呼吸阻抗是近年来用于临床肺功能检测的新技术，通过呼吸总阻抗及其组成部分（黏性、弹性和惯性阻力）的特征性改变反映患者平静呼吸时肺通气功能的改变，尤其适用于年老或无法配合用力肺功能测定患者的术前评估。李琦等报道呼吸阻抗增加与术后呼衰的发生率密切相关，并指出在全肺切除者，$Fres > 15$ Hz 和 $R_{20} > 150$％与术后呼吸衰竭发生的相关程度接近于 FEV_1%<60％。而在肺叶切除者，$R_{20} > 140$％与术后呼衰的发生密切相关。

术后残余肺的功能直接关系到患者是否会发生 PPC，故测量将被切除肺组织相对于全肺的功能很重要。对于肺组织的切除，分侧肺功能测定可了解左、右肺叶的肺功能状态。早期作气管插管堵塞左、右主支气管分别进行测定，因具有侵入性，且不能进一步明确各肺叶、肺段的肺功能状态，因此临床应用极为有限。放射性核素肺扫描显像的应用较好地解决了这个问题，通过吸入放射性核素在肺内的分布反映各肺野（肺叶、肺段）的通气情况（肺通气显影）；或通过注射可经肺呼出的核素显影肺组织的血流灌注分布，代表了肺各区域的肺血管床数量（肺灌注显影），预测术后肺功能计算公式为：$FEV_1\text{-ppo} = $ 术前 $FEV_1 \times$ 术后 Q％（Q 为切除后余肺占全部肺通气/灌注分布的比例）。因能反映全肺、指定肺叶或肺段肺的形态及功能改变，准确预计肺切除术对肺功能的影响，起到预测术后剩余肺功能和 PPC 的作用，并具有创伤性小、安全、方便的特点。已逐步代替了其他有创性的分侧肺功能试验，但由于费用昂贵，难以在国内普及，在不能开展该项检查的基层医院，可以用术后肺功能的数学预计公式：术后肺功能（-ppo）＝术前肺功能×[1－（S×5.26）/100]，其中 S 为所切除肺的段数。（正常肺具有 19 个肺段，左下叶和右下叶各有 5 个肺段，左上叶 4 个肺段，右上叶 3 个肺段，右中叶 2 个肺段，每个肺段约占全肺肺功能的 5.26％。）

最早应用于临床的运动试验是登楼试验及定时行走距离试验，国外有研究表明 6 分钟步行距离大于 1000 步者可耐受胸部手术；Pate 等认为一口气能登上 3 楼（约 11 米）者可行肺叶切除术，上 5 楼（约 18.4 米）者可行全肺切除术。用此试验预测手术安全性简便、无须特殊设备，但标准难统一，受主观影响大。近年来国外比较推崇运动心肺功能试验（CPX）。随着运动负荷的增加，受试者的通气量、摄氧量（耗氧量）、二氧化碳产生量、脉率及心搏出量都相应增加，即增加整个心肺系统及氧运送系统的负荷，在某种程度上与肺切除手术对患者施加的负荷相似，故能比较全面地判断患者对手术的耐受力。

2. 术前评估常用的肺功能指标　Miller 提出能耐受手术的最低标准：①一侧全肺切除：$FEV_1 > 2L$，$FEF25\% \sim 75\% > 1.6L/s$。②肺叶切除：$FEV_1 > 1L$，$FEF25\% \sim 75\% > 0.6L/s$。③肺段切除与肺楔形切除：$FEV_1 > 0.6L$，$FEF25\% \sim 75\% > 0.6L/s$。早期的研究资料示患者肺通气功能达到 $FEV_1 > 1.6L$，或预计术后（-ppo）$FEV_1 > 1L$ 才能考虑手术治疗方案。

因为不同年龄、性别、身高、体重患者肺功能正常值有所不同，故用实测肺功能值占预计值百分比来评估更客观。术前 $FVC > 80\%$ 预计值，$MVV > 65\%$ 预计值，可以行全肺切除手术；术前 $FVC > 50\%$ 预计值，$MVV > 40\%$ 预计值，可以行肺叶切除手术。手术耐受力的最低标准为：$FEV_1 > 40\%$ 预计值且 $FEV_1/FVC > 50\%$，或 $MVV > 50\%$ 预计值，或 $DLCO > 50\%$ 预计值，或 $RV/TLC < 40\%$。

Markos 等结合核素肺通气-灌注扫描与肺功能来评估手术的研究显示：术前预计术后 FEV_1-ppo $> 40\%$ 预计值的患者近期术后死亡率为 0，而 FEV_1-ppo $< 40\%$ 预计值的患者近期术后死亡率为 50%。Bolliger 等提出术前预计术后 FEV_1-ppo 或 DLCO-ppo 都 $< 40\%$ 预计值时手术危险性较大，而 FEV_1-ppo $< 30\%$ 预计值或 FEV_1-ppo 及 DLCO-ppo 都 $< 35\%$ 预计值应禁忌任何手术治疗。

目前认为最大摄氧量（maximal oxygen consumption，VO_2max）< 10 ml/（kg·min）或 VO_2max $< 35\%$ 预计值为手术禁忌；VO_2max < 15 ml/（kg·min）或 VO_2max $< 40\%$ 预计值术后发生 PPC 的危险性较大；VO_2max > 20 ml/（kg·min）或 VO_2max $> 75\%$ 预计值手术危险性很小。Chris 等认为术前预计术后的运动心肺功能指标（VO_2max-ppo）是最有效的 PPC 预测指标，并提出患者 VO_2max-ppo < 10 ml/（kg·min）术后死亡率是 100%。

尽管运动试验和分侧肺功能研究日益受重视，但目前仍没有一项单一肺功能指标可准确判断患者能否耐受手术。Melendz 提出了呼吸系统并发症预测系数（PRQ $= FEV_1$ppo% $\times$ DLCO-ppo%2/A-aPO_2（其中 A-aPO_2 是指肺泡气—动脉血氧分压差）），认为 PRQ < 2200 术后发生 PPC 的危险性较大。Wyser 等提出术前肺功能综合评价方案，根据临床病史，心肺基础功能正常，如肺通气、换气功能正常者，可行包括全肺切除在内的任何手术；异常者，加做运动心肺功能判断手术耐受力，若仍低于最低标准，应进一步行分侧肺功能检测。

术前肺功能检查对决定手术方式、手术切除范围、麻醉措施，提高术后生存质量及减少 PPC 和死亡率均有不可替代的重要作用，是判断手术可行性和决定手术范围的主要依据，应注意不能仅凭其单一结果决定是否手术。尤其在老年患者，任何单一的肺功能测定值均不能成为能否进行手术的绝对可靠的评判指标。为此，应对病情作出综合判断，尤其应重视患者的体力活动耐受情况，必要时联合心肺运动试验等肺功能检测指标进行综合评估。选取灵敏度及特异度都高的肺功能检测指标进行综合评估，建立简易及精确的肺功能预测方程以纠正国内外术前肺功能预测指标使用意见的不统一，将有利于国内外医学界胸、腹部外科手术的进一步发展，也是临床呼吸内外科今后工作的重点内容之一。

（代　丽　熊　彬　范贤明）

参考文献

1. 穆魁津，林友华. 肺功能测定原理与临床应用. 北京：北京医科大学、中国协和医科大学联合出版社，1992，122-130.

2. Chang YH，Yu CP. A model of ventilation distrbution in the human lung. Aerosol Sci Technol，1999，30：309-319.

3. Tashkin DP. The role of small airway inflammation in asthma. Allergy Asthma Proc，2002，23：233-242.

4. Am Thorac Society. Guidelines for methacholine and exercise challenge testing-1999，Am J Respir Crit Care Med，2000，161：309-329.

5. 李征征，黄克武，等. 脉冲振荡法在支气管激发试验中应用价值的探讨. 首都医科大学学报，2000，(3)：21-22.

6. 中华医学会呼吸病学分会慢性阻塞性肺疾病组. 慢性阻塞性肺疾病诊治指南. 中华结核和呼吸杂志，2002，25：453-460.

7. 中华医学会呼吸病学分会哮喘组. 支气管哮喘防治指南. 中华结核和呼吸杂志，2003，26：132-138.

8. 李敏然，钟南山，陈荣昌，等. 胸外科手术后肺功能预测. 广东医学，1997，18：651-654.

9. 姚婉贞，赵鸣武，等. 以肺功能实测值作为支气管激发试验的判定指标比较分析. 中华结核和呼吸杂志，1994，17：221-224.

10. Keller CA，Ruppel G，Hibbett A，et al. Thoracoscopic lung volume reduction surgery reduces dyspnea and improves exercise capacity in patients with emphysema. Am J Respir Crit Care Med，1997，156：60-67.

11. Schuurmans MM，Diacon AH，Bolliger CT. Functional evaluation before lung resection. Clin Chest Med，2002，23：159-172.

原发性支气管肺癌的内科治疗

  原发性支气管肺癌（简称肺癌）是全球发病率和病死率最高的恶性肿瘤，而非小细胞肺癌（NSCLC）占所有肺癌病例的 80%～85%，且在临床确诊时超过 70% 的患者已处于进展期（ⅢB、Ⅳ期），所以，NSCLC 的内科治疗（主要是化疗和分子靶向治疗）就显得尤为普遍而重要。

一、化疗

  肺癌的治疗手段主要包括放疗、手术、化疗和生物治疗，由于近 90% 的肺癌患者在确诊时已属于中晚期，所以化疗往往变成了肺癌的主要治疗手段，90% 以上的肺癌患者需要接受化疗，也就是说化疗的适应证越来越宽，目前认为化疗是肺癌治疗的基石。

（一）化疗药物

  1. 长春瑞滨（Vinorelbine） 又称盖诺、诺维本。其作用机制是抑制微管聚合形成和诱导微管解聚，从而导致纺锤体和 DNA 形成受阻，使细胞分裂停止于有丝分裂的中期。由于它对轴索微管的亲和力较差，只有在高浓度时才对轴索有作用，因此神经毒性与其他长春碱类药物相比相对较低。对非小细胞肺癌（non-small-cell lung carcinoma，NSCLC）的单药有效率是 $14\%\sim33\%$。目前本药有口服和静脉两种剂型，常用量口服 $60\sim80\,\text{mg/m}^2$，静脉 $20\sim25\,\text{mg/m}^2$。此药在临床上比较突出的不良反应是静脉炎和神经毒性，少见的不良反应有麻痹性肠梗阻和支气管痉挛等。

2. 吉西他滨（Gemcitabine）　又称泽菲、健择。为核苷类似物，其作用机制主要是杀伤 S 期（DNA 合成）的细胞，同时也阻断细胞增殖由 G_1 期向 S 期过渡的进程。本品在细胞内由核苷激酶代谢成具有细胞毒活性的二磷酸核苷和三磷酸核苷盐。对 NSCLC 的单药有效率是 20%。目前本药只有静脉剂型，常用量 $1000\sim1250\,\text{mg/m}^2$。此药在临床上比较常用，不良反应较少见，可有肝肾功能损害、类流感样表现、心脏毒性等。

3. 紫杉醇（Paclitaxel）　又称泰素、紫素。从紫杉树皮中提取后人工合成，其作用机制是促进微管蛋白装配成微管，同时抑制微管的解聚，从而导致微管束的排列异常，使纺锤体功能异常，抑制细胞有丝分裂，最终阻断细胞分化导致死亡。体外实验表明紫杉醇具有放疗增敏作用和诱导肿瘤坏死因子基因的表达。对 NSCLC 的单药有效率是 $3\%\sim24\%$。目前本药只有静脉剂型，常用量 $175\sim225\,\text{mg/m}^2$。此药在临床上比较突出的毒副作用是过敏反应，严重者有生命危险，所以使用时常用地塞米松预处理，也可有骨髓抑制和心律失常等。

4. 多西他赛（Docetaxel）　又称多西紫杉醇、泰素帝、艾素。为半合成的紫杉醇，其稳定微管的作用比紫杉醇大 2 倍，作用于细胞微管和微管蛋白系统，促进微管聚合，阻断微管解聚，从而抑制肿瘤细胞的有丝分裂。与紫杉醇一样，具有放疗增敏作用。对 NSCLC 的单药有效率为 $13\%\sim32\%$。目前本药只有静脉剂型，常用量 $75\,\text{mg/m}^2$。此药在临床上比较突出的毒副作用是过敏反应，所以使用时常用地塞米松预处理，骨髓抑制也较常见，也可出现水钠潴留、皮肤损害和神经病变等。

5. 培美曲塞（Pemetrexed）　又称力比泰、普来乐。是一种抗叶酸代谢的抗肿瘤药物，它通过抑制胸苷酸合成酶、二氢叶酸还原酶、甘氨酸核糖核苷甲酰基转移酶等叶酸依赖性酶，干扰胸腺嘧啶核苷酸和嘌呤核苷酸的生物合成，从而抑制细胞的复制过程。目前本药只有静脉剂型。临床上主要用于肺腺癌和恶性胸膜间皮瘤，常用量为 $500\,\text{mg/m}^2$。其毒副作用主要为骨髓抑制、皮疹和消化道毒性，所以使用前后要规范进行叶酸和维生素 B_{12} 的补充治疗，并使用地塞米松预处理和中断非甾体类消炎药的治疗，还可有发热、脱皮等。

6. 顺铂（Cisplatin）　又称氨氯铂、顺式铂。为第一代铂类，具有类似烷化剂双功能基团作用，水化后和 DNA 结合，形成链间及链内的交联，抑制 DNA 正常复制，发挥抑制肿瘤细胞增殖作用，为细胞周期非特异性药物，具有广谱的抗肿瘤作用，在临床上使用非常普遍。目前本药只有静脉剂型，常用量为 $70\sim80\,\text{mg/m}^2$。此药在临床上比较明显的毒副作用是胃肠道反应和肾功能损害，也有骨髓抑制、耳毒性、神经毒性及惊厥等。使用时要充分水化和避光。

7. 卡铂（Carboplatin）　又称碳铂。为第二代铂类，是细胞周期非特异性药物，与DNA 结合，产生 DNA 交联、DNA 和蛋白交联，从而抑制 DNA 复制，抑制肿瘤细胞增殖而起抗癌作用。单药有效率为 6%。目前本药只有静脉剂型，常用量一般按肌酐清除率计算（AUC＝5～7）。此药的主要毒副作用是骨髓抑制和胃肠道反应，也可出现耳肾毒性、神经毒性等。使用时要避光，不需要水化。

8. 奈达铂（Nedaplatin）　又称捷佰舒。为第二代铂类，其作用机制是与肿瘤细胞的

DNA 碱基结合，阻碍 DNA 复制而发挥抗肿瘤作用。本品对肺癌的有效率大于 25%。目前只有静脉制剂，常用量 80～100 mg/m²。主要的毒副作用是骨髓抑制，发生率达 80%，肾毒性和胃肠道毒性较低。使用当天要适当水化和避光。

9. 奥沙利铂（Oxaliplatin）　又称草酸铂、乐沙定、艾恒。为第三代铂类，与其他铂类一样，它以 DNA 作为靶作用部位，铂原子与 DNA 形成链内或链间交联，从而抑制 DNA 的复制和转录，产生细胞毒作用和抗肿瘤活性，故为细胞周期非特异性药物。目前只有静脉制剂，常用量 130 mg/m²。临床上主要的毒副作用是外周神经毒性（遇冷明显加重）、胃肠道反应。使用时要避光，不需要水化，禁止进食冷食、冷饮，避免接触凉风、凉水。

（二）化疗方案

目前对于 70 岁以下的 NSCLC 患者，其标准化疗方案主要是铂类联合第三代细胞毒药物（所谓含铂两药方案），即长春瑞滨、吉西他滨、紫杉醇、多西他赛、培美曲塞中任何一种联合铂类药物（即 NP、GP、TP、DP、AP 方案）。长春瑞滨、吉西他滨、紫杉醇、多西他赛对组织病理类型没有选择，而培美曲塞只用于腺癌。在铂类药物中，多选择顺铂，根据患者的合并症、并发症、全身情况及反应状况，也可以选择卡铂、奈达铂和奥沙利铂。对于年龄在 70 岁以上且 PS 评分为 0～2 分的老年患者，也可以考虑单药（即长春瑞滨、吉西他滨、紫杉醇、多西他赛、培美曲塞中任何一种）化疗。对于不能耐受铂类药物的患者，一些非铂药物的两药联合方案如吉西他滨联合多西他赛也有不错的疗效。

二、分子靶向治疗

所谓分子靶向治疗指的是针对肿瘤细胞里面的某一个蛋白家族的某部分分子，或者是一个核苷酸的片段，或者一个基因产物进行的治疗。分子靶向是靶向治疗中特异性的最高层次，它是针对可能导致细胞癌变的环节，如细胞信号传导通路、原癌基因和抑癌基因、细胞因子及受体、抗肿瘤血管形成、自杀基因等，从分子水平来逆转这种恶性生物学行为，从而抑制肿瘤细胞生长，甚至使其完全消退的一种全新的生物治疗模式。由于目前分子靶向治疗相关的药物价格较昂贵，所以目前在我国用于肺癌的治疗还不是很普遍，但是随着人们健康意识、经济水平的提高，医保制度的进一步完善，肺癌的分子靶向治疗会越来越广泛。

（一）以表皮生长因子受体（EGFR）为靶点的药物

1. 小分子的酪氨酸激酶抑制剂（TKI）　抑制细胞膜内的酪氨酸激酶激活从而阻断信号传导通路。代表药物是吉非替尼（易瑞沙）和厄洛替尼（特罗凯），这两种药在临床上使用比较普遍。

（1）吉非替尼（Gefitinib, Iressa）　是一种小分子的苯胺喹唑啉类化合物，它是选择性的酪氨酸激酶抑制剂，它能竞争性地与 EGFR 酪氨酸激酶结合，抑制其酪氨酸激酶的活性，从而阻断 EGFR 介导的细胞信号传导，抑制细胞的增殖与转移，促进细胞的凋亡。该药可口服，半衰期为 27～41 小时，多数通过胆汁排泄进入肠道。最常见的不良反应是痤疮样皮疹和腹泻，最严重的不良反应是间质性肺病。

（2）厄洛替尼（Erlotinib）　是一种高效、选择性的酪氨酸激酶抑制剂，能穿透细胞膜与细胞质内位于 EGFR 分子的酪氨酸激酶结构域的 ATP 结合袋，并特异性结合，阻止 ATP 与细胞内酪氨酸激酶结合，抑制其磷酸化，阻断信号传导，从而抑制酪氨酸激酶的活性，促进细胞凋亡。该药可口服，平均半衰期为 36.2 小时。主要不良反应为痤疮样皮疹，偶见腹泻。

2. 单克隆抗体　通过阻断 EGFR 在细胞膜外与配体的结合而抑制 EGFR 活化。以抗 Her-1

特异性单克隆抗体西妥昔单抗和抗 Her-2 特异性单克隆抗体曲妥珠单抗（赫赛汀）为代表。

（1）西妥昔单抗（Cetuximab） 是人鼠嵌合型的 IgG_1 单克隆抗体，可以特异性地与 EGFR 结合，阻断其与配体的结合，从而阻断信号传导。主要不良反应有痤疮样皮疹、发热、肌肉关节疼痛、肝功能异常等。

（2）曲妥珠单抗（Herceptin） 是一种人源化的单克隆抗体，与 Her-2 受体结合，阻断 Her-2 的功能，从而抑制下游信号传导途径，抑制细胞的生长。目前主要用于乳腺癌的治疗，对乳腺癌的治疗具有里程碑的意义。

（二）以血管生成（VEGF）为靶点的药物

1. 贝伐珠单抗（Bevacizumab） 是一种能与血管内皮生长因子（VEGF）受体结合、阻碍 VEGF 的生物活性、进一步抑制肿瘤新生血管形成的重组人源化 IgG_1 单克隆抗体，它能破坏已存在的新生血管网（床）结构，并使肿瘤血管正常化，是第一个被证实具有生存优势的靶向药物。其主要不良反应是肺出血。

2. 重组人血管内皮抑制素（Recombinant Human Endostatin，恩度） 系我国自主研发，能够阻断多种血管内皮生长因子诱导的血管生成，可以特异性作用于新生血管内皮细胞，通过抑制迁移，诱导细胞凋亡发挥抗血管生成，还可以调节肿瘤细胞表面血管内皮生长因子的表达和蛋白水解酶的活性，达到多靶点抗血管生成的作用。其常见的不良反应是心脏损害，偶见腹泻、肝功能异常及皮肤过敏等不良反应。

（三）多靶点药物

1. 索拉菲尼（Sorafenib） 是一种多激酶抑制剂，一方面作用于 RAF/MEK/ERK 信号传导通路中 RAF1、B-RAF 的丝氨酸/苏氨酸激酶活性，另一方面作用于 VEGFR-1、VEGFR-2、VEGFR-3 和血小板生长因子受体-β（PDGFR-β）的酪氨酸激酶以及干细胞因子受体（KIT）、Fms 样酪氨酸激酶 3（FLT-3）和神经胶质细胞系来源的亲神经因子受体（RET）等，从而发挥抑制肿瘤细胞增殖及抗肿瘤血管生成的多重作用。

2. 舒尼替尼（Sunitinib Malate） 是一种小分子的吲哚酮类化合物，其作用靶点主要有 VEGFR-1~3、PDGFR-α、PDGFR-β、KIT、FLT-3、RET，通过抑制这些受体的酪氨酸激酶活性，阻滞信号传导，抑制肿瘤血管形成。该药主要在肝代谢，常见的不良反应为疲劳、肌肉疼痛、口腔炎等。

3. 凡德他尼（Vandetanib） 是一种合成的苯胺喹唑啉类化合物，为口服的小分子酪氨酸激酶抑制剂，可同时抑制 EGFR、VEGFR 的酪氨酸激酶活性，从而抑制肿瘤细胞生长和血管形成。其主要不良反应为皮疹、腹泻和无症状 Q-T 间期延长。

三、维持治疗

1. 定义 目前没有确切的定义，一般是指对于诱导治疗若干周期后达到最佳疗效时或未进展的患者所给予的较长时间的巩固治疗。分为继续维持治疗和换药维持治疗。NSCLC 一线化疗后是否应该采用化疗药物或靶向药物进行维持治疗是当前肺癌治疗中颇具争论的问题，而在维持治疗中，是继续采用一线有效药物延缓肿瘤复发和进展，还是换用非交叉耐药的二线药物推迟肿瘤细胞耐药的发生更是争论的焦点。

2. 目的和意义 ①延长疾病进展时间；②在不损害生活质量的基础上推迟疾病相关症状恶化时间；③改善患者的总生存。

3. 可能从维持治疗中获益的人群 ①具有较多预后不良因素，可能没有机会接受二线治疗的患者；②在二线治疗中可能较难获益的患者；③对维持治疗药物可能敏感的患者。

4. 适合用作维持治疗的药物

（1）有较多证据的药物 培美曲塞、厄洛替尼、吉非替尼。

（2）有较少证据的药物 吉西他滨、多西他赛。

（3）尚需探索的药物 西妥昔单抗、贝伐珠单抗等。

5. 维持治疗存在的问题

（1）目前维持治疗的循证依据尚不足以推翻一线治疗完成后的标准模式，需观察与等待后开始二线治疗。

（2）即使对于稳定的患者，其病灶中肿瘤细胞的活性程度直接影响后续治疗效果，而普通CT并不能加以区分；长时间稳定及较短时间稳定的患者预后亦不同，对治疗的反应也不同。

（3）维持治疗药物的敏感性应予重视，如 EGFR 的突变情况对 TKI 的维持治疗的影响。

（4）维持治疗药物的长短期毒副作用及其对生活质量的影响也会影响总生存。

（5）维持治疗的开始时间（一线化疗后立即开始、等待病变进展后开始、一线化疗结束后休息一定时间但病变尚未进展开始）尚无依据及更多的临床研究。

（6）引用证据的可靠性：目前大多数循证依据来自欧美国家，特别是分子靶向药物在不同的民族之间疗效是有差异的。

四、个体化治疗

1. 定义及意义 根据患者自身遗传学背景和肺癌细胞的生物学特性选择化疗或分子靶向药物进行的治疗，即 4R（合适的患者、合适的时间、合适的药物、合适的剂量）原则。其意义是提高肺癌治疗效果，减少药物不良反应。

2. 靶标 即肺癌的分子标志物，是识别患者个体差异的重要依据，对靶标的检测是实施肺癌个体化治疗的前提和基础，多种靶标对 NSCLC 患者的药物疗效和预后具有预测作用。目前主要是通过外科手术取得的组织标本进行靶标检测，近年来通过支气管镜或经皮肺穿刺取得的小组织标本以及血清、胸水等标本的靶标检测也在积极的研究中。

3. 化疗药物的靶标及临床意义 ①铂类（卡铂、顺铂）：ERCC1mRNA 表达水平低则预示此类化疗药物疗效较好。②培美曲塞：TYMS mRNA 表达水平低则预示该化疗药物疗效较好。③吉西他滨：RRM1 mRNA 表达水平低则预示该化疗药物疗效较好。④紫杉醇、多西他赛、长春瑞滨：TUBB3、STMN1 mRNA 表达水平低则预示此类化疗药物疗效较好。

4. 靶向药物的靶标及临床意义 ①吉非替尼、厄洛替尼：EGFR 外显子 18、19、20 和 21 的相关突变提示用药敏感，T790M 突变提示耐药，KRAS 第 12 和 13 密码子突变预示耐药，BRAF 的 V600E/A 突变预示耐药。②西妥昔单抗、帕尼单抗：KRAS 第 12 和 13 密码子突变预示耐药，BRAF 的 V600E/A 突变预示耐药，PI3K 外显子 9 和 20 突变提示耐药。③贝伐珠单抗：VEGFR2 mRNA 表达水平高则提示此药疗效较好。

五、化疗联合分子靶向治疗

为了进一步提高 NSCLC 患者的临床受益率，延长其总生存期，近年来，化疗联合分子靶向治疗在 NSCLC 的研究（包括一线治疗和二线治疗）越来越多，但研究结果差异较大，有的研究认为化疗联合分子靶向治疗对 NSCLC 的治疗具有协同作用，可以提高 NSCLC 的治疗效果，改善生活质量，甚至延长生长期，特别值得一提的是有大量研究证实我国自主研发的抗血管生成药物——重组人血管内皮抑制素注射液（恩度，Endostar）联合化疗治疗 NSCLC 取得了令人振奋的疗效，所以 2010 年 NCCN（National Comprehensive Cancer Network，美国国立综合癌症网络）指南（中国版）已批准恩度联合全身化疗作为 NSCLC 的一线治疗；而有些研究则没有获得阳性的结果，可能与选择的病例特点、组织类型、化疗方案和靶向药物的不同等有很大的关系。总之，分子靶向治疗与化疗相结合作为肺癌的新的治疗策略还处在研究和探索阶段，还需要大量的基础和临床研究支持。

（邓述恺）

参考文献

1. Velling T，Stefansson A，Johansson，et al. EGFR and β1 integrins utilize different signaling pathways to activate Akt. Exp Cell Res，2008，5（314）：309-316.
2. Omlin A，D'Addario G，Gillessen S，et al. Activity of pemetrexed against brain metastases in a patients with adenocarcinoma of the lung. Lung Cancer，2009，3（65）：383-384.
3. Blumenschein GR，Gatzemeier U，Fossella F，et al. Phase Ⅱ，multicenter，uncontrolled trial of single-agent sorafenib in patients with relapsed or refractory，advanced non-small-cell lung cancer [J]. J Clin Oncol，2009，27（26）：4274-4280.
4. Adjei AA，Mandrekar SJ，Dy GK，et al. Phase Ⅱ trail of pemetrexed plus bevacizumab for second-line therapy of patients with advanced non-small-cell lung cancer：NCCTG and SWOG study N0426. J Clin Oncol，2010，2（4）：614-619.
5. 秦艳，邓述恺. 肺癌的分子靶向治疗研究进展. 肿瘤基础与临床，2009，12（22）：548-550.

机械通气的临床应用

　　机械通气是运用呼吸机使通气或（和）氧合功能障碍的患者恢复有效通气、改善氧合，从而为原发病治疗争取时间的一种支持手段，已成为治疗呼吸衰竭、心力衰竭等危重症的重要手段。机械通气分无创正压通气和有创正压通气，前者是指呼吸机通过鼻/面罩与患者连接，后者是指呼吸机通过气管插管或气管切开与患者连接。

　　机械通气从仅作为肺通气功能的支持治疗开始，经过多年来医学理论及呼吸机技术的发展，已经成为涉及气体交换、呼吸做功、肺损伤、胸腔内器官压力、循环及消化系统功能，并可产生多方面影响的重要干预措施，会产生对机体有利和不利的影响。机械通气运用合理得当，会为原发病治疗赢得时间，提高呼吸衰竭患者的救治水平，若运用不当，有可能加重患者病情，甚至危及生病。

一、呼吸机的工作原理和分类

（一）呼吸机的基本工作原理

　　呼吸机的工作原理都在于肺内外气体的压力差，一般呼吸机的工作原理有两种方式：①正压呼吸机使气体压力高于肺泡压，气体经呼吸机管道、患者气道直接流向肺泡，此时为吸气期；呼气时呼吸机管道与大气相通，肺泡压大于大气压，肺泡内气体即自行排出，直至与大气压相等。②胸廓负压将患者的胸部或整个身体置入密闭的容器中，呼吸道与大气相通。当容器中的压力低于大气压时，胸部被牵引扩张，肺泡内压力低于大气压，空气进入肺泡，为吸气期；而当容器压力转为正压时，胸廓受压迫缩小，肺泡内压力增高大于大气压，肺泡内气体排出体外，为呼气期。由于这类呼吸机体积大、动力大，通气效率低，目前已被淘汰使用。

（二）呼吸机分类

呼吸机分类的目的是说明其设计特点，以便在使用前可以了解其功能、操作特点，以及其对患者的适应性及可能出现的情况。常用呼吸机可分常频呼吸机和高频呼吸机。

1. 常频呼吸机　常频呼吸机的通气频率为 5～60 次/分，是目前临床应用最多的呼吸机。按吸气终止转为呼气的切换方式可分为以下 3 类。

（1）压力转换型呼吸机　以气道压力作为切换参数。呼吸机可产生气流，经呼吸道使肺泡扩张，胸、肺被动扩大，气道内压不断升高，达到预定压力值后气流终止，开始呼气；此时气道内压不断下降，达到另一预定值，气流再次发生。吸气时间和气道内压的上升速率随气道阻力和肺顺应性而改变，由于它是以压力作为吸气终止的切换指标，因而当支气管痉挛、咳嗽、分泌物积聚，即增加吸气阻抗、压力升高时，可造成吸气过程的停止，不能保证足够的潮气量。以往此型呼吸机多以压缩气体为动力，结构简单，易同步。一般认为对有严重肺实质病变者不适用，多用于新生儿通气或间歇正压通气治疗。近年来，压力控制型的应用范围有所扩大。

（2）容积转换型呼吸机　以容量作为切换参数。呼吸机将预定的潮气量送入呼吸道，并保证在预定的压力范围内（由压力安全阀门调控），潮气量不受胸肺顺应性及气道阻力变化的影响。目前临床应用较多，多数以电力为动力，工作性能稳定，体积较大。如容量以气流量和时间的乘积决定，则又称为流量型。

（3）时间转换型呼吸机　以时间作为切换参数。即按预设吸气及呼气时间进行切换，潮气量则由吸气流速加以控制，故基本上和容积转换型通气机相仿。但由于吸气流速除由呼吸机工作压力决定外，还受气流阻力（包括摩擦阻力及弹性阻力）的影响，因而气道阻力及胸肺顺应性对潮气量仍有一定影响。

目前常用的呼吸机除具有容积转换型通气机的特点外，尚可同时具有其他类型的功能，可根据病情进行选择。此外，尚有许多分类方法。如按产生吸气压力的控制方式分为正压通气机和负压通气机；按吸气开始方式分为流量触发型、容量触发型、时间触发型（即按预定呼吸频率）及压力触发型（按设置的吸气敏感度）。

2. 高频呼吸机　上述的常频呼吸机的频率范围为 5～60 次/分，潮气量范围为 100～2000 ml。为了减少机械呼吸所带来的气压伤及血流动力学影响，近年来主张用较小的潮气量和较高的通气频率，既可提供一定的通气量，又能维持较低的气道内压和胸腔内压，因此产生了高频通气。它通过高频率的振动，大大加速了气体的弥散过程，同时气体在支气管内来回运动时产生偏流，肺组织非同步扩张，也形成了部分对流。实验结果表明，高频通气时对心血管的不良影响小，对呼吸道和肺无损伤，肺内气体分布均匀。高频通气的呼吸频率＞60 次/分，潮气量＜150 ml，吸气时间为 0.001～0.1 s。根据频率的不同，可分为以下三型：高频正压通气（high-frequency positive pressure ventilation，HFPPV）、高频喷射通气（high frequency jet ventilation，HFJV）、高频振荡通气（high frequency oscillation ventilation，HFOV）。

二、机械通气的目的、应用范围和应用时机

(一) 目的

机械通气可纠正急性呼吸性酸中毒、低氧血症，缓解呼吸肌疲劳，防止肺不张，为使用镇静药和肌松药保驾，稳定胸壁。

1. 纠正急性呼吸性酸中毒　通过改善肺泡通气使 $PaCO_2$ 和 pH 得以改善。通常应使 $PaCO_2$ 和 pH 维持在正常水平。对于慢性呼吸衰竭急性加重者（如慢性阻塞性疾病）达到缓解期水平即可。对于具有发生气压伤较高风险的患者，可适当降低通气水平。

2. 纠正低氧血症　通过改善肺泡通气、提高吸氧浓度、增加肺容积和减少呼吸功耗等手段以纠正低氧血症。$PaO_2>60\,mmHg$ 或 $SaO_2>90\%$ 为机械通气改善氧合的基本目标。由于动脉氧含量（CaO_2）与 PaO_2 和血红蛋白有关，而氧输送量（DO_2）不仅与 CaO_2 有关，还与心输出量有关，因此为确保不出现组织缺氧，应综合考虑上述因素对 DO_2 的影响。

3. 降低呼吸功耗，缓解呼吸肌疲劳　由于气道阻力增加、呼吸系统顺应性降低和内源性呼气末正压（PEEPi）的出现，呼吸功耗显著增加，严重者出现呼吸肌疲劳。对这类患者适时地使用机械通气可以减少呼吸肌做功，达到缓解呼吸肌疲劳的目的。

4. 防止肺不张　对于可能出现肺膨胀不全的患者（如术后胸腹活动受限、神经肌肉疾病等），机械通气可通过增加肺容积而预防和治疗肺不张。

5. 为使用镇静药和肌松药保驾　对于需要抑制或完全消除自主呼吸的患者，如接受手术或某些特殊操作者，呼吸机可为使用镇静药和肌松药提供安全保障。

6. 稳定胸壁　在某些情况下（如肺叶切除、连枷胸等），由于胸壁完整性受到破坏，通气功能严重受损，此时机械通气可通过机械性的扩张作用使胸壁稳定，并保证充分的通气。

(二) 机械通气的应用范围

机械通气可用于具有下述病理状态的疾病。

1. 以通气功能损害为主的疾病　慢性阻塞性肺疾病（chronic obstructive pulmonary disease，COPD）、支气管哮喘、重症肌无力、吉兰-巴雷综合征、胸廓畸形、胸外伤或胸部手术所致的呼吸衰竭、中枢神经系统疾病所致的中枢性呼吸衰竭等。

2. 以换气功能损害为主的疾病　ARDS、重症肺炎、肺栓塞、间质性肺疾病等。

3. 需强化气道管理的患者　保持气道通畅，使用具有呼吸抑制作用的药物等。

(三) 机械通气的时机

中华医学会重症医学分会 2006 年发布的《机械通气临床应用指南》中指出：严重呼吸功能障碍时应及时实施机械通气。如果实施机械通气过晚，患者会因严重低氧和 CO_2 潴留而出现多脏器受损，机械通气的疗效显著降低。因此，机械通气宜早实施，符合下述表现时应及时实施机械通气：①呼吸衰竭经积极治疗后病情恶化；②意识障碍；③呼吸形式严重异常，如呼吸频率>35~40 次/分或<6~8 次/分，呼吸节律异常，或自主呼吸微弱或消失；④血气分析提示严重通气和（或）氧合障碍，$PaO_2<50\,mmHg$，尤其是充分氧疗后仍<50 mmHg；⑤$PaCO_2$ 进行性升高，pH 动态下降。

机械通气只是一种脏器功能的支持手段，其临床价值在于为诊治导致呼吸衰竭的原发病争取时间，对原发病本身并无治疗作用。对于导致呼吸衰竭的原发病不可治疗或终末期患者（如晚期肿瘤，严重多脏器衰竭等），即使接受机械通气治疗，其预后也很差，加之机械通气本身具有相当的不良反应和需要支付高昂的医疗费用，故对这类患者应用机

械通气前应慎重考虑。

（四）机械通气的禁忌证

机械通气的禁忌证：气胸及纵隔气肿未行引流者、肺大疱和肺囊肿、低血容量性休克未补充血容量者、严重肺出血、气管-食管瘘、重症结核易出现播散等情况。上述禁忌证大多为相对禁忌证，在出现致命性通气和氧合障碍时，应在积极处理原发病（如尽快行胸腔闭式引流，积极补充血容量等）的同时，不失时机地应用机械通气，以避免患者因为严重 CO_2 潴留和低氧血症而死亡。因此，《机械通气临床应用指南》中指出：在出现致命性通气和氧合障碍时，机械通气无绝对禁忌证。

三、机械通气的操作方法

（一）呼吸机与患者的连接

呼吸机可通过鼻/面罩、气管插管、气管切开与患者连接。

1. 鼻/面罩　用于无创通气。选择适合于每个患者脸型的鼻/面罩对保证顺利实施机械通气十分重要，鼻/面罩大小适宜，松紧以刚好不漏气为宜。

2. 气管插管　患者如有下列情况，可考虑气管插管。

（1）因严重低氧血症和（或）高二氧化碳血症，或其他原因需要较长期机械通气，而又不考虑进行气管切开的患者。

（2）不能自行清除上呼吸道分泌物、胃内反流物和出血，随时有误吸危险者。

（3）下呼吸道分泌物过多或出血需要反复吸引者。

（4）上呼吸道损伤、狭窄、阻塞，气管食管瘘等影响正常通气者。

（5）因诊断和治疗需要，在短时间内要反复插入支气管镜者，为了减少患者的痛苦和操作方便，也可以事先行气管插管。

（6）患者自主呼吸突然停止，紧急建立人工气道行机械通气者。

（7）外科手术和麻醉，如需要长时间麻醉的手术、低温麻醉及控制性低血压手术，部分口腔内手术预防血性分泌物阻塞气道、特殊手术的体位等。

气管插管可经鼻或经口，各有其优缺点，经口气管插管，操作较易，插管的管径相对较大，便于气道内分泌物的清除，但其对会厌的影响较明显，患者耐受性也较差，且易脱出。经鼻气管，较易固定，舒适性优于经口气管插管，患者较易耐受，但管径较小，导致呼吸功增加，不利于气道及鼻窦分泌物的引流。

至于选择经口气管插管还是经鼻气管插管，没有统一标准。曾认为经鼻插管增加鼻窦炎、呼吸机相关性肺炎（ventilator-associated pneumonia，VAP）发生，但现有研究证实经鼻和经口插管感染性鼻窦炎和 VAP 发生率没有差别。尽管有一些指南推荐"为防止 VAP 发生，最好经口插管"，但目前仍缺乏大样本的研究资料。目前，临床选择经鼻还是经口插管还存在争议，一般来讲，在急救场合或因诊断及治疗需反复插入支气管镜（如气道腔内介入）者可首选经口气管插管。

3. 气管切开　气管切开有下述适应证。

（1）预防性　对可能出现呼吸道梗阻或下呼吸道分泌物阻塞的疾病，气管切开作为辅助治疗方法。①神经系统病，由于病变侵及呼吸中枢，使呼吸反射障碍而出现呼吸困难，如传染性多发性神经炎、延髓型脊髓灰质炎、重症肌无力、脑血管疾病等。②各种原因的昏迷，如颅脑外伤、颅内肿瘤，气管切开术可防止或解除因咳嗽功能及吞咽功能抑制及喉痉挛引起的呼吸道阻塞。③行某些脑部手术时，为保持术后呼吸道通畅，术前可施行气管切开术。④胸部或腹部大手术后，重病年老体弱患者，因咳嗽差，易致下呼吸道分泌物阻塞，早期气管切开以预防肺部并发症的发生。

（2）治疗性 ①上呼吸道梗阻不能经口和鼻插管者。②下呼吸道分泌物阻塞者而排痰困难者。③需要较长时间机械通气者。

目前，随着床旁经皮扩张气管切开术的开展，接受气管切开的患者明显增加。但气管插管机械通气后何时作气管切开，专家们意见不一。美国 ACCP、AARC、SCCM 三个学会的推荐意见是：当患者需要延长呼吸机辅助已变明显时，应考虑行气管切开。而 ERS、ATS 等 5 个学会没有提出任何推荐意见，只强调今后应开展更规范、更有针对性的循证医学研究。目前随着高容低压气囊气管导管的应用，使得临床气管插管时间明显延长，部分患者也因此避免了气管切开。俞森洋对 108 例高龄患者行经鼻气管插管机械通气，插管时间＞21天的有 73 例，插管时间为（60.38±31.96）天，最长的 160 天，这 73 例患者均未气管切开。因此气管切开不应盲目进行，需认真评估患者是否能从气管切开中获益。

气管切开术创伤较大，可发生切口出血或感染，需严格掌握气管切开术禁忌证：①切开部位的感染或化脓；②切开部位肿物，如巨大甲状腺肿、气管肿瘤等；③严重凝血功能障碍，如弥散性血管内凝血、特发性血小板减少症等。

（二）机械通气的模式

1. 控制通气（controlled medchanical ventilation，CMV） 呼吸机完全替代自主呼吸的通气方式，包括容积控制通气和压力控制通气。

（1）容积控制通气（volume controlled ventilation，VCV） 潮气量（tidal volume，TV）、呼吸频率（respiratory rate，RR）、吸呼比（inspiratory/expiratory，I/E）和吸气流速完全由呼吸机来控制。调节参数：TV、RR、I/E。特点：能保证潮气量的供给，但不能保证气道和肺泡压力，使用 VCV 时要注意监测气道压力，调节潮气量使气道峰压控制在 $35\sim40\,cmH_2O$ 以下，平台压控制在 $30\sim35\,cmH_2O$ 以内。

（2）压力控制通气（pressure controlled ventilation，PCV） 预置压力控制水平和吸气时间。吸气开始后，呼吸机提供的气流很快气道压达到预置水平，之后送气速度减慢以维持预置压力到吸气结束。调节参数：FiO_2（forced inspiratory oxygen），压力控制水平，RR，I/E。特点：吸气流速特点使峰压较低，能改善气体分布和 V/Q，有利于气体交换。该模式能控制气道压力，但不能保证潮气量，使用该模式时需要监测潮气量和分钟通气量，应调节压力保证足够的潮气量和可以接受的 $PaCO_2$ 和 pH 水平。在加用 PEEP 时，有效驱动压力为设置压力与 PEEP 之间的差值。

CMV 潮气量（或压力）、呼吸频率等参数设置不当，可造成通气不足或过度通气；应用镇静药或肌松药可能将导致低心排、低血压、分泌物廓清障碍等；长时间应用 CMV 将导致呼吸肌萎缩或呼吸机依赖；有自主呼吸患者，易出现人机拮抗。故应用 CMV 时应明确治疗目标和治疗终点，严格掌握其适应证。CMV 应用的适应证如下：①严重呼吸衰竭的开始阶段，特别是存在呼吸肌疲劳及呼吸驱动缺乏或不稳定时，如神经系统疾病继发的窒息、药物过量及神经肌肉疾病等。②颅内高压患者进行控制性高通气时。③机械通气初期存在明显的人机对抗时，可采取充分的镇静和肌松措施，缓解人机对抗，降低呼吸功，减少气压伤的发生率。④使患者在短期内（24 小时）得到完全休息。⑤严重胸外伤在自主呼吸时出现反常胸壁运动时。⑥对患者呼吸力学进行监测时，如静态肺顺应性、内源性 PEEP、呼吸功能的监测，也需在 CMV 时进行，所测得的数值才准确可靠。

2. 辅助控制通气（assisted CMV，AC-MV）　自主呼吸触发呼吸机送气后，呼吸机按预置参数（TV、I/E）送气；患者无力触发或自主呼吸频率低于预置频率，呼吸机则以预置参数通气。与 CMV 不同的是需要设置触发灵敏度，其实际 RR 可大于预置 RR。

调节参数：

容量切换 AC-MV：触发敏感度、潮气量、通气频率、吸气流速/流速波形。

压力切换 AC-MV：触发敏感度、压力水平、吸气时间、通气频率。

特点：AC-MV 为 ICU 患者机械通气的常用模式，可提供与自主呼吸基本同步的通气，提高了人机协调性，但当患者不能触发呼吸机时，AC-MV 可确保最小的指令分钟通气量，以保证自主呼吸不稳定患者的通气安全；对于自主呼吸过强的患者可出现通气过度和呼吸性碱中毒。

AC-MV 模式是十分常用的通气支持模式，主要用于机械通气初期，呼吸驱动稳定但是不能产生足够自主通气的患者。对呼吸中枢功能抑制和神经肌肉疾病导致的呼吸泵衰竭患者也可取得较好的效果。但需要注意的是该模式下患者只做触发功，不能用于脱机。

3. 间歇指令通气（intermittent mandatory ventilation，IMV）/同步间歇指令通气（synchronized IMV，SIMV）　IMV 是指呼吸机按预置频率给予 CMV，实际 IMV 的频率与预置相同，间隙期间允许自主呼吸存在。SIMV：IMV 的每一次送气在同步触发窗内由自主呼吸触发，若在同步触发窗内无触发，呼吸机按预置参数送气，间隙期间允许自主呼吸存在。

应用于具有一定自主呼吸，逐渐下调 IMV 辅助频率，向撤机过渡；若自主呼吸频率过快，采用此种方式可降低自主呼吸频率和呼吸功耗。

参数设置：潮气量、流速/吸气时间、控制频率、触发敏感度，当压力控制 SIMV 时需设置压力水平及吸气时间。

特点：通过设定 IMV 的频率和潮气量确保最低分钟量，但 IMV 时，易出现人机拮抗；SIMV 能与患者的自主呼吸相配合，减少患者与呼吸机的拮抗，减少正压通气的血流动力学负效应，并防止潜在的并发症，如气压伤等；通过改变预设的 SIMV 的频率改变呼吸支持的水平，即从完全支持到部分支持，可用于长期带机的患者的撤机；由于患者能应用较多的呼吸肌群，故可减轻呼吸肌萎缩；不适当的参数设置（如低流速）增加呼吸功，导致呼吸肌过度疲劳或过度通气导致呼吸性碱中毒，COPD 者出现动态过度肺膨胀；自主呼吸时不提供通气辅助，需克服呼吸机回路的阻力。

4. 压力支持通气（pressure support ventilation，PSV）　PSV 是吸气努力达到触发标准后，呼吸机提供吸气帮助，使气道压很快达到预置辅助压力水平以克服吸气阻力和扩张肺，并维持此压力到吸气流速降低至吸气峰流速的一定百分比时，吸气转为呼气。该模式由自主呼吸触发，并决定 RR 和 I/E，因而有较好的人机协调。而 TV 与预置的压力支持水平、胸肺呼吸力学特性（气道阻力和胸肺顺应性）及吸气努力的大小有关。当吸气努力大，而气道阻力较小和胸肺顺应性较大时，相同的压力支持水平送入的 TV 较大。

PSV 的应用适应证：①有自主呼吸能力，但需要通气支持的患者，特别是当呼吸频率超过 20 次/分且分钟通气量需求超过 10 L/min 时。②有自主呼吸的 COPD 患者或其他呼吸肌疲劳患者需长时间机械通气治疗（＞48 小时），并且已经使用 SIMV 或 CPAP 模式进行通气支持时。③具备自主呼吸功能但已经有呼吸肌疲劳的临床表现或 COPD 患者应用低频率的 IMV 及 CPAP 治疗后，患者仍感呼吸困难时。

参数设置：FiO_2、触发灵敏度和压力支持水平。某些呼吸机还可对压力递增时间和呼气触发标准进行调节。前者指通过对送气的初始流速进行调节而改变压力波形从起始部分到达峰压的"坡度"（"垂直"或"渐升"），初始流速过大或过小都会导致人机不协调；后者指对压力支持终止的流速标准进行调节。对 COPD 患者，提前终止吸气可延长呼气时间，使气体陷闭量减少；对 ARDS 患者，延迟终止吸气可增加吸气时间，从而增加吸入气体量，并有利于气体的分布。

特点：设定水平适当，则少有人机对抗，可有效地减轻呼吸功，增加患者吸气努力的有效性，这种以恒定压力与流速波形的通气辅助，在患者的需要和呼吸机送气完全协调方面并不是理想的；对血流动力学影响较小，包括心脏外科手术后患者；一些研究认为 $5\sim8\ cmH_2O$ 的 PSV 可克服气管内导管和呼吸机回路的阻力，故 PSV 可应用于撤机过程；PSV 的潮气量是由呼吸系统的顺应性和阻力决定，当呼吸系统的力学改变时会引起潮气量的改变应及时调整支持水平，故对严重而不稳定的呼吸衰竭患者或有支气管痉挛及分泌物较多的患者，应用时需格外小心，雾化吸入治疗时可导致通气不足；如回路有大量气体泄露，可引起持续吸气压力辅助，呼吸机就不能切换到呼气相；呼吸中枢驱动功能障碍的患者也可导致每分通气量的变化，甚至呼吸暂停而窒息，因此，需设置背景通气。

5. 持续气道正压（continuous positive airway pressure，CPAP）　是在自主呼吸条件下，整个呼吸周期以内（吸气及呼气期间）气道均保持正压，患者完成全部的呼吸功，是呼气末正压（PEEP）在自主呼吸条件下的特殊技术。它与 PEEP 不同之处在于前者是通过对持续气流的调节而获得动态的、相对稳定的持续气道正压，而后者是通过在呼气末使用附加阻力装置获得一个静态的、随自主呼吸强弱波动的呼气末正压。CPAP 的生理学效应与 PEEP 基本相似。

CPAP 的应用适应证：①自主呼吸功能良好的急性肺损伤患者，一般在早期有创机械通气建立前应用。②阻塞性睡眠呼吸暂停综合征。②心源性肺水肿的治疗。④撤机前自主呼吸试验时。

该通气模式仅需设定 CPAP 水平即可。

特点：CPAP 具有 PEEP 的各种优点和作用，如增加肺泡内压和功能残气量，增加氧合，防止气道和肺泡的萎陷，改善肺顺应性，降低呼吸功，对抗内源性 PEEP；而 CPAP 压力过高增加气道峰压和平均气道压，减少回心血量和肝、肾等重要脏器的血流灌注等，而 CPAP 时由于自主呼吸可使平均胸内压较相同 PEEP 略低。

6. 双水平气道正压通气（biphasic positive airway pressure，BiPAP）　是指自主呼吸时，交替给予两种不同水平的气道正压，吸气压（IPAP）和呼气压（EPAP）之间定时切换，且其吸气压时间、呼气压时间、吸气压水平、呼气压水平各自独立可调，利用从 IPAP 切换至 EPAP 时功能残气量（FRC）的减少，增加呼出气量，改善肺泡通气。

BiPAP 的应用适应证：①各种类型的急性呼吸衰竭，特别是 COPD 导致的急性高碳酸血症性呼吸衰竭。②急性左心衰和免疫抑制患者肺部严重并发症导致的急性低氧血症性呼吸衰竭，肺手术后的呼吸衰竭。③慢性通气功能衰竭患者，如胸壁疾病、神经肌肉疾病、夜间低通气等。

参数设置：吸气压（IPAP）、呼气压（EPAP）、吸气压时间、呼气压时间、呼吸频率和触发敏感度等。

特点：BiPAP 通气时气道压力周期性地在高压水平和低压水平之间转换，每个压力水平，双向压力的时间比均独立可调，若 IPAP 比 EPAP 时间不同，可变化为反比 BIPAP 或气道压力释放通气（APRV）；BIPAP 通气时患者的自主呼吸少受干扰和抑制，尤其两个压力时相持续时间较长时，应用 BiPAP 比 CPAP 对增加患者的氧合具有更明显的作用；BiPAP 通气时可由控制通气向自主呼吸过度，不用变更通气模式直至脱机，这是现代通气治疗的理念。

7. 其他通气模式

（1）指令（最小）分钟通气（mandatory/minimum minute volume ventilation，MVV）　呼吸机按预置的分钟通气量（MV）通气。自主呼吸的 MV 若低于预置 MV，不足部分由呼吸机提供；若等于或大于预置 MV，呼吸机停止送气。临床上应用 MVV 主要是为了保证从控制通气到自主呼吸的逐渐过渡，避免通气不足发生。这种模式对于呼吸浅快者易发生 CO_2 潴留和低氧，故不宜采用。

（2）压力调节容量控制通气（pressure regulated volume controlled ventilation，PRVCV）　在使用 PCV 时，随着气道阻力和胸肺顺应性的改变，必须人为地调整压力控制水平才能保证一定的 TV。在使用 PRVCV 时，呼吸机通过连续监测呼吸力学状况的变化，根据预置 TV 自动对压力控制水平进行调整，使实际 TV 与预置 TV 相等。

（3）容量支持通气（volume support ventilation，VSV）　可将 VSV 看作 PRVCV 与 PSV 的联合。具有 PSV 的特点：由自主呼吸触发，并决定 RR 和 I/E。同时监测呼吸力学的变化以不断调整压力支持水平，使实际 TV 与预置 TV 相等。若两次呼吸间隔超过 20 秒，则转为 PRVCV。

（4）比例辅助通气（proportional assisted ventilation，PAV）　呼吸机通过感知呼吸肌瞬间用力大小（以瞬间吸气流速和容积变化来表示）来判断瞬间吸气要求的大小，并根据当时的吸气气道压提供与之成比例的辅助压力，即吸气用力的大小决定辅助压力的水平，并且自主呼吸始终控制着呼吸形式（吸气流速，TV，RR，I/E），故有人称之为"呼吸肌的扩展"。PAV 和 PSV 一样，只适用于呼吸中枢驱动正常或偏高的患者。笔者将 PAV 与 PSV 在 COPD 患者中进行对比研究，表明该模式具有较好的人机协调，患者自觉舒适，在维持基本相同的通气需求时能明显降低气道峰压，有一定的优势。

（5）气道压力释放通气（airway pressure release ventilation，APRV）　APRV 是在 CPAP 气路的基础上以一定的频率释放压力，压力释放水平和时间长短可调。在压力释放期间，肺部将被动地排气，相当于呼气，这样可以排出更多的 CO_2。当短暂的压力释放结束后，气道压力又恢复到原有 CPAP 水平，这相当于吸气过程。因此，APRV 较 CPAP 增加了肺泡通气，而与 CMV＋PEEP 相比，APRV 显著降低了气道峰压。

（6）压力增强通气（pressure augmentation）　是 Brar1000 呼吸机所特有的，其主要目的是保障 PSV 通气时的潮气量恒定，也可理解为具有容量保证特点的 PSV。此模式首先预设适当的 PSV 水平，然后选择一个最小的 TV 和备用支持吸气流速，若实际 TV 超过设定的最小 TV，无压力增强，呼吸机仍按流速切换方式转化为呼气，若 TV 低于设定的最小 TV，备用支持气流装置向患者提供气流，直到达到预设的 TV 后停止，此时气道压力增加超过 PSV 水平，呼吸机以容量方式切换。

（7）适应性支持通气（adaptive support ventilation，ASV）和适应性压力通气（adaptive pressure ventilation，APV）　是瑞士生产的"伽利略"呼吸机特有的新的通气模式，是

一种能适应患者通气需求的自动模式。ASV 的主要优点有：自动调节来适应患者的通气需求，可用于自主及指令性通气；ASV 是第一个自动撤机支持系统，从开始工作的瞬间状态就自动地引导患者走向脱机；ASV 能提供安全的最低分钟通气量；ASV 自动维持最佳通气方式，能监测患者每一次呼吸的肺顺应性、气道阻力及自主呼吸状况，根据测得数据重新计算最佳气道压力和通气频率，并最终引导患者进入脱机状态。APV 是通过两种途径进行定压控制通气，对患者肺机械功能进行评估，计算并以最低的气道压力达到所需的潮气量，以最低的气道压力维持目标潮气量。

（8）压力控制反比通气（pressure-controlled inverse ratio ventilation，PC-IRV）　PC-IRV 是再压力控制通气时将吸气时间明显延长，I：E 值为（2～4）：1，压力限制时间切换并产生减速气流的一种通气方式。PC-IRV 由于长的吸气时间不允许患者自主呼吸，因此应用该模式需要使用镇静药和肌松药。常用于婴儿肺透明膜疾病的治疗，有几项研究表明 I：E＝4：1 时可改善氧合状态并产生较低的气道峰压。主要优点是气道峰压低和气体分布均匀。缺点为清醒患者难以耐受，需要镇静药和肌松药。

（9）高频通气（high frequency ventilation，HFV）　是一种通气频率超过正常呼吸频率 4 倍以上，而潮气量近似解剖无效腔的通气方式，主要用于支气管胸膜瘘和其他导致大量漏气的疾病，操作困难的气管镜和喉镜检查。共有三种技术，高频正压通气，频率为 60～100 次/分，吸气时间百分率＜30％，潮气量小于正常；高频射流通气频率在 100～500 次/分，潮气量为 1～3 倍的生理无效腔；高频振荡，频率为 900 次/分以上，可达 3000 次/分，一般认为 1000 次/分以下已足够应用。潮气量＜1 倍的生理无效腔。也可使用高频振荡，产生呼吸道内震荡拍击，有利于排痰。

此外，上述通气模式可相互组合，如 SIMV＋PSV 等。

（三）呼吸机参数的调定

1. 潮气量（TV）　机械通气时，TV 是需要首先考虑的问题，一般为 6～15 ml/kg，实际应用时根据血气和呼吸力学等监测指标不断调整，目标是保证足够通气的同时又不致通气过度。容积目标通气模式预置 TV，压力目标通气模式通过调节压力控制水平（如 PCV）和压力辅助水平（如 PSV）来获得一定量的 TV。近来研究发现：过大的 TV 使肺泡过度扩张，并且，随呼吸周期的反复牵拉会导致严重的气压伤，直接影响患者的预后。因此，目前对 TV 的调节是以避免气道压过高为原则，即使平台压不超过 30～50 cmH$_2$O；而对于肺有效通气容积减少的疾病（如 ARDS），应采用小潮气量（6～8 mm/kg）通气。PSV 的水平一般不超过 25～30 cmH$_2$O，若在此水平仍不能满足通气要求，应考虑改用其他通气方式。

2. 每分通气量（MV）　MV 通常以呼出气量表示，每平方米一般为 3.5～4.5 L/min。但要注意呼吸无效腔，以了解实际肺泡通气量。无效腔除体内的解剖无效腔和生理无效腔外，由于呼吸机的参与，还应包括呼吸无效腔，即静态无效腔和动态无效腔。前者是指呼吸机本身和连接患者管道中参与重复呼吸的部分；后者是指正压通气时，气体受压，橡皮气囊、通气管扩张延伸，部分潮气量未进入呼吸道。动态无效腔与通气压力成正比。故一般通气量需较生理需要量高出 20％～50％，通气量的调整最后需依据血二氧化碳水平。通气量应该逐渐增大，使血二氧化碳水平逐步下降，避免通气过度。

3. 吸入氧浓度（FiO$_2$）　机械通气时，FiO$_2$ 调节原则是在保证氧合的情况下，尽可能使用较低的 FiO$_2$。呼吸机 FiO$_2$ 的设置一般取决于动脉氧分压的目标水平、呼气末正压水平、平均气道压力和患者血流动力学状态。由于吸入高浓度氧可产生氧中毒性肺损伤，一般要求吸入氧浓度低于 50%。但是，在吸入氧浓度的选择上，不但应考虑到高浓度氧的肺损伤作用，还应考虑气道和肺泡压力过高对肺的损伤作用。对于氧合严重障碍的患者，应在充分镇静、肌松、采用适当水平呼气末正压的前提下，设置吸入氧浓度，使动脉氧饱和度达到 90%。

4. 呼吸频率（RR）　呼吸频率的调节应注意以下几点：①应与 TV 相配合，以保证一定的 MV。②应根据原发病而定：慢频率通气有利于呼气，一般为 12～20 次/分；而在 ARDS 等限制性通气障碍的疾病以较快的频率辅以较小的潮气量通气，有利于减少克服弹性阻力所做的功和对心血管系统的不良影响；需特别注意的是频率的设置不宜太快，以避免肺内气体闭陷、产生内源性呼气末正压，一旦产生内源性呼气末正压，将影响肺通气/血流，增加患者呼吸功，并使气压伤的危险性增加。③应根据自主呼吸能力而定；如采用 SIMV 时，可随着自主呼吸能力的不断加强而逐渐下调 SIMV 的辅助频率。最终精确调整呼吸频率应依据 PH、$PaCO_2$ 与 PaO_2 的变化，综合调整。④机械通气 15～30 分钟后，应根据动脉血氧分压、二氧化碳分压和 pH，进一步调整机械通气频率。

5. 吸呼比（I/E）　机械通气时，呼吸机 I/E 的设定应考虑机械通气对患者血流动力学的影响、氧合状态、自主呼吸水平等因素，一般为 1：（1.5～2）。采用较小 I/E，可延长呼气时间，有利于呼气，在 COPD 和哮喘常用，一般可小于 1/2。在 ARDS 可适当增大 I/E，甚至采用反比通气（I/E＞1），使吸气时间延长，平均气道压升高，甚至使 PEEPi 也增加，有利于改善气体分布和氧合。但吸气时间过长、呼气时间过短会导致平均气道压增高和内源性 PEEP，往往会对血流动力学产生较大的不利影响，并且人机配合难以协调，有时需使用镇静药或肌松药。

6. 吸气末停顿（end inspiratory pause）　吸气末停顿又称吸气屏气或吸气平台，是指吸气结束至呼气开始这段时间，一般不超过呼吸周期的 20% 左右，有血流动力学损害或患心血管疾病者，可设在呼吸周期的 5%～7%。吸气末停顿的主要作用使气道压力提供最佳的吸入肺泡气分布，减少无效腔量，有利于气体在肺内的分布。但较长的吸气末停顿，可使平均气道压明显高，对血流动力学不利。

7. 呼气末正压（PEEP）　PEEP 借助于呼气管路中的阻力阀等装置使气道压高于大气压水平即获得 PEEP。它可以产生如下生理学效应：①使气道压处于正压水平，平均气道压升高。②一定水平的 PEEP，通过对小气道和肺泡的机械性扩张作用，使萎陷肺泡重新开放，肺表面活性物质释放增加，肺水肿减轻，故可以使肺顺应性增加，气道阻力降低，加之对内源性呼气末正压（PEEPi）的对抗作用，有利于改善通气。③功能残气量增加，气体分布在各肺区间趋于一致，Q_s/Q_T 降低，V/Q 改善。④弥散增加。

PEEP 过高除对血流动力学产生不利影响外，还使肺泡处于过度扩张的状态，顺应性下降，持久会引起肺泡上皮和毛细血管内皮损，通透性增加，形成所谓的"容积伤"。由此可见，PEEP 的作用是双相的，临床上应根据气体交换、呼吸力学和血流动力学的监测调节 PEEP。目前推荐"最佳 PEEP（best PEEP）"的概念：①最佳氧合状态；②最大氧运输量（DO_2）；③最好顺应性；④最低肺血管阻力；⑤最低 Q_s/Q_T；⑥达到上述要求的最小 PEEP。但在实际操作时，可根据病情和监测条件进行，一般从低水平开始，逐渐上调，待病情好转，再逐渐下调。

8. 同步触发灵敏度（trigger）　可分为压力和流速触发两种。一般情况下，压力触发常为 -0.5～$-1.5\,cmH_2O$，流速触发常为 1～3 L/min，合适的触发灵敏度设置将明显使患者更舒适，促进人机协调；一些研究表明流速触发较压力触发能明显降低患者呼吸功；若触发敏感度设置过敏感，会引起与患者用力无关的自动触发，反而导致患者不适，若设置敏感度设置太高（灵敏度绝对值），将显著增加患者的吸气负荷，消耗额外的呼吸功。

9. 吸气流量及波形　吸气流量反映每单位时间气体容量的变化，吸气时间取决于吸气流量，后者保证在足够时间内吸入预定的潮气量。通常成人的吸气流量定在 $40\sim100\,L/min$，但患者呼吸频数（>25 次/分）时则需加大。在控制通气时，吸气时间由吸气流量和切换频率决定。

流速波形有方波、正弦波、减速波和加速波。在定压通气模式下，呼吸机均提供减速波，因此只在定容通气模式下才设置流速波形，由于减速波与其他三种波形比较，可使气道峰压更低，气体分布更佳，有利氧合改善，故临床应用较多。

10. 呼吸机报警参数设置　呼吸机报警参数的设置非常重要，它是安全使用呼吸机的保证。现代呼吸机一般都配备有较好的报警监测与显示装置，但初学者往往对此不够重视，甚至忘记了相关参数的设置，或者在报警出现后不愿意进行仔细观察并做出恰当处理。最常用的报警参数有高压/低压和高每分通气量/低每分通气量报警。高压/低压报警通常设置在当时吸气峰压力和呼气相压力水平之上或之下 $5\sim10\,cmH_2O$，每分通气量高限应高于当时每分通气量 $20\%\sim30\%$，每分通气量低限应保证患者的最低通气需求，一般不应低于 $4\sim6\,L/min$。

（四）人工气道的管理

1. 环境的管理　最好在有空气净化设施的病房内，如无此条件，应在单人病房，每日消毒房间、地面、空气 $1\sim2$ 次，限制探视与留陪，减少病房内流动人员。进入室内应戴口罩、帽子，谢绝上呼吸道感染者（包括上呼吸道感染的医护人员）进入。室内温度最好控制在 $18\sim20℃$，湿度 $50\%\sim60\%$。

2. 套管位置的管理　气管插管的位置经拍片后记录外露的长度并固定，每次交班时测量并记录，防止移位而导致插管滑入一侧支气管内，造成单侧肺通气过度致气胸，另一侧肺通气不足致肺不张，或插管脱出气管；气管切开，切口不能过大、过低，否则易脱出，固定带松紧度适中，以能伸入一小指为宜。

3. 气体的加温加湿问题　气管插管或切开的患者失去了上呼吸道的加温、湿化作用，机械通气时需使用加温加湿器予以补偿。要求吸入气体温度在 $32\sim36℃$，相对湿度 100%，24 小时湿化液量至少 $250\,ml$。

4. 吸痰　吸痰可有效保持气道通畅，降低气道峰压，改善通气效果，同时也能较少发生感染或有利控制感染。每次吸痰前后给予高浓度氧（$FiO_2>70\%$）吸入 2 分钟，吸痰时间小于 15 秒，吸痰中应注意防止交叉感染。

5. 雾化吸入　通过文丘里效应将药物水溶液雾化成 $5\sim10\,\mu m$ 微滴送入气道后在局部发挥药物作用。常用药物有扩支药（β_2 受体激动药、糖皮质激素等），有时使用氨基糖苷类等抗生素。

6. 气管内滴入　通常用于稀释、化解痰液。每 $0.5\sim1$ 小时一次缓慢注射到气管深部。

7. 气囊放气、充气　气管黏膜下毛细血管内压约为 $25\,mmHg$，为避免黏膜缺血坏死，需气囊内压<$25\,mmHg$（在保证气管导管与气管间间隙基本不漏气的前提下，尽可能降低充气压力）；每 4 小时将气囊放气 5 分钟，但放气前务必吸净气囊上分泌物，有较多研究已证明，充分吸尽气囊上分泌物可有效较少呼吸机相关性肺炎（VAP）发生。但新观点认为不必常规放气、充气，其理由是：目前临床多使用高容低压气囊；防止放气时气囊上方未吸

尽的分泌物流入气道导致或加重感染；气囊放气后 1 小时，气囊压迫区的黏膜毛细血管血流难以恢复；气囊放气导致肺泡充气不足，危重患者往往不能耐受。

四、机械通气的并发症

机械通气是重要的生命支持手段之一，但机械通气也会带来一些并发症，甚至是致命的并发症。合理应用机械通气将有助于减少甚至避免并发症的产生。因此，了解机械通气的并发症，具有重要的临床意义。

（一）人工气道相关的并发症

人工气道是将导管直接插入或经上呼吸道插入气管所建立的气体通道。临床上常用的人工气道是气管插管和气管切开管。

1. 导管易位　插管过深或固定不佳，均可使导管进入支气管。因右主支气管与气管所成角度较小，插管过深进入右主支气管，可造成左侧肺不张及同侧气胸。插管后应立即听诊双肺，如一侧肺呼吸减弱并叩浊提示肺不张，呼吸音减低伴叩诊呈鼓音提示气胸。发现气胸应立刻处理，同时摄 X 线片确认导管位置。

2. 气道损伤　困难插管和急诊插管容易损伤声门和声带，长期气管插管可以导致声带功能异常，气道松弛。注意插管时动作轻柔，准确，留管时间尽可能缩短可减少类似并发症的发生。

气囊充气过多、压力太高，压迫气管，气管黏膜缺血坏死，形成溃疡，可造成出血。应使用低压高容量气囊，避免充气压力过高，有条件监测气囊压力，低于 25 cmH$_2$O 能减少此类并发症。

3. 人工气道梗阻　人工气道梗阻是人工气道最为严重的临床急症，常威胁患者生命。导致气道梗阻的常见原因包括：导管扭曲、气囊疝出而嵌顿导管远端开口、痰栓或异物阻塞管道、管道塌陷、管道远端开口嵌顿于隆突、气管侧壁或支气管。

采取措施防止气道梗阻可能更为重要，认真的护理、密切的观察、及时的更换管道及有效的人工气道护理，对气道梗阻起着防患于未然的作用。

一旦发生气道梗阻，应采取以下措施：调整人工气道位置、气囊气体抽出、试验性插入吸痰管。如气道梗阻仍不缓解，则应立即拔除气管插管或气管切开管，然后重新建立人工气道。

4. 气道出血　人工气道的患者出现气道出血，特别是大量鲜红色血液从气道涌出时，往往威胁患者生命，需要紧急处理。气道出血的常见原因包括：气道抽吸、气道腐蚀等。一旦出现气道出血，应针对原因，及时处理。

5. 气管切开的常见并发症　气管切开是建立人工气道的常用手段之一。气管切开时气流不经过上呼吸道，因此，与气管插管相比，气管切开具有许多优点：易于固定及呼吸道分泌物引流；附加阻力低，而且易于实施呼吸治疗；能够经口进食，可作口腔护理；患者耐受性好。尽管具有上述优点，但气管切开也可引起许多并发症，根据并发症出现的时间，可分为早期、后期并发症。

（1）早期并发症　指气管切开 24 小时内出现的并发症。主要包括①出血：是最常见的早期并发症。凝血机制障碍的患者，术后出血发生率更高。出血部位可能来自切口、气管壁。气管切开部位过低，如损伤无名动脉，则可引起致命性的大出血。切口的动脉性出血需打开切口，手术止血。非动脉性出血可通过油纱条等压迫止血，一般 24 小时内可改善。②

气胸：是胸腔顶部胸膜受损的表现，多见于儿童、肺气肿等慢性阻塞性肺病患者。③空气栓塞：是较为少见的并发症，与气管切开时损伤胸膜静脉有关。由于胸膜静脉血管压力低于大气压，损伤时，空气可被吸入血管，导致空气栓塞。患者采用平卧位实施气管切开，有助于防止空气栓塞。④皮下气肿和纵隔气肿：是气管切开后较常见的并发症。颈部皮下气肿与气体进入颈部筋膜下疏松结缔组织有关。由于颈部筋膜向纵隔延伸，气体也可进入纵隔，导致纵隔气肿。皮下气肿和纵隔气肿本身并不会危及生命，但有可能伴发张力性气胸，需密切观察。

（2）后期并发症　指气管切开 24～48 小时后出现的并发症，发生率高达 40%。主要包括：①切口感染：很常见的并发症。由于感染切口的细菌可能是肺部感染的来源，加强局部护理很重要。②气管切开后期出血：主要与感染组织腐蚀切口周围血管有关。当切口偏低或无名动脉位置较高时，感染组织腐蚀及管道摩擦易导致无名动脉破裂出血，为致死性的并发症。③气道梗阻：是可能危及生命的严重并发症。气管切开管被黏稠分泌物附着或形成结痂、气囊偏心疝入管道远端、气管切开管远端开口顶住气管壁、肉芽增生等原因均可导致气道梗阻。一旦发生，需紧急处理。④吞咽困难：也是较常见的并发症，与气囊压迫食管或管道对软组织牵拉影响吞咽反射有关。气囊放气后或拔除气管切开管后可缓解。

（3）气管食管瘘　偶见，主要与气囊压迫及低血压引起局部低灌注有关。

（4）气管软化　偶见，见于气管壁长期压迫，气管软骨退行性变、软骨萎缩而失去弹性。

（二）正压通气相关的并发症

1. 呼吸机相关肺损伤　呼吸机相关肺损伤指机械通气对正常肺组织的损伤或使已损伤的肺组织损伤加重。

呼吸机相关肺损伤包括气压伤、容积伤、萎陷伤和生物伤。气压伤是由于气道压力过高导致肺泡破裂。临床表现因程度不同表现为肺间质气肿、皮下气肿、纵隔气肿、心包积气、气胸等，一旦发生张力性气胸，可危及患者生命，必须立即处理。容积伤是指过大的吸气末容积对肺泡上皮和血管内皮的损伤，临床表现为气压伤和高通透性肺水肿。萎陷伤是指肺泡周期性开放和塌陷产生的剪切力引起的肺损伤。生物伤即以上机械及生物因素使肺泡上皮和血管内皮损伤，激活炎症反应导致的肺损伤，其对呼吸机相关肺损伤的发展和预后产生重要影响。

为了避免和减少呼吸机相关肺损伤的发生，机械通气应避免高潮气量和高平台压，吸气末平台压不超过 30～35 cmH$_2$O，以避免气压伤、容积伤，同时设定合适呼气末正压，以预防萎陷伤。

2. 呼吸机相关肺炎　呼吸机相关肺炎是指机械通气 48 小时后发生的院内获得性肺炎。文献报道大约 28% 的机械通气患者发生呼吸机相关肺炎。气管内插管或气管切开导致声门的关闭功能丧失，机械通气患者胃肠内容物反流误吸是发生院内获得性肺炎的主要原因。一旦发生，会明显延长住院时间，增加住院费用，显著增加病死率。

明确呼吸机相关肺炎的危险因素，有助于预防呼吸机相关肺炎的发生。一般认为高龄、高 APACHE Ⅱ 评分、急慢性肺部疾病、Glasgow 评分<9 分、长时间机械通气、误吸、过度镇静、平卧位等均为呼吸机相关肺炎的高危因素。因此，机械通气患者应予半卧位，避免镇静时间过长和程度过深，避免误吸，尽早脱机，以减少呼吸机相关肺炎的发生。

3. 氧中毒　氧中毒即长时间的吸入高浓度氧导致的肺损伤。FiO$_2$ 越高，肺损伤越重。

但目前尚无 $FiO_2 \leqslant 50\%$ 引起肺损伤的证据，即 $FiO_2 \leqslant 50\%$ 是安全的。当患者病情严重必须吸入高浓度氧时，应避免长时间吸入，尽量不超过 60%。

4. 呼吸机相关的膈肌功能不全 有 1%~5%的机械通气患者存在脱机困难。脱机困难的原因很多，其中呼吸肌的无力和疲劳是重要的原因之一。

呼吸机相关的膈肌功能不全特指在长时间机械通气过程中膈肌收缩能力下降。动物实验证明机械通气可以导致膈肌功能不全，而临床上由于存在多种因素（休克、全身性感染、营养不良、电解质紊乱、神经肌肉疾病、药物等）可以导致膈肌功能不全，因缺乏机械通气对患者膈肌功能影响的直接证据，因此，临床诊断呼吸机相关的膈肌功能不全很困难。保留自主呼吸可以保护膈肌功能。研究表明，实施控制通气时，膈肌肌电图显示肌肉活动减少，并且具有时间依赖性，随着时间延长，损伤明显加重，而保留自主呼吸部分可以减轻呼吸机相关的膈肌功能不全。

机械通气患者使用肌松药和大剂量糖皮质激素可以导致明显肌病的发生。患者肌肉活检显示肌纤维萎缩、坏死和结构破坏，以及肌纤维中空泡形成。因此，机械通气患者应尽量避免使用肌松药和糖皮质激素，以免加重膈肌功能不全。

总之，呼吸机相关的膈肌功能不全导致脱机困难，延长了机械通气和住院时间。机械通气患者应尽可能保留自主呼吸，加强呼吸肌锻炼，以增加肌肉的强度和耐力，同时，加强营养支持可以增强或改善呼吸肌功能。

（三）机械通气对肺外器官功能的影响

1. 对心血管系统的影响

（1）低血压与休克 机械通气使胸腔内压升高，导致静脉回流减少，心脏前负荷降低，其综合效应是心排出量降低，血压降低。血管容量相对不足或对前负荷较依赖的患者尤为突出。在机械通气开始时、增加 PEEP 水平或延长吸气时间时出现血压降低，快速输液或通过调整通气模式降低胸腔内压，多能使低血压改善。另外，机械通气导致肺血管阻力增加、肺动脉压力升高、右室压力升高，影响右室功能。同时，由于左心室充盈不足，导致室间隔左偏，又损害左心室功能。

（2）心律失常 机械通气期间，可发生多种类型心律失常，其中以室性和房性早搏多见。发生原因与低血压休克、缺氧、酸中毒、碱中毒、电解质紊乱及烦躁等因素有关。出现心律失常，应积极寻找原因，进行针对性治疗。

2. 对其他脏器功能的影响

（1）肾功能不全 机械通气引起患者胸腔内压力升高，静脉回流减少，导致抗利尿激素释放增加，导致机体水、钠潴留；同时机械通气导致静脉回流减少，使心脏前负荷降低，导致心排出量降低，使肾血流灌注减少。可能导致肾功能不全。鉴于机械通气对肾的影响，对于肾功能不全的患者或肾灌注已明显减少的患者，实施机械通气时，应注意机械通气对肾的影响，避免肾功能的恶化。

（2）消化系统功能不全 机械通气患者常出现腹胀。卧床，应用镇静药、肌松药等原因可引起肠道蠕动降低和便秘，咽喉部刺激和腹胀可引起呕吐，肠道缺血和应激等因素可导致消化道溃疡和出血。另外，PEEP 的应用可导致肝血液回流障碍和胆汁排泄障碍，可出现高胆红素血症和氨基转移酶轻度升高。

（3）精神障碍 极为常见，表现为紧张、焦虑、恐惧，主要与失眠、疼痛、恐惧、交流困难有关，也与对呼吸治疗的恐惧、对治疗的无知及呼吸道管理造成的强烈刺激有关。因此，对于精神紧张的机械通气患者，应做耐心细致的说明，必要时，可应用镇静药和抗焦虑药物。

（四）镇静药与肌松药相关的并发症

当机械通气患者不耐受气管插管、人机对抗或自主呼吸影响氧合时，常应用镇静药。但镇静药的应用可导致血管扩张和心排出量降低，导致血压降低、心率加快。镇静不足不能达到镇静目的，镇静过度抑制了咳嗽反射，使气道分泌物易发生潴留而导致肺不张和肺部感染。因此，在使用镇静药时，应对镇静效果进行评价。无论是间断还是持续静脉给药，每天均需中断或减少持续静脉给药的剂量，以使患者完全清醒，并重新调整剂量。

机械通气患者一般不推荐使用肌松药。肌松药完全抑制患者运动，抑制了咳嗽反射，容易引起分泌物潴留，导致或加重肺部感染。部分肌松药可引起组胺释放，诱发或加重支气管哮喘，因此，对哮喘患者应选择组胺释放较弱的肌松药。应用肌松药时，患者必须处于充分的镇静状态，禁止单用肌松药。应用肌松药的患者，通气完全依赖呼吸机，一旦发生呼吸机管道与气管插管脱开或呼吸机发生故障，患者将处于完全无通气的"窒息"状态，将威胁患者生命。因此，对于应用肌松药的患者，必须重点护理。

五、机械通气的监护

（一）通气压力的监护

气道压力的监测包括吸气峰压（PIP）、PEEP、平均气道压力（Paw）、暂停压和内源性PEEP（Auto-PEEP）等。

1. 吸气峰压（PIP）　也称气道峰压，是整个呼吸周期中气道的最高压力，在吸气末测得。正常值为 $9\sim16\,cmH_2O$。机械通气时应保持 PIP 于 $40\,cmH_2O$，如高于 $40\,cmH_2O$，发生肺部气压伤的可能性增加。

2. 平均气道压力（Paw）　为单个呼吸周期中的平均压力，Paw 与氧合程度以及血流动力学监测相关。Paw 能预计平均肺泡压力的变化，以及吸气和呼气阻力之间的关系。通气频率、吸气时间、PIP、PEEP、内源性 PEEP 和吸气流速波形等均能影响 Paw。由于 Paw 可对氧合产生影响，应记录和监测 Paw 的变化。

3. 暂停压　又称吸气平台压（P plat），这是吸气后屏气时的压力，正常值为 $5\sim13\,cmH_2O$。机械通气时应使暂停压不超过 $30\sim35\,cmH_2O$。暂停压超过 $35\,cmH_2O$，气压伤的可能性增加。暂停压过高也可使肺循环受影响。

4. 气道压力的监测和限制

（1）高压限制　通常将高压限制设定在比吸气峰压（PIP）高 $10\,cmH_2O$ 的水平上。如果气道压力高于该水平则呼吸机将报警，同时中止吸气。PIP 的增加与肺部顺应性的降低或气道阻力的增加有关，也可见于张力性气胸等，具体原因有以下几个方面。①气流阻力的增加：常见原因有管道扭曲或管道中积水，气道中分泌物增加，气管插管或切开管进入右主支气管，气囊脱落到管口，支气管痉挛等。②肺部顺应性的降低：常见原因有肺不张、肺炎、ARDS、肺水肿、肺间质纤维化和气胸等。③患者咳嗽，或试图讲话，或欲"吐出"插管。④患者与呼吸机相对抗。

（2）吸气压力降低　吸气压力的低压报警通常设定在 $5\sim10\,cmH_2O$，低于患者的平均气道压力。如果气道压力下降，低于患者的平均气道压力，呼吸机将会报警。吸气压力降低的常见原因为患者与呼吸机的连接管道脱落或漏气。

（二）内源性 PEEP

内源性 PEEP 见于气道阻塞性疾病，自主呼吸或机械通气期间。内源性 PEEP 可引起肺部气压伤、增加呼吸功、使患者与呼吸机发生对抗，影响血流动力学并可导致肺部顺应性计算的误差。

1. PEEPi 产生原因

（1）呼气阻力增加　呼气阻力包括：①呼吸道对气流的阻力增加，COPD、哮喘等气流阻塞的患者，由于支气管痉挛、分泌物增多等原因，肺泡排空受阻，呼气不能充分完成；②机械通气时，气管插管、通气导管和呼气阀所增加的阻力也可使呼气流速减慢。

（2）呼气气流限制　COPD 和重症哮喘，由于肺实质破坏、气道黏膜水肿、气道痉挛等原因，小气道可在呼气时发生陷闭，从而气体不能完全排出。

（3）肺顺应性的改变　肺顺应性增加时，使时间常数增大，所需呼气时间延长。

（4）通气机参数设置不当　①快速的呼吸频率；②较高的每分钟通气量；③气流阻塞和 I∶E 相反比例通气；④呼气时间通常设置不恰当，造成了肺部气体的陷闭。以上种种原因，均可使这些陷闭的气体在胸腔内造成了一定的正压，即 PEEPi。

2. PEEPi 的测定　测定 PEEPi 时，需在下一次呼吸开始前，将呼气阀关闭。关闭呼气阀约几秒钟，使气道内的压力和通气机管道内的压力平衡，可从通气机的压力表上读出已设置的 PEEP 和 PEEPi。压力表上获得的数值为总的 PEEP。PEEPi＝总的 PEEP－设置的 PEEP；所以有效应的 PEEP 实际上就是总的 PEEP，也就是设置的 PEEP 与 PEEPi 两者之和。由于 PEEPi 的潜在生理效应，测定和监护 PEEPi 尤为重要。

3. PEEPi 的临床意义和发现　临床上从以下几方面推测 PEEPi 的存在：①患者需用较大的吸气力量来触发通气机，患者呼吸费力；②压力控制通气时潮气量或每分钟通气量下降，呼吸频率增快；③容量控制通气时气道压力升高；④通气效果不佳；⑤患者有呼气气流阻塞的临床表现、有哮鸣、有 COPD 的病史、呼气阻力较高。

4. PEEPi 的处理　临床上可通过调节通气机来纠正 PEEPi：①设置呼气时间在较长水平，使肺能在下一次呼吸之前，回到其静止容量；②降低通气机的呼吸频率或潮气量，增加吸气流速率，使吸气时间减少，并能给予患者以较理想的潮气量；③撤除已设置的 PEEP，使总 PEEP 降低；④应用支气管扩张剂减轻呼气气流的阻塞；⑤降低呼吸中枢驱动力（即恰当地应用镇静药）；⑥外源性 PEEP 的应用。适当应用 PEEP 也可对抗 PEEPi，而不增加呼气末肺容量和对血流动力学的影响。COPD 合并呼吸衰竭时，可选用 PEEP，一般为 $3\,cmH_2O$，不应大于 $5\,cmH_2O$。也可根据所测定的 PEEPi 来决定 PEEP，通常 PEEP 为 $70\%\sim80\%$ 的 PEEPi。

（三）通气容量的监护

1. 呼出气潮气量或每分通气量的下降　潮气量低限报警数值的设置，通常将该值设定在低于预定潮气量（TV）$10\%\sim15\%$ 的以下水平，平均每分通气量的低限报警数值也可设置在这一水平，即 $10\%\sim15\%$ 低于预定平均每分通气量的水平。呼出气潮气量或每分通气量下降的常见原因如下：①患者与呼吸机的连接管道脱落，或在患者-呼吸机的某一连接部位出现漏气。②患者使用压力支持或压力控制的通气模式时，如果肺部出现顺应性的降低、气道阻力的增加，或有呼吸肌疲劳等表现时，均可有呼出气潮气量或每分通气量的下降。③如果气道压力上升到报警的上限，呼吸机可排出"多余"的潮气量。④流量传感器受潮，使所测定的呼出气潮气量发生误差。⑤气体流量和吸呼比例不适当。此时需调整吸呼比例，增加吸气流速率。

2. 呼出气潮气量或每分通气量的增加　呼出气潮气量（ETV）或每分钟通气量的高限报警，应设置在高于预定 ETV 或每分通气量 10%～15% 以上的水平。呼出气潮气量和每分通气量增加的常见原因如下：①呼吸频率和潮气量的增加，其原因包括焦虑、紧张、疼痛、缺氧或发热、组织灌注不良、代谢性酸中毒等。②呼吸机参数设置不适当，包括潮气量、呼吸频率、灵敏度和压力支持水平等。

（四）患者与呼吸机对抗或非同步

与呼吸机对抗表示患者有急性呼吸窘迫的症状，且患者与呼吸机之间出现呼吸的非同步。临床上患者有明显的呼吸困难、烦躁不安、鼻翼扇动、心动过速、多汗和血压升高等症状。患者与呼吸机对抗的常见原因有两个方面，一为患者自身的因素；二为呼吸机方面的原因。

1. 与患者有关的因素　①人工气道问题：气管插管或气管切开管上的气囊疝入，插管上移，支气管内插管。②气道阻力的突然增加：支气管痉挛，气道内分泌物增加。③肺部顺应性的急剧改变：张力性气胸，肺水肿。④呼吸驱动力的改变：中枢神经性高通气，呼吸肌疲劳。⑤PEEPi 的产生，致使需要更大吸气力量，结果使呼吸功增加。⑥通气/灌注比例的突然变化：肺栓塞，体位改变后发生低氧血症。⑦烦躁不安和焦虑：可能与不适当的镇静、疼痛等有关。

2. 与呼吸机有关的因素　①灵敏度设置太高或太低。②吸气峰流速率设置不当。③通气支持不恰当或氧输送存在某些问题。④呼吸机管道漏气或患者-呼吸机脱落。

3. 患者与呼吸机对抗的处理　呼吸监护时，发生患者与呼吸机对抗，首先需查明原因，针对病因进行处理。①纠正人工气道的并发症，如支气管内插管、气囊疝入等。选用适当的通气模式，必要时增加 FiO_2 和通气量，调节吸气流速、吸呼比例和 PEEP。检查呼吸机管道，如因痰液堵塞、管道不畅所致的"对抗"，应及时吸痰、排除管路中积水。②对于张力性气胸、肺不张、肺栓塞、支气管痉挛等原因产生的"对抗"，应针对病因进行相应处理。③对于因烦躁、疼痛、焦虑所致的"对抗"，可酌情使用镇静药、止痛药，先使用药物抑制自主呼吸、再进行机械通气治疗。④对于自主呼吸频率过快，潮气量小的患者，如 ARDS，当自主呼吸不能被镇静药所抑制，可考虑使用非去极化肌肉松弛药。⑤对神志尚清楚的患者进行机械通气治疗前，应仔细向患者说明机械通气的必要性、方法和要求，努力解除患者的心理负担，争取患者合作。

六、呼吸机的撤离

从机械通气撤离到自主呼吸的恢复是一门临床艺术，需要根据临床情况，个别具体化对待。撤机成功与否常常取决于患者的基础状况和医务人员的判断和决策。呼吸机治疗存活患者中，约 90% 可在 7 天内撤机，对这些患者仅仅是决定呼吸机何时停用而已。约 9% 在 1 周内不能达到撤离呼吸机的患者，多数伴有严重的急、慢性肺部疾病、肺外多脏器损害或神经肌肉疾病，必须有一个撤离过程，即通过系统全面的步骤，逐渐恢复自主呼吸，最后达到完全停机的目的。

（一）机械呼吸撤离的时机和基本条件

当患者急性症状得到控制、病情趋向稳定后，即应对照该患者最初应用呼吸机的适应证、肺部和全身的原始状态，以及患者的生理储备能力，创造条件，选择时机，及时或渐进式地实施撤机过程。

1. 开始撤离的基本条件

（1）使用呼吸机的原发病因消失，如炎症控制、窒息解除等。

（2）全身状态改善，血细胞比容、血浆蛋白及电解质接近正常，静脉及其他途径营养状况适当。

（3）循环状态稳定，停用静脉升压药或强心药，在自主呼吸时心率虽增加但低于 120 次/分，无严重心律失常。

（4）胸部 X 线检查显示肺部病情好转，无明显肺水肿、肺不张或气胸、胸腔积液等。

（5）无明显腹胀，不会影响吸气肌的效能。

（6）气道管理良好，痰液清除较理想，并有自主咳嗽动作。

（7）患者对口头命令有反应，情绪稳定，对撤机已有一定思想准备，能努力配合。

（8）呼吸中枢驱动完整，患者在辅助/控制通气模式下，能自行触发呼吸，或在 SIMV 模式下，在指令通气期间有自主呼吸出现。

（9）12 小时内未使用肌肉松弛药及镇静药，以免影响中枢驱动和肌肉收缩力。

2. 预测撤机的常用指标

（1）气体交换　$PaO_2 \geqslant 60\,mmHg$（$FiO_2 \leqslant 35\%$），肺泡气动脉氧分压（$A-aDO_2$）<$350\,mmHg$（$FiO_2 = 10\%$），$PaO_2/FiO_2 > 200\,mmHg$。

（2）呼吸泵　潮气量（TV）>$10 \sim 15\,ml/kg$，肺活量（VC）>$1\,L$，每分通气量（VE）<$10\,L/min$，每分最大通气量（MVV）$\geqslant 2 \times VE$，功能残气量（FRC）>50%预计值，死腔/潮气量（VD/TV）<0.6，最大吸气负压（MIP）<$-30\,cmH_2O$。

3. 传统的撤离呼吸机指标　自主呼吸频率<25 次/分，TV>$250\,ml$，VE<$10\,L/min$，$PaO_2 > 60\,mmHg$（FiO_2 为 40%时）等。

（二）撤机准备

（1）改善呼吸中枢驱动，停用抑制呼吸中枢的药物，纠正代谢性碱中毒。

（2）补充营养，避免肌肉废用，纠正贫血状态（Hb>$120g/L$），保持血清磷、钙、钾、镁正常水平。

（3）应用支气管扩张剂，改善呼吸道阻塞和呼吸负荷，减少呼吸做功，氨茶碱等还可改善膈肌收缩能力。

（4）改善充血性心力衰竭，改善肺顺应性和氧合状态。

（5）改善血容量状态和心室功能，减少心脏对呼吸支持的需求。

（6）控制感染，改善代谢状态，不要应用过多的糖类能量来源。

（三）撤机时呼吸机参数的调整

（1）加快吸气流量（>$60L/min$），减少呼吸做功。

（2）减少触发负压为$-1 \sim -2\,cmH_2O$。

（3）降低 FiO_2 为 40%，但保持 $PaO_2 \geqslant 60\,mmHg$，撤机前 FiO_2 增加 50%。

（4）使 $PaCO_2$ 达到正常水平。

（5）PEEP 减至 $2 \sim 5\,cmH_2O$。

（6）减少呼气延迟。

（7）每天减少潮气量 $50\,ml$，使患者达到自主呼吸的预期。

完成上述准备后，在半卧位下进行撤离呼吸机，开始撤离的时间不要放在下午，必须在有经验的医生、护士指导下进行，密切观察生命体征和进行血气测量。

(四) 撤离技术

在肺部正常、机械通气仅进行数小时者可立即停用呼吸机，用"T"形管供给温暖、湿化、氧浓度为 50% 的混合空气。对较长期应用呼吸机的患者则需经历逐渐恢复自主呼吸的撤离过程，一般需要数天到数周以上。

1. 采用"T"形管逐步撤离　通过"T"形管吸入氧（浓度为 40%），逐步增加自主呼吸时间，最初应用 5～10 分钟，渐增至 30～60 分钟，每次自主呼吸后休息 1～3 小时，每天 3～4 次，每次持续时间逐渐延长，晚间则继续呼吸支持，以保证足够的睡眠。如患者通过"T"形管呼吸可达 8 小时则完成一半撤机过程，如能连续耐受 24 小时则撤机成功。在自主呼吸过程中，如出现心率增快达 120 次/分或增加 $\geqslant$ 20 次/分、严重心律失常、高血压、低血压或血压下降 > 201 mmHg、呼吸 > 10 次/分或达 40 次/分、肺动脉楔压或中心静脉压升高、$PaCO_2$ 上升 5 mmHg、过度烦躁、紧张疲劳、失眠、不安，则需继续机械通气治疗。

2. 采用 SIMV 模式撤机　未采用此模式者，先确定其 SIMV 频率，达到维持其足够的 $PaCO_2$ 水平，然后每次渐降 2～4 次/分，24 小时下调 1 次，保持氧合而 $PaCO_2$ 不增高。如在下调过程中出现浅快自发呼吸，则需回到前一水平，寻找原因后再继续撤机过程。在晚间则需要增加 SIMV 频率，保证休息。在指令通气间期则为自发呼吸，撤机过程中根据患者对自发呼吸的反应和维持能力，将指令通气次数逐渐降低。当 SIMV 频率下降为零时，则已完全恢复到自发呼吸，在整个撤机过程中患者仍与呼吸机连接，故不会感到恐惧。但由于呼吸机管道中按需阀的灵敏度等因素，其做功较"T"形管呼吸时要大，目前旁流系统（by-flow）的应用，可使管道阻力因素减少。

3. 采用压力支持通气（PSV）模式　提供一支持压力以补充其潮气量水平，每次减少 3 cmH$_2$O，密切观察每分呼出通气量，以保持足够的氧合及通气。PSV 时患者可控制呼吸的时间、深度以及吸气时间与呼气时间比值，故比"T"形管及 SIMV 舒适，对呼吸驱动完整的患者更有益。

4. 采用连续气道正压通气（CPAP）模式　和"T"形管呼吸相仿，其优点在于仍和呼吸机相连，患者心理上获得安慰，并且有相应的报警系统监测，为克服管道阀门阻力及内源性 PEEP，PEEP 水平置于 3 cmH$_2$O 较好。呼吸机撤离需循序渐进，一旦停止则肌力和耐心均可逆转，故整个过程一定要持之以恒，以达到最终目标。

（代　丽　王文军）

参考文献

1. Michael Z，Rolando B. Tracheostomy in the critically ill patient：who，when，and how? Clin Pulm Med，2006，13：111-120.

2. Cook D，De Jonghe B. Influence of airway management on ventilation-associated pneumonia：evidence from randomized trials. JAMA，1998，79 (10)：781-787.

3. Granja C，Faraldo S. Control of the endotracheal cuff balloon pressure as a method of preventing laryngotracheal lesions in critically ill intubated patients. Rev Esp Anestesiol Reanim，2002，9 (3)：137-140.

4. Guyton DC，Barlow MR. Influence of airway pressure on minimum occlusive endotrache-

al tube cuff pressure. Crit Care Med，1997，5 (1)：91-94.

5. Kollef MH，Skubas NJ. A randomized clinical trial of continuous aspiration of subglottic secretion in cardiac surgery patients. Chest，1999，6 (5)：1339-1346.

6. Smulders K，vander Hoeven H. A randomized clinical trial of intermittent subglottic secretion drainage in patients receiving mechanical ventilation. Chest，2002，21 (3)：858-862.

7. Dezfulian C，Shojania K. Subglottic secretion drainage for preventing ventilator-associated pneumonia：a meta-analysis. Am J Med，2005，18 (1)：11-18.

8. Liu SH，Yan XX，Cao SQ. The effect of subglottic secretion drainage on prevention of Ventilator associated lower airway infection. Zhonghua Jie He He Hu Xi Za，Zhi. 2006，(1)：19-22.

9. Bo H，He L，Qu J. Influence of the subglottic secretion drainage on the morbidity of ventilator associated pneumonia in mechanically ventilated patients. Zhonghua Jie He He Hu Xi Za Zhi，2000，23 (8)：472-474.

10. Ricard JD，Le Miene E. Efficiency and safety of mechanical ventilation with a heat and moisture exchanger changed only once a week. Am J Respir Crit Care Med，2000 Jan，161 (1)：104-109.

11. Giralt C，Breton L. Mechanical effects of airway humidification devices in difficult to wean patients. Crit Care Med，2003 May，31 (5)：1306-1311.

12. Boots RJ，George N. Double-heater-wire circuits and heat-and-moisture exchangers and the risk of ventilation-associated pneumonia. Crit Care Med. 2006 Mar；34 (3)：687-93.

13. Lacherade JC，Auburtin M. Impact of humidification systems on ventilation-associated pneumonia：a randomized multicenter trial. Am J Respir Crit Care Med，2005 Nov15，172 (10)：1276-1282.

14. Kinloch D. Instillation of normal saline during endotracheal suctioning：effects on mixed venous oxygen saturation. Am J Crit Care，1999 Jul，8 (4)：231-40；quiz 241-242.

15. Ridling DA，Martin LD. Endotracheal suctioning with or without instillation of isotonic sodium chloride solution in critical ill children. Am J Crit Care，2003 May，12 (3)：212-9.

16. Ji YR，Kim HS，Park JH. Instillation of normal saline before suctioning in patients with pneumonia. Yonsei Med J，2002 Oct，43 (5)：607-12.

17. Akgul S，Akyolcn N. Effects of normal saline on endotracheal suctioning. J Clin Nurs，2002Nov，11 (6)：826-830.

18. Ackerman MH，Mick D. Instillation of normal saline before suctioning in patients with pulmonary infections：a prospective randomized cotrolled trial. Am J Crit Care，1998 Jul，7 (4)：261-6.

19. Tobin MJ. Advances in mechanical ventilation. N Engl J Med，2001，344 (26)：1986-1996.

20. Pierson DJ. Indications for mechanical ventilation in adults with acute respiratory failure. Respir Care，2002，47 (3)：249-262.

21. International consensus conferences in intensive care medicine：noninvasive positive pressure ventilation in acute respiratory failure. Am J Respir Crit Care Med，2001，

163：283-291.

22. British Thoracic Society Standards of Care Committee. Non-invasive ventilation in acute respiratory failure. Thorax，2002，57：192-211.

23. 中华医学会呼吸病学分会临床呼吸生理与 ICU 学组. 无创正压通气临床应用中的几点建议. 中华结核和呼吸杂志，2002，25：130-134.

24. Liesching T，Kwok H，Hill NS. Acute applications of noninvasive positive pressure ventilation. Chest，2003，124：699-713.

25. Mehta S，Hill NS. Noninvasive ventilation. Am J Respir Crit Care Med，2001，163：540-577.

26. 曹志新，王辰. 无创机械通气的应用范围及适应证. 中华结核和呼吸杂志，2002，25：136-137.

27. Girault C，Briel A，Hellot MF，et al. Noninvasive mechanical ventilation in clinical practice：A 2-year experience in a medical intensive care unit. Crit Care Med，2003，31：552-559.

28. Hess DR. The evidence for noninvasive positive-pressure ventilation in the care of patients in acute respiratory failure：a systematic review of the literature. Respir Care，2004，49：810-829.

29. Keenan SP，Sinuff T，Cook DJ，et al. Does noninvasive positive pressure ventilation improve outcome in acute hypoxemic respiratory failure? A systematic review. Crit Care Med，2004，32：2516-2523.

30. Nava S，Ceriana P. Causes of failure of noninvasive mechanical ventilation. Respir Care，2004，49：295-303.

31. Derdak S，Mehta S，Stewart TE，et al. High-frequency oscillatory ventilation for acute respiratory distress syndrome in adults：a randomized，controlled trial. Am J Respir Crit Care Med，2002，166（6）：801-808.

32. MacIntyre NR. New modes of ventilation. Clin Chest Med，1996，17（3）：411-422.

33. Kacmarek RM. Strategies to optimize alveolar recruitment，Current Opinion in Critical Care，2001，7：15-20.

34. Rimensberger PC，Cox PN，Frndova H，et al，The open lung during small tidal volume ventilation：concepts of recruitment and "optimal" positive end-expiratory pressure，Crit Care Med，1999，27：1946-1952.

35. MacIntyre NR，Chen KG，Mcconnell R，Applied PEEP during pressure support reduces the inspiratory threshold load of intrinsic PEEP，Chest，1997，111：1888-93.

36. Whitehead T，Slutsky AS. The pulmonary physician in critical care c 7：Ventilator induced lung injury. Thorax，2002，57：635-642.

37. Eichacker PQ，Gerstenberger EP，Banks SM，et al. Meta-analysis of acute lung injury and acute respiratory distress syndrome trials testing low tidal volumes. Am J Respir Crit Care Med，2002，166：1510-1514.

38. Hunter JD. Ventilator associated pneumonia. Post grad Med J，2006，82：172-178.

39. Vassilakopoulos T，Petrof BJ. Ventilator-induced Diaphragmatic Dysfunction. Am J

Respir Crit Care Med，2004，169：336-341.

40. Gayan-Ramirez G，Decramer M. Effects of mechanical ventilation on diaphragm function and biology. Eur Respir J，2002，20：1579-1586.

41. Dellinger RP，Carlet JM，Masur H. Surviving Sepsis Campaign guidelines for management of severe sepsis and septic shock. Crit Care Med，2004，32：858 -873.

42. Coplin WM，Pierson DJ，Cooley KD，et al. Implications of extubation delay in brain injured patients meeting standard weaning criteria. Am J Respir Crit Care Med，2000，161：1530-1536.

43. Dojat M，Harf A，Touchard D，et al. Clinical evaluation of a computer controlled pressure support mode. Am J Respir Crit Care Med，2000，161：1161-1166.

咯血的诊断与治疗

咯血为临床常见急症，轻者表现为痰中带血，重者可发生大咯血致窒息死亡。临床对咯血患者应高度重视，积极寻找病因和及时止血治疗，防止窒息死亡的发生。

【诊断与鉴别诊断】

咯血的诊断程序包括：确定咯血诊断、评估病情严重程度和确定咯血病因。

（一）确定咯血诊断

1. 咯血的定义　声门以下呼吸道或肺组织出血经口腔咯出者称为咯血。

2. 咯血与上呼吸道出血的鉴别　上呼吸道出血是指口腔、鼻腔及咽部的出血。鉴别要点：①口腔与鼻咽部局部有出血灶；②鼻出血多自前鼻孔流出、鼻中隔前下方有出血灶；③鼻腔后部出血有咽部异物感、鼻咽镜检查见血液经后鼻孔沿软腭与咽后壁下流。

3. 咯血与呕血的鉴别　呕血是指上消化道出血经口腔呕出，出血部位多为食管、胃及十二指肠。咯血与呕血的鉴别见表 1-2。

表 1-2　咯血与呕血的鉴别

	咯血	呕血
病因	支气管扩张、肺结核、肺癌、肺炎、肺脓肿、心脏病等	消化性溃疡、肝硬化、胃癌、急性胃黏膜病变、胆道出血等
出血前症状	喉部痒感、胸闷、咳嗽等	上腹部不适、恶心、呕吐等
出血方式	咯出	呕出，可为喷射状
出血的颜色	鲜红色	暗红色、咖啡渣样，出血量大时可呈鲜红色
血中混杂物	痰、泡沫	食物残渣、胃液
酸碱反应	碱性	酸性
黑便	无，出血咽下较多时可有	可为柏油样，可持续数日
出血后痰的性状	常有血痰数日	无痰

（二）评估病情严重程度

明确咯血的诊断后，评价病情的严重程度对于决定治疗方式的选择以及患者的转归至关重要。咯血致死的危险与出血量、出血速度、肺内潴留的血量及患者的基础肺功能有关。病情严重性主要由出血量的大小和患者的一般状况决定。

1. 出血量的大小   尚无普遍公认的标准，一般以 24 小时咯血量为参考指标，可分为少量咯血、中量咯血和大咯血。大咯血占咯血患者的比例不足 5％，但病死率高达 7％～32％。咯血量＜100ml/24h 为少量咯血；咯血量 10～500ml/24h 为中量咯血；咯血量≥500ml/24h 或一次咯血量≥100ml 为大咯血。

2. 患者的一般状况   对咯血患者病情严重程度的判断，不应过分局限于咯血量的多少，还应重视患者的营养、面色、呼吸、脉搏、血压及是否发绀等一般状况综合判断。年老体弱或久病咳嗽无力、基础肺功能差者，即使少量咯血也可窒息死亡，对这类患者应高度重视，按照大咯血的救治原则进行积极救治。

（三）确定咯血病因

咯血可由近 100 种疾病引起，可分为以下四大类：①气管支气管疾病；②肺部疾病；③心血管疾病；④全身性疾病（表 1-3）。

表 1-3   咯血的常见病因

气管支气管疾病	肺部疾病	心血管疾病	全身性疾病
气管良恶性肿瘤	肺炎	肺栓塞	血小板减少
急慢性支气管炎	肺结核	原发性肺动脉高压	白血病
支气管扩张	原发性或转移性肺癌	肺动-静脉瘘	再生障碍性贫血
支气管囊肿	肺脓肿	急性左心衰竭	血友病
支气管结石	肺吸虫病	二尖瓣狭窄	弥散性血管内凝血
支气管结核	肺血吸虫病	心房黏液瘤	抗凝剂治疗
支气管腺瘤	肺隔离症	结节性动脉周围炎	流行性出血热
支气管镜诊疗	肺曲菌病	纤维性纵隔炎	钩端螺旋体病
	尘肺	肺静脉阻塞	肺出血-肾炎综合征
	肺挫伤		Wegener 肉芽肿
	特发性含铁血黄素沉着症		白塞病
	经皮肺穿刺活检		遗传性毛细血管扩张症
			子宫内膜异位症

咯血病因的确定需要依据详细的询问病史、仔细的体格检查以及全面的辅助检查。

1. 病史   询问病史应注意：①咯血发生的频率、持续时间、时间规律性和咯血量。②患者年龄：青壮年咯血多见于良性病变如：支气管扩张、肺结核、二尖瓣狭窄等。40 岁以上且吸烟指数大于＞400（纸烟 20 支/日×20 年）咯血应考虑原发性支气管肺癌的可能。③咯血的颜色和性状：鲜红色为新鲜出血，多见于支气管扩张、肺结核、肺脓肿及出血性疾病；铁锈色血痰见于肺炎链球菌肺炎；砖红色胶冻样痰见于克雷伯杆菌肺炎；二尖瓣狭窄咯血多为暗红色；左心衰竭咯血为浆液性粉红色泡沫痰；肺栓塞咯血为黏稠暗红色血痰。④有无疫区居留或疫源接触史有助于流行性出血热及钩端螺旋体病的诊断。⑤伴随症状：有无伴有发热、胸痛、脓痰、黄疸、杵状指及皮肤、黏膜出血等。⑥有无支气管镜检查治疗、经皮肺穿活检及肺癌射频消融手术史等。

2. 体征　皮肤、黏膜瘀斑、紫癜及出血提示出血性疾病；皮肤、黏膜出现毛细血管扩张提示遗传性毛细血管扩张症；杵状指提示先天性心脏病、慢性肺脓肿及支气管扩张等；胸部有无外伤；局部有无湿啰音；单侧的干啰音提示支气管狭窄，如支气管肺癌或支气管异物等。

3. 辅助检查

（1）血液学检查　血白细胞总数或中性粒细胞分类增高提示感染，若有幼稚白细胞提示白血病，嗜酸粒细胞增多提示寄生虫病，血小板减少和凝血功能指标异常提示出血性疾病。肝功能、肾功能异常提示肝、肾功能不全，血抗中性粒细胞胞浆抗体（ANCA）阳性提示Wegener肉芽肿等血管炎病。

（2）痰液检查　咳痰送检属无创检查，患者易于接受。通过痰涂片和培养，可查一般致病菌、结核分枝杆菌、真菌、寄生虫卵及肿瘤细胞等而明确相应诊断。

（3）胸部X线及CT检查　咯血患者均应行胸部X线检查，但约30％的咯血患者胸部X线检查无异常，而胸部CT具有密度及空间分辨率高的优点，能发现X线检查不能发现的局部小病灶及与心脏、肺门血管重叠的病灶，在支气管扩张的诊断方面已取代传统的支气管碘油造影，胸部CT应作为咯血患者的一线检查。多层螺旋CT血管造影术通过经轴多维的立体血管重建，可提供支气管动脉和其他胸部体循环动脉的图像，完整准确地显示肺部出血性病变的供血动脉形态，弥补血管造影中遗漏的血管。多层螺旋CT诊断咯血病因具有无创、快速、准确的优点。

（4）支气管镜检查　支气管镜是目前了解气道内情况最快和最准确的方法，可帮助明确胸部X线或CT检查为正常的咯血患者的诊断。对咯血病因不明、经内科药物止血治疗效果不佳者，主张及早（咯血发生的48小时之内）行支气管镜检查。支气管镜直视下可明确出血的部位及发现支气管腔内的病变，通过活检、刷片或灌洗取标本送检而明确出血的病因如支气管肺癌、结核或支气管扩张等，也可进行支气管腔内介入止血治疗。

（5）血管造影检查　咯血患者进行血管造影具有创伤小、发现出血部位准确的优点，包括支气管动脉造影和肺动脉造影。选择性支气管动脉造影通过显示异常病变的血管、体循环与肺循环间血管分流及造影剂从血管内外溢等情况判断出血的确切部位，能发现支气管动脉的异常扩张、扭曲变形、动脉瘤形成及体循环-肺循环交通支的存在，从而为支气管动脉栓塞治疗提供依据。对空洞型肺结核、肺脓肿所致的顽固性大咯血、疑有侵蚀性假性动脉瘤、肺动脉畸形存在者，应在做选择性支气管动脉造影的同时加做肺动脉造影。

（6）核医学检查　怀疑有肺栓塞者出血停止后行肺通气/灌注扫描有重要诊断价值。

【治疗】

咯血的治疗目的是积极止血、消除病因、防治并发症特别是防止窒息死亡的发生。具体治疗措施包括：一般治疗、药物治疗、支气管镜介入治疗、血管内介入治疗、外科手术治疗及防治并发症。

（一）一般治疗

咯血患者应住院治疗观察，卧床休息，适当安慰，保持镇静。取患侧在下体位，以利于保持健侧肺的通气功能和防止病变向健侧扩散。呼吸困难及发绀者予以氧疗，勿进食过热或过冷食物，保持大便通畅以免便秘排便时腹压增高加重咯血。

（二）药物治疗

包括基础疾病治疗、一般止血药、缩血管药、扩血管药、糖皮质激素及其他药物等。

1. 基础疾病治疗　肺炎、肺脓肿、支气管扩张等感染性疾病应积极抗感染治疗，肺结核应正规抗结核治疗，凝血因子缺乏者应补充新鲜血浆、急性左心衰竭应纠正心衰治疗，抗凝药如华法林、肝素过量者应停用。有效的基础疾病治疗联合止血药应用效果才佳。

2. 一般止血药　①酚磺乙胺（止血敏）：增加毛细血管抵抗力和增加血小板功能。②氨甲苯酸（止血芳酸）：具有很强的抗纤维蛋白溶解作用。③氨基己酸（止血环酸）：能阻止纤维蛋白溶媒的形成，抑制纤维蛋白的溶解。④肾上腺色腙（安络血、卡络柳钠）：能降低毛细血管的通透性，增强毛细血管抵抗力。⑤维生素 K：肝合成凝血因子的原料。⑥云南白药。⑦血凝酶：如立芷雪、白眉蝮蛇血清等，可直接作用于激活组织和血液的凝血酶、促进出血部位的血小板聚集、血液凝固形成血块达到止血作用。一般止血药适用于凝血功能障碍引起的咯血，临床上应避免过量或过多应用，以防血液高凝状态而形成血栓。

3. 缩血管药　垂体后叶素又名"内科止血钳"。作用机制：通过收缩小动脉使肺循环血量减少而达到较好的止血效果。大咯血患者用法：垂体后叶素 5～10 U 溶于 20 ml 溶媒中缓慢静脉注射（20 分钟），其后按 0.1 U/（kg·h）速度缓慢静脉滴注 24 小时维持，待出血停止后逐渐减量。不良反应：①收缩心血管、胃肠及子宫平滑肌致心悸、胸闷、呕吐、腹痛、血压升高、面色苍白、出汗等。②低钠低氯血症、代谢性碱中毒甚至低渗性脑病昏迷，严重者发生脑桥中央和脑桥外髓鞘溶解症。禁忌证：冠心病、高血压、二尖瓣狭窄及妊娠妇女等。

4. 扩血管药　作用机制：扩张血管、降低肺动脉压、减少肺血流量。常用药物为酚妥拉明（苄胺唑啉），用法：10～20 mg 加 5％葡萄糖溶液 250～500 ml 缓慢静脉滴注，连用 5～7 天。不良反应为低血压，故应在补足血容量基础上应用。适合于高血压和冠心病大咯血患者。

5. 糖皮质激素　具有非特异性抗炎、抗过敏及降低毛细血管通透性作用，可降低体内肝素水平、缩短凝血时间。适应证：①血小板因素如特发性血小板减少性紫癜（ITP）咯血者；②肺炎和肺结核咯血经积极抗感染、抗结核和垂体后叶素止血治疗效果不佳者，可加用泼尼松或氢化可的松短期（3～5 天）应用。

6. 其他药物　①鱼精蛋白注射液：为肝素拮抗药，适用于肝素抗凝治疗过量而咯血者。②维生素 K：适用于华法林过量和肝功能不全咯血患者。③西咪替丁 0.2 g，口服，3 次/日。用于肺结核咯血有较好效果。④0.5％甲硝唑 100 ml 静脉滴注、12 小时 1 次，持续 5 日，对支气管扩张和肺炎咯血者有效。

（三）支气管镜介入治疗

适应证：咯血内科药物治疗无效或反复发作且病变广泛；高龄、全身情况差不能外科手术治疗。硬质支气管镜适合于出血量较大者，可弯曲支气管镜（软镜）适合于出血量不大者。支气管镜介入治疗需要在充分的抢救预案和抢救器材的前提下，由经验丰富的操作者实施。常见的支气管镜介入治疗方法有下述几种。

1. 支气管灌洗法　冰生理盐水（4℃）20～50 ml/次或 1∶20 000 的肾上腺素冰生理盐水溶液 10～15 ml/次，经支气管镜活检孔道注入出血肺段支气管，保留 1 分钟后吸出，反复多次直至出血停止。

2. 局部应用凝血药　50～500 U/ml 的凝血酶溶液 3～5 ml 或 1 000 U 的立芷雪稀释至 3～5 ml，经支气管镜直接注入出血部位止血。支气管灌洗法联合局部应用凝血药止血效果更佳。

3. 球囊导管填塞法　应用 Fogarty 球囊导管经支气管镜将球囊充气后填塞出血的叶或段支气管治疗咯血，适用于药物治疗无效的中量以上的咯血。此法治疗咯血近期控制率为 100％，再发率为 20％。球囊填塞时间应小于 48 小时，若 48 小时后仍有出血应行支气管动脉栓塞或手术治疗。

4. 经支气管镜 APC 电凝及冷冻治疗　氩等离子体凝固（argon plasma coagulation, APC）又称氩气刀，适用于可视范围内气道的局部出血的止血治疗及良恶性气道肿瘤的治疗。冷冻治疗适用于气道腔内肿瘤出血的治疗及血凝块的摘除。

5. 双腔支气管插管　经可弯曲支气管镜置入 Carlen 双腔气管插管，可保证健侧肺通气，避免因窒息导致死亡。

（四）血管内介入治疗

适应证：①急性或反复大咯血经内科治疗无效；②不明原因反复咯血；③外科手术后再次咯血。禁忌证为支气管动脉与脊髓动脉间存在吻合支者。在 X 线透视下先行选择性支气管动脉造影明确出血部位后，采用明胶海绵、聚乙烯醇颗粒及弹簧圈等材料将可疑病变的动脉全部栓塞而止血。若支气管动脉栓塞后仍出血者应加做肺动脉造影及栓塞治疗。支气管动脉栓塞治疗大咯血有效率达 85%，少数有复发。严重并发症有脊髓损害、支气管黏膜坏死及其他器官的误栓如脑栓塞等。

（五）外科手术治疗

适应证：①24 小时咯血量超过 1500 ml 或 24 h 内一次咯血量达 500 ml，经内科治疗无止血趋势；②反复大咯血有引起窒息先兆的；③一叶肺或一侧肺有确切的慢性不可逆性病变（如支气管扩张、空洞型肺结核、慢性肺脓肿、肺曲菌球等）。手术时机以咯血的间隙期为宜。手术前应明确出血部位及耐受手术的能力，行出血部位的肺叶切除手术以止血。

（六）防治并发症

大咯血的并发症包括肺不张、吸入性肺炎、失血性休克、窒息。

肺不张主要由血凝块阻塞支气管所致，可引起肺段、肺叶或全肺不张，处理原则为加强吸引或引流排痰，不用强效镇咳镇静药物，可经支气管镜介入行血凝块清除治疗，但应注意血凝块清除后再发大咯血。

窒息是大咯血最严重的并发症，可导致患者迅速死亡，临床应重点防治。大咯血窒息先兆为患者胸闷、憋气、冷汗、喉头喘鸣，大口咯血或血从口鼻涌出，随即烦躁、发绀、呼吸窘迫和昏迷。应取头低足高位，经鼻插入粗导管行强力吸引，并行紧急气管插管（直径 8.0 mm 以上）经导管吸引保持气道通畅，也可插双腔支气管导管保证健侧肺通气，避免因窒息导致死亡。

（李　多）

参考文献

1. 陈文彬，潘祥林. 诊断学. 7 版. 北京：人民卫生出版社，2010.
2. 陆再英，钟南山. 内科学. 7 版. 北京：人民卫生出版社，2008.
3. 李强. 呼吸内镜学. 上海：上海科学技术出版社，2003.
4. 俞森洋，蔡柏蔷. 呼吸内科主治医生 660 问. 2 版. 北京：中国协和医科大学出版社，2009.
5. 崔淑燕，李书彦，李梦杰. 垂体后叶素治疗咯血发生严重低钠脑病 5 例的原因分析及辨证施护. 中医临床研究，2011，3（11）：92-93.
6. 张立群，谢莉，刘菲，等. 垂体后叶素治疗咯血发生脑桥中央和脑桥外髓鞘溶解症 1 例. 中国防痨杂志，2011，33（6）：391-393.

慢性咳嗽的诊断与治疗

咳嗽是机体清除气道内的分泌物或异物的保护性反射，也是临床常见病症，特别是慢性咳嗽大约占呼吸专科门诊的 20%～30%。在美国，咳嗽占门诊患者就医原因的第二位，每年治疗费超过 10 亿美元，平均每位慢性咳嗽患者看过 7.4 名医师，做过 8.5 次检查。可见慢性咳嗽临床误诊、误治率高，给患者的工作、生活和学习带来严重困扰。

【定义】

咳嗽通常按时间可分为 3 类：急性咳嗽、亚急性咳嗽和慢性咳嗽。急性咳嗽时间<3周，普通感冒是最常见的原因。亚急性咳嗽为 3～8 周，感染后咳嗽为最常见原因。慢性咳嗽>8 周，其原因依据影像学改变分两类，一类是 X 线胸片有异常改变者，如肺结核、肺癌等，一类是胸片无异常者，以咳嗽为主要或唯一症状，临床通常所讲慢性咳嗽即为该类，其病因复杂，诊断较困难，本文所讲慢性咳嗽即为该类。

【病因】

慢性咳嗽的病因很多，在不同国家和地区的研究中，慢性咳嗽原因有一定差异，但国内外资料均表明慢性咳嗽的常见病因主要为以下四种：上气道咳嗽综合征（upper airway cough syndrome，UACS）、咳嗽变异性哮喘（cough variant asthma，CVA）、嗜酸粒细胞性支气管炎（eosinophilic bronchitis，EB）和胃食管反流性咳嗽（gastroesophageal reflux-related chronic cough，GERC），这些病因占呼吸内科门诊慢性咳嗽病因的 70%～95%。其他原因有：变应性咳嗽、ACE 抑制药诱发的咳嗽、支气管结核、心理性咳嗽等。最近还有资料提出阻塞性睡眠呼吸暂停低通气综合征（OSAHS），使用干扰素-α 也可引起咳嗽。值得注意的是，临床上某些患者的咳嗽症状并非由单一因素引起，有报道 2 种病因者占 23%，3 种病因者占 3%，因此在诊治慢性咳嗽时需重视多病因合并存在。

【常见病因的诊治】

（一）上气道咳嗽综合征（upper airway cough syndrome，UACS)

1. 定义　鼻后滴流综合征（postnasal drip syndrome，PNDS），是指由于鼻部疾病引起分泌物倒流鼻后和咽喉部，甚至反流入声门或气管，导致以咳嗽为主要表现的综合征。由于无法明确上呼吸道相关的咳嗽是否由鼻后滴流刺激或炎症直接刺激上呼吸道咳嗽感受器引起，2006 年《美国咳嗽诊治指南》建议用上气道咳嗽综合征（UACS）替代 PNDS。UACS 是引起慢性咳嗽的常见病因之一，是指上气道病变导致以咳嗽为主要表现的综合征，因此除了鼻部疾病外，UACS 还常与咽、喉、扁桃体的疾病有关，如变应性或非变应性咽炎、慢性扁桃体炎、喉炎等。

2. 发病机制　UACS 可能与鼻和鼻窦分泌物倒流直接刺激上气道咳嗽受体或上气道本身的炎症刺激有关。最近有研究表明，UACS 患者血清 IL-4、TNF-α 明显高于健康者，而 IFN-γ 和 IL-27 高于健康者，证实 Th1/Th2 比例失衡也可能参与 UACS 患者发病。也有研究表明 UACS 患儿红细胞 C3b 受体花环率较健康者明显降低，提高红细胞 C3b 受体花环率可改善患儿症状，证明 UACS 患者存在红细胞免疫低下。总体来讲，UACS 发病机制复杂，目前不完全清楚，尚需更深入的研究。

3. 临床表现　表现多样，除咳嗽、咳痰外，可出现鼻部症状：如鼻塞、鼻腔分泌物增加、频繁清嗓、咽后黏液附着、鼻后滴流感。变应性鼻炎表现为鼻痒、打喷嚏、流水样涕等。鼻-鼻窦炎表现为黏液脓性或脓性涕等。可伴有咽部症状：变应性咽炎以咽痒、阵发性刺激性咳嗽为主要特征，非变应性咽炎常有咽痛、咽部异物感或烧灼感。亦可伴有喉部症状：喉部炎症、新生物通常伴有声音嘶哑。

体征：变应性鼻炎的鼻黏膜主要表现为苍白或水肿，鼻道及鼻腔底可见清涕或黏液。非变应性鼻炎鼻黏膜多表现为黏膜肥厚或充血样改变，部分患者口咽部黏膜可见卵石样改变或咽后壁附有黏脓性分泌物。

4. 诊断　对于鼻炎和鼻窦炎，大多患者通过仔细询问病史及专科检查，诊断并不困难，鼻窦 X 线或 CT 检查可提高诊断的准确性。但 UACS 是一个综合征，涉及整个上气道病变，其临床症状和体征并不特异，有时其诊断仍较困难。比如一个有典型 UACS 症状的患者，其咳嗽的原因可能是哮喘或胃食管反流等原因，同时缺乏 UACS 典型表现的患者并不能排除 UACS。对于符合下述标准的要考虑 UACS 的诊断：①咳嗽，白天明显，入睡后较少咳嗽。②咽喉部有黏液附着感、异物感或有分泌物从鼻后孔往咽喉部倒流感。③有鼻咽部疾病史。④检查咽喉壁有鹅卵石样改变或有黏液附着。⑤针对治疗有效。

5. 治疗　非变应性鼻炎、全年性鼻炎、血管舒缩性鼻炎首选第一代抗组胺药（马来酸溴苯那敏）和减充血药（麻黄碱），但麻黄碱应用时间不宜超过 2 周。

变应性鼻炎首选鼻腔吸入糖皮质激素和口服第二代抗组胺药，疗程≥12 周。常用吸入糖皮质激素有布地奈德鼻喷雾剂（雷诺考特）、糠酸莫米松鼻喷雾剂（内舒拿）、丙酸氟替卡松鼻喷雾剂（辅舒良）。第二代抗组胺药常用有阿司咪唑、氯雷他定。治疗变应性鼻炎尚应重视避免变应原刺激，改善生活和工作环境。

细菌性鼻窦炎时应选择适当的抗生素，抗菌谱应覆盖革兰阳性菌、阴性菌及厌氧菌，急性不少于 2 周，慢性建议酌情延长使用时间。对慢性鼻窦炎，有证据显示，长期低剂量使用大环内酯类抗生素（代表药物是红霉素和克拉霉素），可以缓解客观症状，改善客观指标，疗效与内镜鼻窦手术相近，疗程约 12 周。如内科治疗效果不佳时，可考虑经鼻内镜手术治疗。

（二）咳嗽变异性哮喘 （cough variant asthma，CVA）

1. 定义　CVA 最初由 Glause 于 1972 年报道，是一种特殊类型的哮喘，以慢性咳嗽为唯一或主要临床症状，无明显喘息、气促等症状或体征，但有气道高反应性。痰或支气管肺泡灌洗液嗜酸性粒细胞增加，气道黏膜下嗜酸性粒细胞浸润。

2. 发病机制　CVA 发病机制不完全清楚，目前认为与气道炎症和咳嗽受体兴奋阈值降低有关。CVA 与典型哮喘一样，都表现为气道慢性炎症，但二者气道炎症的范围和程度不同。CVA 炎症反应主要在大气道，而大气道咳嗽受体更丰富，因此 CVA 炎症刺激咳嗽受体易导致咳嗽。同时 CVA 炎症反应相对较轻，不引起明显的气道狭窄，故没有喘息、呼吸困难症状。典型哮喘炎症反应除大气道受累外，外周气道也受累，且炎症反应较 CVA 重，引起气道狭窄的程度较重，除了咳嗽外，还有喘息、呼吸困难。也有研究表明，CVA 患者长期气道炎症导致气道黏膜损伤，同时也导致上皮下咳嗽受体兴奋阈值降低，对各种刺激的敏感性增加，从而表现出顽固性咳嗽。

3. 临床表现　主要表现为刺激性干咳，夜间咳嗽为其重要特征，而白天相对较轻。感冒、冷空气、灰尘、油烟等容易诱发或加重咳嗽。咳嗽发作可能有季节性，以春秋季为多，部分患者有明确的哮喘家族史，自身有过敏性疾病史，如湿疹或过敏性皮炎等。

4. 诊断　对于有上述临床表现的患者，常规抗感冒、抗生素治疗、镇咳治疗无效，而支气管扩张剂治疗有效，应高度怀疑 CVA 的诊断。肺通气功能和气道反应性检查是诊断 CVA 的关键，但应注意气道反应性阳性并不一定都是哮喘，在某些呼吸道病毒、支原体、衣原体感染所致咳嗽及气管支气管结核所致咳嗽患者，在一定时间内也存在气道反应性增高，在诊断时需仔细鉴别，有人建议行气道反应性测定时间不宜太早，至少咳嗽 2 周后再行检测为妥。

诊断标准：①慢性咳嗽，常伴有明显的夜间刺激性咳嗽；②支气管激发试验阳性，或呼气峰流速日间变异率＞20％，或支气管舒张试验阳性；③常规抗感冒、抗生素治疗、镇咳药治疗无效，而支气管舒张剂、糖皮质激素治疗有效；④排除其他原因所致的咳嗽。

5. 治疗　CVA 治疗原则与支气管哮喘治疗相同。常用的平喘药物，如 β_2 受体激动药（吸入或口服）、茶碱类（口服或静脉滴注）、糖皮质激素（吸入或全身应用）等均有较好疗效。但治疗需个体化，对于间歇发作咳嗽的轻症患者，吸入短效 β_2 受体激动药（如沙丁胺醇、特布他林，每天 2～3 次）即可控制症状；对每周发作超过 1 次的患者，则需要持续抗气道炎症治疗，如联合使用吸入性糖皮质激素和支气管舒张剂，且治疗时间大于 8 周，效果不佳者，可联合白三烯调节剂如孟鲁司特；对严重发作的咳嗽或顽固性咳嗽患者，可口服糖皮质激素（如泼尼松 30～40 mg/d，1～2 周），之后改为吸入糖皮质激素。

CVA 经治疗大多预后良好，如不治疗大约有 1/3～1/2 患者会演变为典型哮喘。

（三）嗜酸粒细胞性支气管炎（eosinophilic bronchitis，EB）

1. 定义　EB 由 Gibson 等 1989 年首先定义。是一种以气道嗜酸性粒细胞浸润为特征的非哮喘性支气管炎，肺功能正常，气道反应性测定阴性，主要表现为慢性咳嗽，对糖皮质激素治疗反应良好。

2. 发病机制　EB 发病机制目前尚不清楚，有人认为 EB 的发病机制与哮喘类似，诱导痰和支气管刷检都表现嗜酸性粒细胞增加，支气管肺泡灌洗液（BALF）表现出与哮喘相似的白细胞介素-1（IL-1）、粒-巨噬细胞集落刺激因子（GM-CSF）、Th2 基因表达。有研究发现，EB 虽然以嗜酸性粒细胞浸润为主，但嗜酸性粒细胞浸润的量、活性较哮喘轻，尚不致支气管平滑肌收缩。因此有人认为 EB 和哮喘本质也许一样，只是同一疾病的不同阶段。也有研究发现，虽然 EB 和哮喘都有嗜酸性粒细胞浸润，但 EB 患者嗜酸性细胞浸润主要部位在大中气道，而哮喘中大气道和外周气道均明显增加。同时还有研究证明，EB 患者肥大细胞浸润主要在气道黏膜和黏膜下层，而哮喘气道平滑肌肥大细胞浸润数量明显增加。由于嗜酸性粒细胞和肥大细胞浸润部位不同而导致 EB 与哮喘临床表现不同，因此也有人认为 EB 是一个独立的疾病。至于 EB 会不会发展成为哮喘，目前尚无长期的观察报道，因此 EB 与哮喘的关系尚需进一步研究论证。

3. 临床表现　与咳嗽变异性哮喘相似，EB 主要表现为慢性刺激性咳嗽，咳嗽常为唯一临床症状，一般为干咳，偶尔咳少许黏痰，可在白天或夜间咳嗽。部分患者对油烟、灰尘、异味、冷空气等比较敏感，常为咳嗽的诱发因素。患者无喘息、气促等症状，肺通气功能及呼气峰流速正常，气道反应性测定正常，但诱导痰嗜酸性粒细胞比例增加，美国《慢性咳嗽诊断与治疗指南》规定嗜酸性粒细胞比例≥3％，我国 2009 年《慢性咳嗽诊断与治疗指南》根据国内诱导痰细胞分类的正常值，EB 患者诱导痰嗜酸性粒细胞比例由原来的 3％，改为 2.5％。

4. 诊断　EB 的临床表现缺乏特异性，与 CVA 临床表现类似，气道反应性测定和诱导痰嗜酸性粒细胞比例测定是诊断关键，也是与 CVA 鉴别的关键。符合下列标准需考虑 EB 的诊断：①慢性咳嗽，多为刺激性干咳或伴少量黏痰。②胸部 X 线片正常。③肺通气功能正常，气道高反应性检测阴性，呼气峰流速日间变异率正常。④痰细胞学检查嗜酸粒细胞比例≥2.5％。⑤排除其他嗜酸性粒细胞增多性疾病。⑥支气管扩张剂治疗无效，口服或吸入糖皮质激素有效。

5. 治疗　通常采用吸入糖皮质激素治疗，丙酸倍氯米松（每次 $250\sim500\,\mu g$）或等效剂量的其他糖皮质激素，每天 2 次，持续应用 4 周以上。推荐使用干粉吸入剂。初始治疗可联合应用泼尼松口服，每天 $10\sim20\,mg$，持续 $3\sim5$ 天。

大多 EB 患者对糖皮质激素治疗反应良好，有人治疗后观察 21 个月，大约有 80% 以上的患者没有复发。

（四）胃食管反流性咳嗽（gastroesophageal reflux cough，GERC）

1. 定义　GERC 是指因胃酸和其他胃内容物反流进入食管，导致以咳嗽为突出表现的临床综合征，也是导致慢性咳嗽的常见病因，不同研究报道 GERC 占慢性咳嗽的 $10\%\sim40\%$ 不等。

2. 发病机制　GERC 的发病机制主要有两个方面，一是食管-支气管反射，即反流的胃酸和胃内容物刺激食管黏膜感受器，反射性引起支气管痉挛和咳嗽。监测食管 24 小时 pH 发现 GERC 患者咳嗽与反流一致，基本上在反流发生 5 分钟内。另一方面是反流的胃酸和胃内容物直接刺激呼吸道黏膜咳嗽受体引起。当然这种反流量较少，一般不易察觉，可通过监测咽喉部 pH 可发现反流的存在。

3. 临床表现　GERC 的临床表现主要表现为两方面，反流症状和咳嗽。反流症状如反酸、嗳气、烧心和胸骨后疼痛，这些反流症状可能以某个症状为主，并不都同时出现，且很多患者完全没有反流症状。咳嗽多为干咳，部分患者可有咳白色黏痰。因熟睡和卧位时食管下段括约肌处于收缩状态，而清醒和站立时，食管下段括约肌松弛，因此咳嗽在白天和进食后较明显。

4. 诊断　咳嗽患者如有反流症状或为进食后咳嗽、白天为主的咳嗽，要考虑 GERC 的可能。确定存在与咳嗽一致的胃食管反流是诊断的关键，临床上有胃镜检查、食管测压、食管闪烁扫描、食管 24 小时 pH 监测等手段，其中食管 24 小时 pH 监测最为有效。中华医学会呼吸分会对 GERC 提出了初步的诊断标准，具体如下：①慢性咳嗽，以白天咳嗽为主。②24 小时食管 pH 监测 Demeester 积分≥12.70，和（或）SAP≥75%。③排除 EB、CVA、UACS 等疾病引起的咳嗽。④抗反流治疗后咳嗽明显减轻或消失。虽然 24 小时食管 pH 监测是诊断的金指标，但由于该检查无法发现非酸性反流（弱酸和弱碱反流），故结果正常也不能完全排除 GERC。同时有反流存在，不一定就是咳嗽的原因，因此美国胸科医师学会（ACCP）规定只有抗反流治疗有效才能明确诊断。需要指出的是很多单位均不能监测食管 pH，对可疑者可进行经验性抗反流治疗，如抗反流治疗有效即可诊断 GERC。

5. 治疗

（1）调整生活方式　减肥、避免过饱、避免进食刺激性食物、避免饮用咖啡、茶、巧克力、可乐等饮料和饮酒；不吸烟，食物以高蛋白低脂肪为宜。

（2）药物　首选质子泵抑制剂（PPI），尤其是新一代的 PPI，如埃索美拉唑镁、雷贝拉唑等，有资料显示联合使用促胃动力药效果更佳。药物治疗起效时间较慢，一般需 $2\sim4$ 周方可起效，咳嗽消失后一般再继续治疗 3 个月，然后逐渐停药。

（3）手术治疗　经充分药物治疗无效、咳嗽严重影响患者生活质量，且确诊为 GERC 的患者可考虑手术治疗，手术目的主要是改善食管下段括约肌功能，从而减少反流发生。国外研究表明有 76% 的患者手术后咳嗽症状明显改善。

（五）其他慢性咳嗽的病因及诊治

1. 变应性咳嗽　临床上某些慢性咳嗽患者，抗组胺药物及糖皮质激素治疗有效，但不能诊断为哮喘、变应性鼻炎或嗜酸细胞性支气管炎，将此类咳嗽定义为变应性咳嗽。其与变应性咽喉炎、嗜酸细胞性支气管炎、感冒后咳嗽的关系及异同有待进一步明确。临床表现：刺激性干咳，多为阵发性咳嗽，油烟、灰尘、冷空气、讲话等容易诱发咳嗽，常伴有咽喉发痒。通气功能正常，诱导痰细胞学检查嗜酸细胞比例不高。诊断标准：①慢性咳嗽。②肺通气功能正常，气道高反应性检测阴性。③具有下列适应证之一：a. 过敏物质接触史；b. 变应原皮试阳性；c. 血清总 IgE 或特异性 IgE 增高；d. 咳嗽敏感性增高。④排除 CVA、EB、PNDs 等其他原因引起的慢性咳嗽。⑤抗组胺药物和（或）糖皮质激素治疗有效。治疗：对抗组胺药物治疗有一定效果，必要时加用吸入或短期（3～5 天）口服糖皮质激素。

2. 感染后咳嗽　感染后咳嗽，旧称感冒后咳嗽，是指呼吸道感染后，感冒症状消失但仍持续的咳嗽。是亚急性咳嗽的最常见原因，但也有部分患者可能持续咳嗽 8 周以上，成为慢性咳嗽。患者多表现为刺激性干咳或咳少量白色黏液痰，夜间更重，接触冷空气、刺激性气体可加重，胸部 X 线片正常。咳嗽多呈自限性，大多患者都能自行缓解。感染后咳嗽诊断无特异标准，我国《咳嗽的诊断与医治指南》未提出具体诊断标准，日本对感染后咳嗽诊断标准如下：①感冒症状消失后持续咳嗽。②胸部 X 线片无明显异常。③用力肺活量、一秒率正常。④无慢性呼吸系统疾病的既往史。⑤排除其他原因引起的慢性咳嗽。治疗：感染后咳嗽抗菌药物治疗无效，对一些慢性迁延性咳嗽可以短期应用中枢镇咳药、抗组胺 H_1 受体拮抗药等。对少数顽固性重症感冒后咳嗽患者，在一般治疗无效的情况下，可短期试用吸入或者口服糖皮质激素治疗，如 10～20 mg 泼尼松 3～7 天。

3. 支气管结核（bronchial tuberculosis，BTB）　多数 BTB 患者合并肺结核，但临床上也有部分患者以咳嗽为唯一表现，无明显结核中毒症状，胸部 X 线片检查无明显异常改变，临床医师容易误诊和漏诊，为引起临床医务工作者重视，减少 BTB 误诊和漏诊，2009 年《咳嗽的诊断与医治指南》也首次将其列入慢性咳嗽病因。

对怀疑 BTB 患者首先进行痰涂片找抗酸杆菌，部分患者结核分枝杆菌培养可阳性，痰液中查到结核分枝杆菌即可确诊。胸部 X 线片的直接征象不多，可发现气管、主支气管的管壁增厚、狭窄或阻塞等病变，但诊断价值不大；CT 特别是高分辨率 CT 显示支气管病变征象较胸片更为敏感，尤其能显示叶以下支气管的病变；纤支镜检查是确诊 BTB 的主要手段，镜下常规刷检和组织活检阳性率高。根据支气管镜下改变，我国学者将其分为 5 型，即炎症浸润型、溃疡坏死型、肉芽增生型、瘢痕狭窄型、管壁软化型，前 3 型常为活动性结核。BTB 的治疗原则如下：

（1）药物治疗　对于有刺激性慢性咳嗽的支气管结核多为活动性，要求正规的全身抗结核治疗，且治疗疗程要求达 12 个月以上。由于支气管血液供应的特点、支气管病变部位黏膜组织的破坏及纤维增生，药物难以渗入到病变部位，所以单纯口服药物临床起效常较慢。一般认为，气道内给药能使药物直接作用于病灶区域，局部药物浓度大大超过血药浓度，能有效地起到杀菌、抑菌效果。国内外的研究结果均显示，通过气道局部给予抗结核药物，可以加快清除痰液中的结核杆菌，促进病灶吸收。部分研究结果还显示，气道内给药可以减少气道狭窄的发生，但目前尚缺乏前瞻性、多中心、随机对照研究的依据，因此，气道内局部给药方法治疗 BTB 仍属经验性治疗方法。

（2）支气管腔内介入治疗　在抗结核药物治疗的基础上，配合支气管镜下的腔内介入治疗，不仅可以提高 BTB 的疗效，减少 BTB 所致的各种并发症和后遗症，最大限度地保全患者的肺功能，同时还能有效地解决一些传统药物治疗无法解决的问题，如阻塞性肺不张、气道瘢痕狭窄等。不同类型 BTB 所选用的介入治疗技术以及干预的时机亦不尽相同。

①炎症浸润型：黏膜主要表现为充血、水肿，管腔尽管有轻度狭窄，但引流多无明显障碍，腔内介入治疗的方法主要是间断性应用支气管镜清除气道分泌物，同时配合局部应用敏感的抗结核药物，以控制结核菌感染，减轻局部的炎症反应，促进病变的愈合。

②溃疡坏死型：此时气道处于结核性损伤的明显期，病变处的气道黏膜出现坏死并形成溃疡。局部黏膜组织充血、水肿，溃疡表面多有干酪样坏死组织所覆盖，加上局部黏液栓的形成，易导致远端肺不张。通常采用介入治疗方法：a. 间断性应用支气管镜清除气道腔内的黏液栓及干酪样坏死组织，以恢复气道的通畅。对于活检钳难以清除的坏死组织，可采用冷冻、热烧灼等方法将坏死组织彻底清除。以往的经验表明，与热烧灼方法相比，冷冻治疗所引起的局部炎症反应相对较轻，可作为优先选择。对于病变范围广泛且伴有明显气道狭窄的患者，可配合间断性的球囊扩张，以恢复并保持气道通畅。b. 在完成上述腔内介入治疗操作后，通常再给予抗结核药物局部灌注治疗，以控制 BTB 感染，减轻局部炎症反应，促进病变的愈合。c. 为防止支架植入后再狭窄的发生，此期 BTB 所致的气道狭窄，若确需要支架植入者，宜选择可以方便取出的硅酮支架或金属覆膜支架，金属网眼裸支架植入属于禁忌。

③肉芽增生型：此时气道的结核性病变处于由损伤向修复阶段转化，黏膜的溃疡坏死面逐渐愈合，取而代之的是增生的肉芽组织，并可导致管腔狭窄。此型 BTB 可选用的介入治疗方法：a. 对过度增生的肉芽组织可采用冷冻、热烧灼的方法予以清除；b. 对于病变范围广且明显管腔狭窄者，可选择适时腔内球囊扩张，以保持气道的开放状态；c. 在完成上述腔内介入治疗操作后，通常可再给予抗结核药物局部注射治疗，以控制结核菌感染，减轻局部炎症反应，促进病变愈合。

瘢痕狭窄型和管壁软化型 BTB 为非活动性结核，一般不引起慢性刺激咳嗽，其腔内介入治疗就不再赘述。

需要特别强调的是，支气管镜引导下的各种腔内介入治疗是 BTB 治疗的重要手段，但应该注意这一操作可潜在性引起 BTB 的播散，故支气管腔内介入治疗必须在充分抗结核治疗基础上进行。

4. 血管紧张素转换酶抑制剂（ACEI）诱发的咳嗽　ACEI 类降压药如卡托普利、依那普利、赖诺普利等引起咳嗽发生率达 5%～20%。好发于女性，常在服药后 1 周～6 个月后出现咳嗽，表现为刺激性干咳，个别患者有少量白色黏液痰，停药后 14 天～3 个月可自行消失。再次服用或更换另一种 ACEI 类药物还会引起咳嗽。

通过停用 ACEI 类药物咳嗽减轻或消失，再次服用又出现咳嗽即可确诊。一旦考虑是 ACEI 相关性咳嗽，就应停用 ACEI 类药物，其治疗用中枢镇咳剂治疗无效，吲哚美辛可治疗 ACEI 引起的咳嗽。

5. 心理性咳嗽　由于患者严重心理问题或有意清嗓引起。小儿相对常见，在儿童 1 个月以上咳嗽病因中占 3%～10%，典型表现为日间咳嗽，专注于某一事物及夜间休息时咳嗽消失，常伴随焦虑症状。心理性咳嗽的诊断系排他性诊断。儿童主要治疗方法是暗示疗法，可以短期应用止咳药物辅助治疗。对年龄大的患者可辅以心理咨询或精神干预治疗，适当应用抗焦虑药物。

慢性咳嗽的原因还有慢性支气管炎、支气管扩张等，在这里就不再赘述。

（六）慢性咳嗽病因诊断程序

慢性咳嗽诊断时要重视病史，根据病史选择有关检查，由简单到复杂。先检查常见病，后检查少见病。诊断和治疗两者应同步或顺序进行。如前者条件不具备时，根据临床特征进行经验性治疗，并根据治疗反应确定咳嗽病因，治疗无效时再选择有关检查。

但需注意，经验性治疗并非对症治疗，应尽量避免单纯应用镇咳药物。可使用覆盖范围较广、价格适中的复方制剂进行经验治疗，如美敏伪麻溶液、复方甲氧那明等，但经验性治疗要有时间限制。对 UACS、CVA 和 EB，一般先治疗 1 周，GERC 一般先治疗 2～4 周，有效则切换到相应病因的标准疗法，无效则针对其他常见病因治疗。仍无效时，需进一步检查以免误诊与漏诊。

慢性咳嗽的诊断程序如图 1-2 所示：

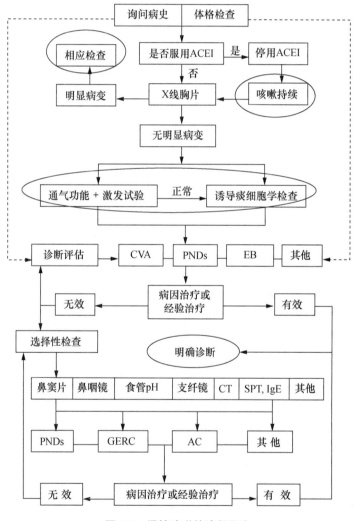

图 1-2　慢性咳嗽的诊断程序

（七）常用的镇咳祛痰药物

虽然咳嗽最重要的是病因治疗，但强烈的咳嗽往往影响生活质量，所以止咳的对症治疗也很重要。但咳嗽分干咳和湿咳，干咳患者可用镇咳药，有痰的患者应用祛痰药。

1. 镇咳药　镇咳药根据作用机制分中枢性和外周性两大类。

中枢性镇咳药的作用机制是抑制延髓中枢，根据其是否具有成瘾性和麻醉作用又可分为依赖性和非依赖性镇咳药。前者的代表药物是可待因和福尔可定，适用于各种原因所致的剧烈干咳和刺激性咳嗽，尤其伴有胸痛的咳嗽。但由于具有成瘾性，只能短暂使用。非依赖性镇咳药的代表药是右美沙芬和喷托维林，该类药物镇咳作用与可待因相似，但更安全，对呼吸中枢无抑制作用，也无成瘾性。

外周性镇咳药主要通过抑制咳嗽反射弧中的某一环节而起到镇咳作用。这类药物包括局部麻醉药和黏膜防护药，代表药物有那可丁、苯丙哌林、莫吉司坦等。

目前正在进行研究的镇咳药物有：作用于中枢位点的药物如选择性阿片受体激动药和 γ-GABA 激动药；作用于外周位点的药物如瞬时受体电位香草素 1 型受体（TRPV1）拮抗药、速激肽受体拮抗药和钾通道开放药等。但这些药物的研究都还停留在动物研究阶段，距离临床应用还有一段距离。

2. 祛痰药　常见的祛痰药物及其机制如下：

愈创木酚甘油醚：增加分泌物的排出量，降低黏滞度，此外有一定的舒张支气管的作用。

氨溴索和溴己新：破坏类黏蛋白的酸性黏多糖结构，使分泌物黏滞度下降，还可促进纤毛运动和增强抗生素在呼吸道的浓度。氨溴索用法为每次 30 mg，每天 3 次。溴己新用法为每次 8～16 mg，每天 3 次。

稀化黏素：桃金娘科树叶的标准提取物，能促进气道和鼻窦黏膜纤毛运动。用法为 0.3～0.6 g，每天 3 次。

乙酰半胱氨酸：可使黏液糖蛋白多肽链的硫键断裂，降低痰液的黏滞度。用法为每次 200 mg，每天 2～3 次。

羧甲司坦：可使黏蛋白的二硫键断裂，降低分泌物黏滞度。用法为每次 0.5 g，每天 3 次。厄多司坦是其前体药物，口服经代谢产生 3 个含有游离巯基的代谢产物而发挥药理作用。口服每次 300 mg，每天 2 次。

痰多的患者，应主张其多饮水，只有在气道相对湿化的情况下，痰液才更容易排除。联合应用支气管舒张剂可提高部分患者的咳嗽清除能力。

（张　莉　王文军）

参考文献

1. Morice AH，Kastelik JA. Cough 1：chronic cough in adults. Thorax，2003，58（10）：901-907.

2. 中华医学会呼吸病学分会哮喘学组. 咳嗽的诊断与治疗指南（草案）. 中华结核和呼吸杂志，2009，32（6）：407-413.

3. Pratter MR. Overview of common causes of chronic cough：ACCP evidence-based clinical practice guidelines. Chest，2006，129（1 Suppl）：59S-62S.

4. 赖克方，陈如冲，刘春丽，等. 慢性咳嗽的病因分布及诊断程序建立. 中华结核和呼吸杂志，2006，29（2）：96-99.

5. 谢家政，陈兴无，金艺凤，等. 慢性咳嗽 83 例临床分析. 实用全科医学，2007，5（4）：

314-315.

6. Irwin RS，Baumann MH，Bolser DC，et al. Diagnosis and management of cough executive summary：ACCP evidence-based clinical practice guidelines. Chest，2006，129（1 Suppl）：1S-23S.

7. 庄晓秋. 慢性咳嗽的诊断与治疗. 中医药导刊，2007，4（5）：16-17.

8. Pratter MR. Chronic Upper Airway Cough Syndrome Secondary to Rhinosinus Diseases（Previously Referred to as Postnasal Drip Syndrome）ACCP Evidence-Based Clinical Practice Guidelines. Chest，2006，129（1 Suppl）：63S-71S.

9. 张卓然，靳伟，陈杰. 上气道咳嗽综合征患者 TH1、TH2 细胞表达水平研究. 国际呼吸病杂志，2011，6（10）：1008-1009.

10. 林东江，辛晓卉，吴博. 上气道咳嗽综合征中医治疗与红细胞免疫的相关性研究. 世界中西医结合杂志，2011，6（10）：850-852.

11. Matsumoto H，Niimi A，Takemura M，et al. Features of cough variant asthma and classic asthma during methacholine-induced brochoconstriction：a cross-sectional study. Cough，2009，5：3.

12. Takemura M，Niimi A，Matsumoto H，et al. Atopic features of cough variant asthma and classic asthma with wheezing. Clin Exp Allergy，2007，37（12）：1833-1839.

13. 罗炜，赖克方，陈如冲，等. 嗜酸粒细胞性支气管炎患者气道炎症细胞及介质特征的探讨. 中华结核和呼吸杂志，2005，28（9）：626-629.

14. 罗炜，赖克方，陈如冲，等. 嗜酸粒细胞性支气管炎气道炎症病理特征的探讨. 中国病理生理杂志，2006，22（5）：943-947.

15. 王长征. 胃食管反流与慢性咳嗽. 中国实用内科杂志，2006，26（1）：11-13.

16. 王宇，余莉，邱忠民. 胃食管反流性咳嗽的发病机制及治疗. 国际呼吸病杂志，2010，30（7）：418-422.

17. 张忠鲁. 变应性咳嗽和感冒后咳嗽. 中国实用内科杂志，2006，26（1）：13-15.

18. 《中华结核和呼吸杂志》编辑委员会. 支气管结核的几点专家共识. 中华结核和呼吸杂志，2009，32（8）：568-571.

19. Dicpinigaitis PV. Potential Future Therapies for the Management of Cough：ACCP Evidence-Based Clinical Practice Guidelines. Chest，2006，129（1 Suppl）：284S-286S.

20. Barnes PJ. The problem of cough and development of novel antitussives. Pulm Pharmacol Ther，2007，20（4）：416-422.

弥漫性泛细支气管炎的研究进展

弥漫性泛细支气管炎（diffuse panbronchiolitis，DPB）是日本学者山中、本间等于1969 年首次提出并确立的一种独立的小气道疾病，是被国际公认的一种弥漫存在于两肺呼吸性细支气管的气道慢性炎症性疾病。"弥漫性（diffuse）"指病变广泛分布在双侧肺部，"泛（pan）"指炎症累及呼吸性细支气管管壁全层。该病主要累及呼吸性细支气管以远终末气道壁全层，以弥漫性呼吸性细支气管区域的慢性炎症为特征，故称之为弥漫性泛细支气管炎。本病主要的临床表现为慢性咳嗽、咳痰、活动后呼吸困难。严重者可导致呼吸功能障碍。临床上易与其他慢性气道疾病相混淆。

【流行病学】

全球最先提出 DPB 概念的是日本的山中、本间等。他们于 1969 年在研究肺气肿的过程中，发现 7 例以呼吸性细支气管为主要病变的一种独立性疾病，并将其命名为弥漫性泛细支气管炎。迄今为止，日本进行过两次全国性 DPB 调查。日本厚生省于 1980～1982 年组织了 DPB 第一次全国性调查，确诊 319 例，82 例经病理组织学证实为 DPB。日本厚生省又于 1988 年组织了 DPB 第二次全国性调查，确诊 229 例。20 世纪 90 年代后，中国台湾、韩国、马来西亚、泰国、新加坡等亚洲国家和地区陆续有病例报道，意大利、英国、法国、挪威、美国等西方国家也有零星病例报道，其中有一半以上患者是亚裔移民，非洲国家报道罕见，因此目前认为 DPB 具有明显的人种特异性，患者主要为日本人、中国人、韩国人，且好发于幼年时身材矮小者，欧美国家极少见。1996 年，我国刘又宁和王厚东各分别首次报道了 1 例有病理证实的 DPB（TBLB 和开胸肺活检）；至 2002 年年底，大陆地区文献有关 DPB 的报道已达 78 例，而李惠萍等报道 2001 年 7 月至 2007 年 5 月同济大学附属上海市肺科医院收治 DPB 患者 72 例，其中 51 例确诊，自 2002 年年底至今，还有文献散在报道了一些病例，据此推算，至今报道已有 100 余例。有学者认为 DPB 可能为一种全球性的疾病，但确有人种和地域的差异，以日本、韩国、中国为代表的东亚国家和地区较为常见。目前尚缺乏 DPB 全球发病情况的调查资料。在日本的两次全国性 DPB 调查中发现：①本病遍及日本各地，无地区分布差异；②男性多见；③发病年龄从 10～80 岁各年龄组均有分布，以 40～50 岁为高峰，发病率为 3.4～11.1/10 万；④发病与吸入刺激性气体和吸烟无明显关系；⑤大多数患者合并慢性副鼻窦炎或有既往史，有的患者有家族性慢性副鼻窦炎史；⑥患者初次就诊往往误诊为慢性支气管炎、支气管扩张、支气管哮喘、COPD 等疾病。

我国缺乏多中心大样本的流行病学调查资料，李惠萍等分析了同济大学附属上海市肺科医院 2001 年 7 月至 2007 年 5 月收治的 72 例 DPB 患者，发现：①依据诊断标准，确诊 51 例，高度可疑诊断 6 例，可疑诊断 15 例。②所有病例均有咳嗽；98.6% 患者有咳痰；气促者占 91.7%；超过 55.6% 患者肺部听诊有干啰音；而有湿啰音者占 94.4%；伴有肺气肿者占 41.7%。③有副鼻窦炎者占 77.8%；23.6% 病例有吸烟史。④继发支气管扩张者 45.8%、伴有肺心病者 9.7%；5.5%（4 例）同时合并支气管哮喘；合并高血压者 5.6%，合并类风湿关节炎者 2.8%，合并胸腺增生者 1 例。⑤经过以大环内酯类抗生素为主的综合治疗，80% 的患者咳嗽、咳痰、气促和肺部干啰音均在 3 天内得以明显改善；超过 90% 的病例治疗后 10～40 天影像学明显改善；治疗后第一秒用力呼气容积占用力肺活量比值（$FEV_1/FVC\%$）较治疗前有所提高；动脉血氧分压和动脉血氧饱和度均较治疗前提高。72 例患者 13 例（18.1%）完全治愈，但 2 例停药后复发（15.38%），再次治疗后 1 例治愈，另 1 例好转；其余 57 例不同程度好转，好转者中 2 例在随访中死亡，1 例死于糖尿病酮症酸中毒，另 1 例死于心肌梗死。⑥合并细菌感染以铜绿假单胞菌最多（29/70，41.4%）；其次为副流感嗜血杆菌（8/70，11.4%），第三位为肺炎克雷伯杆菌（4/70，5.7%）。⑦肺活检率 9.7%；冷凝集试验阳性率 14.3%（10/70）；12 例测定人类白细胞抗原 HLA-BW54，仅 3 例阳性（25.0%）。⑧51.4% 的患者被误诊为支气管扩张症，38.9% 的患者最初被误诊为慢性支气管炎，其余依次为肺结核 20.8%，特发性肺纤维化 12.5%，支气管炎 9.7%，结节病和哮喘均为 2.8%，肺癌 1.4%。由此得出结论：①DPB 在中国并非少见，尤其在慢性阻塞性肺疾病和支气管扩张的患者中可能隐藏部分 DPB 患者。②加强对本病的认识是提高 DPB 诊断的关键。③DPB 预后良好，及时治疗可以治愈。④以大环内酯类抗生素为主的综合治疗是 DPB 的最佳治疗方案。

【病因及发病机制】

本病病因及发病机制至今未明，近年来，随着本病的报道日益增多及分子生物学和免疫学等技术的发展对 DPB 的发病机制有了进一步的认识，主要体现在以下几个方面。

（一）遗传因素

1. HLA 与 DPB　已经发现：大约 75％的日本 DPB 患者有慢性鼻窦炎或有既往史；DPB 具有明显的人种特异性和地域差异，患者主要为日本人、中国人、韩国人，且好发于幼年时身材矮小者，欧美国家极少见。日本 DPB 患者具有蒙古系人种的特异性抗原的等位基因 HLA-BW54，阳性率（63.2％～68.4％）明显高于正常人（11％）；我国已报道的患者中，仅有 6 例进行该抗原检测，阳性率 66.7％（4/6）。HLA-BW54 仅见于日本人（11.1％～14.1％）、中国人（10.4％）、朝鲜人和少数犹太人（0.8％），白种人和黑人罕见。She J 等证实 DPB 的发生与编码 HLA-BW54 抗原的 B＊5401 基因具有高度相关性（$p<0.01$），提示 DPB 易感性或免疫反应的一个或几个基因可能位于 HLA-BW54 位点上。

Park 等对 30 例韩国 DPB 患者的 HLA 研究发现，DPB 患者中高频率出现 HLA-A11，其阳性率为 53.3％，对照组为 17.5％，而 HLA-A54 没有明显的区别，推测韩国人 HLA-A11 与 DPB 有高度的相关性。而白血病患者进行造血干细胞移植后 4 周内发生了 DPB，也提示 HLA 可能参与 DPB 的发病。

2. CETR、TAP、MUC5B 与 DPB　最近关于 DPB 病因学研究推测 DPB 的发病可能与第 7 号染色体上的 CETR（Cystic Fibrosis Transmembrane Conductance Regulator）基因、TAP（Transporter Associated with Antigen Processing）基因变异以及黏蛋白基因 MUC5B、MUC5AC 异常表达有关。

（二）铜绿假单胞菌在 DPB 发病机制中的作用

铜绿假单胞菌是呼吸系统感染性疾病的常见病原体。对 DPB 患者的痰进行培养，铜绿假单胞菌早期阳性率为 55％，晚期可增加到 82％。Yanagihara 等用铜绿假单胞菌 PAO1 和 PAO-E64 两种菌株感染小鼠，成功复制了 DPB 模型。该实验发现，接种 90 天后，PAO1 感染鼠的淋巴细胞总数比接种前增加 3～4 倍，而 PAO-E64 感染的小鼠淋巴细胞数明显低于 PAO1 感染的小鼠；肺组织病理检查显示，PAO1 感染的小鼠在细支气管周围有广泛的炎症细胞聚集，而 PAO-E64 感染的小鼠仅出现局部炎症过程，提示铜绿假单胞菌弹性蛋白酶（PE）是 DPB 一种有效的致炎因子，铜绿假单胞菌可以诱导 DPB 的发生，进一步提示铜绿假单胞菌可能在 DPB 患者肺损伤中发挥着重要的作用。

（三）炎症细胞、炎症介质在 DPB 发病机制中的作用

部分 DPB 患者 BALF 中细胞总数、中性粒细胞以及 IL-8 等均升高提示本病存在慢性气道炎症。中性粒细胞在气道中的聚集是由于多种炎症性细胞因子作用的结果。IL-1β、IL-1Rα、IL-8 与中性粒细胞的聚集有明显的相关性。IL-10、IL-6、IL-12P40、TNF-α 作用有可能类似。提示这些细胞因子很可能是由肺中聚集的中性粒细胞释放的，这些细胞因子可能一定程度上在 DPB 患者气道的慢性炎症中起了重要的作用，提示中性粒细胞在气道的聚集对 DPB 发病可能起着重要的作用。现已证明黏膜分子参与招募炎症细胞到炎症部位，故可推测黏膜分子促进了中性粒细胞在 DPB 患者气道的聚集和浸润，可溶性黏膜分子水平，尤其是选择素水平可能能反映 DPB 疾病的活动性。

（四）一氧化氮（NO）在 DPB 发病机制中的作用

鼻部高浓度 NO 在呼吸系统的病理生理中有很重要的作用，如对血管和支气管系统正常功能的调节、宿主的防御和黏膜纤毛的清除等。Nakano 等应用荧光技术检测了 8 例 DPB 患者鼻腔 NO 含量，结果 DPB 患者鼻腔 NO 含量低于正常对照组的 88%，提示鼻部 NO 下降可能与 DPB 发病有关。

综上所述，遗传因素、铜绿假单胞菌感染、炎症细胞、炎症介质及一氧化氮等在 DPB 发病中起了重要的作用，但所有这些研究都未能够全面阐明 DPB 的病因及发病机制，需要进一步的探索和研究。

【病理组织学改变】

肉眼观察，肺脏过度膨胀，肺脏表面及切面均可见 3～8 mm 淡黄色小结节，较均匀弥漫性存在于双肺中，呈小叶中央性分布；长期反复感染者可出现微小肺脓肿；传导气道常呈柱状扩张。

DPB 典型的组织形态学改变为以呼吸性细支气管为中心的慢性呼吸性细支气管炎和呼吸性细支气管周围炎。淋巴细胞、浆细胞、"泡沫细胞"（含大量脂肪滴的巨噬细胞）大量浸润和积聚在呼吸性细支气管壁全层、周围肺泡和间质内，细支气管上皮层部分剥离脱落，部分患者细支气管周围纤维化改变，使呼吸性细支气管壁增厚，常伴有淋巴滤泡增生，上述病理改变为 DPB 的特征性变化，称为 DPB 单元损伤。由于肉芽组织增生和组织纤维化，使呼吸性细支气管狭窄、闭塞以及肺间质纤维化，在疾病晚期近端支气管扩张，远端的肺泡因过度充气而形成肺气肿。这种病理改变在肺内广泛存在，最后出现全肺支气管扩张。无肉芽组织形成、坏死性血管炎和组织嗜酸性粒细胞增多。

DPB 的组织病理学改变对于本病的确诊非常重要，因为慢性支气管炎、肺气肿、支气管扩张和阻塞性细支气管炎与 DPB 均有类似的临床表现，而无 DPB 所特有的病理改变。弥漫性支气管扩张病理改变主要在传导性气道，肺间质很少有泡沫细胞积聚。

【临床表现】

40～50 岁为 DPB 的发病高峰，男性发病率比女性高（5:1）。主要症状为咳嗽、咳痰及活动时气急，少数患者无明显自觉症状。疾病早期起病隐袭，有咳嗽、咳痰，随着病情的进展，活动性呼吸困难进行性加重。早期咳痰无色或白痰，每日痰量一般在 100 ml 以上，咯血少见，仅少部分患者可出现咯血或痰中带血；并发呼吸道感染后痰液呈黄色或绿色，痰量增多，夜间咳嗽不止，影响睡眠，可伴有喘息。早期痰中常培养出流感嗜血杆菌，偶有肺炎双球菌、肺炎克雷伯杆菌和金黄色葡萄球菌，晚期常并发铜绿假单胞菌或其他假单孢菌感染。早期出现低氧血症为其特点。80% 以上的患者合并有副鼻窦炎病史，鼻部症状常早于肺部症状数年甚至数十年。

肺部听诊在吸气相和呼气相可闻及广泛中小泡音，偶有干啰音，以双肺底明显，可伴有发绀和杵状指。

【辅助检查】

（一）影像学检查

1. 胸部 X 线平片　胸部 X 线是诊断本病的主要依据之一。典型表现为两肺弥漫性散在边缘不清的颗粒状结节影，直径约 2～5 mm，以双下肺野多见，常伴有肺过度膨胀、膈肌下降，但肺血管影正常、膈肌的弧度仍存在而有别于肺气肿；70% 的患者在初次就诊时 X 线胸片即有双肺结节影。经治疗后结节状影可缩小或消失，而肺过度膨胀时亦可使结节状阴影不易发现。部分患者可无明显的肺过度膨胀。有时可见右中叶和左舌段不张及轻度支气管扩张，并有"双轨征"，疾病晚期下肺野可出现环状阴影或囊泡。支气管造影示呼吸性细支气管狭窄、闭塞，近端支气管扩张；有时较大支气管亦呈柱状扩张；选择性肺泡造影时，外周气道闭塞致肺泡不显影，此为DPB的主要特征之一。

2. 胸部CT　与X线胸片相比，胸部CT显示小叶中央型结节以及外周气道扩张更为清晰。胸部CT表现为弥漫性分布的小结节状影或线状阴影、细支气管和小支气管扩张、支气管壁增厚，但无肺实质破坏的征象。小结节状阴影位于支气管血管分支顶端的小叶中心。线状阴影为扩张增厚的细支气管内存在黏液栓的影像。由于存在外周组织气体陷闭，肺组织密度不均匀。支气管扩张为本病晚期的特征之一。

HRCT更有诊断价值，其特征性表现：①小叶中央性结节弥散分布于双肺，结节间无融合趋势，形成所谓的"树芽征"；②结节的周围，"Y"字形或线状高密度影与其相连；③结节与胸壁之间有少许间隔；④小支气管扩张呈柱状或环状，伴有管壁增厚；⑤病情进展时，结节间的气体贮留明显；⑥如治疗有效，HRCT所示的小叶中央性结节可缩小，且数量亦可减少。⑦结节影、线状影、高密度黏液栓影均为可逆性，而小支气管扩张为不可逆病变。HRCT对随诊观察病理变化和疗效评价具有重要意义。

（二）肺功能检查

DPB患者的肺功能表现为进行性的气流受限，呈重度阻塞性通气功能障碍和轻或中度限制性通气功能障碍，肺活量（VC）、第1秒用力呼气容积（FEV_1）下降，残气量（RV）和残气量/肺总量比值（RV/TLC）增加，气道阻力增大，肺内气体分布严重不均匀。弥散量可正常或下降。

（三）血气分析

对确定低氧血症，高碳酸血症、酸碱平衡失调以及判断呼吸衰竭的类型有重要价值。DPB动脉血气分析低氧血症常见，高碳酸血症见于晚期。DPB对支气管扩张剂的反应较慢性阻塞性肺疾病差。

（四）血清检查

血清冷凝集素效价常较高，多在64倍以上，恶化时甚至高达1024～2048倍，但支原体抗体多为阴性，其原因不清楚。血清冷凝集素效价的变化可作为评价DPB治疗效果的指标之一。如治疗有效，血清冷凝集素效价则下降。即使未合并严重细菌感染，DPB患者外周血白细胞常增高。C-反应蛋白增加，红细胞沉降率增快，类风湿因子阳性，γ-球蛋白升高，IgA、IgG轻度升高。

（五）支气管肺泡灌洗

BALF中巨噬细胞和淋巴细胞比值并未增加。

（六）痰液检查

在DPB早期，痰中常培养出流感嗜血杆菌，偶有肺炎链球菌、肺炎克雷伯杆菌和金黄色葡萄球菌生长；晚期常有铜绿假单胞菌或其他假单胞菌存在。

（七）肺活检

开胸肺活检可获得满意的组织标本，而经纤支镜活检及经皮肺穿刺活检获得的标本相对较少，因创伤较小，故在临床工作中应用更为普遍。

【诊断标准】

（一）临床诊断标准

目前日本和我国均使用1998年第二次修订的新的临床诊断标准。诊断标准包括必要条件和参考条件。DPB临床诊断标准（1998年日本厚生省）如下：

1. 必要条件　①持续性咳嗽、咳痰、活动时呼吸困难；②目前或既往有慢性鼻窦炎；③胸部X线可见弥漫性分布两肺的颗粒样结节状阴影或胸部CT可见两肺弥漫性小叶中心性颗粒样结节状阴影。

2. 参考条件　①胸部间断性湿性啰音；②第一秒用力呼气容积与用力肺活量比值（FEV_1/$FVC\%$）<70%，动脉血氧分压（PaO_2）<80 mmHg；③血清冷凝集试验效价>1∶64。

3. 临床诊断

（1）临床确诊　必要条件①＋②＋③，另加参考条件中两项以上。

（2）临床高度可疑诊断　必要条件①＋②＋③。

（3）临床可疑诊断　必要条件①＋②。

（二）病理诊断

是诊断DPB的金标准。需要说明的是，典型病例经X线和HRCT即可诊断；临床和影像学改变不典型者，须取肺组织活检。肺活检以开胸或经胸腔镜为好。DPB具体的病理组织学改变详见前面相关内容。

【鉴别诊断】

DPB需与慢性支气管炎、支气管扩张、支气管哮喘、COPD、粟粒性肺结核、弥漫性细支气管肺泡癌、特发性肺间质性纤维化、囊性纤维化、闭塞性细支气管炎伴机化性肺炎（BOOP）鉴别。

DPB与弥漫性支气管扩张在临床表现和实验室检查上有许多相似之处，有时很难鉴别。二者均可出现咳嗽、咳痰、气急、红细胞沉降率增快、C反应蛋白增加、冷血凝集滴度增高，但DPB咳嗽、咳痰和呼吸困难几乎同时出现，而弥漫性支气管扩张呼吸困难出现较晚，且弥漫性支气管扩张X线胸片无弥漫性小结节影存在，但晚期DPB亦可产生弥漫性支气管扩张，因而有人认为DPB可能是弥漫性支气管扩张的原因之一。病理学组织检查发现，弥漫性支气管扩张病理改变主要在传导性气道，肺间质中很少有泡沫细胞积聚，且缺乏特征性的"DPB单元损伤"。

DPB发病与吸烟和吸入刺激性气体无明显关系，活动时呼吸困难与咳嗽、咳痰几乎同时出现，痰量较多。而COPD患者多有长期吸烟或接触有害气体的病史，咳嗽、咳痰明显早于呼吸困难，呼吸困难相对较轻，平时痰量较DPB少，合并感染时痰量增多，有肺气肿体征，多数患者无副鼻窦炎或鼻息肉病史，并且胸部X线平片无弥漫性小结节阴影，为主要的鉴别特征之一。

DPB可通过咳痰较多、胸部X线结节影和肺脏过度扩张以及阻塞性通气功能障碍为主与特发性肺间质纤维化相鉴别。后者通常为干咳或痰量较少，劳力性气促，X线胸片表现为"毛玻璃样改变"或蜂窝样影，HRCT肺内呈现不规则线条网格样改变，可有胸膜下线形成，肺功能表现为限制性通气功能障碍和弥散量减少。

囊性纤维化与DPB的临床表现也有诸多相似之处。但囊性纤维化主要见于白种人，亚洲人罕见，具有明确的家族遗传史，常起病于儿童，侵犯多种脏器，主要表现为外分泌腺的功能紊乱，且以呼吸系统损害最为突出，新生儿出生后数日即可出现反复的支气管感染和气道阻塞症状，逐渐产生广泛性肺纤维化和阻塞性肺气肿，最后大多因Ⅱ型呼吸衰竭而死亡，而 DPB 白种人罕见，常起病于成人，多伴有副鼻窦炎或有副鼻窦炎既往史，胸部 X 线平片有特征性的弥漫性结节影，血清冷凝集素效价也较高。

闭塞性细支气管炎伴机化性肺炎（bronchiolitis obliterans organizing pneumonia，BOOP）好发于 40～50 岁的成人，急性起病多见，咳嗽、咳痰、发热，主要表现为闭塞性细支气管炎、机化性肺炎和间质性肺炎，是慢性间质性肺疾病中的一种。BOOP 病情具有间歇性和能自行缓解的特点，而 DPB 呈进行性进展。BOOP 病理学特征是细支气管腔内、肺泡管和肺泡内较多机化性渗出物，管腔内肉芽组织增生，肺泡壁炎症细胞浸润，甚至纤维化。BOOP 胸片双肺呈现多发斑片状阴影，病变跨叶段并且呈现游走性的特点。后期肺有容积缩小倾向。肺功能测定呈限制性障碍和弥散障碍。而 DPB 胸片 CT 上有弥漫分布的边界不太清楚的小结节影，呈"树芽征"，冷凝集素试验阳性，弥散功能可表现为正常。治疗上 BOOP 对皮质激素反应良好可治愈，预后好。BOOP 对激素治疗反应较好，对大环内酯类抗生素治疗疗效未确定，而 DPB 对激素治疗的疗效尚不肯定，对大环内酯类抗生素治疗的疗效确切。

【治疗】

（一）大环内酯类抗生素应用

不论痰中的细菌情况，均首选红霉素。

1. 一线方案　我国具体方案为：红霉素 250 mg，每日 2 次。在用药后 1 个月至 3 个月内，随访临床症状、肺功能及影像学等，确定是否有效。如有效，可继续使用红霉素，用药至少 6 个月。服药 6 个月后如果仍有临床症状应继续服用红霉素 2 年。如服用红霉素 1～3 个月无效者，可选择使用二线方案。如 3 个月以上仍无效者应考虑是否为 DPB 患者。应谨慎排除其他疾病的可能。用药期间应注意复查肝功能等。

2. 二线方案　多用于出现红霉素的不良反应或药物相互拮抗或使用红霉素治疗无效者。我国具体方案为：克拉霉素 250～500 mg/d，每日口服 1～2 次；或服用罗红霉素 150～300 mg/d，每日 1～2 次。用药期间应注意复查肝功能等。

3. 停药时间

（1）早期 DPB 患者　经 6 个月治疗后病情恢复正常者可考虑停药。

（2）进展期 DPB 患者　经 2 年治疗后病情稳定者可以停药。停药后复发者再用药仍有效。

（3）伴有严重肺功能障碍的 DPB 患者　需长期给药。

4. DPB 急性发作期治疗　DPB 患者如果出现发热、黄脓痰、痰量增加等急性加重时，多为铜绿假单胞菌等导致支气管扩张合并感染，此时应加用其他抗生素，可根据痰培养结果选用抗生素。

DPB 对大环内酯类之外的各种抗生素无效。虽然大环内酯类药物治疗 DPB 取得了显著的疗效，但其机制尚未完全清楚。最近研究表明大环内酯类药物治疗 DPB 的作用机制并非抗感染，而可能通过抑制炎症反应，阻断慢性气道感染的"恶性循环"：

（1）抑制中性粒细胞活性　通过抑制中性粒细胞与血管内皮和气道上皮的黏膜，减少中性粒细胞在气道黏膜的聚集，通过抑制转录调节因子 NF-κb（nuclear factor κb）的活性，抑制 IL-8mRNA 表达水平。

（2）减少气道过度分泌　通过抑制黏蛋白以及阻断氯离子通道以抑制水的分泌。

（3）抑制淋巴细胞的增生和活化，促进单核-巨噬细胞的成熟和分化。

（4）抑制绿脓杆菌生物膜的形成，抑制细菌产生的过氧化物及弹性硬蛋白酶等毒性代谢产物，减少气道上皮的损伤。

（二）皮质激素

糖皮质激素的应用，疗效虽不肯定，但应用普遍。其治疗机制可能主要在于其抗炎和免疫抑制作用。通常为 $1\sim2\,mg/$（kg·d），待症状缓解后，渐渐减量。疗程至少 6 个月，可于整个疗程中与大环内酯类药物配合使用。

（三）抗胆碱能药

部分 DPB 病例大环内酯类抗生素治疗后疗效不明显，吸入长效抗胆碱能药噻托溴铵能改善此类患者的症状，尤其使其痰液量明显减少。但尚缺乏大规模、多中心临床试验的证据。

（四）中西医结合

DPB 属祖国医学"咳嗽"或"喘证"范畴，可采用清肺化痰、降气平喘、活血化瘀、补肺益肾、利咽通窍、益气培本辨证施治。中医辨证施治结合运用小剂量红霉素治疗 DPB 有可能取得良好疗效。

（五）其他措施包括抗生素、祛痰剂、扩张支气管药物、副鼻窦炎的治疗等。

【预后与展望】

如果 DPB 患者能够得到早期诊断和规范治疗，预后良好，可能会使患者病情好转或痊愈，恢复正常的生活和工作。目前 DPB 的 5 年生存率为 91％，7 年生存率为 90％，但晚期 DPB 如治疗不及时可合并绿脓杆菌感染及支气管扩张，若长期反复发作并发肺心病、呼吸衰竭，预后不良。

我国目前临床医生对本病认识仍不够充分，漏诊、误诊病例较多。目前亟需提高医生对 DPB 的认识，使更多患者得以早期诊断与正确治疗。对于我国，展开 DPB 的流行病学调查，获取国人 DPB 的流行病学资料，制订自己的诊断标准和治疗原则是当务之急。充分发挥祖国医学特色，采用辨证施治结合运用小剂量红霉素治疗 DPB，是我国有可能在 DPB 治疗方面取得突破性成果的优势领域。全面阐明 DPB 的病因及发病机制，探索早期诊断的方法，都是有待研究的重要课题。

（黄成亮　范贤明）

参考文献

1. Azuma A，Kudoh S. Diffuse panbronchiolitis in East Asia. Respirology，2006，11（3）：249-261.

2. Adams NP，Congelton J. Diffuse panbronchiolitis. Eur Respir J，2008 July，32（1）：237-238.

3. 本间日臣. ひまん 性管支炎. 日胸疾会杂志，1975，13：383-386.

4. 刘又宁，胡红，蔡祖龙. 弥漫性泛细支气管炎一例. 中华结核和呼吸杂志，1996，19（2）：118.

5. 王厚东，孙铁英，李燕明. 弥漫性泛细支气管炎一例. 中华结核和呼吸杂志，1996，19（2）：119.

6. 李惠萍，何国钧. 弥漫性泛细支气管炎研究进展. 国外医学呼吸系统分册，2004，21

（2）：100-102.

7. 李惠萍，范峰，李霞. 弥漫性泛细支气管炎 72 例临床分析. 中国实用内科学杂志，2009，29（4）：377-381.

8. Izumi T. A nation-wide survey of diffuse panbronchiolitis in Japan. In：Grassi C，Rizzato G，Pozzi E，eds. Sarcoidosis and other granulomatous disorders. New York：Elsevier Science Publisher，1988（5）：753-757.

9. She J，Sun Q，Fan L，et al. Association of HLA genes with diffuse panbronchiolitis in Chinese patients. Respir Physiol Neurobiol，2007，157（2-3）：366-373.

10. Park M H，Kim YW，Yoon H I，et al. Association of HLA class I antigens with diffuse panbronchiolitis in Korea patients. Am J Respir Crit Care Med，1999，159（2）：526-529.

11. Kage H，Kohyama T，Kitagawa H，et al. Non-infectious bronchiolitis as an early pulmonary complication of hematopoietic stem cell transplantation. Intern Med 2008，47（1）：61-64.

12. Ishimoto H，MuKae H，Sakamoto N，et al. Different effects of telithromycin on MUC5AC production induced by human neutrophil peptide-1 or lipopolysaccharide in NCI-H292 cells compared with azithromycin and clarithromycin. J Antimicrob Chemother，2009，63（1）：109-114.

13. Yanagihara K，Tomono K，Kaneko Y，et al. Role of elastase in a mouse model of chronic respiratory Pseudomonas aeruginosa infection that mimics diffuse panbronchiolitis. J Med Microbiol，2003，52（6）：531-535.

14. Mukae H，Urabe K，Yanagihara K，et al. Low expression of T-cell co-stimulatory molecules in bone marrow-derived dendritic cells in a mouse model of chronic respiratory infection with Pseudomonas aeruginosa. Tohoku J Exp Med 2010 Jan，220（1）：59-65.

15. Nakano H，Ide H，Imada M，et al. Reduced nasal nitric oxide in diffuse panbronchiolitis. Am J Respir Crit Care Med，2000，162（6）：2218-2220.

16. Okada F，Ando Y，Yoshitake S，et al. Clinical/pathologic correlations in 553 patients with primary centrilobular finding on high-resolution CT scan of the thorax. Chest 2007 Dec，132（6）：1939-1948.

17. 尤正千，朱晓华，马骏江，等. 弥漫性泛细支气管的 HRCT 诊断. 上海医学影像，2009，18：（2）：119-121.

18. Poletti V，Casoni G，Chilosi M，et al. Diffuse panbronchiolitis. Eur Respir J 2006，28（4）：862-871.

19. Shinkai M，Henke MO，Rubin-BK. Macrolide antibiotics as immunomodulatory medications：proposed mechanisms of action. Pharmacol Ther，2008，117（3）：393-405.

20. Mankin AS. Macrolide Myths. Curr Opin Microbiol，2008，11（5）：414-421.

21. Ribeiro CM，Hurd H，Wu Y，et al. Azithromycin treatment alters gene expression in inflammatory，lipid metabolism，and cell cycle pathways in well-differentiated human airway epithelia. PLoS One，2009，4（6）：5806.

22. Saito Y，Azuma A，Morimoto T，et al. Tiotropium ameliorates symptoms in patients

with chronic airway mucus hypersecretion which is resistant to macrolide therapy. Intern Med 2008，47（7）：585-591.

23. Azuma A，Kudoh S. Diffuse panbronchiolitis. Nippon Rinsho，2002，60 Suppl 1：32-45.

动脉血气分析与酸碱平衡失调

血液气体、酸碱、电解质是人体内环境的重要因素，三者平衡是机体的生理功能得以正常发挥的重要条件。血气分析与酸碱测定在临床工作中往往一并检测，因此常简称血气分析（blood gas analysis），所得结果对临床诊断与治疗具有重要价值，成为重症监护病房不可或缺的临床依据。血气分析根据血液来源分为动脉血气分析和静脉血气分析，在临床上应用较多的是动脉血气分析。

采血部位：动脉血采血部位为桡动脉、肱动脉、股动脉，多选择桡动脉，因其浅表易触摸且存在双重循环。

标本收集：采血的注射器需经特殊的抗凝剂（如肝素）处理。因需测定全血血气，所以必须抗凝，一般用肝素抗凝（最适用肝素锂，浓度为 $500\sim1000$ U/ml）。收集的血液与空气隔绝，混有气泡应立即排除。标本应尽快送检，不能立即送检时需以 4°C 环境保存，但不能超过 2 小时，以免结果失真。

一、动脉血气分析的常用指标

可以通过血气分析仪直接测得的指标有动脉血氧分压（PaO_2）、动脉血二氧化碳分压（$PaCO_2$）、动脉血氢离子浓度，然后根据上述三个测定值计算出其他多项指标，从而判断肺换气功能及酸碱平衡状况。

（一）PaO_2

PaO_2 是指动脉血中物理溶解的氧分子所产生的压力。正常人 PaO_2 受年龄和大气压影响，在海平面、静息状态下的年龄预计公式为 $PaO_2=100$ mmHg$-$（年龄$\times0.33$）±5 mmHg。参考值是 $95\sim100$ mmHg。PaO_2 主要用于判断机体是否存在缺氧和缺氧的程度，低于 80 mmHg 为低氧血症，低于 60 mmHg 排除心内解剖分流及原发于心排出量减低等因素可考虑存在呼吸衰竭；$60\sim80$ mmHg 为轻度低氧血症；$40\sim60$ mmHg 为中度低氧血症；$PaO_2<40$ mmHg 为重度低氧血症。

（二）肺泡-动脉血氧分压差（$P_{(A-a)}O_2$）

$P_{(A-a)}O_2$ 是指肺泡氧分压（P_AO_2）与 PaO_2 之差，不能直接测定，需通过计算获得其计算公式如下：

$$P_{(A-a)}O_2=P_AO_2-PaO_2=P_IO_2-PaCO_2/R-PaO_2$$（P_IO_2 为吸气氧分压，$PaCO_2$ 为动脉血二氧化碳分压，R 为呼吸商$=0.8$，正常值约为 $15\sim20$ mmHg，随年龄增加而增大，但最大不超过 30 mmHg）。

$P_{(A-a)}O_2$ 是反映肺换气功能的指标，有时较 PaO_2 更为敏感，能较早地反映肺部氧摄取状况。$P_{(A-a)}O_2$ 增大时提示肺换气功能差、分流增加、氧合不全。不过影响 $P_{(A-a)}O_2$ 的因素颇多，肺内分流量、通气/血流比值、肺弥散功能、吸入氧浓度、氧耗量、心输出量和氧离

曲线均可对 $P_{(A-a)}O_2$ 造成影响，主要因为肺内存在生理分流，正常支气管动脉血未经氧合而直接进入肺静脉，其次营养心肌的最小静脉血直接进入左心室，这样的结果则是正常自左心搏出的动脉血中，也有 3%～5% 的静脉血掺杂。

$P_{(A-a)}O_2$ 增大具有临床意义，当伴有 PaO_2 降低时，提示肺本身受累所致氧合障碍，常见于肺内动-静脉解剖分流、弥漫性间质性肺病、肺水肿、急性呼吸窘迫综合征、阻塞性肺气肿、肺不张或肺栓塞；当不伴有 PaO_2 降低时，可见于肺泡通气量明显增加者。

（三）动脉血氧饱和度（SaO_2）

SaO_2 是指动脉血与氧结合的血红蛋白与总血红蛋白的比值，以百分数表示。正常值95%～98%。因为血中有高铁血红蛋白、正铁血红蛋白及其他变性血红蛋白，故 SaO_2 不能达到 100%。SaO_2 是一个判断机体缺氧与否的指标，但反映缺氧不敏感，并有可能掩盖缺氧。

氧饱和度与血氧分压直接有关，即血氧分压降低，氧饱和度变低；氧分压增高，氧饱和度变高。但两者并非是直线关系，而是"S"形曲线，此即所谓氧离解曲线（oxygen dissociation curve，ODC）。在 60 mmHg 以上，曲线平坦，在此段即使 PaO_2 有大幅度变化，SaO_2 的增减变化很小，即使 PaO_2 降至 57 mmHg，SaO_2 仍可接近 90%；只有 PaO_2 在 57 mmHg 以下，曲线呈陡直，PaO_2 稍降低，SaO_2 即明显下降。因此，SaO_2 在较轻度的缺氧时尽管 PaO_2 已有明显下降，SaO_2 可无明显变化（图 1-3）。ODC 的这种特点有利于血液从肺泡摄取氧和在组织毛细血管中释放氧。肺泡气氧分压正处于氧离曲线的平坦段，因此肺泡气氧分压有所减低从而引起动脉血氧分压相应下降时，动脉血氧饱和度可无明显变化，动脉血氧含量可以保持正常。组织细胞的氧分压处于氧离曲线的陡直段，有利于氧合血红蛋白的离解并向组织供氧。

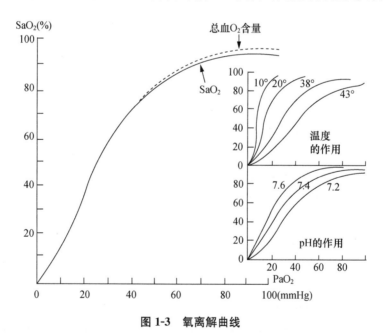

图 1-3 氧离解曲线

造成 ODC 右移的因素有 $PaCO_2$ 增高、pH 降低、体温上升、红细胞内 2，3-二磷酸甘油酸（2，3-DPG）增加等。$PaCO_2$ 降低、pH 增高，体温降低和 2，3-DPG 减少则引起 ODC 左移。ODC 位置受 pH 影响时发生的移动，称为 Bohr 效应。pH 降低，曲线右移，虽 SaO_2

略降低，但氧合血红蛋白易释放氧，有利于提高组织氧分压，相反，pH 升高，曲线左移，会加重组织缺氧。

P_{50} 是血氧饱和度为 50％时的氧分压，它可反映氧离曲线位置。右移时 P_{50} 较大。左移时 P_{50} 较小。正常人 pH7.4、$PaCO_2$ 40 mmHg、体温 37℃时 P_{50} 为 26.6 mmHg。

（四）动脉血氧含量（CaO_2）

CaO_2 是指单位容积（每升）的动脉血液中所含氧的总量（mmol）或每百毫升动脉血含氧的毫升数。包括与血红蛋白结合的氧和物理溶解的氧两个部分。CaO_2 正常值为 8.55～9.45 mmol/L（19～21 ml/dl）。溶解于血中氧随氧分压升高而增加。在 3 个大气压下吸纯氧时，PaO_2 可达到 2000 mmHg，血中溶解氧达到 6.0 ml/dl；此时，仅血中溶解的氧量即可满足机体组织代谢需要，这也正是采用高压氧舱治疗变性血红蛋白血症和碳氧血红蛋白血症中毒的机制。正常 CaO_2 与血红蛋白量有关，血红蛋白不变，CaO_2 取决于 SaO_2。CaO_2 是反映动脉血携氧量的综合性指标。高原缺氧、慢性阻塞肺病缺氧的患者，CaO_2 随 PaO_2 降低而降低，但 Hb 正常或升高；贫血、CO 中毒、高铁血红蛋白血症的患者，虽 PaO_2 正常，而 CaO_2 随 Hb 的降低而降低。

当同时测定组织回流的静脉血氧含量（CvO_2），则可得到动、静血氧含量差（CaO_2-CvO_2），此数值为该组织的实际氧摄量或耗氧量，据此可估计组织代谢状况。CvO_2 正常值为 6.3～6.75 mmol/L（14～15 ml/dl）；CaO_2-CvO_2 的正常值为 2.25 mmol/L（5 ml/dl）。

当得出 CaO_2-CvO_2 时，还可计算出 Qs/Qt。Qs/Qt 是肺内右向左分流的指标，Qs 指肺内分流量，Qt 表示心排出量，正常值为 3％～5％。其计算方式按如下公式之一进行：

$$Qs/Qt = \frac{0.0031 \times P(A-a)O_2}{(CaO_2 - CvO_2) + 0.0031 \times P(A-a)O_2} \times 100\% \text{ 或 } Qs/Qt = P_{(A-a)}O_2 (mmHg)/16$$

该值的重要性在于：如果是因肺组织通气/血流（V/Q）失调所致功能性分流，通过增加吸入氧浓度很快可纠正该数值；而真正的分流，即解剖缺陷或经动-静脉短路直接混入左心的动脉血，即使是吸入纯氧亦难以或不能纠正。

（五）pH

pH 是反应血液酸碱度的重要指标。由于测定组织间液的 pH 存在技术上的困难，故常用血液 pH 测定来间接了解。血液 pH 实际上是未分离血细胞的动脉血浆中氢离子浓度 $[H^+]$ 的负对数值。正常 pH 值为 7.35～7.45，平均 7.40，正常 $[H^+]$ 值 35～45 mmol/L。pH 主要取决于血液中碳酸氢根（HCO_3^- 和碳酸（H_2CO_3）这一缓冲对（HCO_3^-/H_2CO_3），其中 HCO_3^- 由肾调节，H_2CO_3 由肺调节，其两者比值为 20：1。动脉血 pH 的病理改变最大范围是 6.80～7.80。

当 pH＜7.35 时，称为酸血症，又称失代偿性酸中毒；当 pH＞7.45 时，称为碱血症，又称失代偿性碱中毒；pH 正常可有三种情况：无酸碱失衡、代偿性酸碱失衡、混合性酸碱失衡。临床上不能单用 pH 判断酸碱失衡的存在与类型，需结合其他指标进行综合分析。

（六）标准碳酸氢盐（standard bicarbonate，SB）

SB 是指隔绝空气的全血标本在 38℃条件下，血红蛋白完全饱和，经 $PaCO_2$ 为 40 mmHg 的气体平衡后的标准状态下所测得的血浆 $[HCO_3^-]$，是准确反应代谢性酸碱平衡的指标。SB 一般不受呼吸的影响。正常值 22～27 mmol/L，平均 24 mmol/L。

（七）实际碳酸氢盐（actual bicarbonate，AB）

AB 是指在实际 $PaCO_2$ 和血氧饱和度条件下所测得血浆 [HCO_3^-]，AB 在一定程度上受呼吸因素的影响。正常值为 $22\sim27\,mmol/L$。

AB 增高可见于代谢性碱中毒，或呼吸性酸中毒经肾脏代偿，慢性呼吸性酸中毒时，AB 最大代偿极限为 $45\,mmol/L$；AB 降低见于代谢性酸中毒，或呼吸性碱中毒经肾脏代偿。

AB 与 SB 数值的差异，反映呼吸因素对血浆 HCO_3^- 影响的程度。当呼吸性酸中毒时，AB>SB=正常值；当呼吸性碱中毒时，AB<SB=正常值；当代谢性酸中毒时，AB=SB<正常值；当代谢性碱中毒时，AB=SB>正常值。

（八）缓冲碱（buffer base，BB）

BB 是指 1L 血液（全血或血浆）中一切具有缓冲作用的碱性物质（阴离子）的总和，是反映代谢性因素的指标，不受呼吸因素、CO_2 变化的影响。碱性物质主要有 HCO_3^-、Hb^- 和血浆蛋白（Pr^-）和磷酸氢根（HPO_4^{2-}）。BB 正常值为 $45\sim55\,mmol/L$，平均值是 $50\,mmol/L$。HCO_3^- 是 BB 的主要成分，约占 50%（24/50）。BB 减少提示代谢性酸中毒，BB 增加提示代谢性碱中毒。

（九）剩余碱（BE）

BE 是指在 $38\,℃$ 条件下，血红蛋白充分氧合，经 $PaCO_2\,40\,mmHg$ 的气体平衡后的标准状态下，将 1L 血液标本滴定至 pH 等于 7.40 所需要的酸或碱的量，BE 只反映代谢性因素的指标。正常值 $0\pm2.3\,mmol/L$。BE 为正值时，表示血中有碱剩余；BE 为负值时，表示血中碱缺失。

（十）血浆 CO_2 含量（total plasma CO_2 content，T-CO_2）

T-CO_2 又称 CO_2 总量，是指血浆中所有 CO_2 的总含量，包括结合形式的 HCO_3^- 和物理溶解的 CO_2，以及少量的、可忽略不计的 H_2CO_3、氨甲酰基化合物。T-CO_2 正常值是 $25.2\,mmol/L$。计算公式如下：动脉血浆 CO_2 总量 $HCO_3^-+PaCO_2\times\alpha=24+40\times0.03=25.2\,mmol/L$。如按容积计算动脉血浆 CO_2 含量为 $48.5\,vol\%$，静脉血浆为 $52.5\,vol\%$；动脉血浆中 HCO_3^- 为 $24\,mmol/L$，溶解的 CO_2 为 $1.20\,mmol/L$，H_2CO_3 为 $0.0017\,mmol/L$，碳酸根离子（CO_3^{2-}）为 $0.03\,mmol/L$，氨基甲酰 CO_2 为 $0.17\,mmol/L$，其中 HCO_3^- 占总量的 95% 以上，故 T-CO_2 基本反映 HCO_3^- 的含量。红细胞中 T-CO_2 含量较血浆中少，血浆为 $25.2\,mmol/L$，全血则为 $21.7\,mmol/L$。呼吸因素影响 T-CO_2，故其应用受到限制。当 CO_2 潴留和代谢性碱中毒时 T-CO_2 增加；当过度通气和代谢性酸中毒时 T-CO_2 降低。

（十一）阴离子间隙（anion gap，AG）

AG 是指血浆中的未测定阴离子（UA）与未测定阳离子（UC）的差值（即 AG=UA−UC）。AG 计算公式：$AG=Na^+-（Cl^-+HCO_3^-）$。AG 升高数=HCO_3^- 下降数。正常值 $8\sim16\,mmol/L$。主要用于判断是否存在代谢性酸中毒，代谢性酸中毒时往往 AG 增高。

在三重酸碱失衡时，AG>$30\,mmol/L$ 时肯定酸中毒；AG 为 $20\sim30\,mmol/L$ 时酸中毒可能性很大；AG 为 $17\sim19\,mmol/L$ 酸中毒可能性较小。AG 正常亦可能存在酸中毒，如高氯型酸中毒，可能是由于酸排泄衰竭（如肾小管酸中毒）、过多使用含氯的酸（如盐酸精氨酸）或 HCO_3^- 减少（如腹泻）。IgA 型多发性骨髓瘤，Ca^{2+}、Mg^{2+}、K^+ 增加，多黏菌素 B 的应用，利尿剂的使用，低白蛋白血症均可使 AG 减少；血液浓缩，体内 HCO_3^- 消耗增加，碱血症可使 AG 增加。

（十二）混合静脉血氧分压（partial pressure of oxygen of mixed venous blood，PvO_2）

PvO_2 是指物理溶解于混合静脉血中的氧产生的压力。PvO_2 常作为判断组织缺氧程度的一个指标。该指标存在生理变异，老年人或健康青壮年剧烈运动后均可降低。PvO_2 正常值为 $35\sim45\,mmHg$（$4.7\sim6.0kPa$），平均值为 $40\,mmHg$（$5.33kPa$）混合静脉血或称中心静脉血是经右心导管取自肺动脉、右心房或右心室腔内的血。可分别测定其 PvO_2、混合静脉血氧饱和度（SvO_2）并计算氧含量（CvO_2）。$Pa\text{-}vDO_2$ 是指动脉氧分压与混合静脉血氧分压之差，可反映组织摄氧的状况。$Pa\text{-}vDO_2$ 正常值为 $60\,mmHg$（$8.0kPa$）。$Pa\text{-}vDO_2$ 值变小，表明组织摄氧受阻；$Pa\text{-}vDO_2$ 值增大，表明组织需氧增加。

二、酸碱平衡失调的判断

判断酸碱平衡失调主要依据动脉血气分析中 pH、$PaCO_2$、HCO_3^- 指标的变化和预计代偿公式计算所得出的结论（表1-4），但在判断结论时仍需密切结合临床。临床应用动脉血气判断酸碱失调的步骤：

1. pH 正常，但临床症状严重，例如有意识障碍等，需考虑存在混合性酸碱失调。

2. HCO_3^- 与 $PaCO_2$ 改变呈背道而驰，例如当代谢性碱中毒时，HCO_3^- 原发升高，$PaCO_2$ 则应继发减少，方能维持机体内 pH 正常，而此时实测 $PaCO_2$ 反而增高，亦应考虑存在混合性酸碱失调。

3. 当动脉血气实测值为通过代偿公式所计算的预计值的范围之外时应判断为混合性酸碱失调。

表 1-4　酸碱失调预计代偿公式

原发失衡	预计代偿公式	代偿极限
呼吸性酸中毒	急性 $\Delta HCO_3^- = \Delta PaCO_2 \times 0.07 \pm 1.5$	$30\,mmol/L$
	慢性 $\Delta HCO_3^- = \Delta PaCO_2 \times 0.35 \pm 5.58$	$45\,mmol/L$
呼吸性碱中毒	急性 $\Delta HCO_3^- = \Delta PaCO_2 \times 0.2 \pm 2.5$	$18\,mmol/L$
	慢性 $\Delta HCO_3^- = \Delta PaCO_2 \times 0.5 \pm 2.5$	$12\,mmol/L$
代谢性酸中毒	$PaCO_2 = HCO_3^- \times 1.5 + 8 \pm 2$	$10\,mmHg$
代谢性碱中毒	$\Delta PaCO_2 = \Delta HCO_3^- \times 0.9 \pm 1.5$	$55\,mmHg$

三、酸碱平衡失调类型及血气特点

机体通过酸碱平衡调节机制调节体内酸碱物质含量及其比例，维持血液 pH 在正常范围内的过程，称为酸碱平衡。体内无论是酸性物质还是碱性物质过多，超出机体的代偿能力，或者肺和肾脏功能障碍使调节酸碱平衡功能发生障碍，均会导致酸碱平衡失调，这种稳定性破坏称为酸碱平衡紊乱。酸碱平衡失调在临床上表现为多种类型，包括单纯性酸碱失调和混合性酸碱失调。混合性酸碱失调时人血液的酸碱度，即 pH 超过了 $7.35\sim7.45$ 的范围，如果动脉血气 pH<7.35 称为酸血症；pH>7.45 称为碱血症。有酸血症或碱血症必定有酸中毒或碱中毒，但有酸中毒或碱中毒不一定有酸血症或碱血症；也就是说在单纯性酸碱平衡失调时，酸中毒导致酸血症，碱中毒导致碱血症。但在两种或两种以上的酸碱失调同时存在的混合性酸碱平衡失调时，动脉血 pH 最终取决于各种酸碱失衡相互作用后的结果。

机体以 HCO_3^-、$PaCO_2$ 为原发改变所引起的 pH 变化的病理生理过程称为酸中毒或碱中毒。以 HCO_3^- 下降为原发改变的酸中毒称为代谢性酸中毒，以 HCO_3^- 升高为原发改变的碱中毒称为代谢性碱中毒；以 $PaCO_2$ 升高为原发改变的酸中毒称为呼吸性酸中毒；以 $PaCO_2$ 下降为原发改变的碱中毒称为呼吸性碱中毒。在以上这些单纯性酸碱平衡失调时体内的肺和肾等器官的调节机制必定会加强，以维护 $[HCO_3^-]$ / $[H_2CO_3]$ 处于正常水平，这种过程即为代偿过程。经过此代偿过程后，如果 $[HCO_3^-]$ / $[H_2CO_3]$ 比值能达到 20：1，则血浆 pH 即可维持在正常范围，称为代偿性酸碱平衡失调；若代偿后 $[HCO_3^-]$ / $[H_2CO_3]$ 比值不能达到 20：1，则血浆 pH 不能维持在正常范围，则称为失代偿性酸碱平衡失调。常见的酸碱平衡失调类型可见于下列几种。

（一）代谢性酸中毒

代谢性酸中毒是指以 HCO_3^- 下降为原发改变而引起的一系列病理生理过程。引起代谢性酸中毒的原因主要是由于机体产酸过多、排酸障碍和碱性物质损失过多。临床上机体产酸过多可见于糖尿病、禁食时间过长、急慢性酒精中毒所致的酮症酸中毒；高热、外伤、严重感染与休克、缺氧、大量使用水杨酸类药物等可出现乳酸酸中毒；肾脏疾病所致尿毒症和碱的丢失以及酸摄入过多等导致酸中毒。当机体通过血液细胞，肺和肾脏的代偿性调节，使 $[HCO_3^-]$ / $[H_2CO_3]$ 趋于 20：1，结果 pH 趋于正常时，称为代偿性代谢性酸中毒；当机体通过血液细胞、肺和肾脏的代偿性调节，难以使 $[HCO_3^-]$ / $[H_2CO_3]$ 达到 20：1，结果 pH 小于正常值时，称为失代偿性代谢性酸中毒。

血气改变的特点为：AB、SB、BB 下降，pH 接近或达到正常，BE 负值增大，$PaCO_2$ 下降。当机体不能代偿时，pH 下降。代谢性酸中毒可分为 AG 增高型和 AG 正常型两类。AG 增高型代谢性酸中毒：指除了 Cl^- 以外的任何固定酸的血浆浓度增多时的代谢性酸中毒，此时浓度降低，Cl^- 浓度无明显变化，$\Delta AG=\Delta HCO_3^-$。特点：AG 增多，血氯正常。AG 正常型代谢性酸中毒：指 HCO_3^- 浓度降低，而同时伴有 Cl^- 浓度代偿性升高，AG 值正常、血氯增高的代谢性酸中毒，在该型酸中毒时，$\Delta HCO_3^-=\Delta Cl^-$。特点：AG 正常，血氯升高。

代谢性酸中毒主要引起心血管系统和中枢神经系统的功能障碍。严重酸中毒时，对骨骼系统也有一定的影响。心血管系统严重代谢性酸中毒时可引起心律失常、心肌收缩力减弱及心血管系统对儿茶酚胺的反应性降低，引起血管扩张，血压下降，甚至发生休克。中枢神经系统功能障碍主要表现为患者疲乏、肌肉软弱无力、感觉迟钝等抑制效应，严重者可导致意识障碍、嗜睡、昏迷等，最后可因呼吸中枢和血管运动中枢麻痹而死亡。

代谢性酸中毒的治疗：①基本原则：预防和治疗原发病。②纠正水、电解质失衡，维护有效循环血量，改善肾功能。③补充碱性药物：a. $NaHCO_3$，可直接补充 HCO_3^-，因此，$NaHCO_3$ 是代谢性酸中毒补碱的首选药；b. 乳酸钠，乳酸钠在体内可结合并中和过多的 H^+ 而变为乳酸，可在肝脏氧化为 H_2O 和 CO_2，为机体提供能量；但乳酸性酸中毒和肝功能损害的患者不宜采用。

（二）呼吸性酸中毒

呼吸性酸中毒是指因呼吸功能障碍导致原发的 CO_2 潴留，使 $PaCO_2$ 升高、H^+ 浓度增加、pH 下降的病理生理过程。常见于多种呼吸系疾病如慢性阻塞性肺病、哮喘、胸廓畸形、呼吸肌麻痹、异物阻塞以及其他可以累及呼吸系统的疾病均可降低肺泡通气量，致 CO_2 潴留，产生呼吸性酸中毒。

血气改变的特点为：急性呼吸性酸中毒常见于急性气道阻塞，中枢或呼吸肌麻痹引起的呼吸暂停等，由于肾的代偿作用缓慢，主要靠细胞内外离子交换及细胞内缓冲来调节，此时，$PaCO_2$增高，pH下降，AB正常或略升高、BE基本正常。肾脏代偿时，$PaCO_2$每升高1.0 mmHg（0.133 kPa），HCO_3^-约可增加0.07 mmol/L，HCO_3^-的肾脏代偿极限不超过32 mmol/L。慢性呼吸性酸中毒见于慢性阻塞性肺病及肺广泛性纤维化或肺不张时，一般指$PaCO_2$高浓度潴留持续达24小时以上者。其发生时，主要靠肾的代偿，此时，$PaCO_2$增高，pH正常或降低，AB升高，AB>SB，BE正值增大。$PaCO_2$每升高1.0 mmHg（0.133 kPa），HCO_3^-经代偿后约可增加0.3～0.4 mmol/L（平均0.35 mmol/L）。HCO_3^-的肾脏代偿极限为45 mmol/L。

呼吸性酸中毒对机体的影响主要表现为中枢神经系统和心血管系统的功能障碍。中枢神经系统功能障碍早期可出现持续头痛、焦虑不安，进一步发展表现为严重中枢神经系统功能障碍即"肺性脑病"，可有精神错乱、谵妄、震颤、嗜睡、昏迷等。心血管系统功能障碍可有心律失常、心肌收缩力减弱及心血管系统对儿茶酚胺的反应性降低等。

呼吸性酸中毒的治疗：①基本原则为防治原发病。对慢性阻塞性肺疾病引起者应积极抗感染、解痉、祛痰等。急性呼吸性酸中毒应迅速解除引起通气障碍的原因。②增加肺泡通气量。尽快保持呼吸道畅通，改善通气功能，以利于CO_2的排出。必要时可做气管插管、气管切开及呼吸机改善通气。③适当供氧，宜低浓度给氧，高浓度给氧可使呼吸中枢受抑制，进而通气功能减弱、加重CO_2潴留，并可致CO_2麻醉。④补充碱性药物，应谨慎给予，对严重呼吸性酸中毒的患者，必须保证足够通气的情况下才能应用碳酸氢钠，因为碱基与H^+中和后可产生H_2CO_3，使$PaCO_2$进一步增高，反而加重呼吸性酸中毒。

（三）代谢性碱中毒

代谢性碱中毒是指原发的血浆HCO_3^-升高而引起的一系列病理生理过程。当体液中H^+和Cl^-丧失或HCO_3^-含量增加，均可引起代谢性碱中毒。临床常见的原因包括大量丢失胃液，长期应用利尿剂、严重低钾血症或低氯血症、库欣综合征、醛固酮增多症等致经肾脏丢失H^+以及输入过多碱性物质等。

血气改变的特点为：机体代偿时，AB、SB、BB增高，pH接近正常，BE正值增大，$PaCO_2$上升。机体失代偿时，$PaCO_2$反而降低或正常，pH上升。

代谢性碱中毒的临床表现往往被原发疾病所掩盖，缺乏典型的症状或体征。患者可有烦躁不安、谵妄、精神错乱等中枢神经系统兴奋性增高等表现。神经肌肉应激性增高，患者最常见的症状是手足抽搐、面部和肢体肌肉抽动、腱反射亢进、惊厥。

代谢性碱中毒的治疗：①治疗原发病，积极消除引起代谢性碱中毒的原因。②轻症只需输入生理盐水或葡萄糖盐水即可得以纠正。口服氯化铵1 g，3～4次/日。对于严重的碱中毒可给予一定量的弱酸性药物或酸性药物，如氨基酸500～1000 ml，碳酸酐酶抑制剂乙酰唑胺250～750 mg/d，以及盐酸的稀释液或盐酸精氨酸溶液，以迅速排除过多的HCO_3^-。③盐皮质激素过多的患者应尽量少用髓袢或噻嗪类利尿剂。④失氯、失钾引起者，则需同时补充氯化钾、含氯酸性药，以促进碱中毒的纠正。

（四）呼吸性碱中毒

呼吸性碱中毒是指由于过度通气使血浆$PaCO_2$下降引起的一系列病理生理过程。各种导致肺泡通气增加，体内CO_2排出过多的疾病如癔症、颅脑损伤、脑炎、脑肿瘤以及缺氧等，均可发生呼吸性碱中毒；某些药物如水杨酸、氨等可直接刺激呼吸中枢使通气增强。甲状腺功能亢进、高热等由于机体代谢增强和体温升高可刺激呼吸中枢，致患者呼吸加深、加快。机械通气使用不当，常因通气量过大而发生呼吸性碱中毒。

血气改变的特点为：$PaCO_2$ 下降，pH 正常或升高，AB 在急性呼吸性碱中毒时正常或轻度下降，慢性呼吸性碱中毒时下降明显，AB＜SB，BE 负值增大，尿液可呈碱性。肾脏代偿速度在急、慢性期不同，急性呼吸性碱中毒时 $PaCO_2$ 每下降 0.133kPa（1.0 mmHg），HCO_3^- 减少 0.2 mmol/L；慢性呼吸性碱中毒时 $PaCO_2$ 每下降 0.133kPa（1.0 mmHg），HCO_3^- 减少 0.5 mmol/L，Cl^- 内移，血清 K^+、Ca^{2+} 降低。

呼吸性碱中毒的临床表现为：①中枢神经系统功能障碍：患者易出现头痛、眩晕、易激动、抽搐等症状，严重者甚至意识不清。②神经肌肉应激性增高：患者可表现为手足抽搐、腱反射亢进、面部和肢体肌肉抽动，甚至惊厥。

呼吸性碱中毒的治疗：①治疗原发病，消除引起通气过度的原因。②急性呼吸性碱中毒可吸入含 5％CO_2 的混合气体，或用鼻面罩使患者吸入自己呼出的气体，提高 $PaCO_2$ 和 H_2CO_3。③纠正电解质紊乱，有反复抽搐的患者，可静脉注射钙剂；有明显缺 K^+ 者应补充钾盐。④缺氧症状明显者，可吸氧。

（五）呼吸性酸中毒合并代谢性酸中毒

呼吸性酸中毒合并代谢性酸中毒是指急、慢性呼吸性酸中毒合并不适当的 HCO_3^- 下降，或代谢性酸中毒合并不适当的 $PaCO_2$ 增加。多见于慢性阻塞性肺疾病患者，由于呼吸道阻塞，肺泡通气量下降，CO_2 潴留，导致呼吸性酸中毒；又由于缺氧，体内乳酸堆积，导致代谢性酸中毒。

血气改变的特点为：$PaCO_2$ 上升、正常或轻度下降，pH 明显降低，AB、SB、BB 减少、正常或轻度升高，BE 负值增大。血氯降低或正常，血钾增高，血钠正常或降低。

（六）呼吸性酸中毒合并代谢性碱中毒

呼吸性酸中毒合并代谢性碱中毒是指急、慢性呼吸性酸中毒合并不适当的 HCO_3^- 升高，或者代谢性碱中毒合并不适当的 $PaCO_2$ 增加。见于慢性阻塞性肺疾病患者，除有 CO_2 潴留、呼吸性酸中毒外，还可因摄入减少、呕吐、使用糖皮质激素及利尿不当、低血钾、低血氯等引起代谢性碱中毒。

血气变化特点为：$PaCO_2$ 上升，pH 下降、正常或升高，AB 明显增加，并超过预计代偿的限度；急性呼吸性酸中毒时 HCO_3^- 的增加不超过 3～4 mmol/L，BE 正值增大。血氯、血钾明显降低，血钠可降低。尿液呈碱性。

（七）呼吸性碱中毒合并代谢性酸中毒

呼吸性碱中毒合并代谢性酸中毒是指呼吸性碱中毒伴有不适当的 HCO_3^- 下降或代谢性酸中毒伴有不适当的 $PaCO_2$ 减少。各种引起肺泡通气量增加的疾病如肺炎、肺间质性疾病、感染性发热等可产生呼吸性碱中毒，同时因肾功能障碍、机体排酸减少而产生代谢性酸中毒。

血气改变特点为：$PaCO_2$ 下降，AB、SB、BB 减少，BE 负值增大，pH 升高或大致正常。AG 升高，血钾正常，血氯正常或增高，血钠正常。可根据公式计算机体的代偿限度以区别呼吸性碱中毒机体发挥的代偿功能。慢性呼吸性碱中毒代偿最大范围 12～15 mmol/L；急性呼吸性碱中毒代偿最大范围 18 mmol/L。若 HCO_3^- 的减少量在上述范围内，则机体呈代偿状态，若低于上述范围则有代谢性酸中毒同时存在。

（八）呼吸性碱中毒合并代谢性碱中毒

呼吸性碱中毒合并代谢性碱中毒是指血浆 HCO_3^- 增加同时合并 $PaCO_2$ 减少，为呼吸性碱中毒合并代谢性碱中毒。两者并存时 pH 增高明显，可引起严重碱血症，预后极差。各种引起肺泡通气量增加的疾病如肝硬化患者合并肝肺综合征时，因肺内分流、低氧血症致通气量增加、体内 CO_2 减少而发生呼吸性碱中毒，同时又因利尿剂治疗而发生代谢性碱中毒。

血气改变的特点为：$PaCO_2$ 下降、正常或轻度升高，pH 明显上升，AB 增加、正常或轻度下降，BE 正值增大。HCO_3^- 减少、正常或轻度升高，血钾、血钙降低，血钠正常、增高或减低。尿液呈碱性。

（九）三重酸碱失衡

三重酸碱失衡是指在代谢性酸中毒合并代谢性碱中毒的基础上同时伴有呼吸性酸中毒或呼吸性碱中毒。三重酸碱失衡有两种类型：

（1）呼吸性酸中毒合并高 AG 型代谢性酸中毒和代谢性碱中毒　如慢性呼吸衰竭患者因 CO_2 潴留出现呼吸性酸中毒，因缺氧致代谢性酸中毒，又因输入碱性液体和利尿等致代谢性碱中毒。其血气变化特点为：$PaCO_2$ 升高，AB、SB、BB 增加，BE 正值加大，〔Cl^-〕降低，AG 增高，pH 和 HCO_3^- 可正常、升高或下降。ΔHCO_3^- 与 ΔAG 不成比例。血钾正常或下降。

（2）呼吸性碱中毒合并高 AG 型代谢性酸中毒和代谢性碱中毒　可见于呼吸性碱中毒伴代谢性碱中毒的基础上，再合并高 AG 代谢性酸中毒，也可见于呼吸性碱中毒伴高 AG 代谢性酸中毒的基础上，由于补碱过多再合并代谢性碱中毒。常见于酮症酸中毒合并严重呕吐或碳酸氢盐使用过多，伴通气过度。其血气特点为：$PaCO_2$ 下降，AB、SB、BB 增加，AG 升高，ΔHCO_3^- 与 ΔAG 不成比例。pH 正常、升高或下降。血钾、血氯正常或下降。

（陈菊屏　范贤明）

参考文献

1. 陈文彬，潘祥林. 诊断学. 7 版. 北京：人民卫生出版社，2008.
2. 马希涛. 呼吸内科急症诊断与治疗. 郑州：河南医科大学出版社出版，1998.
3. 俞森洋. 机械通气临床实践. 北京：人民军医出版社，2008.
4. 刘又宁. 实用临床呼吸病学. 北京：科学技术文献出版社，2007.
5. 蔡映云. 呼吸重症监护和治疗. 北京：科学技术文献出版社，2006.
6. 钱桂生. 现代临床血气分析. 北京：人民军医出版社，2002.
7. 蔡柏蔷. 呼吸内科诊疗常规. 北京：人民卫生出版社，2004.

第二章 循环系统疾病及相关诊疗技术进展

心脏听诊技巧

尽管现代心脏检查技术发展日新月异，为临床医学提供了大量先进的科学仪器。但是，听诊仍然是最基本最重要的物理诊断方法之一，既简单、方便，又实用，所以熟练掌握心脏听诊技巧是每一位临床医师，尤其是心血管专科医师必具的基本功。

一、声音的物理性能

1. 频率　是描述物体振动快慢的一个物理量，单位是（Hz），基音频率决定音调的高低。

人耳对声音的敏感范围是 $1000 \sim 3000\,Hz$，对低于 $500\,Hz$ 的声音人耳敏感度迅速下降，心音和杂音的频率多数在 $40 \sim 600\,Hz$。

2. 强度　是指声源振动的强弱，单位是分贝（dB），人耳能听到的声强范围是 $10 \sim 120$ 分贝。两种声音的强度差别必须要在 10% 以上，人耳才能区别开来，两种声音相伴，就有"掩盖现象"。例如，紧跟在一个响亮心音之后，一个很弱的心音将很难听到，如果被掩盖声音的频率和掩盖声音的频率比较接近，则"掩盖现象"将极为明显。

3. 音色　是声音的一种主观特性，由陪伴基音的泛音决定，不同的声源，即使基频和声强相同，其音色不同，人耳仍能区别。

4. 时间　声源振动持续的时间。心音和杂音都是频率不等，振幅各异，没有同期性的噪音（只有少数系音乐性杂音），其主要区别是心音持续时间短，杂音持续时间长。

二、正确使用听诊器

世界上最早出现的听诊器是在 1816 年，为木质、直管，称为"医者之笛"。一百多年以来，随着听诊器的广泛应用，式样曾多次改进，由单耳改双耳，从硬管改软管，直到现代的听诊器。

现代听诊器由耳具、管道、胸具组成。听诊器性能不好，问题往往出在耳具上，耳具要能紧密地封住外耳道口，哪怕是与外耳道间留有一根头发丝几分之一的间隙，也会使传导的声音衰减 $10 \sim 15$ 分贝。耳具的朝向应与外耳道纵轴方向一致，每个人外耳道角度会各有差异，适当调整双耳管的弯度则可改善听诊效果。胸具接触胸部，重压使高音调的音清楚，轻压则使低音调的音清楚。例如，二尖瓣狭窄和关闭不全的患者，胸具重压使高音调的收缩期杂音清楚，轻压则使低音调的舒张期隆隆样杂音清楚。

三、心脏听诊区

传统的心脏瓣膜听诊区（常规听诊区）与心脏瓣膜的解剖位置并不完全一致，它是各瓣膜活动产生的声响沿血流方向传达胸壁的最佳部位。在病理情况下，例如二尖瓣狭窄致右心室增大时，在心尖区听到的收缩期杂音往往是三尖瓣关闭不全所致。为此，Luisada 提出新的听诊区，分为七个听诊区，即左心室区、右心室区、主动脉区、肺动脉区、左房区、右房区和降主动脉区，它反映了各心腔和大血管的心音、杂音传播的整个范围，可作为常规听诊区的补充。

四、心脏听诊注意事项

（1）心脏听诊者必须具备扎实的心脏解剖、生理基础，掌握心音产生的解剖基础和与心动周期的关系。

（2）心脏听诊是医生获取临床资料的一种手段，听诊一定要结合病史，体征（望、触、叩、听），实验室检查等进行综合分析，并在此基础上有目的地重复阳性听诊，注意声音的"掩盖现象"和"听觉疲劳"。

（3）安静环境、正确体位、集中注意力，应用"选择听诊法"不断训练可改善听力。

（4）遵循听诊步骤，按顺序逐区听诊，可采用"寸移法"辨别第一、第二心音。

（5）注意体位、呼吸、运动对心音和杂音的影响，例如运动使大多数心音、杂音增强。患者前倾位听主动脉瓣关闭不全的舒张期杂音更清楚，左侧卧位听二尖瓣狭窄的舒张期隆隆样杂音更清楚。

五、心脏听诊内容

心脏听诊内容包括心率、心律、心音、额外心音、杂音及心包摩擦音。

（一）心音

（1）心音由 S_1、S_2、S_3、S_4 组成。正常人心房收缩产生的低频振动（S_4）人耳听不到，大部分儿童和部分青年人可听到生理性 S_3，40 岁以后一般听不到生理性 S_3，正常成年人一般只能听到第一（S_1）和第二（S_2）心音。

（2）分清 S_1、S_2 是心脏听诊的基础。听诊时应注意：①确定 S_1、S_2 的强弱；②确定额外心音与 S_1、S_2 的关系；③确定杂音与 S_1、S_2 的关系。病理情况下，在心尖区分不清 S_1、S_2 时，可以从心底部听 S_1、S_2，以"寸移法"辨别之。

（3）S_2 是心脏听诊的钥匙，因为 S_2 的强弱、S_2 两个分裂音在时距上的宽窄，以及先后顺序的改变，可为心血管疾病的诊断提供重要线索。例如肺动脉高压时 S_2 增强并出现宽分裂，房间隔缺损时 S_2 出现固定分裂。

（二）额外心音

临床上以舒张早期奔马律（病理性 S_3）常见，临床意义重要。其次还有舒张期的开瓣音、心包叩击音、肿瘤扑落音等，听诊时均应注意并了解其临床意义。收缩期额外心音临床意义较小。

（三）心脏杂音

心脏杂音是血流引起心室壁、瓣膜或血管壁振动形成紊流而产生的。其形成机制与血液黏度下降、血流加速、前向血流受阻或通过不规则管腔以及逆向血流通过关闭不全的瓣膜等有关。

1. 杂音听诊要点　杂音应按其处于心动周期的时相（收缩期或舒张期）、部位、强度、时限、频率、传导方向和与呼吸、体位的关系加以描述。杂音听诊要与心前区触诊，颈动、静脉搏动和心音分析相结合。

（1）杂音出现的时间　定时及时限是分析杂音的首要问题，也是杂音分类的基础。根据与 S_1、S_2 的关系分期，即 S_1 之后出现的杂音是收缩期杂音，S_2 之后出现的杂音是舒张期杂音，根据杂音时限可有早期、中期、晚期之分。从 S_1 之后延续至 S_2 之后的杂音为连续性杂音。

（2）杂音的部位及传导　影响杂音最佳部位的因素与瓣膜位置、血流经过瓣膜的方向、杂音发生处与胸壁之间介质等因素有关。一般杂音最强部位即是杂音发源处。杂音的传导与产生杂音的血流方向一致，传导越远强度越弱，但性质不变。

（3）杂音的强度　杂音的强度决定于 3 个因素：①血流速度；②流经发音处的血流量；③与发音处的距离远近。

收缩期杂音以 6 级分法表示强度，一般 3 级以上者多为器质性杂音，但杂音强度与病变程度不一定成正比。例如，重度肺动脉瓣狭窄伴右心衰时可无杂音，又如哑性二尖瓣狭窄。

（4）杂音的性质　杂音的性质由频率决定，音调高低与血流速度和两侧压力阶差大小有关。不同病变产生不同性质的杂音。高音调杂音常呈吹风样、乐音样，例如，主动脉关闭不全、二尖瓣关闭不全。中音调杂音常较粗糙，表现为喷射样、机器样，例如，主动脉瓣、肺动脉瓣狭窄。低音调杂音常表现为隆隆样，例如，二尖瓣狭窄。音乐性杂音是一系列相同频率的规则的振动，多见于风湿性心脏病、感染性心内膜炎、乳头肌或腱索断裂等。

（5）体位和呼吸与运动的影响　来自右心及肺血管床的杂音于吸气时增强，来自左心的杂音于呼气时增强。运动使绝大多数器质性杂音增强。由卧位变立位或作 Valsalva 动作时可使大多数杂音减弱，但主动脉瓣下狭窄（IHSS）的杂音增强。

2. 杂音的分类

（1）收缩期杂音　有功能性、器质性和相对性之分。二尖瓣区、肺动脉瓣区可有功能性、器质性和相对性杂音存在。主动脉瓣区和三尖瓣区一般只有相对性和器质性杂音存在。

1）功能性收缩期杂音　儿童、青少年多见，性质柔和，强度常在 3 级以下，时限短（收缩早期或中期），无震颤，传导局限，站立位时减弱或消失，多发生在心尖区和肺动脉瓣区。

2）器质性收缩期杂音　见于任何年龄及各瓣膜区，多为全收缩期（二尖瓣脱垂时杂音可发生在收缩晚期），强度在 3 级以上，沿血流方向传远而广，可伴震颤。

3）相对性收缩期杂音　由于心室或大血管扩张引起瓣膜相对性关闭不全而产生的杂音，一般较柔，传导不远，无震颤。

（2）舒张期杂音　舒张期杂音大多为器质性，也可有相对性，据其产生机制可有反流性杂音和充盈性杂音。

1）器质性舒张期杂音　①充盈性杂音：发生于心室快速充盈期，常呈低调的隆隆样舒张中晚期杂音，较局限，可伴震颤。常见于二尖瓣狭窄，左侧卧位听诊更清楚。②反流性舒张期杂音：发生于心室等容收缩期，杂音开始于舒张早期，常呈叹息样，可下传至心尖，坐位前倾，呼气末屏气更清楚，无震颤，常见于主动脉瓣关闭不全。③心房喷射音：发生于缓慢充盈期，呈拍击性吹风样，常伴 S_1 增强及隆隆样舒张期杂音，见于二尖瓣狭窄（隔膜型），易将此杂音误认为二尖瓣关闭不全。

2）相对性舒张期杂音　①Austin-Flint 杂音：见于主动脉瓣关闭不全时反流血液引起相对性二尖瓣狭窄，发生在舒张早期，性质柔和无 S_1 增强及开瓣音，无震颤。②Graham-Steell 杂音：见于肺动脉高压，肺动脉扩张致肺动脉瓣关闭不全，杂音呈吹风样，吸气增强。

（3）连续性杂音　产生该杂音的基本因素是相同方向的血流从收缩期至舒张期持续进行。大多见于器质性病变，亦有少数为无害性杂音。①从高压向低压血管或心腔的分流（器质性），杂音开始于收缩早期，并持续整个收缩期和舒张期，性质粗糙、响亮，呈机器样或拉锯样，可伴震颤。常见于动脉导管未闭、主动脉窦瘤破裂和主肺动脉间隔缺损等。②血流快速通过正常或扩张的血管（无害性），该快速血流引起的素流持续存在收缩期和舒张期，杂音较柔和，非机器样，可见于妊娠或哺乳期的乳房杂音，儿童颈静脉营营音等，属无害性杂音。

（4）高流量杂音　因血流增强可致，可发生在收缩期或舒张期。严重主动脉瓣关闭不全时，于主动脉瓣区听到的收缩期杂音，多系高流量杂音而并非主动脉瓣狭窄。分流量大的室间隔缺损、动脉导管未闭亦可在心尖区听到舒张中期杂音，而非二尖瓣狭窄。

（四）心包摩擦音

是心脏壁层和脏层因炎症或其他原因变粗糙，随心脏搏动相互摩擦而产生的振动，呈搔抓样，与心跳一致，在心前区各处均可听到，但在心尖区或胸骨左缘下方，用膜氏胸具紧压胸壁，前倾位听诊更清楚。有时摩擦音只在收缩期听到，此时需与短促的肺动脉瓣喷射性杂音区别。心包摩擦音是心包炎的特征性表现。

（魏宗德）

慢性心力衰竭的诊断与治疗

【流行病学】

心力衰竭是一种复杂的临床症状群，是各种心脏病的严重阶段，发病率高，5 年存活率与恶性肿瘤相仿。2003 年我国首次报道我国 35～74 岁人群慢性心力衰竭患病率为 0.9%，其中男性为 0.7%，女性为 1%。据我国 50 家医院住院病例调查，心力衰竭住院率只占同期心血管病的 20%，但死亡率却占 40%，提示预后严重。

【病因及发病机制】

心力衰竭是由于任何原因的初始心肌损伤（心肌梗死、血液动力负荷过重、炎症），引起心肌结构和功能的变化，最后导致心室泵血功能低下。此外，心力衰竭是一种进行性的病变，即使没有新的心肌损害，临床亦处于稳定阶段，病情仍可不断发展。

目前已明确，导致心力衰竭发生发展的基本机制是心室重塑。心室重塑是由于一系列复杂的分子和细胞机制导致心肌结构、功能和表型的变化。这些变化包括：心肌细胞肥大、凋亡，胚胎基因和蛋白质的再表达，心肌细胞外基质量和组成的变化。临床表现为：心肌质量、心室容量的增加和心室形状的改变（横径增加呈球状）。

在初始的心肌损伤以后，有多种内源性的神经内分泌和细胞因子的激活，包括去甲肾上腺素、血管紧张素 II（Ang II）、醛固酮，其他如内皮素、肿瘤坏死因子等，在心力衰竭患者均有循环水平或组织水平的升高。神经内分泌细胞因子系统的长期、慢性激活促进心肌重塑，加重心肌损伤和心功能恶化，又进一步激活神经内分泌细胞因子等，形成恶性循环。因此，当代治疗心力衰竭的关键就是阻断神经内分泌系统，阻断心肌重塑。

大量的临床试验已表明：应用正性肌力药直接刺激心肌收缩，以及应用血管扩张剂减轻左室射血阻抗以增加左室射血的一些治疗措施，在初期都能改善临床症状，但长期应用却导致死亡率增加，某些药物还增加猝死。然而，一些能改善心肌重塑的神经内分泌拮抗药如血管紧张素转换酶（ACE）抑制药和 β 受体拮抗药，虽然在治疗早期对血流动力学的改善不明显，甚至恶化，但长期应用却能改善心肌的生物学功能，改善临床症状和心功能，左室射血分数（LVEF）增加，提高生活质量，降低死亡和心血管事件的危险性。心力衰竭的治疗目标不仅仅是改善症状、提高生活质量，更重要的是针对心肌重塑的机制，防止和延缓心肌重塑的发展，从而降低心力衰竭的死亡率和住院率。

【临床及治疗评估】

（一）临床评估

1. 心脏病性质及程度判断　收缩性心力衰竭的临床表现为：①左心室增大、左心室收缩末期容量增加及 LVEF≤40％。②有基础心脏病的病史、症状及体征。③有或无呼吸困难、乏力和液体潴留（水肿）等症状。

（1）根据病史及体格检查，提供各种心脏病的病因线索，如冠心病、心脏瓣膜病、高血压、心肌病和先天性心脏病。根据临床症状及体征判断左心衰竭、右心衰竭或全心衰竭。

（2）二维超声心动图（2DE）及多普勒超声检查　①诊断心包、心肌或心脏瓣膜疾病。②定量或定性房室内径，心脏几何形状，室壁厚度，室壁运动，心包、瓣膜及血管结构，瓣膜狭窄定量、关闭不全程度，测量 LVEF，左室舒张末期容量（LVEDV）和收缩末期容量（LVESV）。③区别舒张功能不全和收缩功能不全，LVEF≤40％为左室收缩功能不全，LVEF 还能鉴别收缩功能不全或其他原因引起的心力衰竭。④LVEF 及 LVESV 是判断收缩功能和预后的最有价值的指标。左室收缩末期容量指数（LVESVI＝LVESV/体表面积）达 $45\,ml/m^2$ 的冠心病患者，其死亡率增加 3 倍。⑤为评价治疗效果提供客观指标。

在左室扩大、呈球形及左室短径已大于长径的 1/2 时，通过 M 型超声心动图左室短径的测量，用立方法计算左室容量及 LVEF 显然有很大的局限性，尤其当存在节段性室壁运动异常时，M 型心脏超声测量会产生误差，推荐采用 2DE 的改良 Simpson 法测量左室容量及 LVEF。2DE 与造影或尸检比较，测量左室容量和 LVEF 相关较好，但准确数据的采集取决于心室图像内膜的清晰度，并要求有较好的重复性。在某些老年、肥胖和肺气肿患者，获得满意的 2DE 图像较为困难，故临床应用受到一定的限制。由于超声检查简便、价廉、便于床旁检查及重复检查，故左室功能的测定还是以 2DE 最为普遍。

（3）核素心室造影及核素心肌灌注显像　核素心室造影可准确测定左室容量、LVEF 及室壁运动。核素心肌灌注显像可诊断心肌缺血和心肌梗死，对鉴别扩张型心肌病和缺血性心肌病有一定帮助。

（4）X 线胸片　提供心脏增大，肺淤血、肺水肿及原有肺部疾病信息。

（5）心电图　提供既往心肌梗死、左室肥厚、广泛心肌损害及心律失常信息。

（6）冠状动脉造影　有心绞痛或既往有心肌梗死，需血管重建者或临床怀疑冠心病者应行冠状动脉造影，也可鉴别缺血性和非缺血性心肌病。但冠状动脉造影不能判断存活心肌。存活心肌的评估对陈旧心肌梗死患者血管重建的必要性至关重要。有心肌存活的患者，血管重建可有效改善左室功能。

（7）应用于临床判断存活心肌的方法　①刺激心肌收缩力储备的小剂量多巴酚丁胺超声心动图负荷试验（DSE）。②核素心肌灌注显像（^{201}Ti 和 ^{99m}Tc-MIBI SPECT）及代谢示踪剂氟脱氧葡萄糖（FDG）判断心肌活性的正电子发射断层摄影（PET）。

小剂量多巴酚丁胺超声心动图负荷试验评估存活心肌的临床应用价值已为临床所公认，其诊断存活心肌的敏感性为 80％～85％，特异性为 85％。由于方法简便、安全、价格低廉，可作为评估存活心肌的首选方法。^{201}Ti 再灌注心肌显像是一种比较可靠的评价存活心肌的方法。硝酸酯^{99m}Tc-MIBI 心肌显像可提高评价存活心肌的准确性。核素诊断心肌存活的敏感性为 90％，特异性 70％。PET 灌注、代谢显像是评价存活心肌的最可靠的无创方法，但价格昂贵，技术复杂，目前尚不能成为常规检查手段。

（8）心肌活检　对不明原因的心肌病诊断价值有限，有助于明确心肌炎症性或浸润性病变的诊断。

（9）BNP 和 NT-proBNP　对于临床诊断尚不确定的急诊患者可测定，BNP＜100 pg/ml 可排除心力衰竭，BNP＞400 pg/ml 心力衰竭可能性大。

2. 心功能不全的程度判断

（1）NYHA 心功能分级　Ⅰ级：日常活动无心力衰竭症状。Ⅱ级：日常活动出现心力衰竭症状（呼吸困难、乏力）。Ⅲ级：低于日常活动出现心力衰竭症状。Ⅳ级：在休息时出现心力衰竭症状。心力衰竭患者的 LVEF 与心功能分级症状并非完全一致。

（2）心功能分期　美国心脏病学院及美国心脏学会（ACC/AHA）于 2001 年发表的《成人慢性心力衰竭的评估和治疗指南分期》，即：A 期：患者有发生心衰的高度危险因素：如高血压、糖尿病、动脉硬化性血管病、甲状腺疾病、酗酒史、风湿热史、心肌病家族史等，但无器质性心脏病。B 期：患者有器质性心脏病，但未发生过心衰症状。C 期：患者过去或目前有心衰症状；且有器质性心脏病。D 期：为终末期患者，需要如机械辅助循环、持续静脉滴注正性肌力药物、心脏移植或临终关怀等特殊治疗。

（3）6 分钟步行试验　在特定的情况下，测量在规定的时间内步行的距离。虽然心力衰竭患者在 6 分钟内步行的距离可能受到医师诱导或患者的主观能动性的影响，但此方法安全、简便易行，已逐渐在临床应用。6 分钟步行距离不但能评定患者的运动耐力，而且可预测患者预后。距离＜150 m 为重度心功能不全，150～425 m 为中度，426～550 m 为轻度。

3. 液体潴留及其严重程度判断　每次随诊时应记录患者的体重，注意颈静脉充盈的程度及肝颈静脉回流征，并注意肺和肝充血的程度（肺部啰音、肝脏肿大），检查下肢和骶部水肿，腹部移动性浊音以发现腹水。液体潴留的判断对决定是否需要利尿剂治疗十分重要，短时间内体重增加是液体潴留的可靠指标，故体重测量是有效的判断液体潴留的方法。

4. 其他生理功能评价　有创性血流动力学检查主要用于严重威胁生命，并对治疗无反应的泵衰竭或需对呼吸困难和低血压休克作鉴别诊断时。有心律失常时可做 24 小时动态心电图记录。

（二）治疗评估

1. 临床状况的评估

（1）数十年来，临床一直普遍沿用 NYHA 心功能分级来评价心力衰竭治疗后症状的变化。

（2）6 分钟步行试验作为心力衰竭患者运动耐力的客观指标，可用来评价药物的治疗效果。

2. 疾病进展的评估

（1）死亡率　死亡率是临床预后的主要指标，大系列临床试验设计以存活率来评价治疗效果已对临床实践产生重要影响。但是，死亡率并不能完全评价疾病的进展，不少心力衰竭患者虽然存活但症状恶化，需多次反复住院，并且需要强化和昂贵的治疗。因此，需要结合疾病进展情况来综合评定。

（2）综合评价疾病进展　包括以下方面：①死亡。②猝死。③症状恶化（NYHA 心功能分级加重）。④因心力衰竭加重需要增加药物剂量或增加新药治疗。⑤因心力衰竭或其他原因需住院治疗，其中住院事件在临床和经济效益方面最有意义。

【治疗】

（一）心力衰竭治疗决策的演变

（1）纠正血流动力学异常（20 世纪 50～80 年代）。

（2）修复衰竭心肌的生物学性质（20 世纪 90 年代～2001 年）。

（3）逆转心肌异常（2001 年起）：除了防治各种病因的心脏病仍是基本措施外，在以下两个方面可望有所突破：①扩大、强化对慢性心力衰竭时各种激素、细胞因子的抑制。②干细胞及基因治疗。

（二）心力衰竭的一般治疗

1. 去除或缓解基本病因　所有心力衰竭患者都应对导致心力衰竭的基本病因进行评价。凡有原发性瓣膜病合并心力衰竭 NYHA 心功能Ⅱ级及以上，主动脉瓣疾病有晕厥、心绞痛的患者均应予手术修补或置换瓣膜。缺血性心肌病心力衰竭患者伴心绞痛，左室功能低下但证实有存活心肌的患者，冠状动脉血管重建术可望改善心功能。其他如甲状腺功能亢进症的治疗，室壁瘤的手术矫正等均应注意。

2. 去除诱发因素　控制感染，治疗心律失常特别是心房颤动并快速心室律；纠正贫血、电解质紊乱；注意是否并发肺梗死等。

3. 改善生活方式，降低新的心脏损害的危险性　如戒烟、戒酒，肥胖患者应减轻体重。控制高血压、高血脂、糖尿病。饮食宜低脂、低盐，重度心力衰竭患者应限制入水量，应每日称体重以早期发现液体潴留。应鼓励心力衰竭患者进行动态运动，以避免去适应状态。重度心力衰竭患者，可在床边小坐，其他不同程度的心力衰竭患者，可每日多次步行，每次 3～5 分钟；心力衰竭稳定，心功能较好者，可在专业人员监护下进行症状限制性有氧运动，如步行，每周 3～5 次，每次 20～30 分钟。在呼吸道疾病流行或冬春季节，可给予流感、肺炎球菌疫苗等以预防感染。

4. 密切观察病情演变及定期随访　应特别了解患者对饮食及药物治疗的顺从性，药物的不良反应等，及时发现病情恶化并采取措施。

5. 关于心肌能量药物的应用问题　心肌能量药物如辅酶 Q_{10}、肌苷、1，6 二磷酸果糖或某些激素如生长激素等常用于心力衰竭的治疗。虽然这些药物常被称为是"天然"的，然而，它们对心力衰竭的有效性和作用机制，短期和长期应用的安全性等均未经过验证，再者，这些制剂和已肯定的治疗心力衰竭有效药物之间是否有相互作用亦不清楚。因此，不推荐应用营养制剂或激素治疗。

6. 注意避免应用的药物　非甾体类抗炎药物如吲哚美辛（消炎痛）、Ⅰ类抗心律失常药以及大多数的钙通道阻滞药均应避免应用。

（三）瓣膜性心脏病心力衰竭

在瓣膜性心脏病患者，主要问题是瓣膜本身有机械性损害，而任何内科治疗或药物均不能使其消除或缓解。实验研究表明，单纯的心肌细胞牵拉刺激就可促发心肌重塑，因而治疗瓣膜性心脏病的关键就是修复瓣膜损害。

国际上较一致的意见是：所有有症状的瓣膜性心脏病心力衰竭（NYHA 心功能Ⅱ级及

以上），以及重度主动脉瓣病变伴有晕厥、心绞痛者，均必须进行介入治疗或手术置换瓣膜，因为有充分证据表明介入或手术治疗是有效和有益的，可提高长期存活率。迄今为止，应用ACE抑制药、β受体拮抗药、醛固酮受体拮抗药治疗慢性收缩性心力衰竭的长期临床试验，均未将瓣膜性心脏病心力衰竭患者纳入研究，因此没有证据表明，上述治疗可以改变瓣膜性心脏病心力衰竭患者的自然病程或提高存活率，更不能用来替代已有肯定疗效的介入或手术治疗。

（四）心力衰竭的药物治疗

1. 药物治疗的基本（标准）方案

（1）利尿剂　利尿剂是心力衰竭治疗中最常使用的药物。它能迅速改善心力衰竭症状，也是唯一能够最充分控制心力衰竭液体潴留的药物，因此，利尿剂是任何一种有效治疗心力衰竭策略中必不可少的组成部分，但是长期应用利尿剂有许多害处：①可以造成电解质紊乱。②可以激活 RAS 系统、交感神经系统等神经体液因素。③可以降低心钠素水平，引起外周血管收缩。目前，除了螺内酯以外，其他利尿剂还没有被证明可以改善心力衰竭预后。在使用利尿药过程中应及时监测电解质。氢氯噻嗪 25～100 mg/d，托拉塞米 10～20 mg/d，呋塞米 20 mg/d 开始，且剂量不受限制。氢氯噻嗪用于轻度液体潴留、肾功能正常的心力衰竭患音，如有显著液体潴留，特别当有肾功能损害时，宜选用托拉塞米、呋塞米。

1）一旦病情控制（肺部啰音消失、水肿消退、体重稳定），即可以最小有效量长期维持，一般需无限期使用。在长期维持期间，仍应根据液体潴留情况随时调整剂量。

2）每日体重的变化是最可靠的监测利尿剂效果和调整利尿剂剂量的指标。

3）利尿剂用量不当有可能改变其他治疗心力衰竭药物的疗效和不良反应。如利尿剂用量不足致液体潴留可减弱 ACE 抑制药的疗效和增加 β 受体拮抗药治疗的危险。反之，剂量过大引起血容量减少，可增加 ACE 抑制药和血管扩张剂的低血压反应，以及 ACE 抑制药和 AngⅡ受体拮抗药出现肾功能不全的危险。

4）在应用利尿剂过程中，如出现低血压和氮质血症而无液体潴留，则可能是利尿过量、血容量减少所致，应减少利尿剂剂量。如患者有持续液体潴留，则低血压和氮质血症很可能是心力衰竭恶化、终末器官灌注不足的表现，应继续利尿，并短期使用能增加肾灌注的药物如多巴胺或多巴酚酊胺。

5）出现利尿剂拮抗时（常伴有心力衰竭恶化），可用以下方法：①静脉给予利尿剂如呋塞米持续静脉滴注（1～5 mg/h）。②2 种或 2 种以上利尿剂联合应用。③应用增加肾血流的药物，如短期应用小剂量的 $[2～5\,\mu g/（kg\cdot min）]$ 多巴胺或多巴酚酊胺。

（2）ACE 抑制药　ACE 抑制药治疗心力衰竭主要通过两个机制：①抑制 RAS（组织 RAS 在心肌重塑中起关键作用）。②作用于激肽酶Ⅱ，抑制缓激肽的降解，提高缓激肽水平。循证医学证实 ACE 抑制药阻断 RAS，有利于防止心室重构和心功能恶化，并能改善临床症状，降低死亡率。从而奠定了 ACE 抑制药作为治疗心力衰竭的基石和首选药物的地位。

全部心力衰竭患者必须应用 ACE 抑制药，包括无症状性心力衰竭，除非有禁忌证或不能耐受。一般从小剂量开始，逐渐增加至大剂量，用 ACE 抑制药前最好先用利尿药排除体内潴留的水分。必须告知患者疗效在数周或数月后才出现，不良反应可能早期就发生，但不防碍长期应用，且需要无限期、终生应用。

常用的 ACE 抑制药的参考剂量及用法见表 2-1。

表 2-1　常用 ACE 抑制药的参考剂量及用法

药物	起始剂量及用法	目标剂量及用法
卡托普利	6.25 mg，3 次/日	25～50 mg，3 次/日
依那普利	2.5 mg，1 次/日	10 mg，2 次/日
培哚普利	2 mg，1 次/日	4 mg，1 次/日
雷米普利	1.25～2.5 mg，l 次/日	2.5～5 mg，2 次/日
贝那普利	2.5 mg，1 次/日	5～10 mg，2 次/日
福辛普利	10 mg，1 次/日	20～40 mg，1 次/日
西拉普利	0.5 mg，1 次/日	1～2.5 mg，1 次/日
赖诺普利	2.5 mg，1 次/日	5～20 mg，1 次/日

　　对 ACE 抑制药曾有致命性不良反应的患者，如曾有血管神经性水肿、无尿性肾衰竭或妊娠妇女，绝对禁用 ACE 抑制药。以下情况须慎用：①双侧肾动脉狭窄。②血肌酐水平显著升高（$>225.2\,\mu\mathrm{mol/L}$）。③高钾血症。④低血压患者须经其他处理，待血流动力学稳定后再决定是否应用 ACE 抑制药。必须从极小剂量开始，如能耐受则每隔 3～7 天剂量加倍。起始治疗前需注意利尿剂已维持在最合适剂量。起始治疗后 1～2 周内应监测肾功能和血钾，以后定期复查。ACE 抑制药的目标剂量或最大耐受量不根据患者治疗反应来决定，只要患者能耐受，可一直增加到最大耐受量，一旦达到最大耐受量后，即可长期维持应用。

　　（3）β 受体拮抗药　心衰时有交感神经兴奋性增强，血液中儿茶酚胺水平增高。这一方面是机体的代偿作用，可以增强心肌收缩力和增加心输出量。但是长期交感神经过度兴奋对心脏有不利影响：引起小动脉收缩，外周阻力增加，引起心动过速，增加心肌氧耗量，促进心肌肥大、心肌纤维化、心肌凋亡，减弱心肌舒张功能。长期交感神经高度刺激使心肌 β 受体密度下调，心肌功能愈发降低。所以交感神经兴奋是和心力衰竭预后差相关的。CIBISⅡ和 MERIT-HF 等试验证实 β 受体拮抗药能改善临床情况、左室功能、降低死亡率和住院率。且并用 ACE 抑制药可产生相加效应。

　　所有心力衰竭患者都必须应用 β 受体拮抗药，除非有禁忌证或不能耐受。应告知患者症状改善常在治疗后 2～3 个月，不良反应可能早期就发生，但不防碍长期应用，达最大耐受量或目标剂量后长期维持。

　　在使用上要注意应从小剂量开始，逐渐增加剂量，至能耐受的最大剂量；应当长期使用；在使用过程中应当严密监测病情。严重心动过缓、各种传导阻滞（如窦房阻滞、房室阻滞）、严重的支气管哮喘等情况仍是应用 β 受体拮抗药的禁忌证。

　　可选用选择性或非选择性 β 受体拮抗药。如比索洛尔 1.25 mg/d，美托洛尔 12.5 mg/d，卡维地洛 3.125 mg，每天 2 次开始，可每隔 2～4 周将剂量加倍以达最大剂量，但清醒静息心率不宜<55 次/分（最好控制在 55～60 次/分）

　　β 受体拮抗药应用的一些观念需有所改变：①慢性心力衰竭恶化患者不宜停用或减少原来使用的 β 受体拮抗药；②即使小剂量 β 受体拮抗药也优于不用；③任何时候开始治疗都不算迟；④任何时候开始治疗都不为早。

　　（4）进一步治疗和加用药物建议　当患者完成标准和优化治疗后效果仍不满意时应考虑加用其他药物。不满意是指：①症状和体征改善不满意，LVEF 未见升高，心脏大小未见减小等；②心力衰竭生物学标志 BNP、NT-proBNP 降幅＜30％甚至升高。

可加以下药物：

1）洋地黄　洋地黄的正性肌力和负性频率作用可以改善心功能，多年来一直作为心力衰竭治疗的基础。但是由于洋地黄类治疗量和中毒量非常接近，现已放弃了负荷剂量方案，改用每日维持量给药方案。主要用于 NYHA 心功能Ⅱ级及以上的伴有快速心室率的心房颤动的收缩性心力衰竭患者。地高辛常用量 0.125～0.25 mg/d，毛花苷 C 0.2～0.4 mg/d，毒毛旋花子苷 K 0.125～0.25 mg/d。

地高辛没有明显的降低心力衰竭患者死亡率的作用，因而不主张早期应用。不推荐应用于 NYHA 心功能Ⅰ级的患者。

地高辛常用剂量为 0.25 mg/d。70 岁以上，肾功能减退者宜用 0.125 mg，每日 1 次或隔日 1 次。虽然有学者主张应用地高辛血清浓度测定指导选择地高辛的合适剂量，但尚无证据支持这一观点。与传统观念相反。地高辛安全、耐受性良好。不良反应主要见于大剂量时，但大剂量对治疗心力衰竭并不需要。长期应用地高辛，剂量一般认可的治疗范围内，是否会产生不良的心血管作用。目前还不清楚。

2）螺内酯　心力衰竭时体内 RAS 被激活，在 CHF 恶化中起重要作用。研究显示人体心肌有醛固酮受体。醛固酮可引起低镁、低钾外，可致自主神经功能失调，并有独立于 AngⅡ和相加于 AngⅡ的对心脏结构和功能的不良作用。

螺内酯可促进心肌重塑，心肌纤维化，促进心力衰竭的发展。RALES 试验结果表明应用螺内酯后总死亡率降低了 30％，心脏死亡率降低了 31％，因心脏原因的住院率减少了 30％；只在＜2％的患者中出现了重度血钾增高，10％的男性出现乳房发育。因此，对于近期或目前 NYHA 心功能Ⅲ～Ⅳ级的患者，可考虑应用小剂量的螺内酯 20 mg/d。

3）ARB（Ⅱa 类推荐）　AngⅡ受体拮抗药可以阻断靶组织上的 AngⅡ受体，从而可以消除 AngⅡ引起的种种不良作用，如血管收缩、血压增高、心肌和血管重构等。而且由于不影响缓激肽降解，缓激肽不会过多聚集而致咳嗽。Val-HeFT 试验临床研究结果表明：缬沙坦明显降低各种原因死亡率及发病率 13.3％，降低心力衰竭患者住院率 27.5％，明显改善心力衰竭患者生活质量，明显改善心力衰竭患者的 NYHA 心功能分级，说明 AngⅡ受体拮抗药能明显降低心力衰竭患者的死亡率和病残率。

4）目前有资料证明 ARB＋ACEI 可降低心力衰竭患者的全因死亡和全因住院的复合终点事件。

5）依伐布雷定　2010 年公布的 SHIFT 试验表明依伐布雷定对基础治疗后心率＞75 次/分的患者有较好的疗效，是继 ARB 之后又一个可能改善心力衰竭患者预后的新药。

6）心力衰竭并心律失常治疗　无症状性、非持续性室性和室上性心律失常不主张抗心律失常药物治疗。持续性室性心动过速、心室颤动、曾经猝死复苏或室上性心动过速伴快速心室率或血流动力学不稳定者，治疗原则与非心力衰竭相同。Ⅰ类抗心律失常药不宜用于心力衰竭患者，除非是短期应用于难治性、致死性室性心律失常。Ⅲ类抗心律失常药胺碘酮可抑制心律失常且不增加心力衰竭死亡危险性，故推荐应用于心力衰竭合并心律失常的治疗。不推荐预防性应用，特别是对应用 ACE 抑制药和 β 受体拮抗药的患者。

（陈良海）

参考文献

1. 中华医学会心血管病学分会，中华心血管病杂志编辑委员会. 慢性收缩性心力衰竭治疗建议. 中华心血管病杂志，2002，30（1）：7-23.
2. 罗兴林，李昌平. 内科学专题讲座. 四川：四川大学出版社，2004.
3. 高润霖，胡大一. 心血管病诊治新进展 2011-2012. 北京：中华医学电子音像出版社，2011.

原发性高血压的药物治疗

原发性高血压（essential hypertension，EH）也可称为高血压病，简称为高血压。高血压是一个由许多病因引起的处于不断进展状态的心血管综合征，可导致心脏和血管功能和结构的改变，这是 ASH2005 年的新定义，把高血压从单纯的血压读数扩大到了包括总的心血管危险因素、心脏和血管功能和结构的改变，并且是不断发展和加重的一种状态。

高血压在我国十分常见，患病率为 18.8%，患者已超过 2 亿。但前几年统计的知晓率仅为 30.2%，服药率仅为 24.7%，控制率只有 6.16%。我国高血压患者基数十分庞大，但控制率很不理想，这势必造成心脑血管疾病在我国的大量流行，实际上目前我国的现状就是如此，所以高血压控制面临十分严峻的形势，只有政府、医院、媒体、社区和个体联合起来，加大宣传力度，提高控制率，这样才能抑制心血管疾病的流行。

【高血压与靶器官损害】

高血压的危害主要在于造成心、脑、肾及大血管的损伤，可引起心肌肥厚、心力衰竭、冠心病、脑卒中、肾损害、肾功能衰竭及主动脉夹层。流行病学研究显示，随着收缩压和舒张压的升高，无论男性还是女性，缺血性心脏病和脑卒中的死亡率均显著升高，呈线性正相关。而大量的循证医学研究均显示降压治疗可显著降低心血管事件。

【分级及危险度分层】

由于血压高低与心血管事件相关，因此要对高血压进行分级，我国《高血压防治指南》把高血压分为 3 级，即 1 级、2 级和 3 级。由于高血压的危险性不仅与血压的分级有关，还与合并的其他危险因素有关，所以还要进行危险度分层，我国《高血压防治指南》建议将总的危险度分类为低危、中危、高危和极高危。依据危险分层进行治疗。

【治疗】

20 世纪 50 年代前，一般认为高血压是一种老年性的机体代偿反应，对高血压的治疗并不积极；此后，逐渐增加的临床研究发现降压治疗可以减少心血管事件及降低死亡率。研究显示收缩压每下降 10 mmHg 和（或）舒张压下降 5 mmHg，脑卒中发病率降低 38%，冠心病发病率降低 16%，总心血管事件减少 20%。高血压的治疗包括不良生活方式的改变、降压药物的使用、危险因素的控制和相关疾病的治疗。

（一）治疗目标

高血压治疗的主要目的是最大限度地降低心血管病的死亡率和病残的总危险，要取得此效果就要降压达标。不同人群血压的目标值不同：一般高血压人群降压的目标值为血压<140/90 mmHg；糖尿病及肾病的高血压及高危患者血压<130/80 mmHg；老年高血压患者

血压目标应当收缩压＜150 mmHg，但舒张压不应低于 60 mmHg。流行病学及临床研究发现，在一定范围内，血压降得越低，心血管事件越少，获益就越多。但最近几年的研究发现，在某些情况下，如合并严重的心脏病及糖尿病时，血压＜110～120/60～70 mmHg，心血管事件可能增加。这就说明在降压治疗方面确实存在 J 型曲线现象。在高血压早期，血管结构和功能大致正常的患者采用强化降压治疗不仅有效，而且安全。但已经存在明显动脉结构和功能异常的患者强化干预策略，可能明显增加事件风险。

（二）治疗方法

依据高血压的危险度，低危患者首先应干预生活方式数月，无改善者可考虑开始药物干预；中危患者在强化性的生活方式干预数周后如果无效，可由医师决定治疗时间和治疗方案；对于高危和很高危的高血压患者，应当立即启动降血压药物治疗。

1. 生活方式干预　生活方式干预的益处在于可以降低血压；减少抗高血压药物的用量，增加抗高血压药物的效果；控制其他危险因素；并可作为人群中高血压和伴发心血管疾病的一级预防。具体内容有下述几个方面：①减轻体重：减重有助于胰岛素抵抗、糖尿病、高脂血症和左室肥厚的控制。②节制饮酒：少量饮酒可减少冠心病的危险，但过度饮酒使脑卒中危险增加。男性患者应将乙醇控制在 20～30 mg/d，女性患者控制在 10～20 mg/d。③限制钠盐：钠盐摄入量由 10.5g/d 降至 4.7～5.8g/d，收缩压平均可以降低 4～6 mmHg。盐摄入量＜6g/d。④复合饮食改变：素食方式可以降低高血压患者的血压，建议高血压患者多吃水果和蔬菜并减少脂肪摄入。⑤增加体力活动：轻度运动可使收缩压降低 4～6 mmHg。从事坐立工作的患者应有规则的进行一定量的有氧运动，如快步走 30～45 分钟，每周 3～4 次。⑥减轻心理压力和环境压力：压力增加会采取不良的生活方式，从而导致高血压。⑦其他：生物反馈、改变微量营养养和饮食中补充钙、镁、纤维素或鱼油。

2. 降压药物使用　目前国内最常用的抗高血压药物包括：利尿剂（diuretics，D）、β受体拮抗药（βRB）、钙通道阻滞药（CCB）、血管紧张素转化酶抑制药（ACEI）、血管紧张素受体拮抗药（ARB）和复方降压药物。使用原则：联合治疗；长期治疗，甚至终生治疗；个体化治疗；尽量使用长效降压药物。

（三）联合降压药物治疗

近年来临床研究发现单用一个降压药很难控制血压到达标水平，常常要 2 种甚至多个药物才能达标，因此，联合治疗是近年来高血压治疗的最重要的进展，多个国内外的指南都强调联合用药。联合治疗的好处在于：疗效大于单药，增强降压效果；减少不良反应，服药依从性高；有效保护脏器，减少了并发症。临床研究显示单药治疗只能控制 40％～50％患者的血压达到目标水平，联合治疗则可达到 80％以上。单药降压效果：收缩压减少为 7～13 mmHg，舒张压减少为 4～8 mmHg，而联合药物收缩压减少为 12～22 mmHg，舒张压减少为 7～14 mmHg，联合用药降压幅度是单药的 2 倍。2/3 的高血压患者需要两种以上的药物治疗才能达标。单药治疗只干预一种升压机制；联合用药治疗可干预多种机制，且可抵消单药的不良反应。

1. 联合用药的适应证　合适联合用药的情况主要有：最初高血压为 2～3 级；一种药物不能控制的 1 级高血压；危险度分层为高危或极高危。

2. 联合用药的方法　可采用处方临时联合，其好处在于医生可自由组合，剂量也易调整；另外也可采用固定剂量联合，即由药厂制成的复方制剂，其优点是患者服用方便，顺从性高。常用的联合治疗方案有：CCB 与 ARB；CCB 与 ACEI；D 与 ACEI；HCTZ 与 ARB；

CCB 与 D；CCB 与 βRB（DHP）。总的说来可把降压药分为两大类：作用于交感神经及 RAS 抑制药，有 β-B、ACEI 和 ARB；作用于容量的药，有 CCB 和 D，这两大类药物的联合应用为合理方案。

（四）个体化治疗

由于血压水平，合并的危险因素，靶器官损害及合并的临床疾病在不同的高血压患者常不一样，同时还要考虑到患者的年龄、文化知识及经济条件，所以，高血压的治疗常常要采用个体化的策略。不能千篇一律用相同的降压药物。

1. 冠心病和心力衰竭的降压治疗　对心肌梗死后患者早期应用 β 受体拮抗药、ACE 抑制药或血管紧张素受体拮抗药（ARB），可降低其心肌梗死复发率和死亡率；对合并慢性冠心病的高血压患者进行降压治疗也可减少其心血管事件。对冠心病患者降压目标值是 130/80 mmHg 左右或更低一些，但舒张压不能低于 60 mmHg，否则心血管事件反而增加。对于合并慢性收缩性心力衰竭的高血压患者也主要选用 ACE 抑制药或 ARB 和 β 受体拮抗药及利尿剂，若血压不达标可加用长效 CCB，如氨氯地平和非洛地平缓释片。舒张性心衰在有高血压病史的患者中较常见，预后不良。目前尚无证据显示何种降压药物更有优势。

2. 糖尿病患者的降压治疗　2 型糖尿病患者尤其应注意减重和减少盐的摄入。目标血压应＜130/80 mmHg，常首选 ACEI 或 ARB，若血压不达标，可加用长效 CCB 或其他降压药物。常需联用 2 种或 2 种以上的降压药物联合应用。临床研究显示降压治疗可减少糖尿病患者的死亡率及心血管事件。

3. 肾功能不全患者的降压治疗　肾功能不全与心血管事件风险密切相关。严格控制血压（＜130/80 mmHg，若尿蛋白＞1 g/d，则应更低）及降低尿蛋白水平，使其尽可能接近正常水平是防止肾功能不全进展及恶化的关键因素。为了达到目标血压，通常需要联合应用多种降压药物（包括袢利尿剂），但应首选 ACEI 或 ARB，常需加用 CCB 和 D。

4. 脑血管病患者的降压治疗　已有大量研究显示，对有卒中后或短暂性脑缺血发作（transient ischemic attack，TIA）病史的患者，降压治疗可显著降低其脑卒中的复发率，也可降低相关心脏事件的高发风险。高血压患者获益在很大程度上取决于血压下降本身，因此对脑血管病患者可以使用现有的各种药物和合理的联合治疗方案进行降压。

5. 老年人的降压治疗　老年性高血压的特点是：收缩期高血压为主；易发生体位性低血压；血压波动性大；危险因素多；靶器官损害重，并合并较多的临床疾病。因此，对老年人高血压的降压治疗应从小剂量开始，缓慢加量；老年人收缩压下降较难，常需联合用药；5 大类降压药均可选用，CCB 和 D 对老年收缩性高血压的降压效果较好。循证医学研究显示无论 60 岁还是 80 岁的老年人高血压患者，降压治疗均可减少其心血管事件。

6. 顽固性高血压的治疗　顽固性高血压是指在改善生活方式基础上，应用了足够剂量且合理的三种降压药物（包括利尿剂）后，血压仍在目标水平之上，或至少需要四种药物才能使血压达标的高血压。大概占所有高血压的 20%～30%。选用适当的联合治疗方案：先采用三药方案，即 ACEI 或 ARB＋CCB＋噻嗪类利尿剂；若不达标，可加用螺内酯、β 受体拮抗药，或交感神经抑滞药（可乐定）。近年来发现经导管肾动脉交感神经射频消融术治疗顽固性高血压取得了较好的效果。有一临床研究显示从 2009 年 6 月 9 日至 2010 年 1 月 15 日，106 例顽固性高血压患者分为两组，消融组 52 例，对照组 54 例，消融组中 49 例（94%）接受消融，对照组 51 例（94%）随访至 6 个月。消融组血压下降 32/12 mmHg（p＜0.0001），对照组血压变化 1/0 mmHg，6 个月时组间差异 33/11 mmHg（p＜0.0001）。无与手术相关的严重并发症，一例接受消融的患者出现本身的动脉粥样硬化进展，无需治疗。这种介入治疗手术虽然开展不多，但显示了良好的应用前景。

（刘应才）

参考文献

1. 吴兆苏. 我国心血管流行病学发展 30 年回顾. 中华心血管病杂志，2003，31：881-884.
2. 刘国仗，马文君. 高血压诊断和治疗研究进展. 中华心血管病杂志，2003，31：884-888.
3. 纪宝华. 顽固性高血压治疗对策. 中华心血管病杂志，2003，31（5）：395-397.
4. 刘静，赵冬，王薇，等. 中国多省市心血管病危险因素队列研究与美国弗莱明翰心脏研究结果的比较. 中华心血管病杂志，2004，32（2）：167-172.
5. Collins R，Peto R，MacMahon S，et al. Blood pressure，stroke，and coronary heart disease. Part2，Short-term reductions in blood pressure：overview of randomized drug trials in their epidemiological context. Lancet，1990，335：827-839.
6. 中国高血压防治指南修订委员会. 2010 年中国高血压防治指南. 中华心血管病杂志，2011，39（7）：579-616.
7. Chobanian AV，Bakris GL，Black HR，et al. Seventh report of the joint national Committee on Prevention，Detection，Evaluation，and Treatment of High Blood Pressure. Hypertension，2003，42（6）：1206-1252.

心律失常的药物治疗

一、抗心律失常药物的分类及其作用机制

药物防治心律失常应用已近百年，Vaughan Wilams 根据药物电生理特性将其分为四类。

Ⅰ类药物：阻滞快钠通道，降低 0 相上升速率（V_{max}），减慢心肌传导，有效地终止钠通道依赖的折返。Ⅰ类药物根据通道作用动力学和阻滞强度的不同又可分为Ⅰa、Ⅰb 和Ⅰc类。结合/解离时间常数＜1 秒者为Ⅰb 类药物；≥12 秒者为Ⅰc 类药物；介于二者之间者为Ⅰa 类药物。Ⅰ类药物对病态心肌、重症心功能障碍和缺血心肌特别敏感，应用要谨慎，尤其Ⅰc 类药物易诱发致命性心律失常。

Ⅱ类药物：阻滞 β 受体，降低交感神经效应，减轻由 β 受体介导的心律失常。此类药能降低ⅠCa-L、起搏电流（If），由此减慢窦性心律，抑制自律性，也能减慢房室结的传导。长期口服对病态心肌细胞的复极时间可能有所缩短，能降低缺血心肌的复极离散度，并能提高致颤阈值，由此降低冠心病的猝死率。

抗心律失常药物的分类及作用机制见表 2-2。

表 2-2　抗心律失常药物的分类及作用机制

类别	作用通道和受体	Q-T 间期	常用代表药物
Ⅰa	阻滞 Ⅰ Na++	延长+	奎尼丁、丙吡胺、普鲁卡因胺
Ⅰb	阻滞 Ⅰ Na	缩短+	利多卡因、苯妥英、美西律、妥卡尼
Ⅰc	阻滞 Ⅰ Na+++	不变	普罗帕酮、氟卡尼、莫雷西嗪
Ⅱ	阻滞 β1	不变	阿替洛尔、美托洛尔、艾司洛尔
	阻滞 β1、β2	不变	纳多洛尔、普萘洛尔、索他洛尔
Ⅲ	阻滞 Ⅰ Kr	延长+++	多非利特、索他洛尔
	阻滞 Ⅰ Kr、Ⅰ to	延长+++	替地沙米
	阻滞 Ⅰ Kr 激活 Ⅰ NaS	延长+++	伊布利特
	阻滞 Ⅰ Kr、Ⅰ Ks	延长+++	胺碘酮、阿齐利特
	阻滞 Ⅰ K，交感末梢	延长+++	溴苄胺
Ⅳ	阻滞 Ⅰ CaL	不变	维拉帕米、地尔硫䓬
其他	开放 Ⅰ K	缩短++	腺苷

注：Ⅰ Na：快钠内流。Ⅰ NaS：慢钠内流。Ⅰ K：延迟整流性外向钾流。Ⅰ Kr、Ⅰ Ks 分别代表快速、缓慢延迟整流性钾流。Ⅰ to：瞬间外向钾流。Ⅰ CaL：L 型钙电流。β、M_2 分别代表 β 受体和毒蕈碱受体，+表示作用强度。

Ⅲ类药物：多阻滞钾通道，延长心肌细胞动作电位时程，延长复极时间，延长有效不应期，有效地终止各种微折返，因此能有效地防颤、抗颤。此类药物以阻滞 Ⅰ K 为主，偶可增加 Ⅰ Na-S，也可使动作电位时间延长。钾通道种类很多，目前已批准用于临床的Ⅲ类药有胺碘酮、索他洛尔、溴苄胺、多非利特、伊波利特。

Ⅳ类药物：钙通道阻滞药，主要阻滞心肌细胞 Ⅰ Ca-L，其介导的兴奋-收缩偶联减慢窦房结和房室结的传导，对早后除极和晚后除极电位及 Ⅰ Ca-L 参与的心律失常有治疗作用。常用的有维拉帕米和地尔硫䓬，它们延长房室结有效不应期，有效地终止房室结折返性心动过速，减慢房颤的心室率。维拉帕米对治疗室性心动过速疗效较好。由于负性肌力作用较强，因此在心功能不全时不宜选用。

二、抗心律失常药物的临床应用

(一) Ⅰ类药物——钠通道阻滞药

1. 奎尼丁　是最早的抗心律失常药物，主要用于房颤与房扑的复律、窦性心律的维持和危及生命的室性心律失常的治疗。因其增加患者死亡率，近年已少用。

2. 普鲁卡因胺　用于室上性和室性心律失常的治疗，也用于治疗预激综合征、房颤合并快速心率，但我国无药供应。

3. 利多卡因　用于室性心律失常。负荷量 1.0 mg/kg，3～5 分钟内静脉注射，继以 1～2 mg/min 静脉滴注维持。如无效，5～10 分钟后可重复负荷量，但 1 小时内最大用量不超过 200～300 mg（4.5 mg/kg）。连续应用 24～48 小时后半衰期延长，应减少维持量。毒性反应有语言不清、意识改变、肌肉搐动、眩晕和心动过缓。

4. 美西律　利多卡因有效者口服美西律亦可有效，起始剂量 100～150 mg、1 次/8 小时，如需要，2～3 天后可增减 50 mg。宜与食物同服，以减少胃肠反应。神经系统不良反应如眩晕、震颤、运动失调、语音不清、视力模糊等比较常见。

5. 莫雷西嗪　对治疗房性和室性心律失常均有效，剂量为 150 mg，1 次/8 小时。如需要，2～3 天后可增量 50 mg/次，但不宜超过 250 mg，1 次/8 小时。不良反应包括恶心、呕吐、眩晕、焦虑、口干、头痛、视力模糊等。

6. 普罗帕酮　适用于室上性和室性心律失常的治疗。口服。初始剂量为 150 mg，1 次/8 小时。如需要，3～4 天后加量到 200 mg，1 次/8 小时。最大剂量为 200 mg，1 次/6 小时。如原有 QRS 波增宽者，剂量不得超过 150 mg，1 次/8 小时。静脉注射可用 1～2 mg/kg，以 10 mg/min 静脉注射，单次最大剂量不超过 140 mg。不良反应为室内传导障碍加重，QRS 波增宽，出现负性肌力作用，诱发或使原有心衰加重。

（二）Ⅱ类药物——β 受体拮抗药

β 受体拮抗药主要用于控制房颤和房扑的心室率，也可减少房性和室性期前收缩，减少室速的复发，美托洛尔 25 mg，2 次/日，普萘洛尔 10 mg、3 次/日，阿替洛尔 12.5～25 mg、3 次/日。静脉注射剂艾司洛尔主要用于麻醉时房颤或房扑需紧急控制心室率的患者。负荷量 0.5 mg/kg，1 分钟内静脉注射，继之以 0.05 mg/（kg·min），静脉滴注 4 分钟，在 5 分钟内未获得有效反应，重复上述负荷量后继以 0.1 mg/（kg·min），滴注 4 分钟。每重复一次，维持量增加 0.05 mg。一般不超过 0.2 mg/（kg·min），连续静脉滴注不超过 48 小时。

（三）Ⅲ类药物——钾通道阻滞药

1. 胺碘酮　适用于室上性和室性心律失常的治疗，可用于器质性心脏病、心功能不全者。口服负荷量 0.2 g，3 次/日，共 5～7 日；继以 0.2 g，2 次/日，共 5～7 日；然后 0.1～0.3 g，1 次/日维持，但要注意根据病情进行个体化治疗。此药含碘量高，长期应用影响甲状腺功能，应定期检查。长期大量使用可发生肺纤维化。服药期间 Q-T 间期均有不同程度的延长。对老年人或窦房结功能低下者，胺碘酮可进一步抑制窦房结，窦性心率＜50 次/分者，宜减量或暂停用药。静脉注射负荷量 150 mg（3～5 mg/kg），10 分钟注入，10～15 分钟后可重复，随后 1～1.5 mg/min 静脉滴注 6 小时，以后根据病情逐渐减量至 0.5 mg/min。24 小时总量一般不超过 1.2 g，最大可达 2.2 g。主要不良反应为低血压和心动过缓，尤其用于心功能明显障碍或心脏明显扩大者时，更要注意注射速度，监测血压。

2. 索他洛尔　用于室上性和室性心律失常的治疗，常用剂量为 80～160 mg，2 次/日。其半衰期较长，由肾脏排出。低钾、低镁可加重索他洛尔的毒性反应。用药期间应监测心电图变化，当 Q-Tc 间期≥0.55 秒时应考虑减量或暂时停药。

3. 伊布利特　用于转复近期发生的房颤，成人用 1 mg 溶于 5% 葡萄糖 50 ml 内静脉注射。如需要，10 分钟后可重复。房颤终止则立即停用。肝肾功能不全者无需调整剂量，用药中应监测 Q-Tc 间期变化。

4. 多非利特　用于房颤复律及维持窦性心律，口服，250～500 μg，2 次/日，可以有效转复房颤并保持窦性心律，不增加心衰患者死亡率，所以可用于左室功能重度障碍者。该药延长 Q-T 间期，约 1%～3% 发生扭转型室速。

（四）Ⅳ类药物——钙通道阻滞药

1. 维拉帕米　用于控制房颤和房扑的心室率。口服 80～120 mg，1 次/8 小时，可增加到 160 mg，1 次/8 小时，最大剂量为 480 mg/d，老年人酌情减量。静脉注射用于终止阵发性室上性心动过速（室上速）和某些特殊类型的室性心动过速。剂量 5～10 mg/5～10 min 静脉注射，如无反应，15 分钟后可重复，5 mg/5 min。

2. 地尔硫䓬 用于控制房颤和房扑的心室率。静脉注射负荷量 15～25 mg（0.25 mg/kg），随后 5～15 mg/h 静脉滴注。如首剂负荷量心室率控制不满意，15 分钟内再给负荷量。静脉注射地尔硫䓬时应监测血压。

（五）其他药物

腺苷：用于终止室上速，3～6 mg，2 秒内静脉注射，2 分钟内心律失常不终止，可再以 6～12 mg、2 秒内静脉注射。三磷酸腺苷适应证与腺苷相同，10 mg，2 秒内静脉注射，2 分钟内无反应，15 mg、2 秒再次推注。此药半衰期极短，1～2 分钟内效果消失。常有颜面潮红、头痛、恶心、呕吐、咳嗽、胸闷等不良反应，严重的有窦性停搏、房室传导阻滞等，故对有窦房结及房室传导功能障碍的患者不适用。

三、常见心律失常的药物治疗

（一）室上性快速心律失常

1. 窦性心动过速 ①寻找并去除引起窦性心动过速的原因。②首选 β 受体拮抗药。若需迅速控制心率，可选用静脉制剂。③不能使用 β 受体拮抗药时，可选用维拉帕米或地尔硫䓬。

2. 房性期前收缩 对于无器质性心脏病且单纯房性期前收缩者，去除诱发因素外一般不需治疗。症状明显者可使用 β 受体拮抗药。

3. 房性心动过速 ①治疗基础疾病，去除诱因。②发作时可选用毛花苷 C、β 受体拮抗药、胺碘酮、普罗帕酮、维拉帕米或地尔硫䓬静脉注射。对血流动力学不稳定者，可采用直流电复律。刺激迷走神经的方法通常无效。对冠心病患者，选用 β 受体拮抗药、胺碘酮或索他洛尔。对心力衰竭患者，可考虑首选胺碘酮。③对合并病态窦房结综合征或房室传导功能障碍者，需安置心脏起搏器。④对特发性房性心动过速，应首选射频消融治疗。

4. 阵发性室上性心动过速 ①维拉帕米静脉注入。②普罗帕酮缓慢静脉注射。以上两种药物都有负性肌力及负性传导作用，故器质性心脏病、心功能不全，缓慢型心律失常的患者慎用。③腺苷或三磷酸腺苷快速静脉注射，往往在 10～40 秒内能终止心动过速。④毛花苷 C 静脉注射。⑤静脉注射地尔硫䓬或胺碘酮也可使用，但对终止阵发性室上速效率不高。为防止病情复发应首选射频消融术。

5. 加速性交界区自主心律 积极治疗基础疾病后心动过速仍反复发作并伴有明显症状者，可选用 β 受体拮抗药。如系洋地黄过量所致，应停用洋地黄，并给予钾盐、利多卡因、苯妥英或 β 受体拮抗药。

6. 心房颤动及心房扑动

（1）心房颤动 ①控制心室率：永久性房颤一般需用药物控制心室率，以保护心功能。地高辛和 β 受体拮抗药是常用药物，必要时二药合用。控制不满意者可以换用地尔硫䓬或维拉帕米，个别难治者也可选用胺碘酮或行射频消融改善房室结功能，慢快综合征患者需安置起搏器。②转复心律：心房颤动持续时间越长，越容易导致心房电重构而不易转复，因此复律治疗宜尽早开始。阵发性房颤多能自行转复，如果心室率不快，血流动力学稳定，患者能够耐受，可以观察 24 小时。如 24 小时后仍不能恢复则需进行心律转复。复律治疗前应查明并处理高血压、缺氧、急性心肌缺血或炎症、饮酒、甲状腺功能亢进症、胆囊疾病等诱发或影响因素。转复房颤有药物和电复律两种方法。电复律见效快、成功率可达 86%～94%。电复律后需用药物维持窦性心律者在复律前要进行药物准备，用胺碘酮者最好能在用完负荷量后行电复律。药物转复成功率约 70%～80%，可用胺碘酮、普罗帕酮、莫雷西嗪、丙吡胺、索他洛尔等，分次口服。静脉给普罗帕酮、依布利特、多非利特、胺碘酮终止房颤也有效。患器质性心脏病、心功能不全的患者首选胺碘酮，无器质性心脏病者可首选Ⅰ类药。近年报道，用普罗帕酮 450～600 mg 顿服终止房颤发作，成功率较高。房颤心律转复后要用药维持窦律，此时可继续使用各有效药物的维持量。③预防血栓栓塞：ESC 2010 指南提出应用新的评分系统——CHA2DS2VASC 积分进行房颤患者卒中风险评估。将房颤的危险因素分为主要危险因素（卒中史或一过性脑缺血发作及年龄≥75 岁）和临床相关的非主要危险因素（心力衰竭、高血压、糖尿病、女性、年龄 65～74 岁和血管疾病，即心肌梗死、复合型主动脉斑块以及外周动脉疾病等）。根据危险因素选择抗栓治疗策略，存在一个主要危险因素或两个以上临床相关的非主要危险因素，即 CHA2DS2VASC 积分≥2 分者需服用口服抗凝药物（OAC）；存在一个临床相关的非主要危险因素，即 CHA2DS2VASC 积分为 1 分者，服 OAC 或阿司匹林均可，但优先推荐 OAC；无危险因素，即 CHA2DS2VASC 积分 0 分者，可服用阿司匹林或不进行抗栓治疗。抗血栓药物的主要并发症为出血，使用华法林需要定期检测凝血酶原时间及活动度。近年世界卫生组织建议用国际标准化比值（international normalized ratio，INR）作为抗凝监控指标调整华法林剂量，使 INR 在 2～3 的范围。

（2）**心房扑动**　一般将其分为两型。Ⅰ型房扑折返环位于右心房，心房率为 240～340 次/分，Ⅱ、Ⅲ、aVF 导联 F 波倒置，V_1 导联直立，电生理检查时可以诱发和终止，射频消融是首选方法，成功率达到 83%～96%，Ⅱ型房扑心房率为 340～430 次/分，Ⅱ、Ⅲ、aVF 导联 F 波向上，F 波不典型，电生理检查不能诱发和终止。Ⅱ型房扑有时介于房颤与房扑之间，称为不纯房扑。药物治疗原则与房颤相同。

（二）室性快速心律失常

1. **室性期前收缩**　其预后有很大差异，应进行危险分层。不伴有器质性心脏病的室性期前收缩，即使频发室性期前收缩或少数多形、成对室性期前收缩，预后一般良好，不支持常规抗心律失常药物治疗，应去除患者诱发因素，对有精神紧张和焦虑者可使用镇静剂或小剂量 β 受体拮抗药，对某些室性期前收缩多、心理压力大且暂时无法解决者，可考虑短时间使用Ⅰb 或Ⅰc 类抗心律失常药（如美西律或普罗帕酮）。

伴有器质性心脏病的室性期前收缩，特别是多形、成对室性期前收缩伴有心功能不全者预后较差，应该根据病史、左室射血分数等进行危险分层。在治疗原发疾病、促发因素基础上用 β 受体拮抗药作为起始治疗。研究证实在非心肌梗死的器质性心脏病患者中，普罗帕酮、美西律和莫雷西嗪是有效而且比较安全的。胺碘酮或索他洛尔可用于复杂室性期前收缩的患者。胺碘酮可使总死亡率明显下降，特别适用于有心功能不全的患者。索他洛尔的长期疗效还有待证实。在下列情况下的室性期前收缩应给予急性治疗：急性心肌梗死、急性心肌缺血、再灌注性心律失常、严重心力衰竭、心肺复苏后存在的室性期前收缩、正处于持续室速频繁发作时期的室性期前收缩、各种原因造成的 Q-T 间期延长产生的室性期前收缩、其他急性情况（如严重呼吸衰竭伴低氧血症、严重酸碱平衡紊乱等）。

2. **室性心动过速**（简称为室速）

（1）**持续性室速**　发生于器质性心脏病的持续性室速多预后不良，容易引起猝死，必须及时治疗。①终止室速：有血流动力学障碍者立即同步电复律。药物复律常用利多卡因，但效果欠佳，剂量大时易出现消化道和神经系统不良反应，也会加重心功能不全；其优点是半衰期短，数分钟作用即可消失，便于继续使用其他药物。胺碘酮静脉用药安全有效，心功能正常者也可以使用普罗帕酮。多形室速而 Q-T 正常者，先静脉给予 β 受体拮抗药，常用美托洛尔 5～

10 mg 稀释后在心电监护下缓慢静注，室速终止立即停药。β受体拮抗药无效者，再使用利多卡因或胺碘酮。药物治疗无效应电复律。②预防复发：可以排除急性心肌梗死、电解质紊乱或药物等可逆性或一过性因素所致的持续性室速是埋藏式心脏复律除颤器（ICD）的明确适应证。ICD 可显著降低这类患者总死亡率和心律失常猝死率，效果明显优于抗心律失常药。无条件安置 ICD 的患者可给予胺碘酮治疗，无效或疗效不满意者可以合用β受体拮抗药。

（2）非持续性室速　发生于器质性心脏病患者的非持续室速很可能是恶性室性心律失常的先兆，应该认真评价预后并积极寻找可能存在的诱因。心腔内电生理检查是评价预后的方法之一。如果电生理检查不能诱发持续性室速，治疗主要针对病因和诱因，在此基础上应用β受体拮抗药有助于改善症状和预后。对上述治疗措施效果不佳且室速发作频繁可以按持续性室速用抗心律失常药。对于电生理检查能诱发持续性室速者，应按持续室速处理。如果患者左心功能不全或诱发出有血流动力学障碍的持续性室速或室颤，应该首选埋藏式心脏复律除颤器（ICD），无条件置入 ICD 者按持续性室速进行药物治疗。

（3）特发性室速　一般不合并有器质性心脏病，根据特征性心电图图形可分为：起源于右室流出道的特发性室速和左室特发性室速。持续发作时间过长且有血流动力学改变者宜电转复。①对右室流出道的特发性室速可选用维拉帕米、普罗帕酮、β受体拮抗药、腺苷或利多卡因；对左室特发性室速首选维拉帕米静脉注射。②预防复发：对右室流出道室速，β受体拮抗药的有效率为 25%～50%，维拉帕米和地尔硫草的有效率为 20%～30%，β受体拮抗药和钙拮抗药合用可增强疗效。如果无效，可换用Ic类（如普罗帕酮），其有效率为 25%～59%，胺碘酮和索他洛尔的有效率为 50%左右。对左室特发性室速，可选用维拉帕米 160～320 mg/d。特发性室速可用射频消融根治，成功率很高。

（4）扭转型室速　多见于 Q-T 间期延长者。先天性长 Q-T 间期综合征是离子通道的基因异常所致，根据基因突变位点的不同，将先天性长 Q-T 间期综合征分为Ⅰ～Ⅴ型，其中Ⅰ、Ⅱ型为不同的钾通道异常，Ⅲ型为复极时钠通道反复开放，Ⅳ、Ⅴ两型的基因型变异尚未完全清楚。临床上Ⅰ、Ⅴ型症状发生在运动或情绪激动时，Ⅲ型多发生在睡眠中，Ⅱ型在运动、激动、熟睡与唤醒之间。合并下列情况应视为高危患者：先天性耳聋、婴幼儿、家系中有猝死、T 波交替、Q-Tc 间期>600ms。获得性长 Q-T 间期综合征可由电解质紊乱如低钾血症、低镁血症引起，可发生于严重的心动过缓，如三度房室传导阻滞伴缓慢心室逸搏，也可由药物引起，如抗心律失常药、非竞争性抗组胺药（如阿司咪唑）、三环抗抑郁药等。因此防治扭转型室速与及时识别和处理 Q-T 延长关系密切。对于先天性长 Q-T 综合征：①避免使用延长 Q-T 间期的药物；②不论是否有症状或猝死的家族史，均应使用患者所能耐受的最大剂量的β受体拮抗药；③心脏起搏对预防长间歇依赖性扭转型室速（见于Ⅱ、Ⅲ型先天性长 Q-T 间期综合征）有效，也可预防大剂量β受体拮抗药所造成的严重心动过缓；④对于发生过心脏骤停的幸存者宜安置 ICD。对已使用足量β受体拮抗药仍有晕厥发作者，可考虑对左侧第4～5 交感神经结行切除术。扭转型室速发作期的紧急治疗：①首先寻找并处理 Q-T 间期延长的原因，如血钾、血镁浓度降低或药物等，停用一切可能引起或加重 Q-T 延长的药物；②采用药物终止心动过速时，首选硫酸镁，首剂 2～5g 静脉注射（3～5 分钟），然后以 2～20 mg/min 速度静脉滴注。无效时可试用利多卡因、美西律或苯妥英静脉注射；③上述治疗效果不佳者行心脏起搏，可以缩短 Q-T 间期，消除心动过缓；④异丙肾上腺素能增快心率，缩短心室复极时间，有助于控制扭转型室速，但可能使部分室速恶化为室颤，应小心，适用于获得性长 Q-T 间期综合征、心动过缓所致扭转型室速而没有条件立即行心脏起搏者。

（5）Brugada 综合征　患者心电图表现为右束支阻滞并 $V_{1\sim3}$ ST 段抬高，或仅有 $V_{1\sim3}$ ST 段抬高，出现类似终末 R'波，并有室颤发作史。ICD 能有效地预防心脏性猝死，在安置 ICD 后，可试用胺碘酮和（或）β受体拮抗药。

（6）加速性室性自主心律　其频率一般为 60～110 次/分。见于多种心脏病患者，也可发生于正常成人和儿童。在急性心肌梗死，特别是再灌注治疗时，其发生率可达 80％以上。这是一种良性异位心律，多为一过性。除治疗基础疾病外，对心律失常本身一般不需处理。

四、特殊临床情况下快速心律失常的处理

（一）心肌梗死心律失常的处理

急性心肌梗死由于缺血性心电不稳定可出现室性期前收缩、室速、室颤或出现加速性室性自主心律；由于泵衰竭或过度交感兴奋可引起窦性心动过速、房性期前收缩、房颤、房扑或室上速；由于缺血或自主神经反射可引起窦性心动过缓、房室或室内传导阻滞。

1. 急性心肌梗死伴室上性心律失常的治疗　①房性期前收缩与交感神经兴奋或心功能不全有关，无特殊治疗。②阵发性室上速增加心肌耗氧量，必须积极处理。可静脉用维拉帕米、地尔硫草或美托洛尔。合并心衰、低血压者可用电转复，洋地黄制剂有效。③急性心肌梗死合并房扑少见且多为暂时性。④合并房颤常见，如血流动力学不稳定，需迅速电转复治疗。血流动力学稳定的患者，以减慢心室率为首要。无心功能不全者可用美托洛尔、维拉帕米、地尔硫草；心功能不全者首选洋地黄制剂。胺碘酮对终止房颤、减慢心室率及复律后维持窦律均有价值。⑤通常情况下不建议使用 I c 类药物治疗。

2. 急性心肌梗死伴室性心律失常的治疗　14 项共 9063 例的随机对照试验证明，利多卡因可降低室颤的发生，但不降低总死亡率，相反较对照组为高，且无证据说明利多卡因预防应用可降低其死亡率。目前建议：①室颤、血流动力学不稳定的持续性多形室速应迅速非同步电转复。②持续性单形室速，伴心绞痛、肺水肿、低血压应尽早同步电转复。③持续性单形室速不伴上述情况可选用静脉利多卡因、胺碘酮和索他洛尔治疗。④频发、成对室性期前收缩可严密观察或利多卡因治疗（＜24 小时）。⑤加速性室性自主心律、偶发室性期前收缩可予观察。

（二）心力衰竭中心律失常的处理

心律失常的治疗必须在积极治疗心衰及原发病、消除诱发因素及纠正电解质紊乱基础上进行。心脏性猝死约占心衰总死亡率的 30％～70％，主要与心衰时快速室性心律失常有关。

心衰中 I 类抗心律失常药物的应用也显示了心律失常抑制与死亡率的矛盾现象，因此不建议继续应用。胺碘酮对降低心衰猝死改善生存有益，对心脏功能的抑制及促心律失常作用小，是严重心衰患者室性或房性心律失常的可选治疗药物。

1. 心衰伴房颤的治疗　房颤可见于大约 20％的心衰患者中，伴死亡率增加。应尽可能使房颤转复为窦性，胺碘酮可用于复律并维持窦律。

2. 心衰伴室性心律失常的治疗　①对无症状非持续性室速，不主张积极抗心律失常药物；②室颤、血流动力学不稳定的持续性室速应立即电转复；血流动力学稳定的持续性室速，首选胺碘酮，其次利多卡因，无效者电复律。③心衰中 ICD 植入对预防猝死的价值尚待证实。④心衰中室速以胺碘酮为主，可降低心脏性猝死，对总死亡降低可能有益。Ⅱ类交感抑制药，使心脏性猝死率降低，总死亡率降低。Ⅰ类钠通道阻滞药可能增加心衰猝死危险，不宜用。

（三）心源性猝死的治疗

心源性猝死主要由恶性室性心律失常即室颤和快速或多形室速引起，其中很小一部分是由预激综合征伴发房颤经房室旁路下传引起室颤所致，少数心脏猝死发生于心动过缓。电复律是处理致命性快速室性心律失常的最迅速、有效的方法。对心动过缓所致者应进行临时起搏。对于快速心律失常性心脏猝死，在复苏的同时经静脉应用抗心律失常药，目前主张首选胺碘酮。利多卡因仍可使用，但效果不如胺碘酮。在心肺复苏过程中，要注意可能存在的诱因如电解质紊乱、药物毒副作用、心肌缺血等。

五、抗心律失常药物的促心律失常作用

抗心律失常药物促心律失常是指用药后诱发既往未曾发生过的心律失常，或者使原有的心律失常恶化。所用药物的剂量或血浆药物浓度低于中毒水平，从而区别于药物中毒或过量导致的各种心律失常。目前抗心律失常药物的促心律失常尚缺乏统一的诊断标准，可参考以下表现作出诊断：

1. 新出现的持续性心律失常 扭转型室速，Q-T间期延长；多形室速；室颤；持续性单形室速，间歇性发作；持续性单形室速；房扑；窦房结功能低下；房室传导阻滞；明显的QRS增宽。

2. 原有心律失常恶化 可表现为非持续性转变为持续性、心动过速频率加快等。

促心律失常多发生在用药24～48小时内，72小时后渐为减少。发生促心律失常时应及时停药，测定血浆电解质浓度，包括血钾和血镁，并按具体心律失常处理。必要时可心室起搏，严重血流动力学障碍时可以电复律。

（罗兴林）

参考文献

1. 胡大一，等. 恶性室性心律失常的现代治疗. 2版. 北京：人民卫生出版社，2006.

2. 卢才义，等. 临床心律失常学. 2版. 北京：科学出版社，2006.

3. Wann LS, Curtis AB, January CT, et al. 2011 ACCF/AHA/HRS Focused Update on the Management of Patients With Atrial Fibrillation (Updating the 2006 Guideline)：A Report of the American College of Cardiology Foundation/American Heart Association Task Force on Practice Guidelines Circulation，2011 Aug 2，124（5）：e173.

急性心肌梗死诊断与治疗的现代概念

随着人们生活水平的提高及人类寿命的延长，心血管疾病已成为现代社会威胁人类健康的主要疾病，也是死亡的主要原因之一，同时给家庭和国家带来了沉重的经济负担。美国近年统计资料显示，在所有死亡病例中约45％的死因为心血管疾病，其中一半是冠状动脉粥样硬化性心脏病（以下简称冠心病），高死亡率和惊人的医疗费用引起了全世界医学界的关注，并促使对冠心病从基础到临床进行了广泛而深入的研究。我国正处在经济高速发展时期，冠心病呈现快速增长和年轻化趋势。近30年来，对急性心肌梗死（acute myocardial infarction，AMI）的诊断和治疗都取得了长足进展。目前认识到冠状动脉粥样硬化的病理进展模式为斑块形成-破裂-血栓形成。一般而言，具有脂核大、纤维帽薄、炎细胞（巨噬细胞）浸润明显的斑块属于易损斑块，极易破裂并促发局部血栓形成，引起心肌急性或亚急性缺血，临床上表现为不稳定型心绞痛到心肌梗死的连续临床谱，医学界统称为急性冠状动脉综合征（acute coronary syndrome，ACS）。根据患者心电图 ST 段是否抬高并结合其不同的病理生理基础，常将急性心肌梗死分为 ST 段抬高的心肌梗死（STEMI）与非 ST 段抬高的心肌梗死（NSTEMI）两类，前者是混合血栓形成后完全闭塞冠脉的结果，而后者往往是以血小板为主的白血栓形成但未完全闭塞冠脉的结果。针对这两者之间病理上的不同，采用不同的干预对策或治疗方法，可显著改善患者的临床预后。

一、急性心肌梗死概念的演变

（一）透壁梗死、非透壁梗死和心内膜下心肌梗死

此分类方法根据心电图检查结果进行，实质为病理诊断。因其与实际的病理情况往往不相符，故现已弃用。

（二）有 Q 波心肌梗死和无 Q 波心肌梗死

有 Q 波心肌梗死（QWMI）和无 Q 波心肌梗死（NQMI）的概念仍在沿用，但这些定义对心肌梗死患者的快速诊断和再灌注治疗缺乏指导意义。

（三）ST 段抬高的心肌梗死和非 ST 段抬高的心肌梗死

目前正广泛采用 STEMI 和 NSTEMI 的概念。该定义法既考虑了心电图变化的快速直观性，又考虑了 ST 段抬高与非 ST 段抬高两类心肌梗死不同的病理生理基础以及治疗与预后的差异性。前者应尽早行再灌注疗法〔溶解血栓（以下简称溶栓）或经皮穿刺冠状动脉介入治疗术（percutaneous coronary intervention，PCI）；而后者需进行有效抗栓治疗但不宜溶栓，并应根据危险分层决定是否早期介入干预。因此，采用此概念对心肌梗死的诊断、治疗和判断患者的预后都具有指导意义。

二、急性心肌梗死诊疗模式的变迁

心脏监护病房（CCU）、心肌损伤标志物监测、溶栓疗法、冠脉造影及冠脉血运重建术等技术应用，使急性心肌梗死的诊断和治疗取得重大进展。

（一）20 世纪 70 年代的诊疗模式

（1）心电监护、心肌损伤标志物检测。

（2）应用吗啡、硝酸酯类药物。

（3）处理并发症（心律失常、心衰及心源性休克等）。

（4）应用 β 受体拮抗药（20 世纪 70 年代后期）。

（二）20 世纪 80 年代的诊疗模式

（1）采用溶栓疗法。

（2）应用阿司匹林。

（3）应用血管紧张素转换酶抑制药。

（4）采用介入治疗（如经皮穿刺腔内冠状动脉成形术等）。

（三）20 世纪 90 年代的诊疗模式

（1）进入"他汀时代"，稳定、逆转"斑块"。

（2）认识到急性心肌梗死治疗成功的关键在于早诊断、早治疗，提出了设置急性心肌梗死救治的绿色通道（chest pain center，CPC）以及建立"胸痛中心"等观念。

三、急性心肌梗死的诊断

早期识别、及时治疗对急性心肌梗死意义重大，可更多挽救濒死心肌、改善左心室收缩功能、稳定心电活动、显著改善患者的预后。急性心肌梗死的诊断通常应具备下列 3 条标准中的至少 2 条：①缺血性胸痛的临床病史；②反映心肌从缺血、损伤到坏死的心电图动态改变；③反映心肌坏死的血清心肌标记物浓度的动态改变。

其中，询问患者的胸痛特点和描记 18 导联心电图是迅速筛查心肌缺血和急性心肌梗死的主要方法。部分急性心肌梗死患者的临床病史和心电图改变不典型，以血清心肌损伤标志物浓度变化作为重要依据。

（一）缺血性胸痛症状

急性心肌梗死患者的缺血性胸痛表现通常与典型心绞痛相似，但具有程度更重、持续时间更长（可达数小时至数天）、使用硝酸酯类药物不能缓解等特点。询问缺血性胸痛病史时应注意非典型胸痛的情况，如女性患者胸痛常不典型，老年人常表现为呼吸困难或卒中，糖尿病患者可呈无痛性心肌梗死等；还应注意与非缺血性胸痛疾病的鉴别，如急性肺动脉栓塞、急性主动脉夹层、急性心包炎、急性胸膜炎、带状疱疹、急腹症等。

（二）心电图动态改变

要求在初次接触患者 10 分钟内完成疑诊心肌梗死患者 18 导联心电图（常规 12 导联＋$V_{7\sim9}$＋$V_{3R\sim5R}$）的描记和分析；急性心肌梗死典型心电图演变是：随病程进展依次出现 T 波高尖，ST 段弓背上抬，Q 波形成，T 波倒置，弓背上抬的 ST 段回落到正常基线，T 波由倒置转为直立而 Q 波常保持不变。应注意，对疑诊急性心肌梗死而心电图胸前导联（$V_1\sim$$V_3$）仅显示 ST 段压低的患者，一定要仔细观察正后壁导联（$V_7\sim V_9$）ST 段有无弓背上抬，以防漏诊正后壁的急性 ST 段抬高型心肌梗死。对于心电图确无 ST 段弓背上抬但心肌损伤标志物有明显序列升高的患者，即可诊断为急性非 ST 段抬高的心肌梗死。

（三）心肌坏死的血清心肌标志物浓度动态改变

心肌坏死的特征性标志物主要有肌钙蛋白（cTnT/I）、肌酸激酶同工酶（CK-MB）等。它们在血清中出现、达峰、消失的时间各不相同，呈特定的序列变化。详见表 2-12。为此，应适时多次采血监测血清心肌损伤标志物浓度，并尽早报告结果。推荐采血时间为：入院即刻、2～4 小时、6～9 小时、12～24 小时、48 小时、72 小时、7 日、14 日。

表 2-3　急性心肌梗死患者的血清心肌标记物及其检测时间

项目	肌红蛋白	肌钙蛋白		CK-MB
		cTnI	cTnT	
出现时间（小时）	1～2	2～4	2～4	3～4
100％敏感时间（小时）	4～8	8～12	8～12	8～12
峰值时间（小时）	4～8	10～24	10～24	10～24
持续时间（天）	0.5～1	5～10	5～14	2～4

cTnI：肌钙蛋白 I。cTnT：肌钙蛋白 T。CK-MB：肌酸激酶同工酶。

（四）急性心肌梗死患者的危险性评估

STEMI 与 NSTEMI 两者虽然发病时表现有轻、重差别，但其危险程度并无明显差异。流行病学研究结果显示：STEMI 严重心血管事件多在入院前和入院后的短期内发生，而 NSTEMI 急性期病情可能会轻一些，但其严重心血管事件的风险常持续到发病后的数天到数周甚至更长时间，两者 6 个月的死亡率相似，所以在临床治疗上应给予同样重视。一般而言，ST 段抬高出现的导联越多、血清心肌标志物浓度上升得越高，提示心肌梗死面积越大，患者死亡率越高。此外，急性心肌梗死患者伴有下列任一项者提示为高危患者：女性、高龄（年龄在 70 岁以上）、既往有心肌梗死病史、心房纤颤、糖尿病、前壁心肌梗死、肺部湿啰音、低血压、窦性心动过速。

四、心肌梗死治疗的有关问题

急性心肌梗死的治疗包括院前急救、住院治疗和长期治疗（即二级预防）。

（一）院前急救

流行病学调查显示，约 50% 急性心肌梗死死亡患者是发病 1 小时内猝死的，其死因主要是可救治的致命性心律失常。

急性心肌梗死的院前急救措施如下：

（1）停止任何主动活动和运动。

（2）立即舌下含服硝酸甘油 1 片（0.6 mg），每 5 分钟重复使用。

（3）若患者含服硝酸甘油 3 片无效，施救者应立即给有心脏急救条件的医院拨打急救电话或拨打 120 求救。在由专业医护人员接送患者到医院的途中，应对患者全程吸氧、心电图监护，必要时需行紧急电复律及静脉溶栓治疗等。

（二）STEMI 的住院治疗

1. 一般治疗　重点为监测和防治不良事件或并发症。

（1）监测　包括心电图、血压、氧饱和度的监测。

（2）卧床休息　病情轻者卧床休息 1～3 天，不稳定或高危者适当延长卧床休息时间，应待症状缓解，血动力学稳定 12～24 小时后可开始活动。

（3）建立静脉通道　维持水、电解质及酸碱平衡。

（4）镇静与镇痛　给予地西泮（安定）使患者处于轻度嗜睡状态。严重胸痛者可给予吗啡 3～5 mg 静脉注射，必要时每 5 分钟重复 1 次，总量不宜超过 15 mg，应注意吗啡的不良反应，如恶心、呕吐、低血压、呼吸抑制等。

（5）吸氧　伴有呼吸困难或低氧血症者（$SaO_2 < 90\%$）、肺水肿或持续心肌缺血的患者尤为需要氧疗。

（6）饮食和通便　禁食至胸痛消失，然后进流质或半流质，逐渐过渡到进普通饮食；必要时给予缓泻剂通便。

（7）硝酸甘油　静脉滴注 24～48 小时后改为口服硝酸酯类药物。注意，收缩压低于 90 mmHg（12 kPa）、心率小于 50 次/分或大于 100 次/分应禁用硝酸甘油，下壁伴右心室梗死者应慎用硝酸甘油。

（8）强化抗血小板和调脂治疗　入院后即刻嚼服阿司匹林 300 mg、氯吡格雷 300 mg 抗血小板治疗，继以阿司匹林 100 mg/d、氯吡格雷 75 mg/d 维持治疗。调脂治疗主要使用他汀类药物，如阿托伐他汀 40～80 mg/d，持续 7 日，继以 10～20 mg/d 维持治疗。

（9）其他 ACEI/ARB 与 β 受体拮抗药若无禁忌证均应常规使用；出现严重快速室性心律失常首选胺碘酮治疗，紧急情况可采用电复律；出现严重缓慢性心律失常应安置临时起搏器；严重心衰特别是伴心源性休克者，在相应药物治疗的同时采用主动脉内气囊反搏（IABP）常能有效帮助患者度过急性危险期。

2. 再灌注治疗 再灌注治疗主要有两条途经，即溶栓和经皮冠状动脉介入治疗（PCI）。如果发病在 3 小时内，药物溶栓与直接 PCI 两种方式效果相近，都可选用。但有以下情况推荐选择介入治疗：①有熟练的 PCI 技术和条件，尤其是能在入院后 90 分钟内开通梗死血管；②高危 ST 段抬高心肌梗死患者，如提示冠脉前降支近段闭塞的广泛前壁心肌梗死、并发心源性休克、急性左心衰（Killip 分级达 3 级以上）等；③有溶栓禁忌证；④发病时间超过 3 小时；⑤不能确定为 ST 段抬高型心肌梗死的诊断。

（1）溶栓治疗 优点：价廉、应用方便，各级医院均可开展。缺点：禁忌证多（仅 50％STEMI 患者有用药适应证），TIMI3 级血流再通率约 50％，出血风险大，残余狭窄继续存在，再梗死率高，多数需要再行 PCI。应充分认识到溶栓疗效具有明显的时间依赖性，溶栓距发病时间越短，梗死相关血管再通率越高。因此，溶栓治疗主要用于没有条件做急诊 PCI、发病在 12 小时（最好是 3 小时）以内、无溶栓禁忌证的急性心肌梗死患者。

1）溶栓治疗的禁忌证 ①既往任何时间发生过出血性脑卒中，1 年内发生过缺血性脑卒中或脑血管事件；②颅内肿瘤；③活动性消化性溃疡，或近期（2～4 周）活动性内脏出血（月经除外）；④可疑主动脉夹层；⑤未控制的超高血压［收缩压高于 180 mmHg（24.0kPa），舒张压高于 110 mmHg（14.7kPa）］或有严重的慢性高血压史；⑥目前正在使用治疗剂量的抗凝药［国际标准化比率（INR）为 2～3］伴有已知的出血倾向；⑦近期（2～4 周内）有创伤史，包括头部外伤、创伤性心肺复苏或较长时间（超过 10 分钟）的心肺复苏；⑧近期（3 周以内）外科大手术史，或者近期（2 周以内）有不能压迫部位的大血管穿刺史；⑨妊娠。

2）溶栓剂的选择与用法 目前常用的有尿激酶（UK）、链激酶（SK）或重组链激酶（rSK）、重组组织型纤维蛋白溶酶原激活剂（rt-PA）、重组葡激酶（r-SAK）等。其中我国最常用的是：①UK：总量为 150 万 U，先 30 万 U 静脉注射，余 120 万 U 于 30 分钟内静脉滴注。②rt-PA：总量为 50 mg，先 8 mg 静脉注射，余 42 mg 在 90 分钟内静脉滴注。

（2）介入治疗 优点：禁忌证少、出血风险小、成功率＞95％、TIMI3 级血流再通率约 90％、残余狭窄几乎为 0、再梗死率低。缺点：要求条件高（特殊设备和专业人员）、费用多，且要求从入院到球囊扩张开通闭塞血管（door-to-balloon）的时间＜90 分钟。最新指南提出，急性心肌梗死起病 24 小时内（甚至 60 小时内）有持续胸痛伴 ST 抬高的患者都是介入治疗的适应证，而对于出现心源性休克者介入治疗则没有时间限制。

总之，对 STEMI 的诊治必须争分夺秒，因为"时间就是心肌，时间就是生命"，尤其是尽早应用再灌注治疗方法，可进一步改善患者的近期及远期临床预后。医生在接触患者的第一时间，通过迅速询问胸痛等病史，描记 18 导联心电图并观察其动态变化，需要时再结合血清心肌损伤标志物变化，常能快速做出正确诊断，随即给予负荷量抗血小板药物（阿司匹林、氯吡格雷）嚼服，同时，通过绿色通道将患者转送至有条件的医院心导管室行直接 PCI 治疗（Ia 类适应证）。若因条件所限无法直接 PCI 治疗而发病又在 12 小时以内者，应就地进行溶栓治疗。若溶栓不成功则立即转送至有条件的医院行补救 PCI 治疗；溶栓成功者也应争取在 3～24 小时内行冠脉造影并视情况对罪犯病变处的残余狭窄行 PCI 治疗。

(三) NSTEMI 的处理

NSTEMI 的治疗原则是抗栓而不溶栓，早期主要行扩冠、抗血小板与抗凝、稳定斑块及对症处理，同时对患者进行危险分层，并根据危险分层的结果决定进一步介入治疗的时机。对于危险性越高的患者越是需要尽早开始介入治疗。

1. NSTEMI 的危险分层　参与危险分层的因素主要有：年龄、糖尿病病史、ST 段压低程度、肌钙蛋白升高的水平、心电活动的不稳定性、血动力学状态的不稳定性等。

(1) 低危险组　无并发症，心电活动及血流动力学均稳定，不伴有反复缺血发作。

(2) 中危险组　有持续性胸痛或反复发作心绞痛，不伴有心电图明显改变或 ST 段压低但幅度不超过 2mV。

(3) 高危险组　ST 段显著压低并肌钙蛋白明显升高，伴有心源性休克、急性肺水肿或持续性低血压、致命性心律失常等。

2. 药物治疗

(1) 抗血小板　血小板活化是 NSTEMI 发病机制的关键环节，故抗血小板治疗最为重要。口服抗血小板治疗以阿司匹林联合氯吡格雷为主。阿司匹林负荷剂量 300 mg，嚼服，以后 100 mg/d；氯吡格雷负荷剂量 300 mg，嚼服，以后 75 mg/d。除非有高出血风险，口服双联抗血小板药物治疗应持续应用 12 个月。高危或 PCI 术后患者还可短时间内联合应用 GPIIb/IIIa 拮抗药如替罗非班。

(2) 抗凝　NSTEMI 患者需在抗血小板治疗基础上加用抗凝治疗。依据缺血与出血事件风险评估，选择不同的抗凝治疗。静脉滴注普通肝素为常规治疗，也可用于急诊 PCI 术中，一般使用 48～72 小时，每 4～6 小时监测 1 次 APTT 或 ACT，保持其凝血时间延长到对照的 1.5～2 倍。近年更多使用低分子肝素（首选择依诺肝素）来抗凝，0.6 ml，每 12 小时皮下注射一次，可连用 7 天，期间不需监测部分凝血酶时间来调整剂量，出血的发生率较低。最近更有临床试验显示，新型药物如磺达肝癸钠、比伐卢定等较低分子肝素有更好的疗效和安全性。

(3) 其他治疗　详见 STEMI 的一般治疗。

3. 介入治疗　大量循证医学的证据都肯定，对 NSTEMI 患者采取积极的介入治疗能有效防止再梗发生、改善预后、减少患者死亡。对于高危险组患者应即刻进行介入治疗；对于中危险组患者应积极准备，要求在 24 小时内进行介入治疗；对于低危险组患者介入治疗可以适当推迟，但也应当在入院后 72 小时内完成。

(四) 二级预防

冠心病本质上属于后天获得性疾病。大量流行病学调查结果显示，90％的心肌梗死能被后天可检测、可控制的因素所预测。这些因素按权重排序依次为：血脂异常、吸烟、糖尿病、高血压、腹型肥胖、缺乏运动、蔬菜水果摄入不足、精神紧张等。一项国际多中心合作研究结果表明，10 个心肌梗死 9 个可以被解释，6 个心肌梗死 5 个可以被预防。用于急性心肌梗死患者恢复后防止再次梗死并降低其死亡危险的二级预防策略（ABCDE 策略）为：

(1) Aspirin（阿司匹林）、ACEI（血管紧张素转换酶抑制药）。

(2) β-blocker（β 受体拮抗药）、Blood pressure control（控制血压）。

(3) Cholesterol lowing（降低胆固醇，"他汀"药物）、Cigarette quitting（戒烟）。

(4) Diabetes control（控制血糖）、Diet（合理饮食）。

（5）Exercise（运动）、Education（患者健康教育）。

（黄维义）

参考文献

1. 曹林生，廖玉华. 心脏病学. 2版. 北京：人民卫生出版社，2010：706-752.
2. 陆再英，钟南山. 内科学. 2版. 北京：人民卫生出版社，2008：267-302.
3. Wijns W，Kolh P，Danchin N，et al. Guidelines on myocardial revascularization：Task Force on Myocardial Revascularization of the European Society of Cardiology（ESC）and the European Association for Cardio-Thoracic Surgery（EACTS）. Eur Heart J，2010，31（20）：2501-2555.
4. Hamm CW，Bassand JP，Agewall S，et al. ESC Guidelines for the management of acute coronary syndromes in patients presenting without persistent ST-segment elevation：The Task Force for the management of acute coronary syndromes（ACS）in patients presenting without persistent ST-segment elevation of the European Society of Cardiology（ESC）. Eur Heart J，2011 Dec，32（23）：2999-3054.

成人慢性心力衰竭的非药物治疗

慢性心力衰竭是一种由各种病因导致器质性心血管疾病的复杂临床症状群，为各种心血管疾病的终末阶段，是临床上常见的危重症。目前慢性心力衰竭的治疗手段主要有药物治疗和非药物治疗。近年来随着对慢性心力衰竭发病机制的深入研究，涌现出越来越多的针对慢性心衰的非药物治疗手段，诸如微创介入、双心室同步化治疗（CRT）、基因治疗及干细胞治疗等，为药物治疗效果不佳的慢性心衰患者带来了希望。

一、机械性辅助循环支持

对药物治疗无效的慢性心力衰竭患者，机械性辅助循环支持为重要的辅助治疗手段，而且当心力衰竭无法逆转，需要行心脏移植时，机械性辅助循环支持也可作为一种过渡治疗。目前机械性辅助循环手段主要有主动脉球囊反搏（IABP）、体外膜肺氧合（ECMO）及心脏机械辅助装置。

（一）主动脉球囊反搏（IABP）

是治疗心力衰竭有效手段，其疗效优于药物，为常用心脏机械辅助手段之一。IABP主要是将与外界相通气囊安置在降主动脉近心端，心脏收缩前，气囊排气，主动脉内瞬间减压，心脏射血阻力减少，心肌耗氧减少；心脏舒张时气囊充气，主动脉舒张压升高，增加心肌供血供氧，从而达到反搏辅助循环的效果。IABP可用于心脏术后心肌功能障碍、PCI手术前后辅助、急性心肌梗死导致的心源性休克及失代偿的慢性心力衰竭。

（二）体外膜肺氧合（ECMO）

简而言之为人工心肺支持技术，即人工肺和人工心脏。它是通过静脉插管将患者的静脉血引至体外，经过氧合器气体交换后，再通过动脉或静脉将氧合血输回患者体内，从而供氧并排出机体内的二氧化碳，达到减轻心脏前负荷，增加组织灌注的目的。适用于心脏手术后心源性休克、急性心肌炎、急性心肌梗死后心源性休克、心肌病的过渡治疗及急性肺栓塞引起的右心衰。ECMO 最常见的并发症为出血，可能与长期使用肝素与凝血因子消耗有关。

（三）心脏机械辅助装置

心脏机械辅助装置是将心脏或静脉系统中的血液直接泵入动脉系统，从而部分或全部替代心室做功的人工机械装置。目前有左心室辅助装置，右心室辅助装置和全人工心脏。心室辅助装置既可辅助左心室，将左房血液引出，泵入主动脉，又可辅助右心室，将右房血液直接泵入主肺动脉。而全人工心脏能同时支持体循环和肺循环，能保持双心室排血量的平衡，而且能根据生理需求改变心排血量。心脏机械辅助装置适用于心源性休克、重度心肌炎、心脏移植前的过渡治疗及终末期的替代治疗。

二、心脏再同步化治疗及埋藏式自动复律除颤器

慢性心衰患者死亡的主要原因为进行性心力衰竭和恶性心律失常。针对前者，心脏再同步化治疗（cardiac resynchronization therapy，CRT）可以改善患者的心功能，降低由于进行性心衰所致的死亡；而针对后者，埋藏式自动复律除颤器（implantable cardioverter defibrillator，ICD）可以自动感知恶性心律失常，从而有效防止因恶性心律失常导致的心脏性猝死。

（一）CRT

慢性心力衰竭的患者多存在心室传导异常，因此房室、室间或室内运动不同步，从而引起心室舒张期充盈时间缩短，心脏泵血能力下降。CRT 则是在传统右心房、右心室双心腔起搏基础上通过冠状静脉窦起搏左心室，按照一定的房室间和室间顺序发放刺激，实现正常的心房、心室电激动传导，以改善心脏的不协调运动，恢复房室、左右室间和左室室内运动的协调性，使心脏功能得到改善。CRT 分为 CRTP 和 CRTD。只具有起搏功能的再同步化治疗称为 CRTP；同时兼具自动除颤功能的再同步化治疗称为 CRTD。我国的 CRT 适应证为：①缺血性或非缺血性心肌病；②充分抗心力衰竭药物治疗后，NYHA 心功能分级仍在Ⅲ级或不必卧床的Ⅳ级；③窦性心律；④左室射血分数≤35％；⑤左室舒张末内径≥55 mm；⑥QRS波时限≥120ms 伴有心脏运动不同步。虽然已有研究表明 CRT 能显著改善心衰患者的生活质量，降低总死亡率，但 CRT 尚不能完全取代药物治疗，药物治疗仍是 CRT 发挥作用的先决条件之一。而且，如何确定最佳电极起搏位置及最佳程控参数，如何客观评价 CRT 疗效，如何选择合适的 CRT 患者等一系列问题尚待解决。

（二）ICD

慢性心力衰竭的患者由于存在心肌纤维化、心肌细胞肥大以及神经内分泌紊乱，更易发生恶性心律失常（室性心动过速、室颤）。ICD 系统能持续不断地监测患者心脏的节律，当监测到任何异常的心脏搏动时，它将采取电疗措施从而恢复心脏的正常节律。ICD 系统主要由 ICD 及电极两部分组成，其中 ICD 表面为钛金属，内部由微处理器、集成电路块及一个电池组成。ICD 的适应证为：①心衰伴有低 LVEF 者，曾有心脏停搏、室颤或伴有血流动力学不稳定的室性心动过速；②缺血性心脏病患者，心肌梗死后至少 40 天，LVEF≤35％，长期优化药物治疗后 NYHA 心功能Ⅱ级或Ⅲ级，预期生存＞1 年；③非缺血性心肌病患者，LVEF≤35％，长期优化药物治疗后 NYHA 心功能Ⅱ级或Ⅲ级，预期生存＞1 年；④心肌梗死所致心功能不全，心肌梗死后至少 40 天，LVEF≤30％，NYHA 心功能Ⅰ级；⑤心肌

梗死相关的非持续性室性心动过速，LVEF≤40%，电生理诱发室颤或持续性室性心动过速。

三、心脏移植

自 1967 年南非医生 Barnard 成功实施了人类第一例同种异体原位心脏移植术后，随着免疫抑制药的出现及心脏保护技术的改进，心脏移植技术日趋完善，逐渐成为对药物治疗难以奏效终末期心衰患者的最有效措施。目前心脏移植主要适用于：经内外科常规治疗无效的终末期心衰患者；无不可逆的重度肺动脉高压，或肺动脉压≤60 mmHg；其他重要器官功能正常或者可逆；患者精神状态稳定，对生活充满信心。成功心脏移植后，50%的患者可恢复工作，40%的患者心功能能达到Ⅰ级，6 年生存率可达 60%。然而，感染和排斥反应仍是心脏移植术后死亡的主要原因，且存在合格的供体来源少、手术难度大及费用高等问题。

四、外科心室重建技术

慢性心力衰竭患者由于长期受神经体液因素及心脏前后负荷的作用，导致心肌结构及功能的进行性损害，引起心脏内径和心肌质量的改变，心室不断扩大，最终使左心室变为球形。晚近针对慢性心力衰竭患者心室几何形态异常的重建技术引起人们的日益关注。

（一）左心室减容术

心脏供体缺乏，导致心脏移植手术受限，迫使人们不得不开展多元化的方法，左心室减容术就是其中之一。左室减容术主要是通过切除左心室部分肌肉，使扩张的左心室容积缩小，逆转左心室重构，从而改善心脏功能。该手术的关键是纠正二、三尖瓣关闭不全。手术适应证目前尚无统一标准，一般认为无法行心脏移植的终末期心衰患者，经内科治疗无效，且无其他手术禁忌证。左心室减容术能在一定程度上改善慢性心衰患者心功能，延长其等待心脏移植的时间。

（二）背阔肌心肌成形术

将心力衰竭患者的背阔肌游离出来，通过左肋间包裹衰竭的心室，通过植入感知和刺激装置，使背阔肌和心肌同步收缩，从而辅助心脏收缩，防止心脏过度舒张，从而达到治疗心衰的目的，该技术可作为心脏移植的桥梁性手术。该手术的治疗原理可能为以下三方面：①包裹在心脏外面的肌肉防止心脏的过度扩张；②包裹心脏的肌肉收缩期的主动收缩增加的心脏的射血量；③促进心肌新生血管的形成，提高了血供。该手术的 5 年生存率达 60%以上。

五、干细胞治疗

维持心脏工作的心肌细胞不可逆性死亡是慢性心力衰竭重要的发病机制之一。近年来，干细胞治疗技术日趋成熟，给慢性心力衰竭的治疗带来了突破性进展。干细胞是一具备自我复制和多向分化潜能的细胞，当组织受损时，可通过定向分化成该组织细胞而修复受损组织。干细胞按来源不同可分为胚胎干细胞、内皮组细胞、骨骼肌卫星细胞、骨髓间干细胞等。晚近动物研究表明通过将体外培养干细胞注入受损心脏区域，干细胞可分化为心肌细胞改善心脏局部或整体功能。而且移植成活的干细胞还能分化为血管内皮细胞，促进局部心肌新生血管的产生，增加血供，促进顿抑或冬眠心肌细胞功能恢复。此外，干细胞还能分泌一些有益的细胞因子，改善心肌间质成分并抑制心肌细胞凋亡，预防心脏进一步重构。目前干细胞治疗技术尚停留在实验研究阶段，临床研究较少，病例数少，其安全性及有效性等问题还有待进一步观察。总的来说，较心脏移植而言，干细胞治疗取材方便，移植方法及途径较简单，而且自体干细胞还避免了免疫排斥反应，完全可以取代心脏移植成为慢性心衰治疗的主要手段之一。

六、基因治疗

慢性心力衰竭时心肌细胞会出现肥大，收缩力的下降，细胞内的一系列基因异常表达。正是基于此，人们提出了基因治疗的概念。基因治疗就是用将外源目的基因以一定技术导入体内，通过补充失去正常功能的心肌基因，或抑制其某些基因的过度表达，从而达到治疗心衰的目的。由于慢性心力衰竭涉及多基因的异常，基础研究的基因也比较多，主要集中在以下方面：①增强心肌收缩力的基因，如提高心肌细胞 β 受体基因的表达及跨膜钙转运调控基因的表达；②导入抑制心肌细胞凋亡的基因，如抗凋亡基因 bcl-2；③导入促进心肌梗死后的新生血管生成的基因，如缺氧诱导因子-1、血管内皮生长因子，内皮型一氧化氮合酶等。目前越来越多的动物研究均显示基因治疗能减轻心衰时心脏重构，明显改善心脏功能。但临床基因治疗尚处于试验阶段，其有效性及安全性有待进一步验证，而且还存在伦理学和社会道德问题。

虽然随着人们对心衰发病机制研究的深入和新药的应用，慢性心衰的治疗已取得了长足的发展，但其患病率及死亡率仍居高不下。目前，CRT、心脏移植及外科手术等联合应用为心衰的治疗开辟了另一条新的途径。而基于干细胞移植与基因治疗的技术也正向我们展现其更广阔的应用前景及深远的临床意义，将来心衰的治疗策略正逐渐向针对致病基因的靶向治疗方向发展，慢性心衰患者有望从基因靶向治疗中获益。

（冯　健　范忠才）

参考文献

1. Dickstein K，Vardas PE，Auricchio A，et al. 2010 Focused Update of ESC Guidelines on device therapy in heart failure：an update of the 2008 ESC Guidelines for the diagnosis and treatment of acute and chronic heart failure and the 2007 ESC Guidelines for cardiac and resynchronization therapy. Developed with the special contribution of the Heart Failure Association and the European Heart Rhythm Association. Eur J Heart Fail，2010，12（11）：1143-1153.

2. Rapti K，Chaanine AH，Hajjar RJ. Targeted gene therapy for the treatment of heart failure. Can J Cardiol，2011，27（3）：265-283.

3. Thompson KA，Philip KJ，Barbagelata A，et al. Review article：the new concept of interventional heart failure therapy-part 1：electrical therapy，treatment of CAD，fluid removal，and ventricular support. J Cardiovasc Pharmacol Ther，2010，15（2）：102-111.

心血管疾病的介入性诊疗

心血管疾病的介入性诊疗是以心导管术进行诊断和治疗心血管疾病的新兴分支学科，是近代临床医学领域中发展最快、最显著的学科之一。

一、选择性冠状动脉造影

冠状动脉造影：是用导管技术在心脏冠状动脉内注入显影剂，能准确、清晰地显示活体冠状血管的解剖结构。是冠心病诊断的金标准。

（一）用于诊断目的

（1）不典型胸痛，临床上难以确定诊断。

（2）有缺血性心绞痛症状，但运动试验及核素心肌显像无客观适应证。

（3）有典型心绞痛症状，无创检查有心肌缺血的冠心病，为进一步制订治疗方案提供客观依据。

（4）不明原因的心脏扩大，心功能不全，心律失常患者。

（5）心电图束支传导阻滞、T波异常或非特异性ST-T改变者。

（6）冠状动脉腔内成形术（PTCA、激光、旋切、旋磨等）或CABG术（冠脉搭桥术）后反复发作的不能控制的心绞痛。

（7）原发性心跳骤停经心肺复苏者。

（8）为安全或职业需要，需除外冠心病者（如有胸部不适的飞行员、高空作业者等）。

（二）用于治疗目的

（1）临床上确认为冠心病，欲行冠状动脉内血管成形术或外科搭桥术者。

（2）急性心肌梗死出现下列情况者，应考虑急诊冠状动脉造影：①发病6小时以内急性心肌梗死或发病在6小时以上仍有持续性胸痛者，拟行急诊PTCA术者；②急性心肌梗死并室间隔穿孔或乳头肌断裂，致心源性休克或急性泵衰竭，经内科治疗无效需急诊手术治疗者；③梗死后心绞痛，经内科治疗不能控制者。

（3）心肌梗死后虽无症状但有下列情况者：较年轻患者，无创检查（Holter、运动试验、运动核素心肌扫描）显示有心肌缺血证据者。

（4）陈旧性心肌梗死。

（5）血管成形术后及冠搭桥术后心绞痛复发药物不控制，考虑进一步血运重建治疗者。

（6）瓣膜病患者换瓣术前年龄＞45岁者，需排除冠状动脉病变。

（7）先天性心脏病出现心肌缺血或可能合并冠脉畸形者（大动脉转位、法洛四联症等）。

（8）肥厚性心肌病行室间隔化学消融术或外科手术前，年龄＞45岁，有胸痛者。

（三）用于评价目的

（1）预后评价。

（2）临床治疗转归与随访。

Sones名言"只要操作医生称职合格，设备完善，对患者的危险性在可以接受的范围，需要显示冠脉才能解决的临床问题都是冠脉造影的适应证"。

冠状动脉造影对冠脉狭窄程度的TIMI（thrombolysis in myocardial infarction）分级：

0级：无血流灌注，闭塞血管远端无血流。

Ⅰ级：造影剂部分通过，冠脉狭窄远端不能完全充盈。

Ⅱ级：冠脉狭窄远端可完全充盈，但显影慢。

Ⅲ级：冠脉狭窄远端造影剂完全、迅速充盈和消除，类同正常冠脉血流。

二、经皮冠状动脉介入治疗

粥样斑块是导致冠脉狭窄引起冠心病的病理基础。经皮冠状动脉介入治疗（percutaneous coronary intervention，PCI）是用心导管介入技术对冠状动脉血管塑形和去除斑块的方法来恢复血管腔的正常形态而治疗冠心病。治疗机制：①血管塑形：如球囊成形术、冠状动脉内支架等。②去除斑块：a. 切除阻塞物（如冠脉内定向斑块旋切术、旋磨术等）。b. 钻通完全闭塞病变。c. 加热法：采用热或射频钻头对病变进行"烧灼、汽化、熔化、烫烤"。如激光、射频成形术。

（一）冠状动脉内血栓溶解疗法

导管介入冠状动脉内直接注射能有效地使血栓溶解，开通栓塞血管。

（二）经皮腔内冠状动脉成形术

经皮腔内冠状动脉成形术（percutaneous transluminal coronary angioplasty，PTCA）是用球囊扩张冠脉的狭窄部位，使粥样斑块撕裂，扩展动脉中膜和外膜，减轻狭窄，增大冠脉内径，改善远端心肌缺血的心脏介入性手术。

（三）冠状动脉内支架

冠状动脉内支架（percutaneous intracoronary stent implantation）是将可被球囊扩张开的多孔不锈钢管架置入病变冠脉内，支撑管壁的心脏介入性手术，主要用于急性血管撕裂及降低再狭窄。球囊扩张的局限性是不能使病变血管"充分扩张"，若强行"充分扩张"可能导致血管夹层等并发症，而支架可以弥补其不足。

（四）冠状动脉斑块旋切术

冠状动脉斑块旋切术（coronary atherectomy）是通过旋切导管将冠状动脉内的粥样斑块切除，使冠状动脉血流增加的介入性治疗技术，包括定向冠状动脉斑块旋切术（DCT）和冠状动脉腔内斑块旋切吸引术（CTEA）和冠状动脉腔内斑块旋磨术（CTRA）。主要适应证是大血管近端非成角、非钙化的局限性偏心性病变。

（五）经皮冠状动脉激光成形术

激光能汽化阻塞性粥样斑块性物质，分为：①红外线激光；②可见光线激光；③紫外线激光。

（六）经皮冠状动脉射频成形术

经皮冠状动脉射频成形术（PTRCA）是将球囊扩张作用和射频能的热塑型作用相结合的介入性治疗技术，射频能通过致热使蛋白质变性，提高血管壁可塑性，将球囊扩张作用和射频能的热塑型作用相结合，通过组织融合，从而避免单纯 PTCA 引起的动脉内膜撕裂和夹层形成。

（七）经皮冠状动脉超声成形术

经皮冠状动脉超声成形术（PTCUA）通过音波的"致空洞作用"使粥样斑块和血栓碎裂为极小的微粒而达到治疗目的，其优点是很少引起正常血管壁的损伤，是一种安全性高的心脏介入治疗新方法。

(八) 冠状动脉介入治疗

冠状动脉介入治疗（PCI）的一般适应证：①急性 ST 段抬高心肌梗死（STEMI）；②非ST 段抬高急性冠脉综合征（NSTE-ACS）；③慢性稳定型冠心病。

(九) 其他冠脉诊疗

其他冠脉诊疗有冠状动脉内超声（IVUS）、经皮冠状动脉血管镜、心肌血管重建术等。

慢性稳定型冠心病 PCI 推荐适应证、DES（药物洗脱支架）和 BMS（金属裸支架）推荐适应证见表 2-4、表 2-5。

表 2-4 慢性稳定型冠心病冠状动脉介入治疗（PCI）推荐适应证

适应证	推荐级别	证据水平
慢性完全闭塞病变（CTO）	Ⅱa	C
多支血管病变无糖尿病，病变适合 PCI	Ⅱa	B
多支血管病变合并糖尿病	Ⅱb	C
有选择的无保护左主干病变	Ⅱb	B

表 2-5 药物洗脱支架（DES）和金属裸支架（BMS）推荐适应证

适应证	推荐级别	证据水平
慢性完全闭塞病变（CTO）	Ⅱa	B
分叉病变主支血管 DES、侧支球囊扩张		
有选择的无保护左主干病变选用 DES	Ⅱa	B

三、经导管瓣膜介入治疗术

(一) 经皮二尖瓣球囊成形术

经皮二尖瓣球囊成形术（percutaneous balloon mitral valvuloplasty，PBMV）是经皮穿刺股静脉及房间隔，置入球囊导管，扩张二尖瓣狭窄瓣膜的介入治疗方法。适应证：单纯 MS、MV 活动度好，瓣下结构病变轻，无左房血栓，合并 MI 或 AI 仅属轻度，无风湿活跃，瓣膜超声积分<8 分（Wikins 记分法）。二尖瓣病变的超声心动图分级见表 2-6。

表 2-6 二尖瓣病变的超声心动图分级（Wikins 记分法）

形态特征	病变程度	级别	分数
瓣叶活动变	仅瓣尖粘连活动受限期	1	1
	瓣叶基底及中部活动下降	2	2
	舒张期主要是基底部前向运动	3	3
	舒张期瓣叶没有或仅有极轻微的前向运动	4	4
瓣叶增厚	瓣叶增厚接近正常（4～5 mm）	1	1
	瓣叶中部正常，边缘明显增厚（5～8 mm）	2	2
	全瓣均匀增厚（5～8 mm）	3	3
	全瓣明显增厚（8～10 mm）	4	4

续表

形态特征	病变程度	级别	分数
瓣下病变	邻近瓣叶腱索轻微增厚	1	1
	腱索增厚累及近端 1/3	2	2
	腱索增厚缩短累及近端 1/3	3	3
	腱索广泛增厚缩短累及乳头肌	4	4
瓣叶钙化	瓣叶单区域回声增强	1	1
	瓣叶边缘散在回声增强	2	2
	回声增强延及瓣叶中部	3	3
	瓣叶大部分广泛回声增强	4	4

一般认为若瓣膜超声积分<8 分，球囊成形术后可取得良好的临床效果。

（二）经皮球囊肺动脉瓣成形术（PBPV）

经皮球囊肺动脉瓣成形术的适应证：肺动脉瓣狭窄，跨肺动脉瓣压≥40 mmHg。

（三）经皮球囊主动脉瓣成形术（PBAV）

经皮球囊主动脉瓣成形术的适应证：主动脉瓣狭窄，主动脉瓣峰值收缩压>50 mmHg 且心排血量正常时，没有轻度以上的主动脉瓣关闭不全（AI）。

（四）经导管主动脉瓣置换膜术（TAVI）

经导管主动脉瓣置换膜术（Transcatheter Aortic Valve Implantation，TAVI）是将瓣膜支架（如 Edwards、CoreValve 支架等）经血管或经胸小切口心尖输入，再通过球囊扩张后展开植入的介入治疗方法。适应证：无法耐受外科手术的晚期主动脉狭窄患者。

（五）经导管二尖瓣反流介入术（TMVR）

经导管二尖瓣反流介入术（transcatheter mitral valve repair，TMVR）适应证是：不能耐受外科手术的二尖瓣反流患者。

1. 经导管二尖瓣瓣叶成形术　经股静脉，穿刺房间隔，通过导管用钳夹装置将二尖瓣前后叶中间的部位的瓣环两边对夹，使二尖瓣口"缝合"形成"双孔"，瓣口明显变小从而减轻或消除二尖瓣反流。

2. 经冠状静脉窦二尖瓣瓣环缩环术　经导管将种环状压缩装置（Monarc、Carillon、Viacor、PTMA 等）置入冠状静脉窦压缩二尖瓣前后叶间距使瓣口变小从而减少二尖瓣反流。

3. 其他经导管二尖瓣反流介入术　目前正在研究有经导管二尖瓣置入术、二尖瓣瓣环消融成形术、二尖瓣瓣叶消融成形术、左心室塑形术等。

（六）经导管肺动脉瓣置换术

经导管肺动脉瓣置换术（transcatheter pulmonary valve implantation，TPVI）是将瓣膜支架（Edwards、CoreValve 支架等）经血管输入，通过球囊扩张后展开植入的介入治疗方法。适应证：①严重肺动脉瓣反流以及充分的右心功能不全证据，没有症状但运动耐量下降的患者；②严重肺动脉瓣反流伴有右心功能不全和（或）右室扩张的有症状的患者；③中度或重度肺动脉瓣反流患者合并有室间隔缺损术后残余漏、肺动脉分支狭窄、三尖瓣反流需要介入治疗，无论有无症状的患者。

四、经导管射频消融治疗快速性心律失常

射频消融术（RFCA）是用导管电极释放的射频电流（300 k～1000 kHz 的高频正弦交流电），产生能量可控的热效应（50～80℃）使局部组织脱水及凝固性坏死，从而阻断心律失常的折返途径，达到根治快速性心律失常的目的。

(一) 明确适应证

（1）预激综合征合并阵发性心房颤动伴快速心室率者。

（2）房室折返性心动过速、房室结折返性心动过速、房性心动过速、典型心房扑动和正常心脏室速呈反复发作性者。

（3）房室折返性心动过速、房室结折返性心动过速、房性心动过速、典型心房扑动和正常心脏室速合并有心动过速心肌病者。

（4）房室折返性心动过速、房室结折返性心动过速、房性心动过速、典型心房扑动和正常心脏室有血流动力学障碍者。

（5）典型房扑，发作频繁、心室率不易控制者。

（6）非典型房扑，发作频繁、心室率不易控制者（有特殊标测设备者）。

（7）不适当窦性心动过速合并心动过速心肌病者。

（8）梗死后室性心动过速，发作频繁和（或）症状重，药物预防发作效果不好（有特殊标测设备者）。

(二) 相对适应证

（1）预激综合征合并阵发性心房纤颤心室率不快者。

（2）预激综合征无心动过速但是有明显胸闷症状，排除其他原因者。

（3）房室折返性心动过速、房室结折返性心动过速、房性心动过速、典型心房扑动和正常心脏室性心动过速发作次数少、症状轻者。

（4）阵发性心房颤动反复发作、症状严重、药物预防发作效果不好、愿意根治者。心房扑动发作次数少、症状重者。

（5）不适当的窦性心动过速反复发作、药物治疗效果不好者。

（6）梗死后室性心动过速、发作次数多、药物治疗效果不佳或不能耐受（有特殊标测设备）者。

（7）频发室性早搏，症状严重，影响生活、工作或学习者。

五、人工心脏起搏器

心脏起搏器是一种植入人体内帮助心脏有规律地跳动的微型"程序刺激"机。它发放脉冲电流，通过电极刺激心脏，以带动心搏，主要用于治疗缓慢性心律失常及部分快速性心律失常。起搏器重 20 g 左右，仅火柴盒大小，经手术置于胸上部皮肤组织下。

1. 心脏起搏器代码 心脏起搏器代码是为了表明不同类型起搏器的工作方式及功能，便于医生交流和工作的起搏器编码。国际通用的起搏器代码现在仍为 1987 年修改的 NBG 五位字母代码（表 2-7）。

表 2-7　NBG 五位字母代码（1987 年）

位置	I	II	III	IV	V
功能	起搏心腔	感知心腔	反应方式	程控、频率应答和遥测	抗心动过速和除颤
代	V（心室）	V（心室）	T-触发型	P（简单程控）	P（抗心动过速）
码	A（心房）	A（心房）	I-抑制	M（多程控，2 种以上）	S（电转复律）
字	D（心房、心室）	D（心房、心室）	D（心房、心室）	C（遥测）	D（心房、心室）
符			R（频率应答）		
	O（无）	O（无）	O（无）	O（无）	O（无）

　　NBG：北美起搏和电生理协会（NASPE）与英国心脏起搏电生理组（BPEG）。如 DDDR 为房室双腔起搏、双腔感知、R 波抑制或 P 波触发、频率应答式起搏器。

　　2. 人工心脏起搏器的类型

　　(1) 单腔起搏器，如 VOO、AOO、VVI、AAI、VVT、AAT。

　　(2) 双腔生理性起搏器，如 VAT、DVI、VDD、DDD。

　　(3) 频率适应起搏器，如 VVIR、AAIR、DDDR 等。

　　(4) 三腔起搏器［三腔为双房一室（左、右心房＋右心室），双室一房（左、右心室＋右心房）］，如：CRT（心脏再同步起搏器）、CRT-D（心脏再同步除颤起搏器）等。

　　(5) 四腔起搏器［四腔为双房双室（左、右心室＋左、右心房）］。

　　(6) 抗心动过速起搏器，如 DVIMP、DDDMP 等。

　　(7) 埋藏式自动心脏起搏电复律器（automatic implantable pace cardioverter defibrillator，AIPCD）。

　　3. 适应证　主要为"有症状的心动过缓"，包括传导阻滞、病窦综合征、血管迷走神经性晕厥三方面，此外有部分快速性心律失常及心力衰竭患者：①病窦综合征；②房室传导阻滞；③颈动脉窦晕厥和血管迷走性晕厥；④长 Q-T 期综合征；⑤快速性心律失常（阵发性室上性心动过速、室性心动过速伴房内阻滞的快速性房性心律失常）；⑥扩张型心肌病和肥厚型心肌病；⑦心力衰竭伴左束支阻滞。

　　埋藏式自动除颤起搏器（AIPCD）的适应证：①有心跳骤停病史的患者，电生理检查能诱发室速（VT）、室颤（VF），药物治疗无效且不能手术者；②血流动力学障碍（低血压），电生理检查可诱发 VT 或 VF，药物疗效差而不能手术者。③长 Q-T 间期综合征伴 VT 或 VF，反复发作而药物和起搏效果不佳者。④心肌病伴 VT 或 VF 反复发作晕厥者。

　　AIPCD 是有层次、有步骤地进行抗心动过速性心律失常治疗的。对室性心动过速先用抗心动过速起搏程序刺激之，无效继之以同步低能量电击，再无效或心律恶化为室性扑动、室颤，则以非同步低能量电击，再无效则最后以稍高能量电击（25J→30J）。复律后如心率缓慢，则给予起搏支持。

六、先天性心脏病的介入治疗

　　1. 导管动脉导管未闭（patent ductus arteriosus，PDA）介入治疗　适应证：体重≥8 kg，具有临床症状和心脏超负荷表现，不合并需外科手术的其他心脏畸形。

　　(1) 弹簧圈封堵器适应证　直径≤2 mm 的动脉导管未闭。

　　(2) 蘑菇伞封堵器适应证　直径＞2 mm 动脉导管未闭。

（3）其他封堵器　Amplatzer Plug，成角型蘑菇伞封堵器等。

2. 房间隔缺损（atrial septal defect，ASD）介入治疗　适应证：①年龄≥3岁；②继发孔型 ASD 直径 5～36 mm，伴右心容量负荷增加；③缺损边缘至冠状静脉窦、上下腔静脉及肺静脉开口距离≥5 mm，至房室瓣距离≥7 mm；④房间隔直径大于所选用封堵器左房侧盘的直径；⑤不合并必须外科手术的其他心脏畸形；⑥外科术后残余分流。

3. 室间隔缺损（ventricular septal defect，VSD）介入治疗　适应证如下：

（1）膜周部 VSD　①年龄通常≥3岁。②体重＞5kg。③有血流动力学异常的单纯 VSD，直径 VSD＞3 mm，＜14 mm。④VSD 上缘距主动脉右冠瓣≥2 mm，无主动脉右冠瓣脱入 VSD 及主动脉瓣反流。⑤超声在大血管短轴五腔心切面 9～12 点位置。

（2）肌部 VSD，直径＞3 mm。

（3）外科术后残余分流。

（4）心肌梗死或外伤后 VSD。

4. 主动脉缩窄球囊扩张术　适应证：①主动脉缩窄外科术后再狭窄；②未经外科手术的主动脉缩窄（局限性隔膜型）

5. 肺动脉及肺静脉分支狭窄经皮球囊血管成形术。

6. 镶嵌治疗（hybrid procedure）　利用心脏介入和传统外科手术相结合治疗复杂先天性心脏病的方法。如：经导管房间隔造口术、经导管体肺侧支栓堵术、经导管肺动脉瓣打孔术、经导管血管支架置入术等。

七、心导管术的其他诊疗范围

如：肥厚型梗阻性心肌病的化学消融术；大血管疾病的介入治疗（肾动脉狭窄的扩张＋支架植入术、胸腹主动脉瘤的支架术和颈动脉狭窄的扩张和支架术；肺动脉栓塞的消融术和取栓术；动静脉瘘栓塞术等）；左右心导管检查、心内膜心肌活检、心包镜、心腔镜等。

【附】

2008 ACC/AHA/HRS 关于永久性起搏器、除颤器和再同步化治疗装置的指南

《2008 ACC/AHA/HRS 关于植入装置的指南》对窦房结功能障碍、成人获得性房室传导阻滞、慢性双分支阻滞、心肌梗死急性期后、超敏性颈动脉窦综合征和神经心源性晕厥，以及心脏移植后患者的永久性起搏适应证，心动过速自动探测和起搏终止、起搏预防心动过速或房颤的适应证，严重收缩性心衰患者再同步化治疗适应证，肥厚性心肌病起搏适应证，儿童和成人先天性心脏病患者永久性起搏适应证，ICD 适应证，以及 ICD 在儿童和先天性心脏病患者进行了详细的讨论。全文发表在 2008 年 5 月 27 日 *JACC* 和 *Circulation*，以及 2008 年 6 月 *Heart Rhythm*。

1. 窦房结功能异常（sinus node dysfunction，SND）患者植入永久性心脏起搏器的推荐 Ⅰ类

（1）有记录的症状性心动过缓，包括频发窦性停搏引起症状的 SND。［证据等级（level of evidence，LOE）：C］

（2）有症状的变时性功能不全 SND。（LOE：C）

（3）药物（治疗其他疾病所需）引起的症状性窦性心动过缓。（LOE：C）

Ⅱa类

（1）症状与明确的心动过缓关系不明确时，心率＜40次/分的SND。（LOE：C）

（2）不明原因的晕厥，但临床或电生理检查证实存在窦房结功能异常。（LOE：C）

Ⅱb类　症状轻微，清醒状态下长期心率＜40次/分。（LOE：C）

Ⅲ类

（1）无症状SND患者。（LOE：C）

（2）症状明确与心动过缓无关的SND。（LOE：C）

（3）不必需药物引起的症状性心动过缓。（LOE：C）

2. 成人获得性AVB患者永久性心脏起搏器的推荐

Ⅰ类

（1）任何解剖部位的Ⅲ度和高Ⅱ度AVB患者，出现心动过缓相关症状（包括心力衰竭）或推测有AVB引起的室性心律失常。（LOE：C）

（2）任何解剖部位的Ⅲ度和高Ⅱ度AVB患者，出现药物（治疗其他心律失常或疾病所需）引起的症状性心动过缓。（LOE：C）

（3）任何解剖部位的Ⅲ度和高Ⅱ度无症状的窦律AVB患者，在清醒状态下记录到停搏≥3秒，或任何＜40次/分的逸搏心律，或出现房室结以下的逸搏节律。（LOE：C）

（4）任何解剖部位的Ⅲ度和高Ⅱ度无症状的房颤AVB患者，清醒状态下出现≥1次至少5秒钟的心动过缓。（LOE：C）

（5）房室交界区消融后出现的任何解剖部位的Ⅲ度和高Ⅱ度AVB患者。（LOE：C）

（6）心脏手术后出现的没有希望恢复的任何解剖部位的Ⅲ度和高Ⅱ度AVB患者。（LOE：C）

（7）无论是否有症状的神经肌源性疾病伴随的任何解剖部位的Ⅲ度和高Ⅱ度AVB患者，如强直性肌营养不良、Kearns-Sayre综合征、欧勃肌营养不良（Erb muscular dystrophy）和腓骨肌萎缩症。（LOE：B）

（8）无论阻滞的类型和部位，症状性的Ⅱ度AVB患者。（LOE：B）

（9）无症状的任何解剖部位的持续Ⅲ度AVB患者，清醒状态下平均心室率≥40次/分，如果存在心脏扩大或左室功能障碍，或阻滞部位在房室结以下。（LOE：B）

（10）运动下出现的Ⅱ度或Ⅲ度AVB，且没有心肌缺血证据患者。（LOE：C）

Ⅱa类

（1）无症状且没有心脏扩大的持续Ⅲ度AVB患者，伴随逸搏心率＞40次/分。（LOE：C）

（2）电生理检查证实的His束内或束下的无症状Ⅱ度AVB患者。（LOE：B）

（3）伴随血流动力学不稳或类似起搏器综合征症状的Ⅰ度或Ⅱ度AVB患者。（LOE：B）

（4）无症状的窄QRS的Ⅱ度Ⅱ型AVB患者。当出现宽QRS时，包括单纯的RBBB，则适应证升为Ⅰ类。（LOE：B）

Ⅱb类

（1）无论是否有症状，神经肌源性疾病伴随任何程度的AVB（包括Ⅰ度）患者，如强直性肌营养不良、欧勃肌营养不良（Erb muscular dystrophy）和腓骨肌萎缩症，因为其房室传导阻滞的进展不可预测。（LOE：B）

（2）药物和（或）药物中毒引起AVB，当停药后仍有可能再次发生AVB者。（LOE：B）

Ⅲ类

（1）无症状的Ⅰ度AVB。（LOE：B）

（2）His上，或不知道是位于His内或His下的无症状Ⅱ度Ⅰ型AVB患者。（LOE：C）

（3）很有希望恢复且复发可能性不大的AVB患者（如药物中毒、Lyme病或一过性迷走张力增加，或无症状的睡眠呼吸暂停综合征低氧血症期间发生者）。（LOE：B）

3. 慢性双分支阻滞患者永久性心脏起搏器植入适应证

Ⅰ类

（1）高Ⅱ度AVB或间歇Ⅲ度AVB患者。（LOE：B）

（2）Ⅱ度Ⅱ型AVB患者。（LOE：B）

（3）交替性束支传导阻滞患者。（LOE：C）

Ⅱa类

（1）并非由AVB引起的晕厥患者，在除外了其他可能的原因（特别是室速）后。（LOE：B）

（2）电生理检查时偶然发现H-V间期明显延长（≥100 ms）的无症状患者。（LOE：B）

（3）电生理检查偶然发现的并非生理因素引起的起搏诱导的His下阻滞。（LOE：B）

Ⅱb类 无论是否有症状，双分支阻滞或任何束支阻滞患者合并有神经肌源性疾病，如强直性肌营养不良、欧勃肌营养不良和腓骨肌萎缩症。（LOE：C）

Ⅲ类

（1）无房室传导阻滞或症状的双分支阻滞患者。（LOE：B）

（2）无症状，合并Ⅰ度AVB的双分支阻滞患者。（LOE：B）

4. 心肌梗死急性期后患者永久性起搏器植入适应证

Ⅰ类

（1）ST段抬高心肌梗死后发生His-Purkinje系统交替束支传导阻滞的持续Ⅱ度AVB，或His-Purkinje系统内或之下发生的Ⅲ度AVB患者。（LOE：B）

（2）一过性的房室结下高Ⅱ或Ⅲ度AVB患者，合并相关的束支传导阻滞。如果阻滞部位不明确，应行电生理检查。（LOE：B）

（3）持续性、症状性的Ⅱ或Ⅲ度AVB患者。（LOE：C）

Ⅱb类 即使没有症状的房室结水平的持续Ⅱ或Ⅲ度AVB患者。（LOE：B）

Ⅲ类

（1）无室内传导异常的一过性AVB患者。（LOE：B）

（2）仅有左前分支阻滞的一过性AVB患者。（LOE：B）

（3）无AVB的新发束支传导阻滞或分支传导阻滞。（LOE：B）

（4）合并束支传导阻滞或分支传导阻滞的无症状持续Ⅰ度AVB患者。（LOE：B）

5. 超敏性颈动脉窦综合征和神经心源性晕厥患者永久性心脏起搏器植入适应证

Ⅰ类 自发的颈动脉窦刺激和压力反射诱发心室停搏＞3秒所引起的反复晕厥患者。（LOE：C）

Ⅱa类 无明确诱发因素的超敏性心脏抑制≥3秒所引起的晕厥患者。（LOE：C）

Ⅱb类 明显的症状性神经心源性晕厥患者，伴随记录到的自发或直立倾斜试验诱发心动过缓。（LOE：B）

Ⅲ类

（1）无症状或症状不明确的颈动脉窦刺激所致超敏性心脏抑制反应患者。（LOE：C）

（2）避免相关体位可有效预防的体位性血管迷走神经晕厥患者。（LOE：C）

6. 心脏移植后患者永久性心脏起搏器植入适应证

Ⅰ类　没有希望自行恢复的持续性不恰当或症状性心动过缓患者，以及其他所有Ⅰ类适应证患者。（LOE：C）

Ⅱb类

（1）心脏移植后患者相对的心动过缓时间较长或反复发生，影响其恢复和出院的患者。（LOE：C）

（2）即使没有记录到心动过缓的心脏移植后晕厥患者。（LOE：C）

7. 心动过速能自动探测和终止患者永久性心脏起搏器植入适应证

Ⅱa类　症状性、反复发作、且可反复被起搏终止的室上速患者在导管消融和（或）药物治疗失败或不能耐受药物治疗时。（LOE：C）

Ⅲ类　存在快速前向传导功能旁道的患者。（LOE：C）

8. 起搏预防心动过速患者永久性心脏起搏器植入适应证

Ⅰ类　无论是否合并 Q-T 间期延长的停搏依赖性 VT 患者。（LOE：C）

Ⅱa类　先天性长 Q-T 间期综合征的高危患者。（LOE：C）

Ⅱb类　合并 SND 的症状性、药物无效的反复发作房颤患者。（LOE：B）

Ⅲ类

（1）无长 Q-T 间期综合征和持续 VT 的频发或复杂室早患者。（LOE：C）

（2）由可逆因素引起的尖端扭转室速患者。（LOE：A）

9. 起搏预防房颤患者永久性心脏起搏器植入适应证

Ⅲ类　没有其他永久性起搏器植入适应证的房颤患者。（LOE：B）

10. 严重收缩性心衰患者心脏再同步化治疗装置（CRT-D/CRT-P）植入适应证

Ⅰ类　LVEF≤35%，QRS 间期≥0.12 秒的窦律患者在最佳药物治疗下心功能为 NYHA Ⅲ级或 ambulatory Ⅳ级患者。（LOE：A）

Ⅱa类

（1）LVEF≤35%，QRS 间期≥0.12 秒的房颤患者在最佳药物治疗下心功能为 NYHA Ⅲ级或 ambulatory Ⅳ级患者。（LOE：B）

（2）LVEF≤35%的心室起搏依赖患者，在最佳药物治疗下心功能 NYHA Ⅲ级或 ambulatory Ⅳ级，推荐植入 CRT-P。（LOE：C）

Ⅱb类　LVEF≤35%，在最佳药物治疗下心功能 NYHA Ⅰ或Ⅱ级患者，需要植入永久性起搏器或 ICD，预计心室起搏比例较高时，可考虑植入 CRT-P 或 CRT-D。（LOE：C）

Ⅲ类

（1）无其他起搏器植入适应证，仅 LVEF 降低的无症状患者。（LOE：B）

（2）慢性非心脏疾病所致，功能状态和生存期有限的患者。（LOE：C）

11. 肥厚型心肌病患者永久性心脏起搏器植入适应证

Ⅰ类　SND 或 AVB 的肥厚型心肌病患者。（LOE：C）

Ⅱb类　药物治疗效果不佳的症状性肥厚型心肌病患者，伴随明显静息或诱发的左室流出道梗阻。（LOE：A）

当存在 SCD 危险因素时，应考虑植入 DDD-ICD（见后面关于 ICD 植入一节），且适应证升为Ⅰ类。

Ⅲ类

（1）无症状或药物可控制症状的肥厚型心肌病患者。（LOE：C）

（2）无明显左室流出道梗阻的症状性肥厚型心肌病患者。（LOE：C）

12．儿童和成人先心病患者永久性起搏器植入适应证

Ⅰ类

（1）高Ⅱ度或Ⅲ度 AVB 患者，伴随症状性心动过缓、心室功能异常或低心输出量时。（LOE：C）

（2）与年龄不相称的心动过缓相关症状的 SND 患者。心动过缓定义与患者年龄和预期心率相关。（LOE：B）

（3）预期不能恢复或持续时间≥7 天的心脏手术后高Ⅱ度或Ⅲ度 AVB 患者。（LOE：B）

（4）伴随宽 QRS 逸搏心律、复杂室早或心室功能障碍的先天性Ⅲ度 AVB 患者。（LOE：B）

（5）先天性Ⅲ度 AVB 婴儿患者，伴随心室率＜55 次/分或心室率＜70 次/分的先天性心脏病。（LOE：C）

Ⅱa类

（1）先心病和窦性心动过缓患者预防房内折返性心动过速的复发；SND 可为自身先天性或继发于抗心律失常药物的治疗。（LOE：C）

（2）1 岁以上先天性Ⅲ度，平均心率＜50 次/分，心室率有基本 R-R 间期 2 或 3 倍的突然暂停，或存在变时性功能不全相关的症状。（LOE：B）

（3）复杂先心病伴随窦性心动过缓，静息心率＜40 次/分或心室停搏＞3 秒患者。（LOE：C）

（4）窦性心动过缓或房室失同步所致血流动力学不稳定的先天性心脏病患者。（LOE：C）

（5）先天性心脏病患者心脏手术后出现不明原因晕厥，曾有一过性完全心脏传导阻滞，目前残存分支传导阻滞，在仔细评估除外其他晕厥原因后。（LOE：B）

Ⅱb类

（1）术后一过性Ⅲ度 AVB，恢复窦律后伴残存的双分支传导阻滞。（LOE：C）

（2）无症状的先天性Ⅲ度 AVB 患者（儿童或成人），伴随可接受的心室率和窄 QRS 波，且心室功能正常。（LOE：B）

（3）先心病双室修补术后的无症状窦性心动过缓患者，伴随静息心率＜40 次/分或心室停搏＞3 秒。（LOE：C）

Ⅲ类

（1）术后一过性 AVB，之后恢复正常房室传导且无症状的患者。（LOE：B）

（2）既往无一过性完全 AVB 的先天性心脏病术后患者，出现无症状的双分支阻滞，无论是否合并Ⅰ度 AVB。（LOE：C）

（3）无症状的Ⅱ度Ⅰ型 AVB 患者。（LOE：C）

（4）无症状的窦缓患者，伴随最长小于 3 秒的 R-R 间期，且最小心率＞40 次/分。（LOE：C）

13. ICD植入适应证

Ⅰ类

（1）室颤或血流动力学不稳定的持续室性心动过速引起的心脏骤停存活者，经过仔细评估明确原因且完全排除可逆因素后。（LOE：A）

（2）合并自发持续室速的器质性心脏病患者，无论血流动力学是否稳定。（LOE：B）

（3）不明原因的晕厥患者，伴随电生理检查诱发的临床相关血流动力学不稳定持续室速或室颤。（LOE：B）

（4）心肌梗死所致 LVEF＜35％，且心肌梗死 40 天以上，NYHAⅡ级或Ⅲ级患者。（LOE：A）

（5）NYHAⅡ级或Ⅲ级，LVEF≤35％的非缺血性心肌病患者。（LOE：B）

（6）心肌梗死所致 LVEF＜30％，且心肌梗死 40 天以上，NYHAⅠ级患者。（LOE：A）

（7）心肌梗死所致非持续室速，LVEF＜40％且电生理检查诱发出室颤或持续室速。（LOE：B）

Ⅱa类

（1）不明原因晕厥患者，伴随明显左室功能障碍和非缺血性扩张性心肌病。（LOE：C）

（2）心室功能正常或接近正常的持续室速患者。（LOE：C）

（3）伴随≥1 个 SCD 主要危险因子的肥厚型心肌病患者。（LOE：C）

（4）伴随≥1 个 SCD 主要危险因子的 ARVD/C 患者。（LOE：C）

（5）服用 β 受体拮抗药期间有晕厥和（或）VT 史的长 Q-T 综合征患者。（LOE：B）

（6）等待心脏移植的非住院患者。（LOE：C）

（7）有晕厥史的 Brugada 综合征患者（LOE：C）

（8）没有引起心脏骤停，但有明确室速记录的 Brugada 综合征患者。（LOE：C）

（9）服用 β 受体拮抗药期间有晕厥和（或）记录到持续室速的儿茶酚胺敏感的多形性室速患者。（LOE：C）

（10）心脏肉瘤病、巨细胞心肌炎或 Chagas 疾病。（LOE：C）

Ⅱb类

（1）LVEF≤35％且 NYHAⅠ级的非缺血性心肌病患者。（LOE：C）

（2）有 SCD 危险因素的长 Q-T 综合征患者。（LOE：B）

（3）合并严重器质性心脏病的晕厥患者，全面的有创和无创检查不能明确病因的情况下。（LOE：C）

（4）有猝死史的家族性心肌病患者。（LOE：C）

（5）左室心肌致密化不全（LV noncompaction）患者。（LOE：C）

Ⅲ类

（1）满足以上Ⅰ、Ⅱa 和Ⅱb 类适应证，但患者不能以较好的功能状态生存 1 年以上时。（LOE：C）

（2）无休止室速或室颤患者。（LOE：C）

（3）存在明显的精神疾病，且可能由于 ICD 植入而加重，或不能进行系统的随访者。（LOE：C）

（4）NYHA Ⅳ级，不适合心脏移植或心脏再同步化（CRT）治疗的药物顽固性充血性心力衰竭患者。（LOE：C）

（5）不合并器质性心脏病的不明原因晕厥患者，且无诱发的室性心律失常。（LOE：C）

（6）手术或导管消融（如合并 WPW 综合征的房性心律失常、RVOT 或 LVOT、特发性室速，或无器质性心脏病的分支相关性室速）可治愈的室颤或室速患者。（LOE：C）

（7）无器质性心脏病患者，由完全可逆因素（如电解质紊乱、药物或创伤）引起的室性快速性心律失常。（LOE：B）

14．ICD 在儿童和先心病患者中的应用

Ⅰ类

（1）明确病因且除外可逆因素后的心脏骤停存活者。（LOE：B）

（2）经过血流动力学和电生理评价的先心病患者，存在症状性持续室速时。部分患者可考虑导管消融或手术修补。（LOE：C）

Ⅱa类　反复出现不明原因晕厥的先心病患者，合并心室功能障碍或电生理检查可诱发室性心律失常时。（LOE：B）

Ⅱb类　反复晕厥的复杂先心病患者，合并严重心室功能障碍，且全面的有创和无创评价不能明确病因时。（LOE：C）

Ⅲ类　全部同上一部分"ICD 植入适应证"的Ⅲ类。（LOE：C）

（莫余波）

参考文献

1. 胡大一，马长生. 心脏病学实践. 北京：人民卫生出版社，2010.

2. 陈国伟，郑宗锷. 现代心脏内科学. 长沙：湖南科学技术出版社，1996.

3. 陆再英，钟南山. 内科学. 7 版. 北京：人民卫生出版社，2008.

4. 赵学. 现代介入心脏病学实用技术. 重庆：重庆出版社，1997.

5. 中华医学会心血管病分会，中华心血管病杂志编辑委员会. 急性 S-T 抬高型心肌梗死诊断和治疗指南. 中华心血管病杂志，2010，38：675-690.

6. 中华医学会心血管病分会，中华心血管病杂志编辑委员会. 非 S-T 抬高急性冠状动脉综合征诊断和治疗指南. 中华心血管病杂志，2012，40：353-364.

7. 中华医学会心血管病分会介入心脏病学组，中华心血管病杂志编辑委员会. 中国经皮冠状动脉治疗指南 2012（简本）. 中华心血管病杂志，2012，40：271-277.

第三章　消化系统疾病及相关诊疗技术进展

上消化道出血的诊断与治疗

上消化道出血（upper gastrointestinal hemorrhage）指屈氏（Treitz）韧带以上（包括食管、胃和十二指肠、胆管和胰腺以及胃空肠吻合术后的空肠上段）的消化道病变引起的出血，在临床上颇为常见，根据出血的病因分为非静脉曲张性出血和静脉曲张性出血两类。临床主要表现为呕血和（或）解黑便，以及周围循环衰竭。上消化道大出血指在数小时内的失血量超过 1000 ml 或循环血容量的 20%。

上消化道出血起病往往急骤，病情危重，如不及时诊治，常可危及生命。其病死率与病因误诊率较高，分别约为 10% 与 20%，应引起足够重视。迅速确定出血部位，找出病因，积极有效的治疗，对预后有重要意义。

【上消化道出血诊断的临床思路】

（一）呕血及解黑便的分析

呕血、解黑便是上消化道出血的主要症状，呕血必伴有解黑便，而解黑便未必伴有呕血。病变在幽门以上，特别是当出血量较多者，常有呕血；病变位于幽门以下者，如短期内大量出血，血液反流入胃也可引起呕血；如果出血量少而缓慢，则单纯解黑便。

呕血的颜色取决于出血量和血液在胃内停留时间的长短，呕出的血多呈棕褐色或咖啡渣样，这是由于血液经胃酸作用形成正铁血红素所致。如出血量多，在胃内停留时间短，未经胃酸充分混合即呕出，则呈暗红色或鲜红色。黑便呈柏油样，黏稠而发亮，系血红蛋白的铁经肠内硫化物作用形成硫化铁所致。如果出血量大，肠蠕动增快，血液在肠内运行较快，则排出暗红色血液，偶可带有血块。出血量大时应注意避免和下消化道出血混淆。

（二）出血的早期识别

1. 与其他休克鉴别　休克发生在呕血和解黑便之前者应注意和中毒性、过敏性、心源性休克，急性出血坏死性胰腺炎，宫外孕破裂，自发性或创伤性脾破裂，动脉瘤破裂等引起的休克鉴别。及时进行直肠指检，可较早发现尚未排出的黑便，有助于早期诊断。

2. 与食物、药物引起的粪便发黑鉴别　进食猪肝、动物血、含铁多的蔬菜，口服活性炭、铁剂、铋剂、和血丹等均可出现黑便，应注意鉴别。

3. 与口、鼻、咽喉部出血鉴别　注意询问病史和局部检查一般不难鉴别。

4. 与下消化道出血鉴别　仅有解黑便而无呕血的上消化道出血须与下消化道出血鉴别。

5. 与咯血鉴别　应注意呕血与咯血的鉴别，其鉴别要点详见表 3-1。

表 3-1　呕血与咯血的鉴别要点

	呕血	咯血
基本病因	消化性溃疡、肝硬化、急性胃黏膜病变、胃癌等	肺结核、支气管扩张、二尖瓣狭窄、支气管肺癌等
出血先兆	上腹不适或疼痛、恶心、头晕、心悸等	咳嗽、喉痒、胸闷、气急等
出血方式	呕出	咯出
出血物性状	棕褐色或咖啡渣样，常混有食物，呈酸性	鲜红色，常混有痰液及泡沫，呈碱性
出血后情况	黑便	咳血丝痰，无黑便，但若吞下血痰后可解黑便

（三）病情评估

主要包括对患者病情严重程度、有无活动性出血及出血预后的评估。

1. 病情严重程度的评估　病情严重度与失血量呈正相关。一次出血量在 400 ml 以下可不出现全身症状；当出血量超过 500 ml，失血又较快时，患者可有头晕、乏力、心动过速和血压偏低等表现；随出血量增加，症状更加显著，甚至引起失血性休克。关于上消化道出血量的估计，主要根据血容量减少所致周围循环衰竭的临床表现，特别是对血压、脉搏的动态观察结果。若患者由平卧位改为半卧位即出现脉搏增快、头晕、出汗甚至晕厥，即提示出血量较大，有紧急输血的适应证。根据患者的血红细胞计数、血红蛋白浓度及血细胞比容测定结果，也可估计失血的程度。如根据血容量减少导致周围循环的改变来判断失血量，休克指数（心率/收缩压）是判断失血量的重要指标，病情严重程度的评估见表 3-2。

表 3-2　上消化道出血病情严重程度分级

分级	失血量（ml）	血压（mmHg）	心率（次/分）	血红蛋白（g/L）	症状	休克指数
轻度	500	基本正常	正常	无变化	头晕	0.5
中度	500～1000	下降	>100	70～100	头晕、口渴、少尿	1
重度	>1500	收缩压<80	>120	<70	肢冷、少尿、意识模糊	>1.5

2. 是否存在活动性出血的评估　临床上出现下列情况考虑有活动性出血：①呕血或黑便次数增多，呕吐物呈鲜红色或排出暗红血便，或伴有肠鸣音活跃；②经快速输液输血，周围循环衰竭的表现未见明显改善，或虽暂时好转而又再恶化，中心静脉压仍有波动，稍稳定又再下降；③红细胞计数、血红蛋白测定与血细胞比容继续下降，网织红细胞计数持续增高；④补液与尿量足够的情况下，血尿素氮持续或再次增高；⑤胃管抽出物有较多新鲜血。

3. 出血预后的评估　临床上多采用 Rockall 评分系统来进行急性上消化道出血患者再出血和死亡危险性的评估。见表 3-3。

表 3-3　Rockall 再出血和死亡危险性评分系统

变量	评分			
	0	1	2	3
年龄（岁）	<60	60～79	≥80	—
休克状况	无休克[1]	心动过速[2]	低血压[3]	—

续表

变量	评分			
	0	1	2	3
伴发病	无	—	心力衰竭、缺血性心脏病和其他重要伴随病	肝衰竭、肾衰竭和癌肿播散
内镜诊断	无病变、Mallory-Weiss 综合征	溃疡等其他病变	上消化道恶性疾病	—
内镜下出血征象	无或有黑斑	—	上消化道血液潴留，黏附血凝块；血管显露或喷血	—

注：1. 收缩压＞100 mmHg，心率＜100 次/分；2. 收缩压＞100 mmHg，心率＞100 次/分；3. 收缩压＜100 mmHg，心率＞100 次/分。积分≥5 分为高危，3～4 分为中危，0～2 分为低危。

（四）采集病史

系统而全面地采集病史是临床诊断的基础，应当充分重视。对上消化道出血患者，主要应注意询问以下内容。

1. 出血方式　先有呕血或呕血与解黑便兼有者，出血部位多在胃或食管；单纯解黑便则常位于十二指肠。

2. 伴随症状　有慢性、周期性、节律性上腹痛史，常提示消化性溃疡，尤其是出血前疼痛加剧，出血后疼痛减轻或缓解者。右上腹剧烈疼痛减轻后出现呕血或解黑便，伴黄疸、寒战与发热，应考虑胆管出血。

3. 出血前情况　继发于饮酒、过度紧张与劳累、严重创伤、大手术、严重感染和服非甾体消炎药之后的消化道出血，最可能是急性胃黏膜病变。

4. 有无慢性病　有慢性肝炎、慢性血吸虫病、慢性酒精中毒、肝硬化或肝癌，并且有肝、脾大者，消化道出血最可能的原因是食管胃底静脉曲张破裂。

5. 其他情况

（1）慢性隐匿性消化道出血伴有慢性失血性贫血者，上消化道出血有食欲减退和体重减轻者，应考虑胃癌。

（2）最初只有剧烈的恶心、呕吐，随后才出现呕血和解黑便，应考虑 Mallory-Weiss 综合征。

（五）内镜检查

临床上对呕血和（或）解黑便的患者，在纠正休克、稳定生命体征的原则下，应在出血后 24 小时之内进行急诊胃镜检查，对食管、胃和十二指肠作全面仔细的窥视，避免遗漏病灶。内镜检查对上消化道出血部位与病因的诊断准确率高达 80％～94％。可根据内镜下出血表现区分活动性出血和近期出血，前者指病灶有喷血或渗血（Forrest Ⅰ 型），后者见病灶呈黑褐色基底、粘连血块、血痂或见隆起的小血管（Forrest Ⅱ 型）。仅见到病灶，但无上述表现者，如能排除其他原因，也可考虑为出血之所在（Forrest Ⅲ 型）。内镜检查见到病灶后，应取活体组织检查或刷片作脱落细胞检查，以提高病灶性质诊断的正确性。

1. 食管疾病出血

（1）食管炎症与溃疡　各种原因所致的急性食管炎症出血，内镜下见病变黏膜红肿，表面糜烂、粗糙不平，并有出血。日本学者远藤将食管溃疡分为以下 4 型：

Ⅰ型：位于食管下部，溃疡呈线状，并与食管长轴平行，也可为树枝状，溃疡多浅表，附有少量白苔。

Ⅱ型：位于食管与贲门结合部附近，溃疡多呈圆形或卵圆形，溃疡比较深大，慢性溃疡可引起食管局部狭窄。

Ⅲ型：即 Barrett 溃疡，溃疡又深又大，出血多见，其周围黏膜有充血、水肿。

Ⅳ型：位于食管中部，形状如长梭形，较浅表，多见于溃疡的恢复期。

（2）Mallory-Weiss 综合征　又称食管贲门黏膜撕裂症。其病变位于食管与胃的结合部，与长轴相平行。病变黏膜呈线条状撕裂，可见出血及血凝块，撕裂处黏膜边缘红肿，可附有白苔。黏膜撕裂多为单发，少数呈多发性。

（3）食管静脉曲张　日本、欧美及我国有关食管静脉曲张的分级标准不同。我国 2008 年杭州会议推荐的分型方法为：按食管静脉曲张形态及出血危险程度分轻、中、重三级。轻度（G_1）：食管静脉曲张呈直线形或略有迂曲，无红色征。中度（G_2）：食管静脉曲张呈直线形或略有迂曲，有红色征或食管静脉曲张呈蛇形迂曲隆起但无红色征。重度（G_3）：食管静脉曲张呈蛇形迂曲隆起且有红色征或食管静脉曲张呈串珠状、结节状或瘤状（不论是否有红色征）。

2. 胃、十二指肠疾病出血

（1）急性胃黏膜病变　包括糜烂出血性胃炎和应激性溃疡，病变多位于高位胃体的后壁，也可见于胃窦或十二指肠球部。病变黏膜呈广泛的片状充血、水肿、糜烂和出血。应激性溃疡多浅表，有白苔，可见鲜红色渗血，或有暗红色血凝块附着。

（2）胃、十二指肠溃疡　胃镜下溃疡呈圆形或卵圆形，少数呈线形或不规则形，边缘光整，底部平坦，且常有灰黄色或白色苔，周围黏膜可有充血肿胀，有时见皱襞向溃疡集中。内镜下溃疡可分为活动期、愈合期、瘢痕期 3 个病期，每一病期又可分为两个阶段。

1）活动期（active stage，A 期）　又分为 A_1 期和 A_2 期。A_1 期：溃疡基底部有厚白苔，周围黏膜肿胀、发红，无黏膜纠集。A_2 期：溃疡基底部有厚白苔，溃疡边缘开始出现红色的再生上皮，周围黏膜肿胀减退，开始出现黏膜集中。

2）愈合期（healing stage，H 期）　又分为 H_1 期和 H_2 期。H_1 期：溃疡基底部有薄白苔，溃疡变浅，再生上皮进入溃疡处，周围黏膜皱襞集中更为显著；H_2 期：基本同上，但白苔几乎消失，再生上皮显著。

3）瘢痕期（scarring stage，S 期）　又分为 S_1 期和 S_2 期。S_1 期：白苔消失，被再生上皮覆盖，周围黏膜纠集显著，称红色瘢痕期。S_2 期：发红的再生上皮消失，轻度黏膜皱襞集中，称白色瘢痕期。

（3）胃癌　分为早期癌与进展期癌。

1）早期癌　又分为 3 型。Ⅰ型：呈息肉样隆起，直径超过 2 cm，基底宽，表面不平，可有糜烂出血。Ⅱ型：即浅表平坦型，包括Ⅱ$_a$（浅表隆起）、Ⅱ$_b$（表面平坦）和Ⅱ$_c$（浅表凹陷）3 个亚型。Ⅲ型：即溃疡型，外观似良性溃疡，边缘粗糙不平或有糜烂。

2）进展期癌　按 Borrmann 分类法分为 4 型。Ⅰ型：即肿块型，病变凸起呈肿块状，边界清楚，表面不平，常有糜烂出血。Ⅱ型：即溃疡型，病变呈凹陷状，基底有白色或棕色坏死物，边缘僵硬不平，或呈结节状，出血时病灶有血块附着。Ⅲ型：即溃疡浸润型，在隆起浸润的病变顶部出现凹陷型溃疡，病变僵硬，高低不平，质脆易出血。Ⅳ型：即弥漫浸润型，又称皮革胃，胃腔小，僵硬，胃黏膜苍白，有灰白色结节，并有糜烂、浅表溃疡和出血。

（六）影像诊断方法的应用

1. 血管造影　大多数上消化道出血患者，经内镜检查都能确定出血部位和病因，但仍有极少数患者未能找到出血病灶。此项检查对急性大出血及慢性间歇性出血都有诊断意义。实验表明，如动脉出血量大于 0.5 ml/min，约 90% 的患者可能显示造影剂血管外溢现象，是出血部位的直接证据。如果出血已停止或出血量小于 0.5 ml/min，则难以显示造影剂外溢，但仍可发现出血的基本病变。此项检查是唯一能发现和证实血管畸形的检查方法。

2. X 线钡餐检查　出血期间禁做 X 线钡餐检查，过去主张出血停止后 10～14 日才进行。因急性胃黏膜病变和浅小溃疡可在短期内好转或愈合，因此，钡餐检查时间宜提前。目前多主张最好在出血停止和病情稳定数天后行钡餐检查。

3. 放射性核素显像　放射性核素显像是选择性血管造影前的筛选试验，可发现活动性出血。近年来用静脉注射 ^{99m}Tc 胶体后扫描，以探测标记物从血管外溢的证据。

（七）胃管抽吸检查

上消化道出血患者来医院就诊，首先可安置胃管，抽吸胃内容物，对了解是否出血和估计出血部位常有帮助。如果胃抽出物有血，则出血部位在上消化道；如果抽出物无血，下消化道出血的可能性更大，但不能排除出血已停止和十二指肠的出血。

【上消化道出血的治疗措施】

（一）一般急救措施

患者应卧床休息，保持呼吸道通畅，避免呕血时血液吸入引起窒息，必要时吸氧。活动性出血期间禁食。

严密观测患者生命体征，如心率、血压、呼吸、尿量及意识变化。观察呕血与解黑便情况。定期复查血红蛋白、红细胞数、血细胞比容与血尿素氮。必要时行中心静脉压测定。对老年患者根据情况进行心电监护。

（二）积极补充血容量

上消化道大出血时，应尽快建立有效的静脉输液通道，立即配血，尽快补充血容量。在配血过程中，可先输平衡液或葡萄糖盐水，开始时输液宜快。若血源缺乏，可用右旋糖酐或其他血浆代用品暂时代替输血。改善急性失血性周围循环衰竭的关键是要输足量全血。

下列情况为紧急输血适应证：患者改变体位出现晕厥、血压下降和心率增快；收缩压低于 90 mmHg（12.0 kPa，或较基础压下降 25%）；血红蛋白浓度低于 70 g/L 或血细胞比容低于 25%；心率增快，超过 120 次/分。

输血量视患者血流动力学及贫血状况而定，尿量是有价值的参考指标。应注意避免因输液、输血过快和过多而引起肺水肿，原有心脏病或老年患者必要时可根据中心静脉压调节输入量。肝硬化患者宜用新鲜血。

（三）急性非静脉曲张性上消化道出血的止血措施

1. 药物治疗　血小板聚集及血浆凝血功能所诱导的止血作用需在 pH 大于 6.0 时才能有效发挥；相反，新形成的血凝块在 pH 小于 5.0 的胃液中会迅速被消化。因此，止血药物的作用多是抑制胃酸分泌，提高胃内 pH 值。药物与内镜联合治疗是目前首选的治疗方式，推荐一线使用质子泵抑制药（PPI）、生长抑素和抗菌药物的联合用药方法。

（1）去甲肾上腺素　用去甲肾上腺素 8 mg 加生理盐水 100 ml 分次口服，可收缩胃黏膜的血管而止血。

（2）抗酸剂　氢氧化铝凝胶或镁乳氢氧化铝合剂 30 ml 口服或胃管内注入，3～4 小时 1 次，或铝碳酸镁 1g，每天 3 次。抗酸剂可中和胃酸，提高胃内 pH。

（3）H_2 受体拮抗药（H_2RA）　常用 H_2RA 针剂有：西咪替丁、雷尼替丁、法莫替丁等。如法莫替丁 20 mg，静脉滴注，每天 2 次。该类药能抑制胃酸分泌，促进溃疡或糜烂病灶愈合。

（4）质子泵抑制药（PPIs）　常用 PPIs 针剂有：奥美拉唑、兰索拉唑、泮托拉唑、雷贝拉唑和埃索美拉唑。临床资料表明：①PPIs 的止血效果显著优于 H_2RA。它起效快并可显著降低再出血的发生率。②尽可能早期应用 PPIs，内镜检查前应用 PPIs 可以改善出血病灶的内镜下表面，从而减少内镜下止血的需要。③内镜介入治疗后，应用大剂量 PPIs 可降低患者再出血的发生率，并降低病死率。④静脉注射 PPIs 剂量的选择：推荐大剂量 PPIs 治疗，如埃索美拉唑 80 mg 静脉注射后，以 8 mg/h 的速度持续滴注 72 小时，适用于大量出血患者；常规剂量 PPIs 治疗，如埃索美拉唑 40 mg 静脉注射，每 12 小时一次，实用性强。该类药物能有效地抑制壁细胞分泌胃酸，是目前抑制胃酸分泌作用最强的药物，作用时间持久，一次给药可使胃内 pH>6 达 16～20 小时，促进溃疡或糜烂灶愈合。

（5）生长抑素（Somatostatin）及其类似物　可抑制胃酸分泌，又能抑制胃泌素和胃蛋白酶的作用，并使内脏血流减少和门静脉压下降，尚能协同前列腺素对胃黏膜起保护作用。因此，生长抑素及其类似物对消化性溃疡和急性胃黏膜病变并发出血有良好的疗效。剂量为：生长抑素（施他宁，Stilamin）首次 250 μg，静脉注射，以后每小时静脉滴注 250 μg，持续 48～72 小时；奥曲肽（Octreotide），首次静脉注射 100 μg，以后每小时静脉滴注 25 μg，持续 72 小时。应用生长抑素及其类似物后，少数患者可出现恶心、呕吐、腹泻、胀气等不良反应，但并不严重。

（6）抗菌药物　活动性出血时常存在胃黏膜和食管黏膜炎性水肿，预防性使用抗菌药物有助于止血，并可减少早期再出血及感染，提高存活率。

（7）其他　尚有凝血酶、立芷雪、肾上腺色腙（卡巴克络）、酚磺乙胺（止血敏）、氨基己酸等，但其疗效欠佳。

2. 内镜下局部止血

（1）喷洒止血剂　主要适用于黏膜糜烂渗血、肿瘤破溃渗血、面积较大但出血量不大或球后溃疡不易注射的上消化道出血患者。常选用 8 mg% 去甲肾上腺素生理盐水 30～50 ml、凝血酶 500～2000 U、5% 孟氏液（碱式硫酸铁溶液）或生物蛋白胶，对准出血灶进行喷洒。去甲肾上腺素通过血管收缩作用而止血；凝血酶可加速血液凝固、血栓形成而止血；孟氏液具有强烈收敛作用，可使蛋白质凝固、血管闭塞而止血；生物蛋白胶是由适当比例的纤维蛋白原、凝血酶、第XII因子、钙离子等组成，符合自然生理的生物止血材料。

（2）局部注射药物止血　内镜发现出血病灶后，送入胃内注射器，沿着出血灶边缘及中央，注射利多卡因、高渗盐水、肾上腺素（L-HS-E）混合液，每点 1.5～2 ml，注射 4～6 点，止血疗效甚佳；也可注射 1∶10 000 肾上腺素盐水、无水乙醇、5% 鱼肝油酸钠及 1% 的乙氧硬化醇等。该法适用于消化性溃疡、胃黏膜糜烂等出血。

（3）热凝固法　热凝固法可使局部产生高热，使组织水肿、膨胀、压迫血管，血管内腔变小或闭塞，进一步血栓形成而达到止血效果。现常用的有高频电凝法、氩离子凝固术（APC）、Nd-YAG 激光照射法、微波法和热探头法。

（4）机械止血法　内镜直视下放置金属钛夹，将出血的血管钳夹止血，该法安全、简便、有效，适用于 Mallory-Weiss 综合征、消化性溃疡和血管性病变等露出血管的出血。皮圈结扎法是 Stiegmannetal 开发的内镜下静脉结扎术。近年来，皮圈结扎法已成为内镜治疗上消化道非静脉曲张出血的一种新方法，本法对 Dieulafoy 病出血尤其适用。缝合止血法主要适用于胃肠小动脉出血，如息肉及黏膜下肿瘤摘除术后基底部中央小动脉出血，对溃疡渗血及弥漫性出血不宜应用。

3. 放射介入治疗　包括经动脉导管灌注法和动脉栓塞疗法。选择性胃左动脉、胃十二指肠动脉、脾动脉或胰十二指肠动脉血管造影，找到出血部位，经血管导管滴注血管收缩剂，导致小血管和毛细血管收缩，使出血停止；动脉栓塞疗法则主要用于动脉药物灌注无效病例的治疗，常用栓塞剂有自体血凝块、吸收性明胶海绵、聚乙烯醇以及无水乙醇等。

4. 手术止血　药物、内镜和放射介入治疗失败或病情特别凶险者，可考虑手术治疗。

（四）急性静脉曲张性上消化道出血的止血措施

1. 药物降低门静脉压力　安全的血管活性药物联合内镜治疗是静脉曲张出血治疗的金标准。常用血管活性药物有生长抑素和血管加压素。

药物治疗是静脉曲张出血的首选治疗手段。静脉曲张出血经内镜明确诊断后，推荐使用生长抑素与抗菌药物联合治疗。

（1）收缩血管药物

1）血管加压素及其拟似物　能使肠系膜动脉和肝动脉收缩，减少肝血流，从而使门静脉压力下降，达到止血的目的。近年来多数学者主张使用垂体后叶素静脉连续滴注，其具体方法为：先用 0.2～0.4 U/min，静脉滴注 24 小时；若出血停止，就降为 0.15～0.2 U/min，静脉滴注 24 小时；若仍无出血，再降为 0.1 U/min，静脉滴注 24 小时。在减量时或停用后如再出血可再加量重复滴注。

垂体后叶素对静脉曲张出血能起到止血作用，止血成功率约达 60%，但止血往往是暂时的，停药后约 1/2 的患者在短期内再度出血。其不良反应较多，可诱发心绞痛、心律失常、急性心肌梗死、腹痛、血压升高、头痛、脑血管意外和水潴留性低钠血症等。

特利加压素（Terlipressin），为新型血管加压素，对心脏无影响。该药可增加肝动脉血流量和使门静脉压下降，其作用时间较长，半衰期达 10 小时，且作用强，不良反应少，是人工合成的长效血管加压素。应用该药首次静脉注射 2 mg，维持剂量为每 4～6 小时静脉注射 1～2 mg，连续使用 24～48 小时，止血成功率为 70%，明显高于垂体后叶素。

2）生长抑素及其拟似物　天然的生长抑素又称施他宁，是由 14 个氨基酸组成的肽链，除抑制生长激素分泌外，对多数胃肠激素亦有抑制作用。生长抑素降低门静脉压的机制可能是选择性收缩内脏血管及减少奇静脉血流，从而降低门静脉压而控制出血。生长抑素的半衰期很短，一般为 3 分钟，治疗时需持续静脉滴注。使用方法：生长抑素首次 250 μg 静脉注射，以后静脉滴注（或泵入）250 μg/h，疗程 5 天。对于高危患者（Child-PughB、C 级或红色征阳性者），高剂量输注（500 μg/h）生长抑素，在改善患者内脏血流动力学、出血控制率和存活率方面均优于常规剂量。

奥曲肽（Octreotide）是人工合成的长效型生长抑素类似物，为含有 8 个氨基酸的环行多肽。其作用机制与生长抑素相似，两药的差异在于奥曲肽比生长抑素的半衰期长，为 100

分钟，生长抑素停止滴注后其作用立即消失，而奥曲肽停止滴注后其作用仍可持续 1 小时。使用方法：首次静脉注射 $100\,\mu g$，以后静脉滴注 $25\sim50\,\mu g/h$，疗程 5 天。少数患者可出现恶心、呕吐、胀气等不良反应，但并不严重。

伐普肽是新近人工合成的生长抑素类似物，以 $50\,\mu g$ 静脉注射后，以 $50\,\mu g/h$ 维持。

（2）血管扩张剂　该类药通过降低门静脉血管阻力而使门静脉压力下降，目前主要与收缩血管药物合用及止血后应用以预防再出血。多数学者不主张在大出血时单独应用血管扩张剂。

1）硝酸酯类　大剂量可直接扩张侧支血管和门静脉肝血管床，使门静脉阻力降低，从而使门静脉压力下降；小剂量时扩张静脉，使心房压力降低，反射性引起内脏血管收缩，使进入门静脉的血流减少，从而使门静脉压力降低。该类药可选用硝酸甘油、硝酸异山梨酯。

2）α受体拮抗药　在静脉滴注收缩血管药物的同时，静脉滴注酚妥拉明 $0.1\sim0.3\,mg/min$，出血控制后减量维持，止血 12 小时后停药，其止血率达 91.6%。

3）钙通道阻滞药　其作用机制为松弛血管平滑肌，降低门静脉阻力，使门静脉压力下降。其常用药物有维拉帕米、硝苯地平、桂利嗪（脑益嗪）及粉防己碱等。大出血停止后，口服可预防曲张静脉出血，以粉防己碱较佳。

4）β受体拮抗药　普萘洛尔对预防门静脉高压患者再出血有一定疗效。在大出血时，因普萘洛尔抑制心肌收缩功能，减少肝血流量，对失血性休克患者的恢复不利，故不主张应用。一般在止血后 2 周开始服药，从小剂量开始，直至心率减慢 25%，改维持量，约持续服 1 年。其不良反应：可诱发肝性脑病、哮喘、心力衰竭等。

2.内镜下治疗措施　内镜治疗的目的是控制急性静脉曲张出血，并尽可能使静脉曲张消失或减轻以防止其再出血。内镜治疗包括内镜下曲张静脉套扎术、硬化剂或组织黏合剂（氰基丙烯酸盐）注射治疗。药物联合内镜治疗是目前治疗急性静脉曲张出血的主要方法之一，可提高止血成功率。

（1）套扎治疗（EVL）　①适应证：急性食管静脉曲张出血；外科手术后食管静脉曲张再发；中重度食管静脉曲张虽无出血史但存在出血危险倾向；既往有食管静脉曲张破裂出血史。②禁忌证：有上消化道内镜检查禁忌证；出血性休克未纠正；肝性脑病≥Ⅱ期；过于粗大或细小的静脉曲张。③疗程：首次套扎间隔 $10\sim14$ 天可行第 2 次套扎，直至静脉曲张消失或基本消失。④术后处理：术后一般禁食 24 小时，观察有无并发症，如皮圈脱落（早期再发出血）、发热及局部哽噎感等。

（2）硬化治疗（EIS）　①适应证：同套扎治疗。对于不适合套扎治疗的食管静脉曲张者，也可考虑应用 EIS。②禁忌证：有上消化道内镜检查禁忌证；出血性休克未纠正；肝性脑病≥Ⅱ期；伴有严重肝肾功能障碍、大量腹水或出血抢救时应根据医生经验及医院情况而定。③疗程：第 1 次硬化治疗后，再行第 2、3 次硬化治疗，直至静脉曲张消失或基本消失，每次间隔时间约 1 周。④术后处理：禁食 $6\sim8$ 小时后可进流质饮食；注意休息；适当应用抗生素预防感染；酌情应用降门静脉压力药物；严密观察出血、穿孔、发热、败血症及异位栓塞等并发症征象。由于胃曲张静脉直径较大，出血速度较快，硬化剂不能很好地闭塞血管，因此胃静脉曲张较少应用硬化治疗。

（3）组织黏合剂治疗　①适应证：急性胃静脉曲张出血；胃静脉曲张有红色或表面糜烂且有出血史。②方法：三明治夹心法。总量根据胃曲张静脉的大小进行估计，最好一次将曲张静脉闭塞。③术后处理：同硬化治疗，给予抗生素治疗 $5\sim7$ 天，注意酌情应用抑酸药。

组织黏合剂疗法有效而经济，但组织黏合剂治疗后可发生排胶出血、败血症和异位栓塞等并发症，且有一定的操作难度及风险。

3. 三腔二囊管压迫止血　该方法使用时间已久，可使出血得到有效控制，短暂止血成功率约达 80%，但出血复发率高，吸入性肺炎、气道阻塞等严重并发症发生率高，严重者可致死亡。目前仅作为静脉曲张出血的过渡性疗法，以获得内镜或介入手术止血的时机。

4. 介入治疗

（1）经颈静脉肝内门体系统分流术（transjugular intrahepatic portosystemic shunt，TIPS）　能在短期内明显降低门静脉压，因此推荐用于治疗门静脉高压和食管胃静脉曲张破裂出血。与外科门-体分流术相比，TIPS 具有创伤小、成功率高、降低门静脉压力效果可靠、可控制分流道直径、能同时行断流术（栓塞静脉曲张）、并发症少等优点。TIPS 对急性静脉曲张破裂出血的即刻止血成功率可达 90%～99%。但其中远期（≥1 年）疗效尚不十分满意。①适应证：食管、胃底静脉曲张破裂大出血保守治疗（药物、内镜下治疗等）效果不佳；外科手术后再发静脉曲张破裂出血；终末期肝病等待肝移植术期间静脉曲张破裂出血。②禁忌证：救治急性静脉曲张破裂大出血时 TIPS 无绝对禁忌证。但在下列情况下应持谨慎态度：重要脏器功能严重障碍者；难以纠正的凝血功能异常；未能控制的感染性疾病，尤其存在胆系感染者；肺动脉高压存在右心功能衰竭者；顽固性肝性脑病；多囊肝或多发性肝囊肿；肝癌合并重度静脉曲张；门静脉海绵样变性。

（2）其他介入疗法　经球囊导管阻塞下逆行闭塞静脉曲张术（BORTO）、脾动脉栓塞术、经皮经肝曲张静脉栓塞术（PTVE）等。

5. 手术治疗　尽管有以上多种治疗措施，仍有约 20% 的患者出血不能控制或出血一度停止后 24 小时内复发出血。HVPG>20 mmHg（出血 24 小时内测量）但 Child-Pugh A 级者行急诊分流手术有可能挽救生命；Child-Pugh B 级者多考虑实施急诊断流手术；Child-Pugh C 级者决定手术应极为慎重（死亡率≥50%）。

（唐世孝）

参考文献

1. 中华内科杂志编委会. 急性非静脉曲张性上消化道出血诊治指南（2009，杭州）. 中华内科杂志，2009，48（10）：891-894.

2. 中国医师协会急诊医师分会. 急性上消化道出血急诊诊治专家共识. 中国急救医学，2010，30（4）：289-293.

3. 中华医学会消化病学分会. 肝硬化门静脉高压食管胃静脉曲张出血的防治共识（2008，杭州）. 内科理论与实践，2009，4（2）：152-158.

4. Henrion J，Schapir M，Ghilain JM，et al. Upper gastrointestinal bleeding：what has changed during the last 20 years. Gastroenterol Clin Biol，2008，9（32）：839-847.

5. Garcia-Tsao G，Sanyal AJ，Grace ND，et al. Prevention and management of gastroesophageal varices and variceal hemorrhage in cirrhosis. Hepatology，2007，46：922-938.

6. 胡品津. 消化道出血. 内科学. 7 版. 北京：人民卫生出版社，2008.

小肠疾病的诊断与治疗

　　小肠位于胃和大肠之间，从幽门以下开始直到回盲瓣结束，占整个消化道长度的75％，黏膜面积的90％。小肠疾病的整体发病率占整个消化疾病的0.3％～1％，临床多表现为腹痛、腹部肿块、发热、出血及其他如腹泻、贫血、消瘦等非特异性的症状。小肠常见疾病分类主要有：①急性出血坏死性小肠炎；②小肠肿瘤；③小肠狭窄；④小肠糜烂和溃疡；⑤小肠手术后病变；⑥小肠先天性结构异常；⑦小肠血管性疾病；⑧小肠寄生虫病；⑨小肠结核；⑩小肠免疫性疾病等。由于小肠其解剖位置、结构和生理特点，兼之小肠疾病临床起病隐匿，临床表现无特异性，临床诊断上就主要依赖于各项检查，包括一般的生化、肿瘤学标志物、免疫学检查、CT、MRI等和小肠钡灌，放射性核素显像，选择性血管造影（DSA）及消化道内镜等特殊检查。随着原有检查手段的改进及新检查手段尤其是胶囊内镜和双气囊内镜的应用，小肠疾病的诊治近年来有了较大进展，下面就对近年来小肠疾病的诊治进展作一简要概述。

　　【诊断】

　　1. 腹部平片、口服钡剂造影和小肠灌肠（small bowel enema，SBE）气钡双对比造影

　　以往小肠疾病的检查手段主要是腹部平片、口服钡剂造影和SBE，可显示是否存在肠腔内积气、积液以及肠壁黏膜和肠管形态。Thompson等通过对90例怀疑急性完全性小肠梗阻（small bowel obstruction，SBO）的患者进行腹部平片检查，认为腹部平片是诊断SBO较好的方法。由于小肠较长，走行弯曲，肠管常互相重叠，常规口服钡剂造影检查不能短时间、同时、全面显现整个小肠的形态。国外研究认为通过气钡双对比造影，翻身改变体位，反复细致地观察，可提高诊断阳性率。SBE需要插管，操作较复杂，且患者比较痛苦，使得SBE气钡双对比造影不能普遍开展。

　　2. 核素扫描　　该技术是一项敏感、安全的检查方法，常用于不明原因小肠活动性出血时的检查。前临床上主要选用放射性核素^{99m}Tc扫描，^{99m}Tc扫描对美克尔憩室（Meckel's diverticulum，MD）有很好的诊断价值。^{99m}Tc-胶体硫扫描可发现出血肠段有放射性核素聚集，能发现出血量在0.05～0.10 ml/min的出血部位，检出率明显高于血管造影，^{99m}Tc-RBC扫描检出率更高，特别对微量慢性出血有其他方法不可替代的作用，不足之处是核素浓集区可能是积血部位而非真正的出血部位，不能用于定性、定位诊断。

　　3. CT和正电子发射断层显像（positron emission tomography，PET）

　　CT作为无创伤性的检查手段可用于克罗恩病、不明原因小肠出血、小肠肿瘤等小肠疾病的诊断。Booya等通过对42例克罗恩病患者进行CT检查，认为小肠肠壁增厚是CT诊断该病较重要的征象。Paulsen等对怀疑小肠疾病的患者进行CT检查，认为CT是诊断炎症性肠病的首选手段，可显示肠壁分层、增厚等肠周围炎症性改变，亦是诊断小肠肿瘤的重要手段，可显示肿瘤与肠腔外周围结构的关系及有无转移，对肿瘤分期和治疗方案的选择有重要意义。PET及消化道复合声学造影对小肠肿瘤的意义，国内外已经开始研究，但尚需积累经验，进一步观察效果。

　　4. MRI　　MRI能够很好地分辨软组织，进行多方位成像，现代MRI克服了呼吸运动伪影及肠蠕动伪影的干扰，较其他影像学检查有更大的优越性。MRI软硬件所具备的优点使胃肠道高分辨率的图像得以快速采集。随着MRI技术的发展，如快速扫描、水成像技术和

对比剂的完善，MRI 在小肠疾病的应用逐渐广泛。MRI 有多种脉冲序列和成像技术，其中某些特殊序列可用于肠梗阻的诊断，Bemstein 等研究认为 MRI 在诊断克罗恩病方面亦有优势。常用的成像方法为磁共振水成像：因肠液在 MRI 重 T2 序列呈高信号，可利用肠道内的液体作为天然对比剂，作横断面、冠状面、矢状面扫描，采用"水成像"技术，尤其适用于小肠肿瘤引起的肠梗阻，可以显示增厚的肠壁和梗阻性肿块。Ajaj 等通过研究认为小肠磁共振水成像技术利用肠壁和腔内对比产生的信号差异显示小肠的形态，有助于克罗恩病的诊断。

　　5. 多层螺旋 CT（multi-slice spiral computed tomography，MSCT）　CT 小肠灌肠造影（computed tomography enteroclysis，CTE）早在 19 世纪 90 年代中期就已开展，由于早期的单排螺旋 CT 成像质量不高，其没有得到广泛的推广应用。新技术 MSCT 小肠灌肠造影（multi-slice spiral computed tomography enteroclysis，MSCTE）是通过小肠导管插管至十二指肠远段，经导管注入中性对比剂（如甲基纤维素配制成 4%～15% 的泛影酸钠水溶液）或阳性对比剂（如 1% 稀释钡剂）使肠腔充盈，并经 MSCT 增强扫描，将图像进行后处理，使肠腔、肠壁、壁外系膜、腹腔内血管、后腹膜及腹腔内实质脏器多方位显示出来，已经证明 CTE 能够较敏感地诊断克罗恩病及小肠肿瘤。在 Minordi 等研究中，CTE 诊断小肠疾病的敏感性、特异性和诊断率分别为 83%、100% 和 89%，与常规小肠造影相比，CTE 能够较好地显示肠壁及肠腔外结构。Schmidt 等认为，CTE 是一项诊断小肠疾病的新技术，能较好地诊断小肠疾病，从各项数据资料进行冠状面重建，可以增加确诊或排除小肠疾病的可信度。

　　6. MRI 小肠灌肠造影（magnetic resonance enteroclysis，MRE）　MRE 是一项新的技术，它结合传统小肠造影的优点和 MRI 形态学成像性能，使 MRI 从纯形态学图像诊断发展成为功能与形态相结合的检查方法。MRE 检查需要肠道清洁良好及肠管充分扩张，同时小肠适宜的充盈至关重要。虽然 SBE 气钡双对比造影有利于观察早期黏膜改变，但难以观察肠壁周围及肠系膜的病变，而且患者受到较多的射线辐射。MRE 技术无辐射，具有良好的软组织对比度且可进行三维成像，可以观察黏膜，同时能够分析肠管周围的改变。

　　7. 血管造影　常用于疑似小肠疾病引起的不明原因消化道出血的诊断，通常包括肠系膜上、下动脉造影，对活动性出血量大于 0.5ml/s 的患者，血管造影检出率可达 75%～83%，一次未检出者可复查，反复多次检查可提高诊断阳性率。诊断明确后，可即时进行栓塞治疗。

　　8. 腹腔镜　腹腔镜可直接观察腹腔内病变，尤其对小肠浸润至浆膜层的病变，可进行病理检查，由于该技术属创伤性检查，有一定并发症，故其应用受到限制。小肠疾病腹腔镜检查的适应证包括：①小肠梗阻（肠粘连、肠套叠、小肠肿瘤、感染性疾病、炎症性肠病、肠系膜炎性疾病、小肠疝等）的病因诊断和鉴别诊断；②小肠缺血及其原因的诊断；③小肠出血部位的诊断和鉴别诊断；④肠系膜发育异常、系膜根部肿瘤的诊断；⑤慢性腹痛的病因诊断等。近来随着腹腔镜检查技术的提高和普及，其优势得到不断体现。对于小肠病变而言，腹腔镜手术既可以完成对病灶的探查，又可以施行根治性治疗，同时具备创伤小的优点，因而是值得广泛推广的先进技术。

　　9. 普通推进式小肠镜　电子小肠镜检查也是近年来开展起来的项目，目前国内外使用最多的是推进式小肠镜，可对小肠器质性病变进行诊断、活检及治疗，但检查过程中患者较为痛苦，操作难度较大，耗时较长，同时只能检查近端的部分小肠。

　　10. 手术中内镜　手术中内镜是在手术过程中，在小肠中段切一个小孔，经切口向口侧进镜可观察至胃及十二指肠，向肛侧进镜可观察至盲肠，结合术前的胃镜、结肠镜检查，能在手术中观察全部小肠黏膜，使小肠出血检出率提高到 93％～100％。血管病变由于光的投射，外科医师可看见血管畸形等，从而配合外科医师进行病变定位。

11. 胶囊内镜　亦称无线胶囊内镜，2001 年以色列 Given 公司发明的胶囊内镜先期研究结果发表，2001 年 8 月获美国食品药物管理局（FDA）批准开始在临床上使用，随后大量的临床应用证实了这一方法的安全性和有效性。

胶囊内镜依靠小肠蠕动使胶囊前进，以数字信号传输图像进行存储记录。胶囊内镜检查适应证：①无法解释的怀疑为肠源性的腹痛、腹泻；②炎性肠病（IBD）包括克罗恩病等；③慢性失血；④肠营养吸收不良病（如口炎性腹泻、乳糜性腹泻）；⑤肠易激综合征；⑥小肠肿瘤（良性、恶性）、肠息肉；⑦原因不明消化道出血；⑧血管畸形（AVM、毛细血管扩张、血管瘤）。胶囊内镜检查禁忌证：①怀疑有肠道狭窄或梗阻的患者；②怀疑有肠瘘者；③孕妇及婴幼儿；④有严重的吞咽困难者。近年来，随着大规模临床研究数据的积累，这一方法明显优越于普通推进式小肠镜、口服钡剂造影、SBE 气钡双对比造影和 CT 等，已经被广泛应用于小肠疾病的诊断。Brcsci 等对 64 例怀疑小肠疾病引起消化道出血的患者进行胶囊内镜检查，诊断阳性率为 91％，他们认为胶囊内镜是诊断小肠出血较为有效的措施，而且越早进行胶囊内镜检查，阳性率越高。胶囊内镜能够无创观察小肠全段，获得整个小肠的影像学资料，而且操作简单，患者安全无痛，检查期间患者可正常工作和生活，检查结束后即可正常进食。Leighton 等研究认为在不明原因的消化道出血的诊断率方面，胶囊内镜比普通推进式小肠镜和 SBE 气钡双对比造影高 30％；在克罗恩病诊断方面，胶囊内镜较普通推进式小肠镜、SBE 气钡双对比造影和 CT 明显优越。胶囊内镜技术的最大优点是具有良好的安全性，患者对检查的耐受性好。但目前所有的胶囊内镜在定位、定向方面都不够准确，也不能对肠腔充气，不能进行活检和治疗，其临床价值局限于诊断性应用，而且对于部分胶囊内镜嵌顿的病例，需实施外科手术，部分可采用双气囊内镜或腹腔镜等方式取出。

12. 双气囊电子小肠镜　2003 年日本学者山本博德发明的双气囊电子小肠镜，弥补了胶囊内镜的不足，是一种切实有效的全小肠检查新技术，其临床价值确实可靠。双气囊内镜在内镜构造上的创新设计，给消化内镜检查带来一场新的革命，它的问世与应用，使人类整个消化道的内镜检查不再存在任何盲区，有望将小肠疾病的诊断和治疗提升到一个全新高度。2006 年 8 月第一届国际双气囊电子内镜研讨会上，与会专家一致同意将双气囊电子小肠镜名称改为双气囊内镜（double-balloon enteroscopy，DBE）。

双气囊内镜通过其外套管气囊与内镜头端气囊的交替膨胀和收缩来固定小肠管壁，同时通过外套管和内镜的交替插入操作，将小肠远侧肠段牵拉到近侧。根据病变在小肠中的部位不同，选择经口侧或经肛侧进镜，通常情况经口侧进镜可达回肠中下段或末段回肠，经肛侧进镜可达空肠中上段，这样交叉进镜可使操作者对整个小肠进行完全、彻底、无盲区的检查，并能检查出绝大多数的小肠疾病。与推进式小肠镜相比，双气囊内镜通过经口侧和经肛侧相结合进镜可完成全小肠检查，而且能够往返多次观察、活检以及在相应的病变部位进行内镜治疗；对小肠疾病的检出率也显著高于前者（73％∶44％）。中华医学会消化内镜学分会（小肠学组）提出的双气囊内镜检查的适应证：①原因不明的消化道（小肠）出血及缺铁性贫血；②疑小肠肿瘤或增殖性病变；③疑小肠克罗恩病；④不明原因小肠梗阻；⑤不明原因腹泻或蛋白丢失；⑥小肠内异物；⑦外科肠道手术后异常情况（出血、梗阻等）；⑧已确诊的小肠病变治疗后复查；⑨相关检查提示小肠存在器质性病变可能者。双气囊内镜检查的禁忌证：①严重心、肺功能异常者；②有高度麻醉风险者；③无法耐受或配合内镜检查者；④相关实验室检查明显异常，在指标纠正前（如重度贫血、血浆白蛋白严重低下者）；⑤完全性小肠梗阻无法完成肠道准备者；⑥多次腹部手术史者；⑦低龄儿童；⑧其他高风险状态或病变者（如中度以上食管胃底静脉曲张、大量腹水等）。双气囊内镜对小肠疾病病因诊断率达75％，双气囊内镜检查过程较长，平均90～120分钟，患者较痛苦，可采用在静脉镇静麻醉下进行，无明显不适反应，检查结束后患者偶有咽喉部不适、头晕、腹胀、腹痛、恶心和呕吐等不良反应，但均能自行缓解。双气囊内镜检查较安全，一般无与操作相关的消化道出血、急性胰腺炎、消化道穿孔和其他并发症。

通过活检孔道插入超声小探头行小肠腔内超声（intraluminal small intestinal ultrasonography，ISIU）是一种在双气囊内镜基础上临床安全、可行的用于小肠疾病诊断的辅助手段，尤其对小肠黏膜下肿瘤的鉴别、肿瘤的分期以及早期 CD 的诊断具有较好的临床价值。

最近，OLYMPUS 公司研制的一种新型的用于小肠检查的单气囊小肠镜问世。单气囊小肠镜检查技术是一种新型安全、高效的检查手段，具有观察范围大、图像清晰、视野控制自如等优点，既能够发现细小病变，又能同时进行活检和内镜下治疗，使医生能够对以往难以触及到的区域进行直接观察、活检和治疗。

总之，全消化道钡餐、SBE、血管造影等常规检查在小肠疾病中的诊断率较低；推进式小肠镜因操作性较差或仅能插至近端空肠，诊断率亦较低；胶囊内镜对小肠疾病有较高的诊断率，为诊断小肠疾病的主要方法，但无活检和治疗功能且不能用于怀疑小肠不全梗阻患者的诊断，亦有局限性。多项研究显示，胶囊内镜在不明原因消化道出血的小肠病变诊断率高于双气囊内镜，且可指导双气囊内镜进镜方式的选择，减少盲目检查所带来的不良后果，但对肿瘤等疾病的诊断率则显著低于后者。小肠肿瘤治疗前病变部位的确定和活检非常重要，它有助于决定治疗方案的选择；同时可在病变狭窄部位通过小肠镜预先在黏膜下注射 10g/L 靛胭脂 2ml，作为外科手术的明确定位。双气囊内镜具有胶囊内镜所缺乏的诸多优点，如充气、吸引、冲洗，反复观察、活检和内镜下治疗等，因此，双气囊内镜可作为诊断怀疑小肠狭窄特别是肿瘤引起的小肠狭窄疾病的首选检查方法。

2010 年，在全国小肠镜及胶囊内镜学术会议暨消化内镜新技术高峰论坛上，专家们普遍认为胶囊内镜具有易吞咽、无创、无交叉感染、经济、方便、无需住院等特点，而双气囊内镜较之胶囊内镜最大的优点在于具有活检及内镜下治疗功能，但在不明原因消化道出血（OGIB）首选检查方式问题上仍存争议。有学者认为，胶囊内镜因无创、并发症少应先作为一线工具；也有认为双气囊内镜具有活检功能可为疾病诊断提供确诊依据，应首推双气囊内镜；也有学者认为应二者结合共同使用，术中小肠镜被认为是小肠疾病诊断的"金标准"。

【治疗】

1. 内科药物治疗　某些小肠疾病可用药物治疗，如急性出血坏死性小肠炎可予以抗感染治疗，小肠间质瘤用伊马替尼有一定疗效，小肠腺癌、小肠淋巴瘤可适当化疗；小肠克罗恩病可予以柳氮磺吡啶、类固醇激素、免疫抑制药治疗；非甾体类药物相关性小肠溃疡可应用肠黏膜保护剂；小肠白塞病应用类固醇激素和免疫抑制药；盲袢综合征可用甲硝唑；小肠毛细血管扩张症用雌激素有一定疗效；小肠寄生虫病可用驱虫治疗；小肠结核予以抗结核治疗；嗜酸细胞性肠炎可用类固醇激素、免疫抑制药治疗；原发性小肠淋巴管扩张症予以营养支持、生长抑素、抗纤溶酶治疗等。

2. 内镜下治疗　应用双气囊内镜可开展以下治疗：①止血术；②息肉及黏膜切除术；③气囊扩张术；④支架置入术；⑤异物取出术等。

3. 外科手术　对于内科药物治疗无效和内镜下不能处理的小肠病变，可通过外科手术予以止血、病变切除，发生完全性肠梗阻或肠穿孔等并发症亦需外科手术治疗。

（唐川康）

参考文献

1. 智发朝，山本博德. 双气囊内镜学. 北京：科学出版社，2008.

2. Thompson WM，Kilani RK，Smith BB，et al. Accuracy of abdominal radiography in acute small-bowel obstruction：does reviewer experience matter? Am J Roentgenol，2007，188：W233-238.

3. Howarth DM. The role of nuclear medicine in the detection of acute gastrointestinal bleeding. Semin Nucl Med，2006，36：133-146.

4. Booya F，Fletcher JG，Hupfich JE，et al. Active Crohn disease：CT findings and interobserver agreement for enteric phase CT enterography. Radiology，2006，241：787-795.

5. Paulsen SR，Hupfich JE，Fletcher JG，et al. CT enterography as diagnostic tool in evaluating small bowel disorders：review of clinical experience with over 700 eases. Radiographics，2006，26：641-657.

6. Tennant SL，Ganatra R. Meckel's diverticulum. -an incidental finding on PET/CT. Clin Nuel Med，2007，32：555-558.

7. Fidler J. MR imaging of the small bowel. Radiol Clin North Am，2007，45：317-331.

8. Bernstein CN，Greenberg H，Boulh I，et al. A prospective comparison study of MRI versus small bowel follow-through in recurrent Crohn's disease. Am J Gastroenterul，2005，100：2493-2502.

9. Ajaj W，Lauenstein TC，Langhomt J，et al. Small bowel hydro-MR imaging for optimized ileocecal distension in Crohn's disease：should all additional rectal enenlta filling be performed? J Magn Reson Imaging，2005，22：92-100.

10. O'Brien A，Cruz JP，Berries C，et al. Advances in radiography of the small intestine：computed tomography enteroclysis. Gastroenterol Hepatol，2006，29：528-533.

11. Rajesh A，Maglinte DD. Multislice CT enteroclysis：technique and clinical applications. Clin Redid，2006，61：31-39.

12. Minordi LM，Vecchioli A，Guidi L，et al. Muhidetector CT enteroclysis versus barium entereelysis with methylcellulose in patients with suspected small bowel disease. Eur Radiol，2006，6：1527-1536.

13. Sehmidt S，Felley C，Meuwly JY，et al. CT enteroclysis：technique and clinical applications. Eur Radiol，2006，16：648-660.

14. 戈之铮，刘文忠. 小肠病学-基础与临床. 上海：世界图书出版公司，2005：315.

15. Mazzarolo S，Brady P. Small bowel capsule endoscopy：systematic review. South Med

J，2007，100：274-280.

16. Bresci G，Parisi G，Bertoni M，et al. The role of video capsule endoscopy for evaluating obscure gastrointestinal bleeding：usefulness of early use. J Ganstroenter，2005，40：256-259.

17. Leighton JA，Triester SL，Sharma VK. Capsule endoscopy：a meta-analysis for use with obscure gastrointestinal bleeding and Crohn's disease. Gastrointest Endesc Clin N Am，2006，16：229-250.

18. Dominguez EP，Choi Y，Raijman IL，et al. Laparoscopic approach for the retrieval of retained video capsule endoscopy. JSLS，2006，10：496-498.

19. May A，Nachbar L，Ell C. Extraction of entrapped capsules from the small bowel by meals of push-and-pull enteroscopy with the double-balloon technique. Endoscopy，2005，37：591-593.

20. Zhi FC，Yue H，Bai Y，et al. The diagnostic value of double balloon endoscopy in small intestine disease. Zhonghua Nei Ke Za Zhi，2007，46：383-385.

21. May A，Nachbar L，Schneider M，et al. Prospective comparison of push enteroscopy and push-and-pull enteroscopy in patients with suspected small-bowel bleeding. Am J Gastroenterol，2006，101：2016-2024.

22. 施华秀，任建林，王琳，等. 麻醉推进式双气囊内镜在小肠疾病诊断中的评估. 中华消化内镜杂志，2007，24：168-171.

23. Honda K，Mimtani T，Nakamum K，et al. Acute pancreatitis associated with peroral double-balloon enteroscopy：a case report. World J Gastroenterol，2006，12：1802-1804.

24. 杨云生，孙刚，李闻，等. 双气囊电子小肠镜临床应用初探. 中华消化内镜杂志，2004，21（1）：17-19.

25. 钟捷，张晨莉，张吉，等. 推进式双气囊电子小肠镜在小肠疾病诊断中的应用. 中华消化杂志，2003，23（10）：591-594.

26. 张晨莉，钟捷，金承荣，等. 双气囊小肠镜与小肠钡灌肠诊断小肠疾病的对照研究. 上海第二医科大学学报，2005，25（9）：880-883.

27. 智发朝. 小肠疾病的检查方法与评价. 腹部外科，2006，19（6）：156-158.

28. Yamamoto H，Kita H，Sunada K，et al. Links clinical outcomes of double-balloon endoscopy for the diagnosis and treatment of small-intestinal diseases. Clin Gastroenterol Hepatol，2004，2：1010-1016.

功能性胃肠病

功能性胃肠病（functional gastrointestinal disorders，FGIDs）是一组胃肠道功能紊乱综合征，指不能用结构或生化异常来解释的各种持续或反复发作的胃肠症状，包括可能由咽、食管、胃、胆道、小肠、大肠、肛门引起的各种症状。FGIDs 发病率很高，在普通人群的发生率达到 23.5%～74%，在胃肠专科门诊中为 42%～61%。FGIDs 逐年增多，是近年导致消化疾病谱变化的主要疾病。FGIDS 具有下列临床特征：①发病率高，推测仅次于上呼吸道感染；②病理生理机制复杂，尚不完全清楚；③慢性起病，症状反复发作或慢性迁延，病程可达数年至数十年；④症状多样，但全身状况不受影响；⑤多伴有神经精神症状，如失眠、焦虑、抑郁、恐惧、疑病等，但并非心理疾病；⑥种类繁多，Rome Ⅲ 标准分类为成人 6 类 28 种和儿童 2 类 17 种，其中最常见的是功能性消化不良（functional dyspepsia，FD）及肠易激综合征（irritable bowel syndrome，IBS）。

【发病机制】

FGIDs 的发病机制尚不完全清楚，病理生理过程复杂，可能与胃肠运动障碍、内脏高敏感性、黏膜免疫、脑-肠轴功能调节障碍等因素有关。研究显示 FGIDSs 已经成为现代生物-心理-社会医学模型的典型代表。

1. 胃肠运动障碍　强烈的情感和环境应激可导致健康人的食管、胃、小肠和结肠运动紊乱、减慢或增强。FGIDs 患者对应激（心理或生理的）的反应更加敏感。近年来胃肠动力检测方法增多，包括测压、pH 检测、X 线钡条摄像、放射性核素检查、胃电图及多通道腔内阻抗等，已被广泛应用于胃肠动力研究与临床诊断中。

2. 内脏高敏感性　内脏高敏感是指引起内脏疼痛或不适刺激的阈值降低、内脏对生理性刺激产生不适感或对伤害性刺激反应强烈的现象。目前认为内脏高敏感是 FGIDs 产生症状的主要原因之一。FGIDs 患者多表现为内脏的痛觉过敏或者痛觉异常。食管源性的功能性胸痛、上腹痛综合征、IBS 和功能性腹痛综合征的疼痛症状与内脏高敏感有关，与胃肠动力的关系并不密切。FGIDs 患者内脏高敏感性还表现为内脏-躯体牵涉痛的异常放大，内脏感觉可牵涉到大面积躯体表面。研究发现约 50% 的 FGIDs 患者存在内脏-躯体牵涉痛的异常放大现象。研究显示内脏高敏感性与中枢兴奋性增加、内脏传入信号下调机制的变化有关，肠黏膜和肠肌神经丛的受体敏感性改变与肠道炎症、肠神经附近肥大细胞脱颗粒、5-羟色胺增加、肠道菌群变化或感染有关。

3. 脑-肠轴双向调节失调　脑-肠轴将大脑情感和认知中枢与胃肠道外周功能相联系，外在感觉（视觉、嗅觉）或者内在感受（情感、思维）信息通过高级中枢的神经连接可影响胃肠道的感觉、运动、分泌和炎症。反之，内脏的效应也可影响中枢的痛觉、情绪和行为。FGIDs 的一个特征是在心理应激的情况下对环境刺激的运动和感觉反应性增加。神经胃肠病学的快速发展，脑-肠轴研究的深入，包括改良的胃肠道动力评估法、检测胃肠道内脏感知方法、对胃肠道刺激引起的脑影像学变化，如正电子发射计算机断层扫描（PET）、功能性磁共振（FMRI），以及心理测试和脑肠肽的研究进展，使人们对社会心理因素与 FGIDs 的相互作用提供了可靠的研究手段。目前研究表明脑-肠轴通路上任何水平的异常都将引起 FGIDs 的症状，包括肌肉、腺体和感觉器官、ENS、脊髓神经节、脑干、中枢等多环节，均可形成放大的病理生理效应的反射环路，因此，可导致不同的临床症状。

4. 遗传易感性及社会心理因素　遗传因素决定某些个体易患 FGIDs，而环境因素使疾病得以表现出来。流行病学调查资料显示胃肠门诊的 FGIDs 患者中，42%～61% 伴有心理障碍。心理应激可影响健康人的胃肠道功能并产生症状，但在 FGIDs 患者更明显；心理创伤（如性或身体上的虐待史）可降低疼痛阈值，表现更多症状；FGIDs 可对社会心理产生影响：对幸福感、日常功能状态、对症状控制的能力、疾病对工作和失业均有影响。

【分类】

FGIDs 诊断标准于 1988 年最初制订 Rome 标准，Rome Ⅱ 标准于 1999 年制订，2006 年修订 Rome Ⅲ 标准。FGIDs Rome Ⅲ 标准为诊断前 6 个月出现症状，近 3 个月病情活动，种类从 7 类增加到 8 类（28＋17），增加改变功能性消化不良（2 个亚型）、肠易激综合征（4 个亚型），功能性胆囊和 OS 病标准更严格。

FGIDs 的 Rome Ⅲ 标准以症状为依据，每一部位分类都包括数种疾病及相对特异性的临床表现，共包括成人 6 类 28 种和儿童 2 类 17 种：①功能性食管疾病；②功能性胃十二指肠疾病；③功能性肠道疾病；④功能性腹痛综合征；⑤胆囊和 Oddi 括约肌功能障碍；⑥功能性肛门直肠疾病；⑦新生儿和婴幼儿功能性疾病；⑧儿童和青少年功能性疾病

【诊断标准】

中华医学会消化病学分会 2007 年制订 FGIDs 诊断和治疗的相关指南。2010 年亚太胃肠动力组织（YAMA）也制订了 FGIDs 相关指南，称《YAMA 标准》。目前国际、国内 FGIDs 临床诊断多采用 2006 年 Rome Ⅲ 标准，常见 FGIDs 诊断标准如下：

A. 癔球症诊断标准　必须符合以下所有条件：①持续或间断发作的咽喉部非痛性团块感或异物感；②感觉发生于两餐之间；③无吞咽困难或吞咽痛；④没有胃食管酸反流引起症状的证据；⑤没有伴组织病理学异常的食管动力障碍。

诊断前症状出现至少 6 个月，近 3 个月症状符合以上标准。

B2. 嗳气症

B2a. 嗳气症诊断标准　必须符合以下所有条件：①令人烦恼的反复嗳气，每周至少发生数次；②嗳气可被客观观察或检测到。

诊断前症状出现至少 6 个月，近 3 个月症状符合以上标准。

B2b. 非特异性过度嗳气诊断标准　必须符合以下所有条件：①令人烦恼的反复嗳气，每周至少发生数次；②没有过度嗳气引发症状的证据。

诊断前症状出现至少 6 个月，近 3 个月症状符合以上标准。

B3b. 功能性呕吐诊断标准　必须符合以下所有条件：①呕吐平均每周发作一次或一次以上；②无进食障碍、反刍或无主要精神症状；③无自行诱导的呕吐和长期应用大麻；④没有可以解释引起反复呕吐的中枢神经系统异常或代谢性疾病。

诊断前症状出现至少 6 个月，近 3 个月症状符合以上标准。

C2. 功能性腹胀诊断标准　必须符合以下两点：①3 个月内，每月至少有 3 天反复出现腹胀感或可见腹部膨胀；②没有足够的证据诊断功能性消化不良、肠易激综合征或其他功能性胃肠病。

诊断前症状出现至少 6 个月，近 3 个月症状符合以上标准。（腹胀但排便习惯无改变区别于 IBS）

C3. 功能性便秘诊断标准

（1）必须符合以下两点或两点以上　①至少 25％ 的排便感到费力；②至少 25％ 的排便为块状便或硬便；③至少 25％ 的排便有不尽感；④至少 25％ 的排便有肛门直肠梗阻感/阻塞感；⑤至少 25％ 的排便需以手法帮助（如以手指帮助排便、盆底支持）；⑥每周排便＜3 次。

（2）不使用轻泻药时几乎无松软便。

（3）没有足够的证据诊断 IBS。

诊断前症状出现至少 6 个月，近 3 个月症状符合以上标准。

C4. 功能性腹泻诊断标准　至少 75％ 的排便为不伴腹痛的松软（糊状）或水样便。

诊断前症状出现至少 6 个月，近 3 个月症状符合以上标准。(无痛性松软便为特征)

D. 功能性腹痛综合征诊断标准　必须符合以下所有条件：①持续或近乎持续的腹痛；②疼痛与生理事件（如进食、排便或月经）无关或仅偶尔有关；③日常活动能力部分丧失；④疼痛并非伪装（如诈病）；⑤症状不满足其他能解释疼痛的功能性胃肠病的诊断标准。

诊断前症状出现至少 6 个月，近 3 个月症状符合以上标准。

报警症状和体征：

FGIDs 的诊断为排他性诊断，应先判断有无下列提示器质性疾病，对有下列"报警症状和体征"者，必须进行彻底检查直至找到病因：①45 岁以上，近期出现消化不良症状；②有消瘦、贫血、呕血、黑便、吞咽困难、腹部肿块、黄疸等症状；③消化不良症状进行性加重。

【治疗】

FGIDs 的治疗目的不是"治愈"疾病，而是消除患者顾虑，改善症状，提高患者生活质量，主张采用"对症"、"分级"与"个体化"的治疗原则。

1. 建立良好的医患关系　医生必须仔细倾听患者的不适与担心，完成合理的检查与恰当的诊断后给予患者耐心的健康宣教和安慰。研究显示医生对患者的诊断信心与患者的症状严重程度成反比。如果在检查之前就以草率的方式安慰患者，则通常效果不佳。医生需要告诉患者该病是良性疾病，也不是心理疾病。

2. 饮食调整　去除诱因，建立良好的生活习惯，避免烟、酒和非甾体类药物的使用。

3. 心理行为疗法　FGIDs 伴随失眠、焦虑、抑郁、头痛等精神症状，部分患者与"恐癌"心理有关。心理行为疗法包括心理治疗、认知治疗、催眠术、生物反馈术等。IBS 患者与焦虑、抑郁并存，抗抑郁治疗有效。三环类抗抑郁药可减慢传导，对抗抑郁有效但不良反应大。再摄取抑制药如帕罗西汀起效慢，服用时间长，应缓慢停药。

4. 药物治疗　FGIDs 目前尚无特效治疗药物，主要是经验性治疗。脑-肠轴功能失调、内脏高敏感性及胃肠动力调整的治疗方法涉及肠道和脑的神经肽及其受体，可能的药物包括最初的 5-HT 及其类似物、脑啡肽和阿片类激动药、P 物质、降钙素基因相关多肽、胆囊收缩素、神经激肽受体、促肾上腺皮质释放激素拮抗药等。

【展望】

目前 FGIDs 尚有很多问题需要解决和进一步研究。人类对症状学评估的客观资料可能带有偏见，社会心理精神因素与胃肠生理相互作用的多层面的病理生理机制，脑-肠轴复杂的神经-内分泌-免疫机制，临床试验严格的对照、双盲和前瞻性的设计等需要对其进一步研究。将来应结合大脑显像、胃肠生理和心理检测，制定量化的评价系统，加强循证医学的临床试验，优化诊治策略。

一、功能性消化不良

【概念】

消化不良根据其病因可分为器质性消化不良和功能性消化不良（functional dyspepsia, FD）两大类。器质性消化不良是指有明确的病因，可能是由胃肠道疾病引起，也可能与肝、胆、胰系统疾病有关，甚至也可能由其他系统的疾病引起，如肾功能不全、甲状腺功能亢进症等。FD 指具有上腹部疼痛或烧灼感、餐后上腹饱胀和早饱感，伴食欲不振、嗳气、恶心或呕吐等上消化道症状，经检查排除引起这些症状的器质性疾病的一组临床综合征。

【病因和发病机制】

FD病因及发病机制尚不清楚，可能与下列因素有关：①胃动力障碍；②内脏高敏感性；③胃酸分泌；④幽门螺杆菌感染；⑤精神心理因素；⑥其他：脑力劳动、工作紧张、睡眠质量差，服用 NSAIDs 和饮食不当等。

【临床表现】

1. 症状

（1）消化不良症状　特异的症状包括餐后饱胀、早饱感、上腹疼痛和上腹烧灼感，部分可伴食欲不振、嗳气、恶心或呕吐等。常以某一种或者某一组症状为主，在病程中症状也可以发生变化。以餐后饱胀、早饱感和上腹部疼痛最常见。

（2）神经精神症状　可有失眠、焦虑、抑郁、恐惧、头痛、注意力不集中以及疑病等。

2. 体征　无特异体征，部分患者有中上腹压痛。

【诊断和鉴别诊断】

1. 功能性消化不良诊断标准（Rome Ⅲ）　必须符合以下一点或一点以上：①餐后饱胀不适；②早饱；③上腹痛；④上腹烧灼感；没有可以解释症状的器质性疾病（包括内镜下）的证据。**诊断前症状出现至少 6 个月，近 3 个月症状符合以上标准。**

其中上腹痛为功能性消化不良的常见症状，部分患者以上腹痛为主要表现，伴或不伴有其他上腹部症状。上腹痛多无规律性，在部分患者腹痛与进食有关，表现为饥饿痛、进食后缓解，或表现为餐后 0.5～3 小时之间腹痛持续存在。早饱是指有饥饿感但进食后不久即有饱感，摄入食物明显减少。餐后饱胀是指正常餐量即出现饱胀感。

2. 功能性消化不良分型　Rome Ⅲ 标准将功能性消化不良分为两种亚型：餐后不适综合征（postprandial distress syndrome，PDS）、上腹疼痛综合征（epigastric pain syndrome，EPS），两型可重叠。

（1）餐后不适综合征（PDS）的诊断标准

1）必须包括以下 1 项或 2 项　①发生在进食平常食量后的餐后饱胀不适，每周发作数次；②早饱感使不能完成平常食量的进食，每周发作数次。

＊诊断症状出现至少 6 个月，近 3 个月符合以上诊断标准。

2）支持诊断的条件有　①上腹胀或餐后恶心、过度嗳气；②可同时存在上腹疼痛综合征。

（2）上腹疼痛综合征（EPS）的诊断标准

1）必须包括以下所有条件　①至少中等程度以上的上腹疼痛或烧灼感，每周至少 1 次；②疼痛为间断性；③不放射或不在腹部其他区域、胸部出现；④排便或排气后不缓解；⑤不符合胆囊或 Oddi 括约肌功能障碍的诊断。

＊诊症状出现至少 6 个月，近 3 个月符合以上诊断标准。

2）支持诊断的条件　①疼痛可为烧灼样，但不向胸骨后传导；②疼痛常因进餐诱发或缓解，但可发生在空腹状态；③可同时存在餐后不适综合征。

3. 诊断程序　功能性消化不良为排除性诊断，首先应判断患者有无提示器质性疾病的消化不良"报警征象"。这些征象包括：消瘦、贫血、上腹部包块、频繁呕吐、呕血或黑便、年龄＞40 岁初发病、有肿瘤家族史等。对有报警征象者应进行彻底检查，以明确病因。

基本的检查：血常规、红细胞沉降率、粪潜血试验、胃镜、上腹部 B 超等；或先予 2～

4 周的经验性治疗观察疗效，对治疗无效者再安排进一步的检查，如肝肾功能、血糖、消化系统肿瘤标志物、甲状腺功能、胸部 X 线、腹部 CT 检查等，以及进行心理评估了解患者有无精神心理障碍。必要时可选择胃功能检测、胶囊内镜和小肠镜检查。

4. 鉴别诊断　功能性消化不良需要与胃食管反流病、慢性胃炎、消化性溃疡、肝胆胰等器质性疾病引起的消化不良，特别是食管癌、胃癌、肝癌等恶性疾病，以及其他系统疾病引起的胃肠道功能紊乱、药物引起的消化不良相鉴别。在功能性消化不良诊断过程中还需注意，不同部位的功能性疾病可以重叠存在。

【治疗】

（一）一般治疗

认识病情，生活规律，注意饮食，戒除烟酒，避免服用 NSAID，去除发病因素，保证睡眠，保持良好的心态。医生应当理解患者就医的渴求，给予其充分的安慰和解释，帮助其树立治疗的信心。

（二）药物治疗

1. 抗酸剂　铝碳酸镁、铝镁加混悬液等，注意长期服用有明显的不良反应。

2. 抑酸剂　适当抑酸治疗对缓解疼痛有效，多选择 H_2 受体拮抗药如法莫替丁、尼扎替丁、罗扎替丁等，上腹痛综合征患者可用质子泵抑制药如奥美拉唑、雷贝拉唑和埃索美拉唑等。

3. 促动力药　多巴胺受体拮抗药如甲氧氯普胺（胃复安）、多潘立酮（吗丁林）、依托必利等，5-羟色胺（5-HT_4）受体激动药莫沙必利作用是多潘立酮的 10～12 倍，且促进全消化道蠕动。

4. 助消化药　包括复方消化酶和益生菌制剂。

5. 根除幽门螺杆菌（Hp）治疗　根除 Hp 在治疗功能性消化不良时的效果目前尚存在争议。对于 Hp 阳性的 FD 患者，经其他方法治疗仍然症状顽固者可考虑根除 Hp 治疗，疗程 7～14 天。

6. 抗抑郁药物　常用的三环类抗抑郁药有阿米替林以及新的选择性 5-羟色胺再摄取抑制药（如氟西汀、舍曲林）等。

（三）精神心理治疗

行为治疗、认知治疗及心理干预可能对本病患者有益。

（四）治疗策略

选择个体化的治疗方案，对餐后不适综合征，可首选胃肠促动力剂或合用抑酸剂；对上腹疼痛综合征，可首选抑酸药或合用促动力药；早饱为突出症状时可选用改善胃容量功能的药物，如舒马曲坦、匹维溴铵等；对于明显心理异常、腹腔感觉过敏者，选择小剂量三环抗抑郁药。进行 2～4 周经验性治疗，如无效应对患者病情重新评估，调整治疗方案。

二、肠易激综合征

【定义】

肠易激综合征（irritable bowels syndrome，IBS）是一种以腹痛、腹部不适伴排便习惯和性状改变为特征的功能性肠病，缺乏可解释症状的形态学改变和生化异常。

【病因和发病机制】

IBS 病因及发病机制尚不清楚，可能与多种因素有关：①胃肠道动力异常；②内脏敏感性增高；③脑-肠轴调节异常；④肠道感染与炎症反应；⑤精神心理异常。

【临床表现】

1. 消化系统症状　IBS 常见四大症状为腹痛、腹泻、便秘、腹胀。IBS 几乎都有不同程度腹痛，以下腹和左下腹多见，排气、排便后可缓解；腹部不适是指不舒服的感觉，而非疼痛。腹泻每日 3～5 次，可达十几次，无脓血，排便不干扰睡眠。有时排便使劲、急迫或排便不尽感；部分患者有消化不良重叠症状。

2. 神经精神症状　失眠、焦虑、抑郁、头晕、头痛等。

3. 体征　无明显体征。可有下腹部轻压痛，左下腹有时可触及痉挛的肠管，直肠指检可发现肛门痉挛、张力较高、伴有触痛。

【辅助检查】

主要检查包括：①血、尿常规、粪便常规及培养；②血液生化检查：肝肾功能、血糖、红细胞沉降率；③结肠镜或 X 线钡剂灌肠检查；④腹部超声检查。

【诊断标准】

目前 IBS 使用 Rome Ⅲ 诊断标准，包括：

（1）反复发作的腹痛或腹部不适，最近 3 个月内至少有 3 天出现症状，伴有以下 2 项或 2 项以上：①排便后症状改善；②发作时伴有排便频率的改变；③发作时伴有粪便性状（外观）改变。**注意：诊断前症状出现至少 6 个月，近 3 个月符合以上诊断标准。**

（2）如果有以下症状，更支持 IBS 的诊断：①排便频率异常（<3 次/周或>3 次/日）；②粪便性状异常（干球粪或硬粪，或糊状粪、稀水粪）；③粪便排出过程异常（排便费力、排便紧迫感、排便不尽感）；④排黏液便；⑤腹胀。

（3）缺乏可解释症状的形态学改变和生化异常。

【分型】

IBS 使用 Rome Ⅲ 标准分型方法，在未用止泻药或轻泻药的情况下，根据粪便性状将 IBS 分为 4 种亚型：①IBS-D（IBS 腹泻型）；②IBS-C（IBS 便秘型）；③IBS-M（IBS 混合型）；④IBS-U（IBS 不定型）。

【鉴别诊断】

IBS 需要与炎症性肠病、结直肠肿瘤、肠道感染性疾病、药物相关性腹泻、胆道疾病、嗜酸性粒细胞性胃肠炎、内分泌疾病（如甲状腺功能亢进症、糖尿病等）及其他功能性肠道疾病（如功能性便秘、功能性腹泻）、乳糖不耐受等相鉴别。注意 IBS 可能与其他 FGIDs 并存。另随诊对于发现隐匿的器质性疾病，特别是没有经过检查的患者具有重要意义。

【治疗】

1. 一般治疗　建立良好的医患关系。建议患者自我调节饮食，不要进食大量不易消化的食品。IBS 患者应避免：①过度饮食；②大量饮酒；③咖啡因；④高脂饮食；⑤某些具有产气作用的蔬菜、豆类等；⑥便秘患者少食精加工食粮和人工食品，增加膳食纤维；⑦不耐受食物。

2. 药物治疗

（1）解痉剂　腹痛明显可用选择性肠道平滑肌钙离子通道阻滞药（常用）：匹维溴铵或奥替溴铵；离子通道调节剂：马来酸曲美布汀等。

（2）止泻药　轻症腹泻可用吸附剂，如蒙脱石散（思密达），腹泻较重的可用洛哌丁胺或复方地芬诺酯。

（3）导泻药　渗透性缓泻剂如聚乙二醇 PEG4000、山梨醇或乳果糖等。

（4）肠道动力感觉调节药　阿洛司琼对病程 6 个月以上且对标准方法无效时才考虑应用。

（5）益生菌　口服酪酸菌、双歧杆菌、嗜酸乳杆菌、肠球菌三联活菌散剂（培菲康）、双歧杆菌乳杆菌三联活菌片（金双歧）、地衣芽孢杆菌活菌胶囊（整肠生）等。

（6）抗抑郁药　常用三环类抗抑郁药（阿米替林）；选择性 5-羟色胺再摄取抑制药（帕罗西汀）。

3. 心理和行为治疗　症状严重而顽固，经一般治疗和药物治疗无效者可心理治疗、认知治疗、生物反馈治疗和催眠治疗等。

（彭　燕）

参考文献

1. Tack J，Talley NJ，Camilleri M，et al. Functional gastroduodenal disorders. Gastroenterology，2006，130：1466-1479.

2. Pilichiewicz AN，Feltrin KL，Horow itz M，et al. Functional Dyspepsia is associated with a greater symptomatic response of at but not carbohydrate，increased fasting and postprandial CCK，and diminished PYY. Am J Gastroenterol，2008，103：2613- 2623.

3. Akamizu T，Iwakura H，Ariyasu H，et al. Repeated adminis tration of ghrelin to patients with functional dyspepsia：its effects on food intake and appetite. Eur J Endocrinol，2008，158：491-498.

4. Takamori K，Mizuta Y，Takeshima F，et al. Relation among plasma ghrelin in level，gastric emptying，and psychologic condition in patients with functional dyspepsia. J Clin Gastroent erol，2007，41：477- 483.

5. Van Oudenhove L，Vandenberghe J，Geeraerts B，et al. Determinants of symptoms in functional dyspepsia：gastric sensorimot or function，psychosocial factors or somatisation? Gut，2008，57：1666-1673.

6. Hsu YC，Liou JM，Liao SC，et al. Psychopathology and personality traitin subgroups of functional dyspepsia based on Rome criteria. Am J Gastroenterol，2009，104：2534-2542.

7. Aro P，Talley NJ，Ronkainen J，et al. Anxiety is associated with uninvestigated and functional dyspepsia（Rome criteria）in a Swedish population-based study. Gastroenterology，2009，137：94-100.

8. HaqueM，Wyeth JW，Stace NH，et al. Prevalence，severity and associated features of gastroesophageal reflux and dyspepsia：a population based study. N Z Med J，2000，113（1110）：178-181.

9. Ho KY，Kang JY，Seow A. Prevalence of gastrointestinal symptoms in a multiracial Asian population，with particular reference to reflux type symptoms. Am J Gastroenterol，1998，93（10）：1816-1822.

10. Stanghellini V. Three month prevalence rates of gastrointestinal symptoms and the influence surveillance study（D IGEST）. Scand J Gastroenterol Supp 1，1999，231：20-28.

11. Shaib Y，El-Serag HB. The prevalence and risk factors of functional dyspepsia in a multiethnic population in the United States. Am J Gastroenterol，2004，99（11）：2210-2216.

12. Gschossmann JM，Haag S，Holtmann G. Epideological trends of functional gastrointestinal disorders. Dig Dis，2001，19（3）：189-194.

13. Yao X，Yang YS，Wang YH，et al. Study on the symptom overlap of gastroesophageal reflux disease and functional gastrointestinal disorders. Chin JPract Inter Medi，2008，28（5）：360-362.

14. 姚欣，杨云生，王永华，等. 功能性胃肠病与胃食管反流病重叠发病的研究. 中国实用内科杂志，2008，28（5）：360-362.

15. Drossman DA，Corazziari E，Delvaux M，et al. Rome Ⅲ：the functional gastrointestinal disorders Michel. Allen Press，2006：433-434.

16. Moayyedi P，Deeks J，Talley NJ，et al. An update of the Cochrane systematic review of helicobacter pylori eradication therapy in nonulcer dyspepsia：resolving the discrepancy between systematic reviews. Am J Gastroenterol，2003，98（12）：2621-2626.

17. Veldhuyzen van Zanten SJ，JonesMJ，VerlindenM，et al. Efficacy of cisap ride and domperidone in functional（nonulcer）dyspepsia：a meta analysis. Am J Gastroenterol，2001，96（3）：689-696.

18. van Rensburg C，Berghofer P，Enns R，et al. Efficacy and safety of pantoprazole 20 mg once daily treatment in patients with ulcer like functional dyspepsia. Curr Med Res Opin，2008，24（7）：2009-2018.

19. van Kerkhoven LA，Laheij RJ，Aparicio N，et al. Effect of the antidepressant venlafaxine in functional dyspepsia：a randomized，double blind，placebo controlled trial. Clin Gastroenterol Hepatol，2008，6（7）：746-752.

消化内镜的临床应用

一、各种消化内镜技术简介

（一）电子胃肠镜

电子胃肠镜是最基本的消化内镜技术，在我国已广泛应用。胃镜是上消化道疾病最准确的检查方法，结肠镜是结肠疾病（包括末端回肠）最常用的检查方法。电子胃肠镜系统主要包括电子内镜和观测系统（彩色监视器、中央处理器、光源装置）两大部分（图 3-1）。

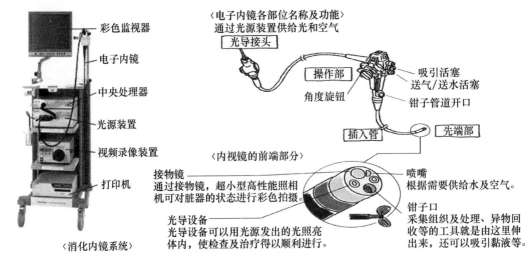

〈电子内镜各部位名称及功能〉
通过光源装置供给光和空气
光导接头
操作部
角度旋钮
吸引活塞
送气/送水活塞
钳子管道开口
插入管
先端部
〈内视镜的前端部分〉
接物镜
通过接物镜，超小型高性能照相机可对脏器的状态进行彩色拍摄。
光导设备
光导设备可以用光源发出的光照亮体内，使检查及治疗得以顺利进行。
喷嘴
根据需要供给水及空气。
钳子口
采集组织及处理、异物回收等的工具就是由这里伸出来，还可以吸引黏液等。

彩色监视器
电子内镜
中央处理器
光源装置
视频录像装置
打印机
〈消化内镜系统〉

图 3-1　电子胃肠镜

（二）经鼻胃镜

常用的电子胃镜是经口、咽部进入食管，因极容易刺激舌根部而致呕吐反应，很多患者因此而畏惧胃镜检查。经鼻胃镜是经鼻、咽部进入食管（图 3-2），与普通胃镜比较，有较多的优点：①不接触舌根、所以无咽头反射、呕吐感；②检查中可以和患者交谈，减少患者的不安；③鼻部的局部麻醉只吸收微量的麻醉剂，所以因麻醉引起的休克危险性较少；④因为不需镇静剂，所以安全性高。患者检查完即可离开医院；⑤无咽头反射，可以不用解痉药；⑥检查后不用漱口，很快就可以进食。

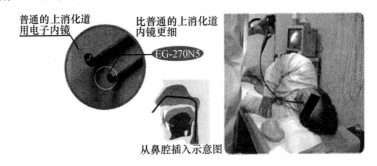

普通的上消化道用电子内镜
比普通的上消化道内镜更细
EG-270N5
从鼻腔插入示意图

图 3-2　经鼻胃镜

（三）色素内镜

1. 色素内镜（碘染色）　正常食管的鳞状上皮中含有糖原，与 Lugol 溶液中的碘单质反应后呈棕色（彩图 3-3）。胃柱状上皮和食管肿瘤中不含糖原，不被染色，该方法主要用于早期食管癌的筛查。

2. 色素内镜（靛胭脂染色）　靛胭脂是一种对比染色剂，在电子胃肠镜检查时，用喷洒管对病灶部位喷洒靛胭脂染色液，深蓝颜色分布于黏膜沟、间隙，充填到平坦溃疡的缝隙，糜烂灶和皱襞，可以清晰地显示黏膜微细变化，勾勒出病灶轮廓，边缘。该方法多用于结肠病变，有利于检出平坦及凹陷型病变（彩图 3-4）。

3. 色素内镜（亚甲蓝染色）　亚甲蓝是一种吸收染色剂，正常的小肠和结肠细胞可被染色，临床上主要用于肠化生的识别以及用于对溃疡性结肠炎的内镜监测（彩图 3-5）。

4. 电子染色内镜 NBI（narrow band imaging） NBI 是一种利用窄波光的成像技术。它能够强调血管和黏膜表面的细微变化。由于消化道内壁黏膜上毛细血管内的血色素拥有很强的吸收窄波光的能力，通过血色素的强吸收和黏膜表面的强反射形成的鲜明对比，血管形态和黏膜构造被清晰地展现出来（彩图 3-6）。

（四）荧光内镜

人体病变组织与其相应的正常组织相比，组织的物理和化学特性都发生了变化，因此，对应的自体荧光光谱在荧光强度、峰位位置、峰值变化速率和不同峰值之间的比值等方面存在差异，这些反映了病变组织的特异性。当激光照射在黏膜下组织结构的荧光物质上时，荧光就被激发出来。而早期癌症和癌变前期病灶处黏膜厚度和血管密度的增加，使得它们与正常组织相比要吸收更多的荧光（彩图 3-7）。

（五）放大内镜

从普通内镜像，经变焦放大，放大倍数能够达到 100 倍，目的是使内镜诊断更加精确。放大内镜和色素内镜联合应用，更能准确观察，特别是对病灶腺管开口的观察，能粗略判断病灶病理特点（彩图 3-8）。目前临床上最常使用工藤 pit 分型来判断腺管形态（表 3-4）。

表 3-4　工藤 pit 分型

类型	形态	特点	Pit 大小（mm）
Ⅰ		圆形（正常 pit）	0.07±0.02
Ⅱ		星型或乳头状	0.09±0.02
Ⅲs		管状或圆盘状，比正常 pit 小	0.03±0.01
ⅢL		管状或圆盘状，比正常 pit 大	0.22±0.09
Ⅳ		沟槽状，分支状，或脑回样	0.93±0.32
Ⅴ		不规则（ⅥI）或无结构（VN）	-

（六）超声内镜

超声内镜是将内镜和超声相结合的消化道检查技术，将微型高频超声探头安置在内镜顶端，当内镜插入体腔后，在内镜直接观察消化道黏膜病变的同时，可利用内镜下的超声行实时扫描，可以获得胃肠道的层次结构的组织学特征及周围邻近脏器的超声图像，从而进一步提高内镜和超声的诊断水平。包括标准超声、小探头超声、线阵式超声三种（彩图 3-9）。

（七）胶囊内镜

受检者通过口服内置摄像与信号传输装置的智能胶囊，借助消化道蠕动使之在消化道内运动并拍摄图像，医生利用体外的图像记录仪和影像工作站，了解受检者的整个消化道情况，从而对其病情做出诊断（彩图 3-10），可作为消化道疾病尤其是小肠疾病诊断的首选方法。

（八）小肠镜

主要用于小肠疾病的诊断和治疗，包括双气囊和单气囊小肠镜，能弥补胶囊内镜发现病变后不能取活检和内镜下的治疗。

（九）共聚焦激光内镜

共聚焦激光内镜由共聚焦激光显微镜和传统电子内镜组合而成，除作标准电子内镜检查外，还能进行聚焦显微镜检查。可在体内及时发现病灶，因为这项技术具备了观察体内活组织的能力，可以"有的放矢"而非随机地进行活检，从而在需要进行常规活检时提供更准确的检样（彩图 3-11）。

二、消化内镜技术在消化道疾病治疗中的应用

（一）消化道出血的治疗

1. 非静脉曲张性出血的治疗

（1）喷洒止血术　适应证：①局限性、较表浅出血；②贲门黏膜撕裂综合征；③内镜下黏膜活检术后及息肉切除术后出血。禁忌证：①弥漫性黏膜病变；②巨大血管瘤、毛细血管瘤出血；③应激性溃疡；④滋养动脉破裂出血。常用药物：去甲肾上腺素溶液、孟氏液、凝血酶等。

（2）注射止血术　适应证：①溃疡面显露的小血管出血；②贲门黏膜撕裂综合征；③Dieulafoy 病变出血；④局限性血管畸形出血；⑤胃肠道早期癌或息肉内镜下切除术后出血；⑥十二指肠乳头切开术后出血。禁忌证：①广泛损伤出血；②大而深的十二指肠球部和胃溃疡并出血。器械及药物：注射针、1：10000 肾上腺素、无水酒精、凝血酶、1%乙氧硬化醇。

（3）金属钛夹止血术　见彩图 3-12 适应证：①急慢性消化性溃疡出血、直肠孤立性溃疡出血；②贲门黏膜撕裂综合征；③Dieulafoy 病变出血；④非门脉高压性胃底静脉瘤并急性大出血；⑤肿瘤出血——血管残端可见性出血；⑥结肠憩室出血；⑦内镜治疗后出血；⑧带蒂息肉切除前预防出血；⑨直径小于 0.5cm 的穿孔并出血。禁忌证：①大于 2 mm 直径的动脉性出血；②溃疡大穿孔合并出血；③弥漫性黏膜出血。器械：各种类型金属夹。

（4）其他　包括氩离子电凝止血术、电凝止血术、微波止血术、光凝止血术等。其适应证和禁忌证相似。

2. 静脉曲张性消化道出血

（1）硬化剂治疗　见示意彩图 3-13。适应证：①食管静脉曲张破裂大出血；②既往曾接受分流术或脾脏切除术后再出血；③重度食管静脉曲张，有出血史，全身情况不能耐受外科手术者。禁忌证：Ⅱ°以上胃底静脉曲张（扩张的静脉直径 5～10 mm，呈单发性成片状）。主要药物：1%乙氧硬化醇、5%鱼肝油酸钠。

（2）曲张静脉套扎术　见彩图 3-14。适应证和禁忌证同硬化剂治疗。

（3）栓塞治疗术　见彩图 3-15。主要用于胃底静脉曲张的治疗。主要药物为组织黏合剂 N-J 基-α-腈基丙烯酸酯。

（二）消化道占位的内镜下治疗

1. 消化道息肉切除术　临床上最常用的息肉切除技术，主要针对有蒂（长蒂或亚蒂）息肉。如彩图 3-16、3-17。而对广基息肉，一般采用内镜下黏膜切除术或内镜黏膜下剥离术治疗（见后述）。

2. 内镜下黏膜切除术 对胃肠道早期癌、平坦型腺瘤及黏膜下肿瘤可以应用该技术行内镜下切除。经典的内镜下黏膜切除术（endoscopic mucosal resection）技术包括黏膜下注射法黏膜切除术（EMR 术）、黏膜下注射法分片黏膜切除术（endoscopic piecemeal mucosal resection，EPMR 术）、透明帽辅助法黏膜切除术（Cap-EMR 术）及附加外套管透明帽辅助 EMR 术（彩图 3-18）。

3. 内镜黏膜下剥离术 指直接沿黏膜下层分离肿瘤将其完整地切除。与 EMR 比较，内镜黏膜下剥离术（endoscopic submucosal dissection）可以最大限度地减少肿瘤的残留和复发，但同时对内镜医生有更高的技术要求。适应证：①食管癌早期，Barrett 食管，平滑肌瘤，脂肪瘤；②早期胃癌，直径大于 2 cm；③早期结肠癌，扁平大息肉；④老年患者，不能耐受外科手术或其他原因不愿意手术者；⑤病理为重度不典型增生。常用器械：IT 刀、Hook 刀、Flex 刀、TT 刀、海博刀等。ESD 基本操作要点：①标记；②黏膜下注射；③边缘切开；④剥离；⑤创面处理。

（三）良恶性狭窄的内镜治疗

1. 扩张术 是指强力伸张狭窄环周的纤维组织，使局部扩张，使狭窄部一处或几处的黏膜撕裂，强力使黏膜下肌层撕裂。包括：①探条扩张术；②气囊或水囊扩张术。见彩图 3-19 和彩图 3-20。

2. 支架置放术 利用支架本身的张力，使受压或狭窄的管腔扩张。可在消化道狭窄处安放可回收或不可回收支架。

（四）胰胆疾病的内镜下治疗

即经内镜逆行胆胰管造影术（endoscopic retrograde cholangiopancreatography，ERCP），是依赖十二指肠镜寻找十二指肠乳头，用造影导管（或弓形切开刀）选择性胆管（或胰管）插管，逆行注射造影剂，在 X 线下显示胆胰系统病变的方法。随着临床上 MRCP 的广泛应用，ERCP 已基本不用于胆胰疾病的诊断，而主要用于胆、胰疾病的治疗。治疗技术包括经内镜十二指肠乳头切开术（endoscopic sphincterotomy，EST），取石网囊或取石球囊取石、狭窄扩张，胆道支架置入（ERBD）或胰管支架置入（ERPD），鼻胆管引流（ENBD）或鼻胰管引流（ENPD），胆、胰管管腔内超声检查术等。

（五）经自然腔道内镜外科

经自然腔道内镜外科（natural orificetransluminalendo—scopicsurgery，NOTES）是指通过人体的自然腔道如口腔、肛门、尿道及阴道等置入软性内镜，分别穿刺空腔脏器如胃、直肠、膀胱及阴道后壁等到达腹膜腔，建立操作通道和气腹，在内镜下完成各种腹部外科手术。

1. NOTES 技术的优点 ①无腹壁损伤，体表无疤痕，无切口感染、切口疝等；②减轻术后机体炎症反应的程度，降低术后全身并发症发生；③减少术中术后麻醉药物和镇痛药物的用量；④手术创伤小，加快术后恢复过程；⑤对行腹腔镜和开腹手术有风险和难度的患者，NOTES 可能更适合。

2. NOTES 常用手术穿刺入路 ①经气管：目前仅用于甲状腺的动物实验研究；②经胃；③经肛门-结肠；④经阴道；⑤经膀胱；⑥经脐。

3. NOTES 存在的问题 ①空腔脏器从脏面全层切开后窗口关闭的问题；②腹腔感染；③空间定位困难；④切除标本取出困难；⑤伦理问题。

（王　炬　　夏国栋）

参考文献

1. 实用消化内镜治疗学. 刘运祥，黄留业. 北京：人民卫生出版社，2008.
2. 内镜黏膜下剥离术. 姚礼庆，周平红. 上海：复旦大学出版社，2009.

急性胰腺炎的诊断与治疗

急性胰腺炎（acute pancreatitis，AP）是指胰腺及其周围组织被胰酶自身消化所导致的化学性炎症。临床以急性上腹痛、恶心、呕吐、发热、血尿淀粉酶增高为特点。分为轻型及重型，前者以胰腺水肿为主要病变，经治疗数日可完全恢复，预后良好；后者病情凶险，胰腺出血坏死，易伴腹膜炎、多器官功能衰竭，病死率高达 25%～40%。

【病因】

1. 局部梗阻

（1）"共同通道"的阻塞　胰管、胆总管在进入十二指肠前形成一个"共同通道"，这是发生急性胰腺炎的主要结构基础。胆道系统疾病如胆石、炎症、蛔虫等引起壶腹部狭窄和（或）Oddi 括约肌痉挛造成胆汁反流。反流的胆汁除激活胰酶外，其毒性物质如胆汁酸、溶血卵磷脂、非结合胆红素等可直接损伤胰腺。对于结石引起的胰腺炎目前更重视结石的移动、排石过程和影像学难以发现的微小结石在排石过程中对 Oddi 括约肌的损伤，引起 Oddi 括约肌暂时性松弛，使富含肠激酶的十二指肠液反流入胰管，激活胰酶。另外胆道炎症时细菌毒素、游离胆酸、非结合胆红素、溶血磷脂酰胆碱等也可通过胆胰间淋巴管交通支扩散到胰腺，激活胰酶，引起急性胰腺炎。

（2）胰管阻塞　胰管结石、蛔虫、肿瘤、先天性胰管发育异常（胰腺发育不全、环形胰及腹、背胰没有汇合或部分汇合）等引起胰液流通不畅而引起急性胰腺炎。另有报道 Gardner 综合征（家族性结肠腺瘤性息肉病）的患者中，有一部分患者可合并胆管和（或）胰管腺瘤，此种患者可发生急性复发性胰腺炎。

（3）十二指肠疾病　各种原因引起十二指肠乳头部狭窄、梗阻及 Oddi 括约肌功能失调使胰液、胆汁排入十二指肠受限、导致胆汁反流入胰管，激活胰酶原。毕 II 式胃大部切除术后，输入袢梗阻，使十二指肠内容物，主要为胆汁反流入胰管；先天性十二指肠梗阻及十二指肠乳头旁憩室综合征（Lemmel syndrome）亦是急性胰腺炎的一个致病因素。

2. 乙醇中毒　乙醇可引起 Oddi 括约肌痉挛使胰管引流不畅，导致管内压增高。同时乙醇刺激胃酸分泌，胃酸进入十二指肠又刺激胃泌素和胆囊收缩素的分泌，促使胰腺外分泌增多。由于胰管引流不畅，过多胰液在胰管系统内沉积、钙化，引起堵塞，使胰腺导管内压增高，重者引起胰腺小导管及腺泡破裂、胰液溢入间质，胰酶被激活，胰腺出血、坏死。

3. 感染因素　严重细菌感染致败血症，细菌经血液或淋巴进入胰腺组织导致炎症，亦可由附近脏器感染蔓延所致。病毒感染如急性腮腺炎、柯萨奇病毒感染、传染性单核细胞增多症、病毒性肝炎等也可并发胰腺炎。寄生虫感染如蛔虫进入胰管，引起阻塞与感染亦可导致急性胰腺炎。

4. 代谢性疾病

（1）高脂血症　尤其是家族性高脂血症I型和V型可引起或促发胰腺炎。此病患者均有乳糜微粒血症和高前β脂蛋白血症。其机制可能是：①血液黏稠度增高致胰腺循环障碍；②胰腺内黄色瘤形成；③来自胰外的脂肪栓塞；④三酰甘油被胰脂肪酶水解，生成有毒性的游离脂肪酸。

（2）甲状旁腺功能亢进症或高钙血症　①钙盐沉积，形成胰管内钙化，阻塞胰腺导管，使胰液排泄不畅；②促使胰蛋白酶原转变为胰蛋白酶；③促使胰液分泌。

5. 外伤和手术

（1）腹部创伤如钝挫伤、穿透伤可引起胰液外渗，同时血供不足、感染易发生急性胰腺炎。

（2）术后胰腺炎多源于：①Oddi 括约肌水肿，如 ERCP 术后；②迷走神经兴奋，引起胰腺腺泡细胞分泌胰酶增加，但对导管细胞作用较小，故水和碳酸氢盐分泌增加不明显；③直接损伤胰腺；④损伤胰腺血供。

ERCP 术后引起重症胰腺炎的原因可能是：反复插管损伤乳头、胰液引流受阻、注射造影剂时引起胰管压力增高使上皮和腺泡受损及造影剂对胰腺的毒性作用等。另有资料显示，内镜下括约肌切开术（EST）治疗 Oddi 括约肌功能障碍，其重症胰腺炎的发生率为 4.0%，尤以胆总管直径正常者为著。目前，大多数 ERCP 术应用选择性插管，尽量不插入胰管，ERCP 术后胰腺炎发生率大大减少。

6. 药物　目前已知大约有 50 种药物能引起急性胰腺炎或可能与急性胰腺炎的发生有关，药物引起胰腺炎可能的原因为：①药物过敏，如硫唑嘌呤；②药物对胰腺的毒性作用，如甲氰咪胍、戊烷脒等；③影响胰腺的正常分泌，使胰液黏稠度增加，同时影响胰液排泄功能而致胰管堵塞，如皮质激素、农用杀虫药等。

7. 血管性疾病　胰腺的血液供应极为丰富，故缺血性胰腺损害相对少见。各种原因所致血管炎如结节性多动脉炎、恶性高血压、系统性红斑狼疮（SLE）等，可有系统性坏死性血管炎，累及胰腺和其他脏器的中、小动脉，引起血管壁炎症、坏死、血栓形成而致坏死型胰腺炎。肾移植后并发胰腺炎可能系免疫抑制药物、激素诱致的血栓性病变及尿毒症血管病变等多种因素综合作用所致。

8. 遗传因素　家族性遗传性胰腺炎常在一个家族中有多人发病，其特点为：①儿童时期即有反复发作急性胰腺炎；②无已知的主要胰腺炎病因（如乙醇、胆石症、损伤等）；③家族中有两名以上发病者；④胰管中有钙化结石。

9. 其他　临床上原因不明的胰腺炎称为特发性胰腺炎，占发病的 8%～25%。其病因可能为：

（1）隐性结石，一般直径小于 3 mm。

（2）Oddi 括约肌功能障碍。

（3）肿瘤，部分胰腺肿瘤患者以急性胰腺炎为首发临床表现。

（4）慢性肝炎干扰素治疗中可发生急性胰腺炎。

（5）有报道 8 例经皮肝穿刺的患者发生急性胰腺炎，其中 7 例有肝动脉血管瘤，推测诱发胰腺炎的可能因素为高胆汁血症和胆道出血。

（6）有研究显示，给予大白鼠高蛋白高脂肪饲料喂养，在诱导试验性急性胰腺炎中，胰腺的病理改变明显重于喂食一般饲料的同窝大白鼠。临床上亦发现，欧美国家中重症胰腺炎的比例明显高于发展中国家，考虑可能为膳食成分的构成影响了胰液内酶类构成的比例所致。

（7）蛋白质营养不良被认为是少年热带胰腺炎综合征（juvenile tropic pancreatic syndrome）的原因，此病多见于印度、马来西亚等国家，患者幼年发病，很快并发糖尿病、脂肪泻等疾病。

（8）低灌注状态下的胰腺炎　见于休克、心衰、急性心肌梗死等疾病患者，其发生可能与胰腺缺氧有关。且上述疾病患者如并发胰腺炎，死亡率明显升高。

（9）血管因素　动物试验中向胰动脉内注入微球，毫无例外地导致急性坏死性胰腺炎，但在临床上由动脉粥样硬化引发的胰腺炎并不多见。

【发病机制】

1. 胰酶消化学说　胰酶主要由胰腺细胞分泌，胰液中 H_2O、HCO_3^- 由小导管上皮分泌，正常胰腺为防止胰酶活化有一系列保护机制：①酶以酶原形式存在；②酶原以磷脂膜包围的酶原颗粒形式存在于腺上皮细胞内；③胰腺细胞分泌胰蛋白酶抑制因子抑制胰蛋白酶活性；④酶原在碱性环境下激活，而酶原颗粒存在于酸性环境；⑤胰腺实质与胰管、十二指肠有正常压力梯度，防止反流；⑥胰管括约肌、Oddi 括约肌可防止反流；⑦胰管中胰液分泌压力大于胆管中胆汁的分泌压力。

其中关键是酶以酶原这种不活化形式存在。胰酶活化是急性胰腺炎最常见的原因。

胰酶主要成分为胰蛋白酶、羧基肽酶、糜蛋白酶、弹力蛋白酶、胰舒血管素、磷脂酶及脂肪酶。其中胰蛋白酶被肠激酶激活是关键。胰蛋白酶和胆汁使其他酶活化，被激活的酶可分别损伤胰腺细胞，小血管壁，引起其他炎症介质释放，改变血管通透性，造成胰腺水肿、出血、坏死。弹力蛋白酶使弹力蛋白分解，溶解弹力纤维组织，破坏血管壁及胰腺导管（表 3-5）。

近年研究提示，磷脂酶与急性胰腺炎时腺泡自身消化密切相关，被称为急性胰腺炎发病的关键酶。磷脂酶 A 被脱氧胆酸、胰蛋白酶、钙离子、肠激肽等激活，作用于细胞膜及线粒体膜的磷脂，使之分解为游离脂肪酸和溶血卵磷脂。后者对细胞膜有强烈溶解作用，溶解破坏胰腺细胞膜和线粒体膜脂蛋白结构，致使细胞膜崩解，从而细胞内各种酶释出，造成胰腺出血、坏死及全身器官损伤。同时还发现磷脂酶 A 从甘油磷脂分解游离脂肪酸和溶血卵磷脂过程中产生一种强烈缩血管物质血栓素 A_2（TXA_2），TXA_2 病理性增多可导致组织血循环障碍，细胞内溶酶体膜破坏和胞浆内钙离子增加。

表 3-5　各种胰酶的性质及对胰腺的作用

胰酶	激活物	抑制物	生化作用	对胰腺的病理作用
蛋白酶	肠激酶 自身催化酶 组织蛋白酶 B 低 pH	血清抑制物 Aprotonin	分解蛋白 激活其他酶	水肿、出血、坏死
糜蛋白酶	蛋白酶	血清抑制物 Aprotonin	分解蛋白	水肿、出血
血管舒缓素	蛋白酶 低 pH	血清抑制物 Trasylol Aprotonin	释放激肽	水肿、休克
弹力纤维酶	蛋白酶	血清抑制物 抑肽酶	分解弹力纤维	出血
磷脂酶 A	蛋白酶 胆酸	普鲁卡因	形成溶血卵磷脂	坏死
脂肪酶	胆酸		分解三酰甘油	脂肪坏死

2. 微循环障碍学说 研究发现微循环障碍在急性重症胰腺炎及相关的多器官衰竭中起着重要作用。水肿型急性胰腺炎多无明显微循环灌注不足，一旦病变发展到出血坏死时，胰腺则有明显缺血的表现。胰腺缺血的机制可能系炎性介质和血管活性物质如白三烯（LTS）、胰血管舒缓素-激肽系统（KKS）、一氧化氮（NO）、血栓素（TXA_2）、前列环素（PGI_2）、血小板活化因子（PAF）等因素引起。缺血可导致胰腺细胞膜功能破坏，主要表现为胰管壁通透性增加，腺泡细胞膜稳定性下降和细胞器膜结构受损，腺泡内大量胰酶被激活，最终导致自身消化。急性胰腺炎时胰组织血流灌注减少，导致抗胰蛋白酶对细胞膜和溶酶体膜保护作用减弱，进一步促成了胰腺内胰酶活化，加重损害。缺血组织所产生的氧自由基及中性粒细胞是缺血细胞损伤发生的媒介。在急性胰腺炎中，缺血-再灌注被认为是一种潜在损伤因素，实验表明缺血-再灌注导致微循环障碍的严重程度取决于缺血再灌持续时间的长短，形态学及生化改变表明缺血-再灌注导致炎症反应，其病理特征与心肌缺血-再灌注损伤部分相似。除了缺血-再灌注损伤，激肽释放酶-激肽系统通过加强毛细血管的通透性和中性粒细胞聚积，调节急性炎症。

3. 炎症介质学说 急性胰腺炎时，内毒素经高通透性的肠黏膜大量入血，与血液循环中的脂多糖结合蛋白（LBP）结合，形成复合体转运给单核-巨噬细胞膜表面的受体 CD14 分子。LPS-LBP-CD14 复合体与 Toll 样受体 4（TLR4）相互识别后，在辅助受体 MD-2 的协助下通过磷酸化级联反应活化 NF-κB 等，诱导体内单核巨噬细胞、中性粒细胞和淋巴细胞等产生多种细胞因子，如氧衍生自由基（ODFR）、血小板活化因子（PAF）、肿瘤坏死因子（TNF）、白细胞介素 2、6 和 8（IL-2、IL-6、IL-8）等，促使胰腺水肿、腺泡坏死、出血及炎性细胞浸润，炎症信号放大后胰腺病变进一步加重并导致全身性炎症反应综合征（SIRS）和多器官功能障碍综合征（MODS）的发生。

4. 细胞凋亡学说 细胞凋亡参与急性胰腺炎的病理生理过程，并对急性胰腺炎的严重程度和转归有很大影响。近年研究证实，急性胰腺炎严重程度与细胞凋亡呈负相关现象，即轻度急性胰腺炎中可观察到大量的胰腺细胞凋亡，而在重症急性胰腺炎则观察到广泛的胰腺细胞坏死。表明细胞凋亡可能是胰腺细胞对损伤的有利反应。细胞凋亡时细胞内成分（包括多种酶原）释放到细胞外大大减少，因而周围炎症反应减轻。研究表明，生长抑素及其类似物治疗急性胰腺炎的机制可能是诱导损伤的胰腺细胞凋亡以减轻炎症反应，其机制与凋亡控制基因 p53 以及 bax 表达上调有关。

5. 肠道黏膜屏障功能障碍学说 研究表明，重症急性胰腺炎状态下存在肠黏膜屏障功能障碍，与之有关的机制有：①肠黏膜血流量下降；②肠黏膜上皮细胞过度凋亡；③肠黏膜上皮细胞 NF-κB 活化及其介导的细胞因子过度表达；④肠黏膜上皮细胞生长因子及其调节肠黏膜上皮细胞代谢的重要物质表达下调；⑤肠道局部免疫机能受损；⑥肠上皮细胞间、细胞与间质间的连接、肠上皮层的修复功能受损。

临床研究揭示，重症急性胰腺炎患者肠道转运时间明显延迟、肠道血液循环灌注下降、肠道菌群紊乱、血浆内毒素水平与预后密切相关。

【病理】

急性胰腺炎病因虽不尽相同，但病理变化大多相同，分为以下两型：

1. 急性水肿型（间质型） 此型最多见，占 80%～90%，病变累及部分或整个胰腺。主要表现为胰腺肿大、颜色苍白、质地结实，其周围组织可有少量坏死；镜下见间质充血、水肿、炎症细胞浸润，可有少量腺泡及脂肪坏死，血管变化不明显。

2. 急性出血坏死型　此型少见，但病变严重，主要表现为胰实质坏死、血管损害引起水肿出血和血栓形成、脂肪坏死，伴随炎症反应。可见呈大小不等、稍隆起的象牙斑点或斑块散落于大网膜和胰腺上。由于胰液外溢和血管损害，部分病例可有腹水、胸水和心包积液出现。并可有肾小球病变、急性肾小管坏死、脂肪栓塞和弥散性血管内凝血等。病程稍长者可有脓肿、假性囊肿和瘘管形成。

【临床表现】

1. 症状　急性胰腺炎的临床表现取决于病因、临床类型。轻型胰腺炎的临床症状较轻，经治疗 3～5 天可好转，而重型胰腺炎病情较重，并有严重并发症，可呈暴发经过，甚至猝死。

（1）腹痛　为主要症状，95％的急性胰腺炎患者有腹痛，程度不等，典型者突然发作，持续性疼痛伴阵发性加剧。炎症位于胰头，疼痛部位常在中上腹偏右，如为胰体、胰尾部炎症，疼痛部位常在中上腹及左上腹，向腰背放射，前倾位时疼痛可减轻为其特点。极少部分患者可无腹痛发作，而以休克或胰性脑病为临床表现，此种情况主要发生于老年人，考虑可能与老年人疼痛阈值升高有关。

胰腺炎疼痛的发生机制：①胰腺的急性水肿、炎症刺激和牵拉其包膜上的神经末梢；②胰腺的炎性渗出物和胰液外溢刺激其邻近的腹膜和腹膜后组织产生局限性腹膜炎；③炎症累及肠道引起肠胀气及麻痹性梗阻；④胰管阻塞或伴随的胆囊炎、胆石症引起疼痛。

（2）恶心、呕吐　疼痛同时几乎均伴有恶心、呕吐，常在进食后发生，呕吐物为胃内容物，甚至胆汁、血性物，少数患者可呕吐蛔虫，呕吐后腹痛并不减轻。呕吐可能是机体对疼痛或胰腺炎症刺激产生的一种防御反应，也可由胃肠胀气、麻痹性肠梗阻或腹膜炎引起。

（3）发热　一般为中等度发热，少数为高热，持续 3～5 天。如发热持续不退或高热，提示合并感染，如胰腺脓肿或腹膜炎。

（4）腹胀　急性胰腺炎大部分患者会出现腹胀，原因为麻痹性肠梗阻，且腹胀的程度与病情呈正相关，即病情越重腹胀越重，大部分患者 3～5 天内无排气排便。随病情好转，肠蠕动逐渐恢复。急性胰腺炎患者一般不发生腹泻，极个别患者发病时有 1～2 次稀便，此种患者均为饮酒所致，且有不洁食物食入史。导致肠麻痹的主要原因为：①炎症累及肠管；②有学者发现胰腺炎会导致消化道激素紊乱，可能为肠麻痹的原因。

（5）黄疸　黄疸多于发病后 1～2 天发生，黄疸的发生主要为肿大的胰头压迫胆总管引起，多于几天内消退，如黄疸持续不退甚至逐渐加深，则黄疸可能由胆总管结石引起。起病后第二周出现黄疸，一般为并发胰腺脓肿或囊肿压迫胆总管所致。少数患者后期可因并发肝细胞损害引起肝细胞性黄疸。

（6）低血压、休克　主要发生在重症胰腺炎。其发生机制有：①出血和血浆大量渗出，体液丧失，血容量不足；②呕吐丢失体液及电解质；③胰蛋白酶可激活许多血管活性物质，如胰血管舒缓素原被激活，缓激肽生成增多，引起血管扩张；④坏死的胰腺释放心肌抑制因子，使心肌收缩不良；⑤并发感染或胃肠道出血。

（7）水、电解质、酸碱平衡及代谢紊乱　轻型患者多有轻重不等的脱水。重型常有明显脱水和代谢性酸中毒。30％～60％重型患者可出现低钙血症，血钙＜2 mmol/L，系由于大量脂肪组织坏死，分解出的脂肪酸与钙结合成脂肪酸钙以及刺激甲状腺分泌降钙素所致。部分重症患者血糖升高，多为暂时性高血糖，少数成为永久性糖尿病，偶可发生糖尿病酮酸中毒或高渗性昏迷。

（8）累及其他重要脏器的症状 如由胸腔积液或并发 ARDS 引起的呼吸困难等。

2. **体征** 因常有肠麻痹故患者有腹胀，但腹壁不僵硬，呼吸运动存在。腹部可出现皮下出血斑（Cullen 征及 Gray-Turner 征）。上腹部有压痛及反跳痛。如胰腺周围形成炎性包块或胰腺继发脓肿，上腹可触及包块。重症胰腺炎常有腹水，有时呈血性，移动性浊音在腹水量多时可阳性，肠鸣音减弱或消失。腹腔内如有继发感染，可有腹膜炎体征。部分患者可有黄疸。

有时两肺底可抬高，横膈移动受限，左侧胸膜腔可有少量积液，肺底出现肺不张和肺炎体征，为膈面壁层腹膜炎症引起。

少数患者可因低钙血症发生手足搐搦。偶见下肢血栓性静脉炎。

3. **病程** 大多数轻型急性胰腺炎患者数天治疗后症状缓解，一周左右症状消失；若病因未根除，以后常可反复发作。重症病情严重，病程中多伴有各种并发症。极少数患者起病急骤，常无明显腹痛，迅速出现休克、昏迷、心跳骤停而死亡。

【并发症】

1. 局部并发症

（1）**急性液体积聚** 发生于急性胰腺炎病程的早期，位于胰腺内或胰周囊壁包裹的液体积聚，大多可自行吸收，少数会发生胰腺脓肿或胰腺假性囊肿。影像学上表现为无明显囊壁包裹的急性液体积聚。

（2）**胰腺脓肿** 发生于急性胰腺炎胰腺周围的包裹性积脓，含少量或不含胰腺坏死组织。坏死性胰腺炎因胰腺及胰周坏死继发感染，起病 4～6 周后形成脓肿。胰腺周围脓肿边界不清，常位于胰腺体尾部前面，也可位于头部背面，并可延伸至升、降结肠及小肠系膜根部。此时患者高热不退，白细胞计数持续升高，持续腹痛和高淀粉酶血症，并可于腹部检查时扪及。腹部 B 超或腹部 CT 可证实，必要时在 B 超或 CT 引导下细针穿刺明确诊断。

（3）**假性囊肿** 常发生于重症胰腺炎，由富含胰酶的胰液及其降解产物、坏死组织在胰腺本身或其周围被包裹形成，囊壁无上皮，仅见坏死组织、肉芽组织、纤维组织。急性胰腺炎的假性囊肿与慢性胰腺炎假性囊肿不同（后者形成是胰管阻塞所致囊肿），可位于胰腺本身、小网膜腔内、胃结肠之间、胃肝间或横结肠系膜之间。大者可有压迫症状。患有假性囊肿的患者常有持续腹部疼痛或胰酶持续升高，假性囊肿可破裂，形成慢性胰源性腹水。近 1/3 的假性囊肿可自行吸收，另一些需要治疗。

2. 全身并发症

（1）**多器官功能衰竭（multiple organ failure，MOF）** MOF 是重症急性胰腺炎病程各个时期的主要致死原因。以往认为重症急性胰腺炎的发生是由于胰蛋白酶、血管活性物质以及大量胰源性毒性物质溢入血流，释放到全身各脏器，导致脏器微血管床和组织细胞受损害，即多脏器功能衰竭。但有研究发现，据 MOF 的发展，可分为速发单向 MOF 和迟发双向 MOF。前者于病程第 4 天发生，呈急性乃至暴发性临床经过，起病即表现为显著性胰性腹膜炎、高热、外周血白细胞数显著增高等全身毒血症征象，随后 18～24 小时内迅速发生不可逆性循环休克、急性呼吸衰竭、急性肾功能衰竭、凝血障碍和上消化道出血。后者于病程中晚期发生 MOF，在病程早期也表现为显著性胰性腹膜炎和全身毒血症征象，并伴有心血管、肺、肾或脑等多器官损害，如早期手术，术后相继发生心血管、肺、肾衰竭，而未经手术治疗者，于病程后期以胰腺脓毒症为契机，全身情况再度恶化。速发性 MOF 均伴难治性休克和显著胰腺坏死，而迟发性 MOF 均存在重度胰腺坏死，并以胰腺脓毒血症和（或）

手术创伤为前驱因素。另有研究表明，胰腺坏死继发感染，循环休克和胰外器官损害均与胰腺坏死程度直接相关，因此，重度胰腺坏死在 MOF 是一个主导因素，它决定了重症胰腺炎病程演进。循环休克和继发性胰腺感染的发生，也决定了器官衰竭的最终发生。

1）急性肺损伤（acute lung injury，ALI）和 ARDS　在急性重症胰腺炎的并发症中，ALI 和 ARDS 最为常见。主要临床表现为呼吸困难和低氧血症，其发生机制有：①肺灌注不足；②磷脂酶 A 分解卵磷脂，使肺泡表面活性物质合成减少，造成肺泡萎陷；③磷脂酶分解细胞膜的甘油磷脂所产生的游离脂肪酸可损伤肺毛细血管壁引起肺水肿；④缓激肽引起血管扩张和血管通透性增加；⑤缺血、缺氧造成血管内皮损伤，激活血小板和第Ⅷ因子，导致肺微血管栓塞，肺微循环发生障碍。各种因素共同作用引起肺顺应性下降、肺间质水肿、肺出血、肺透明膜形成等 ARDS 病理变化。

ALI/ARDS 是同一疾病的不同阶段。ARDS 必然伴有 ALI，而 ALI 不一定发展到 ARDS。早期发现急性重症胰腺炎，对 ALI/ARDS 的治疗和预后有一定的积极作用。分析 ALI 发生时的血气结果，可以发现大部分患者在出现低氧血症之前首先有过度通气的表现，故急性胰腺炎患者应密切注意血气分析及呼吸功能监测，如有过度通气或氧合指数下降，及早改善全身氧输送，并根据情况给予氧疗和机械通气支持是十分重要的。

目前研究发现细胞因子在 ARDS 的发病中起重要作用，如白介素、肿瘤坏死因子及中性粒细胞在肺的聚集。治疗过程中，重点是预防腹腔感染。许多已控制良好的 ARDS 可由于病程后期发生腹腔感染而再度恶化，病死率增加。

2）急性肾功能衰竭　表现为少尿、无尿，其发生机制可能为低血容量休克、血液高凝状态使微循环障碍，造成肾小管缺血坏死和肾皮质灌注不足引起。

3）循环功能衰竭　表现为心律失常和心力衰竭，发病机制为：①血容量不足，心肌灌注不足；②激活的胰酶对心脏的损害；③伴发感染，毒素对心肌的损害。

动物试验及重症胰腺炎的尸解均证实心脏左室内膜下可见局灶性心肌损害及循环紊乱。超微结构显示钙离子在胞内及肌浆网聚集。在血流动力学方面，超声心动检查（动物试验）可见左心室扩大，舒张功能下降。

4）胰性脑病　又称酶性脑病。患者表现为神经和精神异常、定向力差、谵妄、狂躁等。其发病机制为：磷脂酶 A_2 被胰蛋白酶及胆酸激活后将胆汁内的卵磷脂转变为溶血卵磷脂，后者具有高度的细胞毒性，可通过血脑屏障，损害脑细胞引起脑灰、白质广泛脱髓鞘改变。本病男性多见，常在发病后 3～4 天出现神经精神改变，且脑脊液淀粉酶、脂酶明显高于对照组。亦有人对胰性脑病患者行 MRI 检查，结果发现白斑信号异常。尸解证实类似多发硬化的表现。另有尸解见脑中瘀斑、血管周围有脱髓鞘改变。目前尚无统一的诊断标准，当胰腺炎患者出现神经、精神表现时，要注意胰性脑病的发生，并要与其他中枢性疾病鉴别。

5）消化道出血　有研究报道，急性轻型胰腺炎并发消化道出血的临床发病率为 0.1%，而重症者发生率为 24%。消化道出血者其他器官并发症明显高于未出血者。出血者的预后较未出血者明显差。引起出血的主要原因为消化道黏膜溃疡或糜烂。肠瘘出血为下消化道出血的主要原因，多为腹膜后脓肿侵袭十二指肠或横结肠所致。胰体、尾部囊（脓）肿亦可压迫脾静脉引起区域性门脉高压导致食管胃底静脉曲张破裂出血。

6）浆膜腔积液　急性胰腺炎合并浆膜腔积液通常提示重症胰腺炎的诊断。重症胰腺炎时，胰液可渗入或漏入腹腔，并可使血管扩张、通透性增加从而加重腹水，胰液刺激腹膜和肠系膜，引起出血和渗出。胰腺炎时腹腔可凭借位于横膈周围的淋巴丛与纵隔和胸膜下间隔相连贯，使富含胰酶的液体输送至纵隔及胸膜下间隙，组织渗透性增加，液体逐渐进入胸膜腔。研究表明发生积液的部位越多，患者的死亡率愈高。其机制为：①积液的部位越多，有效血容量丢失愈多，易发生休克和肾功能不全；②胸水提示合并呼吸系统损害，易导致呼吸衰竭；③胸水和心包积液共存，提示呼吸系统和心脏均受损，易致多脏器功能衰竭。

3. 败血症及真菌感染　重型胰腺炎由于机体防御功能严重失调，局部感染灶扩散至全身，可引起败血症，早期以革兰阴性杆菌为主，后期常为混合菌种。严重病例因机体抵抗力极低，同时应用大量广谱抗生素，极易并发真菌感染。

4. 糖尿病　重症胰腺炎由于胰岛 B 细胞遭到破坏，胰岛素分泌减少，少数可出现永久性糖尿病。

5. 慢性胰腺炎　胰腺腺泡大量破坏，并发胰腺外分泌功能不全，演变成慢性胰腺炎。

6. 肝脏损害　急性胰腺炎的肝脏损害多数病情较轻，仅表现为血转氨酶升高，重者表现一系列肝功能明显异常，甚至发展为肝功能衰竭。肝损害主要表现为血窦充血、肝细胞坏死，而以肝细胞的线粒体及溶酶体破坏最明显。其发病机制较复杂，可能与急性胰腺炎时胰腺组织释放出各种炎性因子，糖、脂肪、蛋白代谢紊乱，肝细胞核酸代谢紊乱，氧自由基，前列腺素系统的异常及肝血流量下降有关。

7. 其他　重症胰腺炎可出现凝血异常，表现为血栓性静脉炎、静脉及毛细血管广泛微血栓形成，甚至发展为弥散性血管内凝血。有关于脾静脉血栓及脊髓梗死导致截瘫的报道。

8. 猝死型胰腺炎　亦称超急性型或暴发型急性胰腺炎。其临床特点为：①多于酗酒或暴饮暴食后发生；②多发生于青壮年男性，死于睡眠中；③死前多无尖叫、抽搐、小便失禁等症；④死亡迅速，来不及抢救，多数无腹痛表现，很多患者被误诊为急性心肌梗死、脑血管意外等疾病。

此型胰腺炎发病机制不完全清楚。病理方面可见肺部显著病变，脑疝形成及心肌纤维断裂。有人推论可能为短时间内胰酶对脑组织的迅速破坏，使患者很快陷于昏迷状态。

【辅助检查】

1. 血液及尿液检查

（1）淀粉酶测定

1）血、尿淀粉酶　血清及尿淀粉酶的增高见于 90％以上患者，因而血尿淀粉酶测定是急性胰腺炎最常用实验室指标。

血清淀粉酶在起病后 6～12 小时开始升高，48 小时开始下降，持续 3～5 天。超过正常值 3 倍即可确诊本病。尿淀粉酶于发病后 12～14 小时开始升高，下降较慢，持续 1～2 周。

临床意义：①淀粉酶增高幅度与病情常不成正比，如原已增高的淀粉酶突然降低而与症状不相符时，常为预后凶险的重症胰腺炎的重要依据；②血清淀粉酶正常不能排除急性胰腺炎，10％的致死性胰腺炎患者血清淀粉酶可始终在正常范围内；③胸、腹水中淀粉酶显著增高可作为急性胰腺炎的诊断依据，但消化道穿孔时也有胸腹水中淀粉酶增高，需作鉴别；④血清淀粉酶也可以在急性胰腺炎以外的情况中升高，如胃和小肠穿孔；⑤尿淀粉酶下降缓慢，且易反复波动，部分患者可持续升高两个月左右，但并无腹痛等临床症状。

2）淀粉酶同工酶测定　正常人血液中以唾液型淀粉酶（sam）为主，胰腺炎时升高的淀粉酶则主要为胰型（pam）。

（2）血清脂肪酶　一般认为胰腺是血清脂肪酶的主要来源，胰腺炎时胰脂肪酶相应增高，脂肪酶增高晚于淀粉酶增高，一般发病 72～96 小时达高峰，且恢复正常也较晚，正常值 0.5～1.5U，胰腺炎时超过 1.5U，可持续 5～10 天方恢复到正常。此值增高对确诊胰腺炎有帮助，但对早期诊断无益。

（3）血清胰蛋白酶　用放免法测定，正常值 400 ng/ml，急性胰腺炎时可增高 10～40 倍。

（4）磷脂酶 A　此酶由胰腺腺泡合成，急性胰腺炎时增加，血清酶含量升高与疾病严重程度及预后有关。

（5）蛋白酶原活性肽（TAP）　TAP 是胰蛋白酶原被活化形成胰蛋白酶时释出的一种含五个氨基酸的多肽，有较高的诊断价值。

（6）胰腺炎相关蛋白（PAP）　PAP 的改变与病情严重程度呈正相关，在恢复期，PAP 的浓度逐渐下降。

（7）血清正铁血红白蛋白　当腹腔出血时，红细胞破坏释放出血红素，在脂肪酸和蛋白酶的作用下转变为正铁血红素，再与白蛋白结合形成正铁血红白蛋白，见于出血坏死型胰腺炎，可作为鉴别急性水肿型和出血性胰腺炎的指标之一。

（8）白细胞介素-6（IL-6）　为一种急性反应相蛋白，IL-6 有助于早期识别重症胰腺炎，并可预测其预后。当 IL-6 浓度超过 130U/ml，诊断重症胰腺炎的敏感性 100%，特异性为 71%。

（9）CRP　CRP 是组织损伤和炎症的非特异性标志物，CRP 有助于估计急性胰腺炎的严重性。当 CPR＞150 mg／L 时，提示广泛的胰腺坏死，对诊断胰腺坏死的敏感性达 67%～100%。且 CRP 值的变化与急性胰腺炎的预后呈正相关。

（10）电解质的测定

1）血清钙的测定　急性胰腺炎时血清钙水平改变的意义在于能反映病情的严重性及预后。低钙血症多发生于起病后 2～3 天，起病后 6 天可达最低水平。显著的血钙降低，说明胰腺坏死严重，预后不良。一般认为低钙血症是由于脂肪酶作用于中性脂肪分解成甘油与脂肪酸，脂肪酸与钙离子结合而沉淀，致使血钙水平降低，尚有人认为急性胰腺炎时血中蛋白分解酶活性增高可破坏血清中的甲状旁腺素而导致低钙血症。

2）血清钾测定　患者多有血钾降低，并与病情严重程度相关。

（11）其他检查

1）周围血象　白细胞计数常升高，严重病例可出现核左移现象，甚至类白血病反应。有时出现贫血。

2）血糖增高　疾病早期常出现暂时性轻度升高，为患者肾上腺皮质对应激的反应。后期则为胰岛细胞破坏，胰岛素分泌不足引起。升高水平可反映广泛的胰腺坏死和恶劣的预后。

3）血脂增高　主要为三酰甘油。可达非常高水平，血胆固醇正常或轻度升高。

4）血清胆红素增高　多在发病初暂时性轻度升高，由于胰头水肿压迫胆总管引起，发病 4～7 天恢复正常；如升高明显且持续时间长，可能为胆总管结石引起；发病后期升高，肝细胞损害所致。

5）其他　低氧血症、血尿素氮升高及凝血机制异常，常预示着多器官功能衰竭的发生，预后差，死亡率高。

2.X 线检查

（1）胸片　急性胰腺炎常有肺部并发症，如急性肺损伤、急性呼吸衰竭及胸腔积液。可见横膈抬高，肺不张，间质水肿等。

（2）腹平片　可见横结肠充气、腰大肌线模糊或消失、上腹部软组织密度增高、十二指肠或小肠节段性扩张、胰腺区可见钙化点，胰腺脓肿时在局部见气液平面。

3. 超声波检查　腹部 B 型超声波检查对鉴别轻型及重型胰腺炎及是否合并胆道结石和局部并发症有诊断价值。但急性胰腺炎肠积气时影响观察。近期有报道运用胰管内超声对判断疾病的严重程度有价值。

4. CT 检查　对判断急性胰腺炎的严重程度及是否有局部并发症及附近器官受累程度有帮助。目前，主张以动态 CT 观察来判断胰腺炎的严重程度是较好的指标。

5. 心电图　坏死的胰腺组织释放心肌抑制因子。可导致心力衰竭和心律失常，心电图上可出现 ST 段改变和 T 波异常及各种心律失常，个别病例可出现类似心肌梗死图形。

【诊断与鉴别诊断】

（一）诊断

急性胰腺炎临床分为轻型和重型，根据典型的临床表现、实验室及辅助影像学检查，常可作出诊断。但需注意淀粉酶水平与病情常不成正比。重症胰腺炎病情凶险，病变复杂，预后差，早期诊断不易，临床判断标准有许多种，现列于下以供参考：

1. 有以下表现应考虑重型　①全腹剧痛，有腹膜刺激征；②烦躁不安，四肢厥冷，出现休克症状；③血钙低于 2 mmol/L 以下；④腹腔诊断性穿刺有高淀粉酶活性的腹水；⑤与病情不相适应的血淀粉酶突然下降；⑥肠鸣音显著降低、肠胀气等麻痹性肠梗阻；⑦Grey-Turner 征或 Cullen 征；⑧正铁血白蛋白阳性；⑨肢体出现脂肪坏死；⑩消化道大量出血；低氧血症；白细胞 $>18\times10^9$/L、血尿素氮 >14.3 mmol/L、血糖 >11.2 mmol/L（无糖尿病史）。

2. Ranson 提出 11 个危险因素　入院时的五项指标：①年龄 >55 岁；②白细胞数 $>16\times10^9$/L；③血糖 >11.1 mmol/L；④乳酸脱氢酶 >3501 U/dl；⑤AST >250 IU/L。

入院后 48 小时内指标：①血尿素氮增长 >5 mg/dl；②动脉血氧分压 <8.0 kPa（60 mmHg）；③血钙 <2.0 mmol/L；④红细胞比容下降 1% >10%；⑤碱缺失 >4 mmol/L；⑥估计体液丢失 >6000 ml。

有 3 项指标者即为重症，死亡率为 16%；有 5～6 项指标者，死亡率为 40%；有 7 项以上指标者，死亡率为 100%。

3. 其他标准　Mager 等认为诊断性腹腔灌洗法所得抽吸液在 20 ml 以上，呈黑色或浅稻草色则提示重症胰腺炎。

Bager 从 34 项临床生化指标中筛选出 CRP、α_1-抗胰蛋白酶、α_2-巨球蛋白、乳酸脱氢酶四项指标用于鉴别轻型与重型胰腺炎。研究证明，四项指标诊断正确率分别为 93%、83%、87%、85%，故这四项指标作为临床诊断重型胰腺炎的基本指标。

欧美学者在起病或入院 24～48 小时内监测血内细胞因子作为判断依据。在 24～48 小时内，IL-6 >130 U/ml、CRP >150 mg/L，能区别轻症和重症，但是疾病可以发展或减轻，因此动态 CT 检查结果和脏器功能，特别是肺和肾功能，应当作为标准和判断预后的重要指标。

急性胰腺炎的定义和术语见表 3-6。

表 3-6　急性胰腺炎的定义和术语

术语	描述
急性胰腺炎	胰腺的急性炎症
轻型急性胰腺炎	轻微脏器功能不全，对输液有效应
重型急性胰腺炎	有下列表现之一：局部并发症（胰腺坏死、胰腺假性囊肿、胰腺脓肿） 脏器衰竭 Ranson 指标≥3 APACHE Ⅱ点≥8
急性积液	胰腺内或胰腺附近积液发生在病程早期缺乏明确的壁
胰腺坏死	无活力的胰腺组织，由增强 CT 扫描诊断
急性假性囊肿	积液含有胰腺分泌物有明确的壁
胰腺脓肿	脓性积液通常在胰腺内或胰腺附近

急性胰腺炎的形态学严重程度可以采用 Balthazar CT 严重度指数（CTSI）准确评定（表 3-7）。

第一，急性炎症过程的严重性分为 A 到 E 级，相当于积分 0～4。

A 级：正常胰腺（0 分）。急性水肿性或间质性胰腺炎患者中 20％～25％胰腺 CT 检查正常。这是由于炎症过程很轻，以至于没有胰腺周围或胰腺内液体积聚，胰腺周围软组织内没有改变。腺体可有轻度增大，但在急性发作开始之前没有基线扫描，这些改变可能太轻微而不能被检出。

B 级：胰腺内部改变（1 分）。B 级急性胰腺炎代表一组改变，包括局灶性或弥漫性腺体增大，腺体实质轻度不均一，以及由于小的侧支导管破裂或小的实质坏死（＜3 cm）和导管破裂引起小范围的液体积聚。

C 级：胰腺内部和外部的炎症改变（2 分）。C 级急性胰腺炎出现 B 级描述的腺体内部异常，而且还包括胰腺周围软组织的轻度炎症改变。

D 级：外部炎症改变（3 分）。D 级急性胰腺炎患者表现有更明显的胰腺周围炎症改变，但不超过界限不清的积液。

E 级：多处或广泛的胰腺外积液或脓肿（4 分）。这是急性胰腺炎的最严重 CT 表现，表现为明显的胰腺内部（积液、坏死）和胰腺周围（积液、腺体外脂肪坏死）的炎症性改变，或明显的胰腺脓肿形成。这些患者由于系统性并发症（呼吸和肾衰竭、心血管性虚脱）而有高病残率和高死亡率。因此，序列 CT 扫描对随访疾病进程和检出另外的并发症极为重要。

表 3-7　Balthazar CT 分级评分系统

分级	胰腺组织影像学改变	积分
A 级	胰腺显示正常	0
B 级	胰腺局限性或弥漫性肿大（轮廓不规则、密度不均、胰管扩张、局限性积液）	1
C 级	除 B 级病变外，还有胰周的炎症改变	2
D 级	除胰腺病变外，胰腺有单发性积液区	3
E 级	胰腺或胰周有 2 个或多个积液积气区	4

第二，评估是否存在坏死及坏死的范围。如果存在坏死，其范围根据中轴扫描评估为累及的腺体实质面积小于 1/3、1/2 或大于 1/2。如果没有坏死其分值为 0，小于 1/3、1/2 和大于 1/2 的分值分别为 2、4 和 6 分。

CT 通常无法判断坏死组织有无感染，因此，胰腺有坏死的患者如出现脓毒症的临床征象，应在 CT 或超声（US）引导下进行胰腺区细针穿吸（FNA）以判断有无细菌感染。在实践上，坏死性胰腺炎和明显严重败血症的患者需要急症手术清创和引流，手术前或不需要作细针穿吸。在坏死性胰腺炎或较大胰腺周积液而疑有脓毒症但尽管作合理的内科治疗却没有改善或继续恶化时，细针穿刺吸最有帮助。在这些患者中，革兰染色或培养阳性指出需要手术或经皮介入治疗。

入院时有高 APACHE Ⅱ 积分（8 或更高）、胸膜渗出、高体重指数、对比加强 CT（CECT）示坏死证据和 48 小时 CRP 水平高于 150 mg/L 都是预示严重疾病的有用标志物。

（二）鉴别诊断

应与下述疾病鉴别：急性胃炎、消化性溃疡穿孔、胆石症和急性胆囊炎、急性肠梗阻、心肌梗死、高位阑尾穿孔、肾绞痛、伴有急腹痛的糖尿病酮症酸中毒等。

【预后】

急性胰腺炎的病程和预后取决于病变严重程度以及有无并发症，轻型常在一周内恢复，多无后遗症。而重症者病情凶险，病变复杂，预后差。

【治疗】

急性胰腺炎的治疗，应根据临床分型、病情轻重、是否有并发症以及是否伴有原发病来选择治疗方法。治疗原则：通过减少胰液分泌从而减少胰腺自身消化，防止继发感染及治疗各种诱发急性胰腺炎的原发病。

（一）内科治疗

1. 抑制胰腺分泌　胰腺外分泌过盛是导致急性胰腺炎发生的原因之一，因此抑制胰腺外分泌在治疗急性胰腺炎中很重要。

（1）禁食、胃肠减压　一旦怀疑或诊断急性胰腺炎，即应禁食，重型患者同时给予胃肠减压。部分患者经胃肠减压可迅速缓减腹痛症状。如何恢复饮食对急性胰腺炎患者有着重要作用。饮食恢复过早，病情易反复，禁食时间过长易造成电解质紊乱、营养不良，同时增加经济支出。故应根据病情区别对待。对于轻型患者发病后 2～3 天腹痛消失即可逐渐恢复饮食，可先给予米汤、藕粉等食物。少部分患者恢复饮食后淀粉酶可有轻度波动，急性胰腺炎患者出院后仍需保持清淡饮食。

（2）胆碱能受体拮抗药　可减少胃酸分泌，又可减少胰液分泌。既往常用阿托品、山莨菪碱等。但此类药可使胰液黏稠度增加，同时抑制胃肠蠕动，目前已很少应用。

（3）抑酸剂　因胃酸可刺激胰液分泌，故用此类药物可间接抑制胰腺分泌。

（4）生长抑素及拟似物（奥曲肽）　生长抑素治疗急性胰腺炎的确切机制尚不清楚，但已提出了几种可能：①生长抑素能够抑制胰腺的分泌，从而减少胰酶的量；②生长抑素可以松弛 Oddi 括约肌，使胰腺分泌物自由引流到十二指肠，因此可以保护腺泡细胞避免消化酶的有害影响；③急性胰腺炎时常伴有全身内毒素血症，内毒素血症又通过刺激细胞因子引起细胞因子级链反应，导致多器官功能衰竭。生长抑素是一个非常强的肝脏网状内皮系统刺激物，通过其作用，可促进其对内毒素的清除，从而减轻急性胰腺炎的内毒素血症的程度；④生长抑素具有细胞保护特性，即促进胰腺的修复，抑制磷脂酶 A 的活性。⑤诱导损伤的胰腺细胞凋亡以减轻炎症反应等。

用法：奥曲肽（善得定，Sandostatin）：先以 100 µg 静脉缓推，继之以 25～30 µg/h 的速度静脉滴注，持续 2～3 天，如病情稳定可改为 100 µg 皮下注射，4～6 小时一次，3～4 天停药，如病情反复可重复应用。生长抑素（Somatostatin）（施他宁）：3 mg 溶于生理盐水或葡萄糖溶液中，以 250 µg/h 的速度持续静脉滴注 5～7 天。

（5）前列腺素族　PG（E_1、E_2 及其甲基类似物 I_2）能抑制多种外源性与内源性刺激引起的胰液分泌，包括胰液总量、碳酸氢盐，并有扩张血管，改善微循环的作用。

2. 抑制胰酶的活性　各种抑肽酶可以抑制胰酶活性，但效果不很理想，早期大量静脉滴注可控制炎症进展，并能挽救休克。

（1）加贝酯（Foy）　为非肽类化学合成剂，可抑制蛋白酶、血管舒缓素、凝血酶原、弹力纤维酶等。以 2.5 mg/（kg·h）静脉滴注。

（2）乌司他丁　本品系从人的尿液中提取精制的糖蛋白，属蛋白酶抑制药。具有抑制胰蛋白酶等各种胰酶活性的作用，本品尚有稳定溶酶体膜、抑制溶酶体酶的释放和抑制心肌抑制因子产生等作用，可用于急性循环衰竭的抢救治疗。

（3）氧自由基清除剂　近年来，应用氧自由基清除剂如 SOD、CAT、别嘌呤醇等可减轻病变程度，由于 SOD、CAT 对胰腺缺乏直接保护作用及其生物活性利用率较差，近年又有些新的氧自由基清除剂如 CV3811，即抗坏血酸衍化物，对胰腺水肿、出血、坏死、生存方面均有显著疗效。

（4）纳洛酮　纳洛酮是特异性吗啡受体拮抗药。研究显示急性胰腺炎时的血流动力学改变可能与内啡肽参与有关，而纳洛酮能显著增加胰腺血流量和全身血流量，稳定胰腺溶酶体酶，减轻其他超微结构的破坏。

3. 中医中药治疗　中药复方"柴芍承气汤"：柴胡、黄连、黄芩、积实、厚朴、木香、白芍、芒硝、大黄（后下）等，随症加减，生大黄、清胰汤等在重型胰腺炎治疗中有较好的疗效。

4. 抗生素的应用　急性胰腺炎多属于无菌性炎症，但如在病程中继发细菌感染，病情将变得复杂而严重，治疗困难，而重症胰腺炎病程中多合并细菌感染。早期发现和及时、合理地治疗感染对预后极为重要。

急性胰腺炎的初始阶段，胰被膜下、后腹膜和小网膜内存在高蛋白渗出液，是细菌良好的培养液，此时感染多局限于坏死组织的区域，细菌多由肠道、胆道直接侵入，亦有少数血行感染，多为革兰阴性杆菌和厌氧菌感染；并选择脂溶性强，有效透过血胰屏障的药物，可选用喹诺酮类、硝基咪唑类、第三代头孢及碳青霉烯类等抗生素治疗。

后期，由于抗生素的长期应用，容易出现菌群失调，此时易发生院内感染，如泌尿系统、呼吸系统感染。致病菌以革兰阴性杆菌为主，并可发生革兰阳性球菌、真菌、病毒等感染，可根据细菌培养选用敏感药物治疗。

5. 纠正水、盐电解质紊乱　由于禁食、呕吐、胃肠减压丢失水分及电解质，故应及早补充，注意血钾、血钙的变化，及时输入液体，补充体液的丢失。

6. 营养支持　轻型胰腺炎病情轻，病程、禁食时间均短，给予葡萄糖补充热量即可渡过禁食期。重型胰腺炎表现为全身高代谢反应，能量消耗增加，如无足够热量补充，机体将处于负氮平衡与低蛋白血症状态，因此主张 TPN（应用脂肪乳剂的全胃肠道外营养）疗法。TPN 并不改变急性胰腺炎及其并发症的病程，但能有效地提供能源底物以减轻组织的消耗。

长时间 TPN 易合并感染，并发脂肪性肝病，并且治疗费用高。经肠内营养如鼻空肠导管比全胃肠道外营养对胰腺炎患者更有益，对胰腺炎的病程、转手术率、治疗费用均有明显优势。急性胰腺炎动物模型显示，空肠内肠内营养与 TPN 相比，其耐受性良好，维持了免疫反应性和肠道完整性，而且减少了细菌和（或）内毒素移位。

　　7. 休克治疗　　休克提示预后不良，应积极抢救：①补充血容量，给予足够血浆，白蛋白甚至全血；②大量输入抑制胰酶活性药物。

　　8. 急性呼吸窘迫综合征　　急性呼吸窘迫综合征（ARDS）是系统性炎症或肺原发性损伤的表现。肺泡充满炎症渗出物，阻止气体交换，导致对补充氧气治疗呈抗性的低氧血症。胸部 X 线检查的典型表现为双侧肺野弥漫性渗出。治疗措施包括插管和机械通气。由于肺为斑块状受累，ARDS 患者在机械通气期间发生压力和容量相关性肺损伤的危险较高。建议保持潮气容量$<10\,ml/kg$，高峰吸气压力$<35\,cmH_2O$。应用呼气末阳性压力以防止肺泡塌陷和 FiO_2 下降。

　　9. 胰性脑病　　表现为神经和精神异常、定向力差、谵妄、狂躁等。可出现脑电图（EEG）改变。处理包括血流动力学支持和避免应用可加重神志改变的药物。预后取决于严重程度。

　　10. 腹腔灌洗　　对重型胰腺炎伴腹水的患者，腹腔灌洗可清除腹水中大量毒素、胰酶、炎性因子及血管活性物质等，从而减轻这些物质进入循环后对全身脏器损害，早期实施更有效。

　　11. 胆石症的治疗　　胆总管结石脱落到胰胆管的共同通道内，是导致急性胰腺炎的一个重要原因。及早治疗胆系结石，可预防急性胰腺炎的发生。一旦发生急性胰腺炎，经 B 超、CT 证实有结石可通过十二指肠乳头切开取石。入院 72 小时内行 ERCP 和括约肌切开术并不危险且能降低并发症的发生率及死亡率。

（二）外科治疗

　　1. 感染性胰腺坏死　　感染性胰腺坏死一经证实，应立即进行坏死组织清除手术。

　　2. 胰腺脓肿　　可选择手术引流或经皮穿刺引流。

　　3. 胰腺假性囊肿　　直径$<6\,cm$ 的小囊肿多数能自行吸收，直径$>6\,cm$ 者应密切随访，必要时选择手术治疗、经皮穿刺引流或内镜下引流治疗。

　　4. 诊断未明确　　疑有腹腔脏器穿孔或肠坏死者需行剖腹探查术。

【预防】

　　积极治疗胆道疾病、戒酒、避免暴饮暴食、治疗十二指肠乳头周围的疾病、治疗高脂血症等，对急性胰腺炎均有预防意义。

（邓明明　唐川康）

参考文献

1. 中华医学会消化病分会胰腺病药组. 中国急性胰腺炎诊治指南（草案）. 中华消化杂志，2004：24（3）. 190-192.

2. 路再英，钟南山. 内科学. 7 版. 北京：人民卫生出版社，2008：475-476.

3. 郑芸田. 胃部病学. 3 版. 北京：人民卫生出版社，2006.

4. 王伟岸，岳恒志消化系统疾病诊治新概念. 北京：科学技术文献出版社，2003.

小肝癌的临床治疗

　　小肝癌又称早期肝癌，目前国际上尚无统一的诊断标准。小肝癌是相对于大肝癌而言的。小肝癌又称为亚临床肝癌或早期肝癌，临床上无明显肝癌症状和体征。患者常无临床症状。瘤结节多呈球形，边界清楚，切面均匀一致，无出血及坏死。我国的小肝癌标准是：单个癌结节最大直径不超过 3 cm；多个癌结节数目不超过两个，其最大直径总和应小于 3 cm。随着影像学技术的发展，胎甲球蛋白检测的应用，在肝病诊查和健康查体中小肝癌（直径＜5 cm）日见增多。目前，小肝癌的治疗仍以手术切除为主，但由于肝部分切除后，转化性生长因子活性增加，抑制了免疫细胞的增殖，残余肿瘤往往生长迅速，文献报道 5 年复发率高达 43.5％。对于不能手术切除或复发后不能手术切除的患者，经导管动脉栓塞化疗（transcatheter arterial chemo embolization，TACE）、经皮无水乙醇瘤内注射（percutaneous ethanol injection，PEI）、微波固化、射频消融（radio frequency ablation，RFA）等局部微创治疗均可以选择，同时配合生物和综合治疗，达到延长生存期的目的。

一、早期发现小肝癌的意义

　　（1）对于 HBV 或 HCV 血清学指标阳性、有肝硬化或慢性肝炎史、年龄在 35 岁以上的男性可视为高危人群，对其定期监测是发现早期小肝癌的主要途径。

　　（2）AFP（甲胎蛋白）和 B 超是目前小肝癌筛查的最敏感、方便且经济的监测手段。

　　（3）对 AFP 低浓度阳性者可辅以 AFP 异质体检测，对 AFP 阴性者可行其他肝癌标志物的检测，利于早期肝癌的定性诊断。

　　（4）超声、CT 和磁共振成像等影像学技术的进展，使诊断 1 cm 以下的小肝癌不再困难。新型造影剂进一步提高了超声和 MRI 的敏感性，超声造影有助于评价肝癌的血管分布和血供情况。组织特异性 MRI 增强剂（如超顺磁性氧化铁）也可进一步提高小肝癌的检出率。此外，三维成像技术的发展，为诊断小肝癌提供了新的手段。

　　（5）B 超引导下的细针穿刺细胞学检查，在必要时是很好的诊断手段。

二、小肝癌的治疗

（一）小肝癌外科手术切除

　　目前，对于无肝硬化或合并轻度肝硬化的小肝癌，临床实践证明手术切除仍然是其治疗的主要手段之一。过去，对于小肝癌手术治疗采用非规则性部分肝切除，以保留更多的正常肝组织，有利于术后顺利恢复，减少肝功能衰竭的发生。而近年来小肝癌术后生存率以及无瘤生存率的研究使不少学者重新认识了规则性切除肝脏的意义。Regimbeau 等认为，对于合并 Child-Pugh A 级肝硬化的小肝癌的患者，不规则性切除与规则性切除相比，虽然手术简单，近期疗效、病死率等无统计学意义，但其远期疗效（5 年和 8 年）生存率和无瘤生存率因小肝癌的生物转移学特性及肝脏受损情况仍不如规则性肝切除，其差别具有统计学意义。因此，据肿瘤大小、位置及肝功能贮备（包括 Child 分级、靛青绿试验、人血白蛋白水平等）以及患者合并的其他全身性疾病（如糖尿病等）进行术前综合评价，决定是否行手术切除，行规则或不规则切除是决定小肝癌术后生存率的关键因素。

（二）肝移植

对合并严重肝硬化无大血管侵犯及肝外转移的小肝癌，肝移植是最佳治疗手段，其中重要的问题是准确选择病例。血管侵犯是肝移植的禁忌证。各种介入治疗可用于肝移植的过渡性治疗。目前采用的肝移植标准是 Mazzaferro 等提出的"米兰标准"，即单个肿瘤直径≤5 cm 或肿瘤数量<3 个，而且最大直径≤3 cm，无大血管浸润，无淋巴结或肝外转移。符合这个标准的早期肝癌用肝移植治疗疗效肯定，5 年生存率在 75％以上，复发率<10％。仅考虑肿瘤的大小和数量，便于临床操作。而"米兰标准"的缺点是过于严格，一部分可能治愈的患者被排除在外，另外对肿瘤生物学特征考虑不足，如血管侵犯、淋巴转移、肿瘤分级和肿瘤标志物。但 Yao 等研究提示，Mazzaferro 标准仍有扩大的空间而并不影响移植后的生存率，但由于缺少前瞻性的随机对照研究，故最佳的选择标准尚需实践的检验。

（三）肝癌的局部治疗

1. TACE 治疗　TACE 已广泛应用于不能手术切除的小肝癌的治疗。随着放射影像技术和器械的改进，目前可超选至肝叶、肝段动脉，因其选择性和注药压力等原因既能使肿瘤病灶内充满碘油，完全阻断肝动脉供血，又能使碘油渗入肿瘤周边门静脉小分支，阻断肿瘤周边的门静脉供血，从而造成肿瘤本身更完全的坏死，达到肝动脉与门静脉双重栓塞的目的，进一步减少肿瘤复发的机会，还可以对周边子灶、肝包膜浸润病灶进行栓塞治疗的同时，使非肿瘤组织得以保护，对患者的创伤较以往进行肝固有动脉的栓塞要小得多；重复进行 TACE 的时间也更多地考虑到肿瘤对治疗的反应和患者的耐受性，而不拘于固定的时间限制；化疗药物用量根据肿瘤大小来决定，从而使 TACE 疗效有了明显的提高。也可以有效控制肝癌破裂出血，对于某些小肝癌破裂出血，TACE 是治疗的首选。TACE 用来治疗肝癌切除术后复发也取得了可喜的疗效，1 年生存率为 72％～88％，3 年生存率达 38％～48％。但由于对肿瘤的控制及对肝脏功能损害的失衡，远期生存率并无明显改善，对肝癌术后预防性治疗也一直有争议，目前大多数学者认为术后 TACE 并不能明显延长患者寿命，但对伴有门静脉癌栓、肿瘤分化不良或复发转移高危因素者，可有一定益处，如血管造影发现门静脉癌栓系肝动脉供血，采用微导管行肝动脉选择性插管行 TACE，可使癌栓缩小甚至消失。

2. PEI 治疗　PEI 具有安全、经济和反复等优点，适用于肝癌直径<3 cm 且结节数不多的患者，疗效仅次于手术切除。Manabu 等报道，乙酸较无水乙醇弥散能力更强，作用更好，因醋酸的 pH 较低，可以更容易引起肝瘤内纤维隔膜肿胀、破坏，从而使醋酸容易从一个癌结节向另外的癌结节渗透，在瘤内分布广泛、均匀，能杀死残存癌细胞，更优于无水乙醇的治疗，其中 50％的醋酸治疗效果最理想。

3. RFA 治疗　RFA 是一项针对小肝细胞癌有希望的经皮治疗技术，RFA 比 PEI 有更高的无复发生存率和总生存率，其治疗相关病死率是 0.5％，并发症发生率是 8.9％，对于小肝癌，尤其是有严重肝硬化或位于肝门区靠近大血管的肝癌，疗效好，损伤小。陈敏山等报道了 RFA 在肝癌中的效果，认为 RFA 为小肝癌的根治性治疗提供了一种新的手段，经过技术的提高和经验的积累，其疗效已经和手术切除相近，特别是对肿瘤直径≤3 cm 的小肝癌，近期疗效优于手术切除，达到根治性效果，在条件许可和技术保证的情况下，可部分代替开腹手术切除。

4. 微波固化治疗　超声引导下微波固化治疗肝细胞癌主要是利用微波的热效应以及肝癌组织含水量比较丰富的特点，可望较无水乙醇注射疗法更能彻底杀灭肿瘤。微波固化也可经皮、腹腔镜和术中操作。Lu 等报道，合并肝硬化的肝癌患者对微波固化的耐受性好，微波固化治疗后无严重并发症，对于肝功能较差的小肝癌较实用。

（四）生物治疗

生物治疗在控制肿瘤的增殖、预防和延缓复发及提高患者的生存质量等方面都具有一定的作用，如免疫治疗、基因治疗，包括抗血管生成、自杀基因治疗、小干扰 RNA 技术等，但大都处于实验研究阶段，疗效尚不理想。肝癌新生血管的形成是肿瘤快速生长的重要物质基础，大量研究表明，促进肿瘤新生血管形成的因素是多方面的，而干预这一过程的预防和抑制措施也多种多样：索拉非尼是第一个口服多激酶抑制物，作用于肝癌肿瘤细胞与肿瘤血管上的丝氨酸/苏氨酸及受体酪氨酸激酶，通过在 RAF 激酶和受体酪氨酸激酶大鼠血管内皮细胞生成因子 2、3 和血小板源性生长因子受体 β 水平阻断 RAF/MEK/ERK 途径，来抑制肿瘤细胞增殖和血管生成。厄洛替尼是另一种受体酪氨酸激酶抑制物，特异性阻断表皮生长因子受体，在肝癌临床研究中显示了良好的疗效，为肝癌药物治疗带来新的希望。

（五）综合治疗

小肝癌的侵袭性及易转移的生物学特性是阻碍小肝癌预后进一步提高的瓶颈。综合治疗可以取长补短，促使肿瘤完全坏死，缩短治疗周期，减少肝功能的损害，延长患者生存率。①手术与术后 TACE 结合：二者结合可提高小肝癌患者的无瘤存活率，大多数学者认可了术后行 TACE 辅助化疗的意义。一般有完整包膜或无肝硬化的患者，术后不必行辅助化疗；而对于病理检查提示无完整包膜和伴肝硬化者，无论肿瘤大小，是否有子灶和肿瘤侵犯血管，术后均应根据患者肝功能恢复情况给予 TACE。②TACE 与 PEI（或 RFA）联合治疗：TACE 栓塞了肿瘤的肝动脉血供后，使大部分尤其是周边肿瘤组织坏死，又能发现并治疗肝内病灶，但对周边的侧支和门静脉却很少有效，PEI（或 RFA）可以破坏肿瘤的侧支循环和门静脉血管，可以增强 TACE 疗效。③PEI 联合 RFA 治疗：RFA 可以加热注入的无水乙醇，提高无水乙醇的治疗作用；PEI 使小血管栓塞，减少血流引起的"热流失效应"；无水乙醇既可以弥散到 RFA 的漏空部位，也可以弥散到 RFA 消融范围的外周，从而达到一个有效的范围。

（六）展望

随着肝癌知识的普及、诊断技术的提高和对健康体格检查的重视，小肝癌的检出率日益增多，其临床治疗将成为今后肝脏外科的重点。虽然目前小肝癌的治疗无相对统一的标准，但相信随着新技术、新方法的不断创新和基础研究的不断突破，针对小肝癌的治疗方法肯定会越来越先进，治疗手段也会越来越合理。

（李昌平）

参考文献

1. 吴孟超. 原发性肝癌的诊断及治疗进展. 中国医学科学院学报，2008，30（40）：363-365.
2. 胡宗泽，张清泉，王兴国，等. 38 例小肝癌诊断及治疗体会. 中华普通外科杂志，1997，12（6）：329.
3. 方万强，李升平，张昌卿，等. 小肝癌切缘复发预防及临床处理方法的探讨. 癌症，2005，24（7）：834-836.

4. Ueno S，Kubo F，SakodaM，et al. Efficacy of anatomic resection vs nonanatomic resection for small nodular hepatocellular carcinoma based on gross classification. J Hepatobiliary Pancreat Surg，2008，15（5）：493-500.

5. Regimbeau JM，Kianmanesh R，Farges O，et al. Extent of liver resection influences the outcome in patients with cirrhosis and small hepatocelluar carcinoma. Surgery，2008，131（3）：311-317.

6. Chen JY，Chau GY，Lui WY，et al. Clinicopathologic features and factors related to survival of patients with small hepatocellular carcinoma after hepatic resection. World J Surg，2006，27（3）：294-298.

7. Mazzaferro V，Regalia E，Doci R，et al. Liver transplantation for the treatment of small hepatocellular carcinomas in patients with cirrhosis. N Engl J Med，2005，334（11）：693-699.

8. Yao FY，Ferrell L，Bass NM，et al. Liver transplantation for hepatocellular carcinoma：expansion of the tumor size limits does not adversely impact survival. Hepatology，2001，33（6）：1394-1403.

9. Poon RT，Fan ST，Lo CM，et al. Intrahepatic recurrence after curative resection of hepatocellular carcinoma：long term results of treatment and prognostic factors. Ann Surg，1999，229（2）：216-222.

10. 陈自谦，杨利，杨熙章，等. 肝癌介入治疗现状与进展. 介入放射学杂志，2008，17（3）：223-227.

11. Manabu M，Kazushi N，Sugimori K，et al. Successful initial ablation therapy contributes to survival in patients with hepatocellular carcinoma. World J Gastroenterol，2007，13（7）：1003-1009.

12. Shiina S，Teratani T，Obi S，et al. A randomized controlled trial of radio frequency ablation with，ethanol injection for small hepatocellular carcinoma. Gastroenterology，2007，129（1）：122-130.

肝硬化研究进展概述

肝硬化是由多种病因引起的一种慢性、进行性、弥漫性的肝病，是各种肝病发展的晚期阶段，病理上以肝脏弥漫性纤维化、再生结节形成和假小叶形成为特征，作为一种常见病，常出现多种并发症导致患者死亡，成为人类健康的主要"杀手"。在我国，肝硬化发病高峰年龄为35～50岁，以男性多见，所以对于肝硬化的诊断及治疗已经越来越被人们重视，近年，在肝硬化的病因、发病机制以及诊断治疗上已取得了不少进展，现概述如下。

【病因】

肝硬化的常见病因有下述10种：①病毒性肝炎；②慢性酒精中毒；③非酒精性脂肪性肝炎；④胆汁淤积；⑤肝静脉回流受阻；⑥遗传代谢性疾病；⑦工业毒物或药物；⑧自身免疫性肝炎；⑨血吸虫病；⑩隐源性（病因不明性）肝硬化。

在我国病毒性肝炎所致肝硬化仍然排在首位，除乙型肝炎病毒外，丙型肝炎病毒感染所致肝硬化已逐年上升，随着世界范围内肥胖的流行，非酒精性脂肪性肝炎引起的肝硬化发病也日益增加，最新国外研究表明，约 20％非酒精性脂肪性肝炎可以发展成肝硬化，70％原因不明的肝硬化可能由非酒精性脂肪性肝炎引起，而在我国，生活水平不断提高，肥胖人数的急剧增加，非酒精性脂肪性肝炎患者发病率不断上升，非酒精性脂肪性肝炎引起的肝硬化发病不断增加，已经引起足够重视。

【发病机制】

各种因素导致肝细胞损伤，发生变性坏死，进而肝细胞再生和纤维结缔组织增生，肝纤维化形成，最终发展为肝硬化，因此，肝纤维化的形成是一个动态的过程，是一个量变，而肝硬化是质变，是肝纤维化形成最终的结果。

肝纤维化的形成，是肝脏细胞外基质合成与降解的失衡，细胞外基质合成过多或降解减少，都会使肝脏细胞外基质大量沉积导致肝纤维化，而导致肝脏细胞外基质大量增多的原因与病因、肝脏炎症有关。

近年研究发现，肝星状细胞（hepatic stellate cells，HSCs）是肝纤维化时细胞外基质过多产生和沉积的主要来源细胞，它的活化、增殖是肝纤维化形成的关键。在正常肝脏，肝星状细胞位于肝窦内皮细胞外侧的窦周间隙（Disse 间隙）中，占整个肝脏细胞数的 15％，显示一个静止的表型，细胞内富含维生素 A 脂滴，有低的增殖能力，分泌少量的细胞因子和缺乏收缩力，认为静止的肝星状细胞是一种储存和代谢维生素 A 的细胞，它参与维生素 A 的代谢，还分泌一些细胞因子，如肝细胞生长因子（hepatic growth factor，HGF）、上皮生长因子（epithelial growth factor，EGF）等，可维持肝脏结构，并通过深入肝窦壁的伪足调节肝窦血流等方面发挥作用。然而，随着各种致病因素以及肝脏炎症的持续存在，在炎性因子、细胞因子，如转化生长因子（transforming growth factor beta，TGF-β_1）、血小板衍生生长因子（platelet-derived growth factor，PDGF）、肿瘤坏死因子 α（tumor necrosis factor-α，TNF-α）以及氧自由基等活性物质的持续作用下，肝星状细胞被激活，表型和功能发生变化，细胞增殖，胞内维生素 A 脂滴丢失，表达平滑肌肌动蛋白，合成多种细胞因子，大量合成细胞外基质（ECM），尤其Ⅰ、Ⅲ型胶原等，同时 HSCs 可以发生收缩和迁移，转化成具有高增殖能力和收缩能力的纤维母细胞，并分泌大量细胞外基质沉积于 Disse 间隙，造成肝窦阻力增加，形成肝纤维化和门脉高压，故 HSCs 是肝纤维化的细胞学基础，是肝纤维化发生与发展的关键环节。激活的 HSCs 主要通过两个途径增加 ECM 的合成：①直接增加每个细胞的 ECM 合成；②通过 HSCs 的原位增殖或迁移而增加细胞的数目，从而增加 ECM 的合成。阻断肝星状细胞的活化增殖、促进其凋亡可有效抑制肝纤维化的形成。

肝纤维化的形成，与细胞外基质（ECM）的降解也有很大的关系，近年研究也发现，细胞外基质（ECM）的降解与胶原酶的活性有关，其中基质金属蛋白酶家族起到至关重要的作用，基质的降解需要基质金属蛋白酶（matrix metalloproteinases，MMP）的参与，而 MMP 的活性受到该酶特异抑制因子（基质金属蛋白酶组织抑制因子，tissue inhibitor of metalloproteinase，TIMPs）调控，纤维胶原蛋白降解的关键在人体为 MMP-1，在鼠体内为 MMP-13，肝纤维化过程中，MMP-1 或 MMP-13 的表达非常有限，而 MMP-2 却增加。另一方面，在纤维化肝脏中 TIMPs 呈高表达，包括 TIMP-1 和 TIMP-2。因此，MMP 的低表达和 TIMPs 的高表达联合阻止了纤维胶原蛋白的降解，促进 MMP 的表达和降低 TIMPs 的产生也成为治疗肝纤维化的研究热点（图 3-21）。

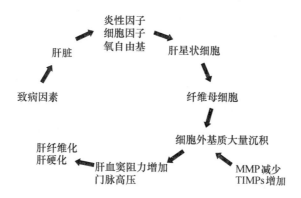

图 3-21　肝纤维化发生的主要细胞分子机制

关于 HSCs 的活化目前有两种假说。一是 Friedman 提出的两个阶段模式，另一个是 Gressner 等提出的"三步级联反应"模式，二者的共同点都是因肝损伤导致肝窦内皮细胞、肝细胞、枯否细胞和血小板增加并生成和释放肝内细胞因子，刺激 HSCs 活化转变成纤维母细胞（此为旁分泌活化通路）。HSCs 在转化过程中亦可分泌 TGF-β_1、PDGF 等细胞因子，反过来促进自身进一步活化（此为自分泌活化通路）。现已明确，血小板衍生生长因子是最强的促进 HSC 增殖和迁移的刺激因子，而 TGF-β_1 则是最强的促 HSC 生成纤维的细胞因子，内皮素（endothelin，ET）引起的 HSCs 收缩与门静脉高压的形成和发展有密切关系，ECM 发出的信号可以通过一些黏附分子（如整合素）传导，这些黏附分子在肝星状细胞激活中也起到至关重要作用。

因此，HSCs 的活化增殖，导致 ECM 大量合成，而 MMPs 和 TIMPs 之间的失衡导致 ECM 降解减少，也许是肝纤维化晚期不能逆转的原因。

【诊断】

（一）肝硬化的诊断依据

1. 病史　肝炎、饮酒、药物、输血、生活及家族遗传病史等。

2. 症状体征　门脉高压和肝功能障碍表现。

3. 肝功能检查　血清转氨酶升高，血清白蛋白降低、胆红素升高、凝血酶原时间延长等。

4. 影像学检查　B 超、CT 检查或磁共振成像（MRI）提示肝硬化以及胃镜发现食管胃底静脉曲张。肝脏组织活检仍是金标准。

（二）血清学检查和影像学检查进展

对于肝硬化失代偿期患者上述的诊断依据收集可能非常充分，但是，对于肝硬化早期的诊断以及肝硬化程度的判断存在一定的困难，肝硬化早期的患者其门脉高压和肝功能障碍的表现往往并不突出，因此，有学者主张从血清以及影像学检查来了解肝硬化的程度。

1. 血清学检查

（1）血清Ⅲ型前胶原　Ⅲ型前胶原为Ⅲ型胶原的前体，在肝脏主要由肝星状细胞合成，并释放到细胞外，在肝纤维化的早期Ⅲ型前胶原合成较活跃，但晚期合成减慢，故Ⅲ型前胶原水平下降，因而Ⅲ型前胶原作为肝纤维化的程度的指标尚不够敏感，它只能作为活动性纤维化指标。

（2）血清Ⅳ型胶原　Ⅳ型胶原是由内皮细胞合成的，是构成基底膜的主要结构成分，通过其氨基端的四聚体（7s 片段）的检测反映Ⅳ型胶原降解的情况，有学者通过研究发现，它对判断肝硬化的敏感度为 79%，特异度为 82%，并认为是反映病毒性肝炎肝纤维化程度最有价值的指标。

（3）血清透明质酸　透明质酸是无核心的糖胺多糖，是结缔组织基质的主要成分。目前认为，透明质酸既是反映肝纤维化的敏感指标，也能反映肝功能损害的严重性。有研究认为血清透明质酸与肝纤维化程度的符合率最高，明显优于Ⅳ型胶原、Ⅲ型前胶原和层粘连蛋白，但应注意肝脏炎症活动和肝细胞坏死对数据可能存在影响。

（4）层粘连蛋白　粘连蛋白是一种细胞外基质非胶原糖蛋白，正常肝组织中粘连蛋白含量很少，能反映肝脏的早期损害和肝组织病变的活动进程，对预示肝纤维化的发生和肝硬化早期诊断有重要价值。

（5）脯氨酰羟化酶　是胶原纤维合成的重要酶，应用夹心酶联方法测定血清免疫反应性脯氨酰羟化酶分子中 β 亚单位，证明其含量与肝纤维化程度有关。

（6）脯氨酸肽酶　它是体内广泛存在的一种蛋白水解酶，与胶原蛋白降解密切相关。目前较多认为脯氨酸肽酶与炎症和纤维化都有关。其诊断肝硬化的敏感度达 90%，但特异度仅 60%。

（7）基质金属蛋白酶（MMP）　目前已探明该酶有 13 种，命名是从 MMP-1 至 MMP-13。MMP-1 即组织胶原酶，在胶原降解中起重要作用，其血清水平可估计肝内纤维降解情况，与肝组织肝纤维化程度呈负相关；血浆中 MMP-2 酶原浓度在肝硬化时明显增加，在诊断肝硬化方面不仅高于经典临床肝功能测试，而且高于血浆金属蛋白酶组织抑制药和血清透明质酸，因此，MMP-2 增高提示慢性活动性肝炎患者已经向肝硬化发展，MMP-9 与肝纤维化的关系也非常密切。

（8）血清细胞因子检测　TGF-β_1、FDGF、TNF-α 等。

目前，血清Ⅲ型前胶原、血清Ⅳ型胶原、血清透明质酸、层粘连蛋白的检测已广泛应用于临床，其他的血清学临床检测尚不够成熟，停留于动物实验或试剂开发阶段。

2. 影像检测　二维超声检查肝脏形态、大小、回声以及彩色多普勒检查、肝脏血流动力学指数等指标，始终无法避免仪器及人为干扰对检查结果所造成的影响，因此特异性及敏感性受到限制，超声造影和超声肝脏瞬时弹性成像（Fibro Scan 系统）有望克服这些缺点，成为肝硬化诊断的较好指标，可用于早期肝硬化的筛查和肝硬化程度的判断。超声造影通过造影剂可以比较准确和客观了解肝脏的血液流变的情况，而用超声波技术测定肝组织弹性或硬度的方法，称为瞬时弹性测定，肝组织质地越硬，超声切割波在肝组织内运行速度也越快，从而推算出感兴趣区域的弹性模量，用于提供肝纤维化程度的信息。该方法样本误差率低，具有无创、快速、可靠的特点，成为检测肝纤维化及肝硬化程度的有效工具，但随着临床应用的增多，发现瞬时弹性成像的影响因素也较多，可能与性别、年龄、体质量指数（BMI）、糖尿病史、脂肪肝等多种因素相关，因此，该方法尚需在实践中进一步完善。

【治疗】

（一）寻找病因、去除病因

寻找病因、去除病因是肝硬化治疗最重要、最有效的措施。病毒性肝炎所致肝硬化仍是我国肝硬化发病的主要病因，故针对病毒性肝炎的治疗尤为重要，目前认为针对病因的抗病毒治疗能延缓肝硬化的发展，改善肝功能，降低肝功能失代偿和肝癌的发生，减少肝移植的需求。

1. 无并发症，肝功能较好乙型肝炎后肝硬化　HBeAg 阳性，HBV-DNA≥10^5 拷贝/ml；HBeAg 阴性，HBV-DNA≥10^4 拷贝/ml 可应用拉米夫定或阿德福韦酯治疗，干扰素慎用。

2. 失代偿期乙型肝炎后肝硬化　HBV-DNA 为阳性，在知情同意的基础上，考虑应用拉米夫定或阿德福韦酯治疗，干扰素禁用。

3. 肝功能代偿的丙型肝炎后肝硬化　应用干扰素-α（IFNα）、聚乙二醇-α-干扰素（PEG-IFNα）、聚乙二醇-干扰素（PEG-IFN）单独或联合利巴韦林治疗。

4. 肝功能失代偿的丙型肝炎后肝硬化　肝移植。

在抗病毒治疗过程中需密切监测肝功能、HBV-DNA 或 HCV-RNA 滴度，无效或肝功能损害加重，则及时停药或换药。

（二）针对并发症

1. 胃底食管静脉曲张破裂出血内镜下的治疗　对于大出血患者，应用药物（垂体后叶素、生长抑素等）止血，在控制活动性大出血后，可在内镜下进一步止血治疗，对食管静脉曲张破裂出血可采用套扎术或硬化剂注射治疗，对胃底静脉曲张破裂出血可用组织胶注射治疗。对于非出血期患者进行静脉曲张治疗的，对仅有食管静脉曲张存在的，可采用套扎术或硬化剂注射治疗，对同时有胃底和食管静脉曲张存在，应同时对胃底静脉和食管静脉曲张进行内镜下治疗，尽量避免只针对食管静脉的治疗措施。

2. 经颈静脉肝内门体系统分流术（TIPS）　是一种血管介入的方法，在肝内的门静脉分支与肝静脉分支间建立分流通道。优点是创伤小，能有效降低门静脉高压，治疗顽固性腹水、肝性胸水，对预防消化道出血和肝肾综合征也有较好疗效，但远期疗效有待进一步观察。可并发肝性脑病和分流支架堵塞。

3. 脾肿大、脾功能亢进的治疗

（1）脾切除加分流或断流术　此术可治疗脾功能亢进，减低门脉高压，减少出血概率，缺点是创伤大，对肝功能要求较高。

（2）部分脾栓塞　创伤小，禁忌证少，对肝功能要求低于外科手术，现在主张首选该治疗，缺点是不一定能达到预期疗效，短期内容易产生腹水，但治疗后多数能吸收。

（三）人工肝

人工肝，又称人工肝脏支持系统，是采用非药物性手段或装置暂时支持肝脏以维持患者生命，初步纠正肝功能衰竭引起的严重代谢紊乱，清除体内蓄积的各种毒性物质，使病变的肝脏有时间和条件通过再生逐渐恢复其原有的结构和功能而获得生存的一种治疗方法。主要包括血液灌流和血浆置换，临床上血液灌流时应用较多的是吸附树脂，其吸附能力略逊于活性炭，但对各种亲脂性及带有疏水基团的物质如胆汁酸、胆红素、游离脂肪酸及酰胺等吸附率较大，对内毒素和细胞因子有较好清除的作用，可使患者的中毒症状显著改善。主要用于治疗重型肝炎肝昏迷、重型肝炎伴有败血症、胆汁淤积及瘙痒等，也可作为肝移植前的辅助治疗，但该方法并不影响基本病理过程，属于对症治疗，因此，针对病因的处理不能忽视。

（四）干细胞移植与肝移植

1. 干细胞移植　干细胞是具有自我更新、高度增殖和多向分化潜能的不均一细胞群体，其在一定的微环境下可以诱导分化为多种组织细胞，具有很强的可塑性。现已证明，干细胞在体内、外均有极强的向肝细胞分化的能力，通过移植具有分化、增殖能力的干细胞，使其在体内分化成肝细胞，可以代偿部分肝功能。干细胞移植在治疗肝脏疾病方面备受重视，现在通过外周血、骨髓，胎儿脐带血采集干细胞，采用肝动脉或门静脉注入肝脏的临床试验已在进行，结果显示，患者通过该项治疗后临床症状、肝功能、凝血功能等可有一定程度改善，但干细胞移植仅是作为治疗肝硬化的一种新治疗方法加以探索，由于开展此项工作不久，病例数尚少，其远期疗效以及有无严重不良反应尚需观察。

2. 肝移植　对于晚期肝硬化患者，肝移植是目前医学界公认的最好办法。其缺点是供肝奇缺、费用昂贵及术后免疫移植排斥反应。

（五）中医中药治疗

中药抗肝纤维化的机制研究已较深入地开展，已证实某些活血化瘀类中药能抑制 HSCs 的活化、迁移、收缩，从而改善肝脏微循环和降低门静脉压力，促进活化 HSCs 的凋亡，促进胶原的降解等，中药抗肝纤维化具有独特的临床疗效，中药复方制剂成分复杂，作用比较广泛，对发病机制复杂的肝纤维化，疗效可能要比专门作用于单一发病环节的药物疗效更好，应当予以重视。现已上市的抗肝纤维化中药有扶正化瘀胶囊（片）、复方鳖甲软肝片、安络化纤丸和强肝胶囊等。

（周　贤）

参考文献

1. 陆再英，钟南山. 内科学. 7版. 北京：人民卫生出版社，2010.

2. 徐列明. 肝纤维化的研究进展. 中华肝脏病杂志，2010，18（8）：563-565.

3. Friedman SL. Hepatic fibrosis-overview. Toxicology，2008，254：120-129.

4. Friedman SL. Seminars in medicine of the Beth Israel Hospital, Boston. The cellular basis of hepatic fibrosis. Mechanisms and treatment strategies. N Engl J Med，1993，328：1828-1835.

5. Gressner AM. Mediators of hepatic fibrogenesis. Hepatogastroenterology，1996，43：92-103.

6. 王宝恩. 当前肝纤维化研究的若干动向. 中华肝脏病杂志，2006，14：167-168.

7. 顾杰，周扬，洪嘉禾，等. 扶正化瘀方对 DMN 肝硬化模型大鼠门静脉压力的影响. 世界华人消化杂志，2008，16：1042-1046.

8. 张杰，张文炜，徐列明. 丹参酚酸B盐对内皮素诱导的人肝星状细胞收缩的抑制作用及机制研究. 中国中西医结合杂志，2009，29：60-64.

9. 陈海鸥，胡小宣，刘洪，等. 脐血干细胞移植治疗肝硬化的疗效观察. 中华肝脏病杂志，2010，18（7）：537-538.

10. 江军，范平，李东良，等. 骨髓干细胞与外周血干细胞移植治疗失代偿期乙型肝炎肝硬化的疗效. 中华肝脏病杂，2011，19（2）：136-137.

11. 冯彦红，钱林学，胡向东. 肝纤维化及早期肝硬化的超声研究进展. 世界华人消化杂志，2010，18（5）：454-461.

12. Fraquelli M, Rigamonti C, Casazza G, et al. Reproducibility of transient elastography in the evaluation of liver fibrosis in patients with chronic liver disease. Gut，2007，56：968-973.

13. Masaki N, Imamura M, Kikuchi Y, et al. Usefulness of elastometry in evaluating the extents of liver fibrosis in hemophiliacs coinfected with hepatitis C virus and human im-

munodeficiency virus. Hepatol Res，2006，35：135-139.

14. 李楠，石玉玲，李娜，等. 经门静脉外周血干细胞移植治疗肝硬化失代偿期的疗效研究. 中国全科医学，2010，13（8）：852-854.

15. 董永杰，彭彦辉，赵晓云，等. 肝纤维化血清学诊断方法的研究进展. 医学综述，2010，13（22）：1743-1745.

16. Benyon RC，Iredale JP，Goddards，et al. Arthur. Expression of tissue inhibitor of metalloproteinases 1 and 2 is increased in fibrotic human liver. Gastroenterology，1996，110：821-831.

17. Visseand R，Nagase H. Matrix metalloproteinases and tissue inhibitors of metalloproteinases：structure，function，and biochemistry. Circ Res，2003，92：827-839.

18. Iimuro Y，Brenner A. Matrix metalloproteinase gene delivery for liver fibrosis. Pharm Res，2008，25（2）：249-258.

19. Kisseleva T，Brenner DA. Anti-fibrogenic strategies and the regression of fibrosis. Best Pract Res Clin Gastroenterol，2011，25（2）：305-317.

20. Forbes SJ，Parola M. Liver fibrogenic cells. Best Pract Res Clin Gastroenterol，2011，25（2）：207-17.

21. Patsenker E，Stickel F. Role of integrins in fibrosing liver diseases. Am J Physiol Gastrointest Liver Physiol，2011，301（3）：G425-434.

22. Bellayr IH，Mu X，Li Y. Biochemical insights into the role of matrix metalloproteinases in regeneration：challenges and recent developments. Future Med Chem，2009，1（6）：1095-1111.

第四章　泌尿系统疾病及相关诊疗技术进展

急性肾损伤的诊断与治疗

急性肾损伤（acute kidney injury，AKI）既往被称为急性肾衰竭（acute renal failure，ARF），是一种临床常见的危急病症，病死率极高。近年的研究表明，住院患者血肌酐的轻微改变即与不良预后相关，而衰竭（failure）一词易被理解为"功能完全丧失"或"进入终末期"，不如"损伤（injury）"更能体现早期的病理生理变化，不利于早期诊断及干预，因此，2005年9月AKI网络工作组（acute kidney injury network，AKIN）建议使用AKI替代ARF。重新命名能更贴切地反映疾病的基本性质，可将这一综合征的临床诊断提前，对于早期诊断、早期治疗和降低病死率具有更积极的意义。

【定义、诊断及分期】

1951年，Homer W Smith首次引入了"急性肾衰竭"这一概念，从生理学、病理学和临床方面对其进行了全面描述并提出治疗原则。尽管"急性肾衰竭"这一疾病名称得到广泛认可并经历了时间的考验，但是一直缺乏公认的诊断标准，通常被定义为"肾功能突然下降且持续存在"，但关于"突然"、"持续"及"肾功能降低的程度"并没有统一的标准，急性肾衰竭也一直没有一个统一的定义。相关的文献统计达35种之多，这不但造成诊断的困难和治疗的延误，而且也使流行病学研究结果不具可比性。

鉴于这一现状，2002年，急性透析质量倡议小组（ADQI）第二次会议制定了ARF的RIFLE分级诊断标准，并得到广泛认可。RIFLE标准依据血肌酐、肾小球滤过率（GFR）和尿量的变化将ARF分为3个等级——危险（risk）、损伤（injury）和衰竭（failure）；2个预后级别——肾功能丧失（loss）和终末期肾病（end stage renal disease，ESRD）。2004年，来自美国肾脏病协会（ASN）、国际肾脏病协会（ISN）、急性透析质量倡议小组（ADQI）和欧洲重症医学协会（ESICM）的肾脏病和急救医学专家成立了AKI网络工作组（AKIN），并在2005年9月在阿姆斯特丹举行了第一次会议。提出采用AKI替代ARF，并在RIFLE基础上对AKI的诊断及分级标准进行了修订。

AKI的定义：急性肾损伤是指不超过3个月的肾脏功能或结构方面的异常，包括血、尿、组织检测或影像学方面的肾损伤标志物的异常或肾小球滤过率小于60 ml/（min·1.73 m²）。

AKI的诊断标准为：肾功能在48小时内迅速减退，血肌酐升高绝对值≥26.5 μmol/L，或较基础值升高≥50%（增至1.5倍）；或尿量<0.5 ml/（kg·h）超过6小时。AKI标准取消了RIFLE标准的2个临床结局但保留了3个急性期变化，分为3期，分别与RIFLE标准的危险、损伤和衰竭等级相对应（表4-1）。

表4-1的标准既包括血肌酐绝对值的改变，也包括相对于年龄、性别、体重指数等差异的相对值的改变，不需要基础肌酐水平，但仍需要48小时内至少2次的肌酐值。AKI的诊断时间窗为48小时，并以尿量作为判断指标之一，使早期、快捷干预成为可能。尿量标准的纳入是由于该指标在预测方面的重要性，但同时要考虑到非ICU患者尿量的测量并不正规的情况，仅根据尿量标准进行诊断可能有假阳性。因此，在单独应用尿量诊断标准时要除

外尿路梗阻或其他可导致尿量减少的可逆因素。表 4-1 的标准在应用时要与临床相结合（已经存在的肾功能不全的程度），并给予充分的液体补充。

表 4-1　AKI 的分期标准

分期	血清肌酐	尿量标准
1 期	增加≥26.5 μmol/L 或增至基线值的 150%～200%（1.5～2.0 倍）	<0.5 ml/（kg·h）超过 6 小时
2 期	增至基线值的 200%～300%（2.0～3.0 倍）	<0.5 ml/（kg·h）超过 12 小时
3 期	增至基线值的 300% 以上（>3.0 倍）或绝对值≥354 μmol/L 且急性增高≥44 μmol/L	<0.3 ml/（kg·h）超过 12 小时或无尿 12 小时

【诊断标记物】

目前，血肌酐和尿量仍是诊断 AKI 唯一可靠的检测指标，也是 AKI 分期的依据。但是，血肌酐并非敏感指标，从血肌酐的代谢及分布来看，血肌酐不仅反映 GFR，还受到其分布及代谢等综合作用的影响。尿量更易受到容量状态、药物等非肾脏因素的影响。因此，需要寻找新的早期诊断 AKI 的生物标记物。目前已发现部分有价值的指标，如半胱氨酸蛋白酶抑制药 C（cystatin C）、肾损伤分子-1（KIM-1）、中性粒细胞明胶酶相关脂质运载蛋白（NGAL）、白细胞介素-18（IL-18）、富含半胱氨酸蛋白 61（Cyr61）、钠氢交换子 3（NHE3）等。目前的基础研究及少量的临床研究表明，这些指标可能较血肌酐有更好的敏感性，有助于鉴别 AKI 的病因。但是，所有这些标记物尚处于评估阶段，距临床应用尚有一段距离。

其他标志物如尿胎球蛋白 A（fetuin A）、尿脂肪酸结合蛋白（fatty acid-binding proteins，FABPS）、聚集素（clusterin）等仍处于研究的初级阶段，临床价值不明。这些新的生物学指标能否作为 AKI 早期临床诊断的敏感指标需要进一步验证。此外，针对急性肾小球疾病引起 AKI、急性间质性肾炎（特别是药物引起的）的生物标志物，目前国际上尚缺少相关的研究。

【治疗】

（一）对症支持治疗

AKI 的治疗原则是快速识别和纠正其可逆因素，防止肾脏进一步受损，维持水、电解质平衡。因此，无论何种原因引起的 AKI，早期预防、早期诊断、及时纠正肾前性因素都是非常重要的。应重视原发病的治疗，如控制感染、止血、补充血容量等。避免接触肾毒性药物，根据肾功能调节用药剂量，预防二次打击及再次损伤，防止发生多器官功能障碍综合征（MODS）。应给予高糖、低蛋白、高维生素的饮食，以提供足够的能量。严格"量出为入"，控制钠、水摄入。

每日给液体量＝尿量＋显性失水（呕吐、大便和引流量）＋不显性失水－内生水

同时应纠正代谢性酸中毒及电解质紊乱。此外，足量补充液体对肾前性和造影剂所致肾损伤的防治作用已获肯定。早期使用某些药物，可能对急性肾小管坏死（ATN）产生一定预防作用，但未获得前瞻性随机对照研究证实。此外，对急进性肾小球肾炎、急性间质性肾炎等所致 AKI 的治疗，强调激素冲击和（或）免疫抑制药冲击，部分危重急进性肾小球肾炎患者还可联合使用血浆置换或免疫吸附疗法，但也需要前瞻性随机对照研究予以证实。

(二) 肾脏替代治疗

由于缺乏有效的药物治疗，肾脏替代治疗是 AKI 的主要治疗措施。治疗模式包括腹膜透析（peritoneal dialysis，PD）、间歇性肾脏替代治疗（intermittent renal replacement therapy，IRRT）和连续性肾脏替代治疗（continuous renal replacement therapy，CRRT），以及新兴的杂合式肾脏替代治疗（hybrid renal replacement therapy，HRRT）等。

PD 较少用于危重 AKI 的治疗，但其方法简单、安全、经济，无需特别设备，同时其无需抗凝、无血流动力学影响，有较好耐受性，在基层医院或地区及发生灾难性事件大量患者需要治疗时，仍是治疗 AKI 的一种常用方法。以下情况适合行腹膜透析治疗：非高分解型；心功能欠佳，有心律失常或血压偏低；血管通路制造困难；有活动性出血，全身肝素化有禁忌；老年患者或近期术后；小儿患者。

关于间歇性血透（IHD）和 CRRT 效果的比较存在争论，在 AKI 救治中的疗效比较迄今尚无循证医学的结论。一项前瞻性多中心的 Hemo DIAFE 研究，将 350 例危重 AKI 患者随机分入 IHD 或连续性静-静脉血液透析滤过（CVVHDF）组进行比较，结果发现 CVVHDF 组的生存率并不优于 IHD 组。最近的一项 meta 分析也显示 IHD 与 CRRT 的疗效无明显差异。但 CRRT 可连续、缓慢地对水和溶质进行清除，提高血流动力学的稳定性，并提供更多的营养支持治疗，尤其适合血流动力学不稳定的患者，同时对脓毒症患者炎症介质的清除也显示出了良好的疗效。而 ICU 中 AKI 最主要的诱发因素为感染性休克，故 CRRT 在 ICU 应用极为普遍。

近年来发展起来的缓慢延长透析（sustained low efficiency dialysis，SLED）及延长的每日透析（extended daily dialysis，EDD）等新的透析模式是 IHD 与 CRRT 的改良方案。患者每天接受治疗 6~8 小时，每周 6 天，既有 IHD 类似的迅速清除溶质作用，又有与 CRRT 类似的心血管耐受性，且比 CRRT 时的肝素等抗凝剂使用剂量低，无需昂贵的 CRRT 机器、特配的无菌置换液及专职医护人员，并有利于患者在非治疗时间进行其他必要的治疗和检查。一些前瞻性的研究表明 SLED 对治疗 AKI 安全有效，且治疗费用比 CRRT 低，但目前尚缺乏关于 SLED 与 CRRT 比较的前瞻性随机对照研究资料。

在治疗时机方面，目前公认的急诊透析适应证包括容量过度负荷、高钾血症、代谢性酸中毒、明显的尿毒症症状和体征及进展的氮质血症等。但对 AKI 患者行肾脏替代治疗最佳时机、治疗模式选择、合理的治疗剂量尚无统一标准，AKI 患者 RRT 时期的选择需要进一步前瞻性的随机对照试验来确定。

(三) 治疗进展

近年来细胞疗法成为了人们关注的热点。在肾脏损伤机制及修复的研究中发现，肾小管损伤后可以通过增殖和去分化为具有间充质细胞特性的细胞进行修复，也有研究认为是干细胞在其中发挥了作用。目前研究最多的是骨髓间充质干细胞，这一过程可能是通过转分化为具有肾小管上皮细胞特性的细胞完成，但目前观点偏向于认为是通过旁分泌和自分泌发挥作用，特别是 MSC 释放的微泡在旁分泌的过程中发挥了重要作用。还有学者认为在肾脏的乳头尖部存在干细胞特性的细胞，该处被认为是人体器官的干细胞龛，参与受损肾小管上皮细胞的再生修复。干细胞在动物模型中已显示出其治疗 AKI 的作用，有望成为新型的治疗方法，但在临床上的应用有待进一步考证。

【预后】

AKI 的预后随着 ARF 的研究逐渐深入，其病理生理变化和发病机制的认识已有长足进步，但是 AKI 患者的预后并未见实质性的改善。一般而言，继发于肾前性因素的 AKI，如能及早诊断和治疗，预后最好，肾功能可恢复到基线水平，病死率＜10％。继发于肾后性因素的 AKI 也常有良好的预后，如尿路梗阻诊断及时，治疗得当，肾功能也可恢复至基线水平。与之相比，继发于肾性因素的 AKI 的预后较差，病死率为 30％～80％。发生在慢性肾脏疾病（chronic kidney disease，CKD）或全身性疾病基础上的 AKI 转归较差，肾功能很难完全恢复到基线水平，严重者可能需要长期透析治疗，因此 AKI 重在预防。AKI 的高危患者包括糖尿病、高血压、冠状动脉粥样硬化性心脏病、周围血管病以及已知的肾脏病尤其是肾病综合征患者等，应对其采取合理的监测措施，以维持体液容量和血流动力学稳定，慎重选择治疗药物和诊断性操作，将接触肾毒素的机会降至最低。此外，在任何可能引起 AKI 的诊治操作后都应主动监测肾功能。

目前 AKI 正在逐步取代传统 ARF 的概念，AKI 进行标准化的系统分级和定义已经得到充分的认识，但是仅仅定一个标准是远远不够的，寻找一些敏感性更强的损伤性的"金指标"替代功能性的指标，从而及早诊断，及早治疗，改善预后，降低死亡率才是终极目标。为此，实验室研究已发现部分更敏感、特异的生物学标志物，但能否应用于临床还需要进一步验证。AKI 的治疗方面，药物临床上的治疗效果并不理想，仍以 RRT 为主。目前关于 RRT 治疗的时机、模式、剂量尚无统一标准，存在各抒己见的局面。总之，AKI 的诊治和预防仍是一个严峻的课题，更为深入的基础研究以指导临床，大规模的临床资料分析为临床实践提供循证依据将是未来研究的主要方向。

（欧三桃）

参考文献

1. Farley SJ. Acute kidney injury/ acute renal failure：standardizing nomenclature, definitions and staging. Nat Clin Pract Nephrol，2007，3：405.

2. Kellum JA. Acute kidney injury. Crit Care Med，2008，36（Suppl 4）：S1412-S145.

3. Bellomo R，Ronco C，Kellum JA，et al. Acute renal failure definition，outcome measures，animal models，fluid therapy and information technology needs：the Second International Consensus Conference of the Acute Dialysis Quality Initiative（ADQI）Group. Crit Care，2004，8：R204-R212.

4. Mehta R L，Kellum JA，Shah SV，et al. Acute Kidney Injury Network：report of an initiative to improve outcomes in acute kidney injury. Crit Care，2007，11：R31.

5. Herget-Roscnthal S，Poppen D，Husing J，et al. Prognostic value of tubular proteinuria and enzymuria in nonoliguric acute tubular necrosis. Clin Chem，2004，50（3）：552-558.

6. Parikh C，Jani A，Melnikov VY，et al. Urinary interleukin-18 is a marker of human acute tubular necrosis. Am J Kidney Dis，2004，43（3）：405-414.

7. Devarajan P. Neutrophil gelatinase-associated lipocalin（NGAL）：a new marker of kidney disease. Clin Lab Invest Suppl，2008，241：89-94.

8. Washburn KK，Zappitelli M，Arikan AA，et al. Urinary interleukin-18 is an acute kidney injury biomarker in critically ill children. Nephrol Dial Transplant，2008，23（2）：

566-572.

9. Vinsonneau C，Camus C，Combes A，et al. Continuous veno-venous haemodiafil tration versus intermittent haemodialysis for acute renal failure in patients with multiple organ dysfunction syndrome：a multicent rerandomised trial. Lancet，2006，368：379-385.

10. Pannu N，Klarenbach S，Wiebe N，et al. Renal replacement therapy in patients with acute renal failure：a systematic review. JAMA，2008，299：793-805.

11. Fieghen HE，Friedrich JO，Burns KE，et al. The hemodynamic tolerability and feasibility of sustained low efficiency dialysis in the management of critically ill patients with acute kidney injury. BMC Nephrol，2010，25（11）：32.

12. Liu NM，Tian J，Wang WW，et al. Effects of erythropoietin on mesenchymal stem cells' function of differentiation and secretion. Zhonghua Yi Xue Za Zhi，2012，92（6）：417-421.

肾性贫血的诊断与治疗

肾性贫血是因各种慢性肾脏疾病（chronic kidney disease，CKD）进展所引起的贫血。是CKD最常见的并发症，也是CKD患者合并心血管并发症的独立危险因素。美国第三次健康及营养状况调查（NHANES）结果显示，当肾小球滤过率（GFR）由 60 ml/（min·1.73 m²）降至 30 ml/（min·1.73 m²）时，贫血的发生率由 1% 增加至 9%，当 GFR 为 15 ml/（min·1.73 m²）时，有 33% 的男性和 67% 的女性发生贫血。国内上海单中心的调查发现，CKD I～V 期患者贫血的患病率分别为 22%、36.96%、45.4%、85.11%、98.29%。透析组和非透析组 CKD 患者的贫血患病率分别为 98.24% 和 52.05%。

【病因】

促红细胞生成素（erythropoietin，EPO）产生减少是肾性贫血产生的主要原因。CKD患者随着残余肾功能的减少，EPO 产生不足，其原因是残存的肾组织不能对贫血时的缺氧刺激产生足够的应答反应。另外，尿毒症毒素及红细胞生成抑制因子的存在导致患者对促红细胞生成素反应性降低；尿毒症毒素影响骨髓造血微环境；合并营养不良引起的铁、叶酸缺乏；合并潜在出血性因素引起的失血；红细胞寿命减少以及溶血；继发性甲状旁腺功能亢进症、铝中毒等因素均参与其中。

【诊断及评价】

1. WHO 的贫血诊断标准 成人女性血红蛋白（Hb）<120 g/L，成人男性 Hb<130 g/L。但应考虑患者年龄、种族、居住地的海拔高度和生理需求对 Hb 的影响。

2. 贫血检查时机 所有 CKD 患者，不论其分期和病因，都应该定期检查 Hb。女性 Hb<110 g/L，男性 Hb<120 g/L 时应实施贫血检查。贫血检查和评估应该在 EPO 治疗前实施。

3. 检查项目 包括血红蛋白/血细胞比容（Hb/Hct），红细胞指标（红细胞计数、平均红细胞体积、平均红细胞血红蛋白量、平均红细胞血红蛋白浓度等），网织红细胞计数（有条件提倡检测网织红细胞血红蛋白量），铁状态评估，大便粪隐血试验。

4. 鉴别诊断 ①对于 CKD 患者，如未发现有其他贫血原因，且血清肌酐>2 mg/dl，则贫血最可能的原因是 EPO 缺乏。但如上述贫血检查提示存在 EPO 缺乏或缺铁之外的异常，则需要进一步的评估，以除外其他贫血原因。②如果 CKD 患者贫血程度与肾功能损害程度不平行，早期肾功能损害就合并中重度贫血，且存在血小板减少、高钙血症、肾脏无明显萎缩；则临床上高度疑诊多发性骨髓瘤等血液疾病，应做相应检查。

5. 肾性贫血患者的铁状态评估

（1）铁状态检测的频率　人工重组促红细胞生成素（rHuEPO）诱导治疗阶段以及维持治疗阶段贫血加重时应每月一次；稳定治疗期间或未用 rHuEPO 治疗的血液透析患者，至少每 3 月一次。

（2）铁状态评估指标　①铁储备评估：血清铁蛋白。②用于红细胞生成的铁的充足性评估：推荐采用血清转铁蛋白饱和度（TSAT）和有条件者采用网织红细胞 Hb 量（CHr）。而低色素红细胞百分数（PHRC）可因长时间的样本运送和储存而增高，并不适于常规采用；平均红细胞体积（MCV）和平均红细胞血红蛋白浓度（MCH）仅在长时间缺铁的情况下才会低于正常。③铁状态评估应对铁储备、用于红细胞生成的铁充足性、血红蛋白和重组人促红素（rHuEPO）治疗剂量综合考虑。

【治疗的靶目标值】

治疗肾性贫血的目标不仅仅是提高 Hb 水平使之达到正常水平，而是要减少并发症及死亡风险，提高患者的生活质量，尽量降低患者的经济负担。因此，多数指南不推荐 Hb 达高目标值。

（1）《美国 NKF-K/DOQI 指南》治疗肾性贫血的靶目标值为 110～120 g/L，建议 Hb 不超过 130 g/L。

（2）《欧洲肾性贫血治疗最佳实践指南（EBPG)》的靶目标值为≥110 g/L，建议 Hb 不超过 140 g/L。

（3）《中华医学会肾脏病分会关于肾性贫血的专家共识（2010 年修订版)》的靶目标值为 110～120 g/L。

（4）靶目标值应在开始治疗后 4 个月内达到，并依据患者年龄、种族、性别、生理需求以及是否合并其他疾病进行个体化调整：①伴有缺血性心脏病、充血性心力衰竭等心血管疾病的患者不推荐 Hb>120 g/L；②糖尿病的患者，特别是并发外周血管病变的患者，需在严密监测下谨慎增加 Hb 水平至 120 g/L；③合并慢性缺氧性肺疾病患者推荐维持较高的 Hb 水平。

【治疗】

（一）EPO 在 CKD 患者治疗中的意义

国内外资料均显示：合理应用 EPO，不仅能有效纠正 CKD 患者贫血，减少 CKD 患者的左心室肥大等心血管合并症发生、改善患者脑功能和认知能力、提高生活质量和机体活动能力；而且能降低 CKD 患者的住院率和死亡率。因此，EPO 在 CKD 治疗中，目前是不可缺少和替代的。

（二）重组人促红素（recombinant human erythropoietin，rHuEPO）的临床应用

1. 使用时机　无论透析还是非透析的 CKD 患者，若间隔 2 周或以上连续两次 Hb 检测值均低于 110 g/L，并除外铁缺乏等其他贫血病因，应开始实施 rHuEPO 治疗。

2. 使用途径选择　静脉给药和皮下给药同样有效。①对非血液透析的患者，推荐首先选择皮下给药。②对血液透析的患者，静脉给药可减少疼痛，增加患者依从性；而皮下给药可减少给药次数和剂量，节省费用。③对腹膜透析患者，首选皮下给药途径。由于生物利用度的因素，不推荐腹腔给药。④对于 rHuEPO 诱导治疗期的患者，皮下给药可以减少不良反应的发生。

3. 使用剂量

（1）初始治疗剂量　非透析 CKD 患者，剂量 50～100 IU/（kg·w），或 2000～3000 IU/次，每周 1～2 次。透析患者皮下给药 100～120 IU/（kg·w），每周 2～3 次。静脉给药剂量：120～150 IU/（kg·W），每周 3 次。在贫血诱导治疗阶段，无论皮下给药还是静脉给药，均不推荐每周一次大剂量使用。初始剂量选择要考虑患者的贫血程度和导致贫血的原因，对于 Hb<70 g/L 的患者，应适当增加初始剂量。对于非透析患者或残存肾功能较好的透析患者，可适当减少初始剂量。对于血压偏高、伴有严重心血管事件、糖尿病的患者，应从小剂量开始使用。

（2）剂量调整　定期检测 Hb 水平。诱导治疗阶段应每 2～4 周检测一次 Hb 水平；维持治疗阶段应每 1～2 个月检测一次 Hb 水平。根据患者 Hb 增长速率调整剂量：初始治疗 Hb 增长速度应控制在每月 10～20 g/L 范围内稳定提高，4 个月达到 Hb 靶目标值。如每月 Hb 增长速度<10 g/L，排除其他贫血的原因，应增加使用剂量 25%；如每月 Hb 增长速度>20 g/L，应减量 25%～50%，但不得停用。维持治疗阶段，使用剂量约为诱导治疗期的 2/3。若维持治疗期 Hb 浓度每月改变>10 g/L，应酌情增加或减少剂量 25%。进入维持治疗期后，原皮下给药的患者，给药频率可由每周 2～3 次调整为每周 1～2 次；而原为静脉给药的患者，给药频率可由每周 3 次调整为每周 1～2 次。

4. 不良反应

（1）高血压　所有 CKID 患者都应严格实施血压监测。20% 左右的肾性贫血患者接受 rHuEPO 治疗后会出现血压升高或高血压。其机制还不清楚。推测可能与血管壁的反应性增加以及红细胞增加引起的血流动力学变化有关。一般没有必要因高血压而停止治疗，除非是难以控制的进行性高血压。

（2）透析通路血栓　小部分接受 rHuEPO 治疗的血液透析患者，随着目标 Hb 水平的增加，可能发生血管通路阻塞。因此，rHuEPO 治疗期间，血液透析患者需要检测血管通路状况。发生机制可能与 rHuEPO 治疗改善血小板功能有关，但没有 Hb 浓度与血栓形成风险之间相关性的证据。

（3）其他　应用 rHuEPO 治疗时，部分患者偶有头痛、感冒样症状、癫痫、肝功能异常及高钾血症等发生，偶有过敏、休克、高血压脑病、脑出血及心肌梗死、脑梗死、肺栓塞等。

5. rHuEPO 治疗的低反应性（EPO 抵抗）

（1）定义　皮下注射 rHuEPO 达到 300 IU/（kg·w）（20 000 IU/w）或静脉注射 rHuEPO 达到 500 IU/（kg·w）（30 000 IU/W）治疗 4 个月后，Hb 仍不能达到或维持靶目标值，称为 EPO 抵抗。

（2）EPO 抵抗的原因　最常见的是铁缺乏，其他原因包括炎症性疾病、慢性失血、甲状旁腺功能亢进症、纤维性骨炎、铝中毒、血红蛋白病、维生素缺乏、多发性骨髓瘤、恶性肿瘤、营养不良、溶血、透析不充分、ACEI/ARB 和免疫抑制药等药物的使用、脾功能亢进、EPO 抗体介导的纯红细胞再生障碍性贫血（pure red cell aplasia，PRCA）等。

（3）rHuEPO 抗体介导的 PRCA　CKD 患者接受 rHuEPO 治疗后较少出现外源性及内源性 EPO 的抗体，其发生率约为 4.23 例/10 000 患者年，且主要发生在皮下应用 Epoetin α

患者。

PRCA 的诊断：当患者接受 rHuEPO 治疗超过 4 周并出现 Hb 以 $5\sim10$ g/ $(L\cdot W)$ 的速度快速下降，或需要输红细胞维持 Hb 水平，血小板和白细胞计数正常，且网织红细胞绝对计数小于 $10\,000/\mu l$。则应该怀疑 PRCA，但确诊必须存在 rHuEPO 抗体检查阳性；并有骨髓象检查结果支持。

PRCA 的处理：因为抗体存在交叉作用且继续接触可能导致过敏反应，所以谨慎起见，在疑诊或确诊的患者中停用任何 rHuEPO 制剂。患者可能需要输血支持，免疫抑制治疗可能有效，肾脏移植是有效治疗方法。与皮下注射比较，静脉注射可能减少发生率。

（三）其他红细胞生成刺激素的使用

第一代红细胞生成刺激素（erythropoiesis-stimulating agent，ESA）即 rHuEPO。第二代 ESA 达促红素 α 于 20 世纪末问世，其半衰期是 rHuEPO 得 2 倍以上，给药时间延长，可以每周或每 2 周给药一次。第三代 ESA 是持续性红细胞生成素受体激动药（CERA），问世于 2003 年，半衰期更长，在维持性透析患者中每 2 周给药一次，而在非透析治疗患者每 4 周皮下给药 1 次，以维持 Hb 水平稳定。其他如重组人促红素拟肽、低氧诱导因子稳定剂也在临床试验阶段。

（四）补充铁剂

接受 ESA 治疗的患者，如果存在绝对铁缺乏或排除炎症所致的功能性铁缺乏，无论是非透析还是何种透析状态均应补充铁剂达到并维持铁状态的目标值。血液透析患者比非血液透析患者需要更大的铁补充量，静脉补铁是最佳的补铁途径。蔗糖铁（ferric saccharate）是最安全的静脉补铁制剂，其次是葡萄糖酸亚铁（ferrous gluconate）、右旋糖酐铁（ferric dextran）。补充静脉铁剂需要做过敏试验，尤其是右旋糖酐铁。

1. 铁剂治疗的靶目标值　ESA 治疗期间，应该补充足够的铁剂以维持铁状态的以下参数：①血液透析患者：血清铁蛋白＞200ng/ml，且 TSAT＞20％或 CHr＞29 pg/红细胞。②非透析患者或腹膜透析患者：血清铁蛋白＞100 ng/ml，且 TSAT＞20％。

2. 给药途径　①血液透析患者优先选择静脉使用铁剂。②非透析患者或腹膜透析患者，可以静脉或口服使用铁剂。

3. 静脉补充铁剂的剂量　①若患者 TSAT＜20％和（或）血清铁蛋白＜100 ng/ml，需静脉补铁 $100\sim125$ mg/w，连续 $8\sim10$ 周。②若患者 TSAT≥20％，血清铁蛋白水平≥100 ng/ml，则每周一次静脉补铁 $25\sim125$ mg。③若血清铁蛋白＞500 ng/ml，补充静脉铁剂前应评估 EPO 的反应性、Hb 和 TSAT 水平以及患者临床状况。此时不推荐常规使用静脉铁剂。

（五）其他辅助治疗

（1）肾性贫血的患者应注意是否存在叶酸、维生素 B_{12} 的缺乏；血液透析可以清除叶酸和维生素 B_{12}，因此维持性血液透析的患者应适量补充叶酸和维生素 B_{12}。

（2）对于血液透析患者，应用左旋卡尼丁可能有益，但不推荐作为常规治疗。

（3）应该尽可能避免输血，单纯 Hb 水平不作为输血的标准。但在以下情况可以考虑输注红细胞治疗：①出现心血管、神经系统症状的严重贫血；②合并 EPO 抵抗的贫血。

（刘　建）

参考文献

1. KDOQI Clinical Practice Guidelines and Clinical Practice Recommendations for Anemia in

Chronic Kidney Disease. Am J Kidney Dis，2006 May，47（5 Suppl 3）：S11-145.

2. Anaemia management in patients with chronic kidney disease：a position statement by the Anaemia Working Group of European Renal Best Practice（ERBP）. Nephrol Dial Transplant，2009 Feb，24（2）：348-54.

连续性肾脏替代治疗

19 世纪苏格兰化学家 GRAHAM 首先提出"透析"概念，血液净化技术不断进步，且发展迅速，1960 年 Scribner 等提出了连续性血液净化治疗（continuous blood purification，CBP）的概念即连续性肾脏替代治疗。连续性肾脏替代治疗是指一组体外血液净化的治疗技术，是所有连续、缓慢清除水分和溶质治疗方式的总称，它有利于患者血流动力学的稳定，通过清除大量的中分子炎性介质和细胞因子，可改善血管内皮功能，纠正水、电解质和酸、碱平衡紊乱状态，改善多器官功能障碍综合征（multiple organ dysfunction syndrome，MODS）的预后。近年来又提出了"间歇性 CRRT"和日间连续性肾脏替代治疗的概念，即每日治疗时间 8～12 小时，在保证患者有效治疗的同时又能保证患者有充足的休息时间。CRRT 在临床上的应用，最初是为了提高重症肾衰患者的救治效果，随后又推广至各种临床上常见的危重病例的抢救，提高了患者生存率及肾功能恢复率，已是当今危重患者主要治疗措施之一，与机械通气和全胃肠外营养具有同样重要的地位。

一、CRRT 的主要技术及应用

（一）CRRT 的主要技术

Kramer 等在 1977 年率先报道并使用连续性动静脉血液滤过（CAVH）技术抢救治疗了 1 例对利尿剂抵抗的液体超负荷急性肾功能衰竭患者。经过近 30 多年的临床实践，已发展出一系列治疗方式，如连续性静脉-静脉血液滤过（CVVH）、连续性动-静脉血液透析（CAVHD）及连续性静脉-静脉血液透析（CVVHD）、连续性动-静脉血液透析滤过（CAVHDF）、连续性静脉-静脉血液透析滤过（CVV HDF）、缓慢连续性超滤（SCUF）、连续性高流量透析（CHFD）、高容量血液滤过（HVHF）及连续性血浆滤过吸附（CP-FA），目前人们将这些治疗模式统称为连续性肾脏替代治疗（CRRT）。

（二）CRRT 的应用

CRRT 能通过超滤、灌流、吸附等一系列新技术，在调节体液平衡的同时，清除各种代谢产物、毒物、药物及自身体内产生的各种致病性生物分子等。目前在临床上主要应用于重症急性肾功能损伤、慢性肾功能衰竭、多功能障碍综合征（MODS）、脓毒血症或败血症性休克、全身炎症反应综合征（SIRS）、急性呼吸窘迫综合征（ARDS）、挤压综合征、乳酸酸中毒、急性重症胰腺炎、心肺体外循环手术、慢性心力衰竭、肝性脑病、药物或毒物中毒、严重体液潴留、需要大量补液、严重的电解质和酸碱失衡、肿瘤溶解综合征、过高热等急危重症。CRRT 无绝对禁忌证，但对于无法建立合适血管通道、严重凝血功能障碍、严重活动性出血（特别是颅内出血）、精神障碍不能配合患者应该慎用。

二、CRRT 治疗前的患者情况评估

为保证 CRRT 的有效性及安全性，在治疗前我们必须先对患者进行评估，主要是对患

者危重程度评估及凝血状态评估（见后面抗凝剂应用部分），选择合适的治疗对象。可采用 3 种危重病评分系统，包括急性生理学和慢性健康状况评分Ⅱ（acute physiology and chronic health evaluation Ⅱ，APACHE Ⅱ）、多器官功能障碍综合征（multiple organ dysfunction syndrome，MODS）评分、序贯性脏器衰竭评分（sequential organ failure assessment，SO-FA），同时应用 AK1 分期。目前有专家学者建议临床医生可将 RIFLE 分期系统用于 ARF 患者的诊断和预后评价。

三、CRRT 治疗时机

对于急性单纯性肾损伤患者血清肌酐＞354 μmol/L，或尿量＜0.3 ml/（kg·h）持续 24 小时以上，或无尿达 12 小时；急性重症肾损伤患者血清肌酐增至基线水平 2～3 倍，或尿量 ＜0.5 ml/（kg·h），时间达 12 小时，即可行 CRRT 治疗。对于脓毒血症、急性重症胰腺炎、MODS/ARDS 危重病患者应及时开始 CRRT 治疗；当有下列情况时，如容量过多、急性心力衰竭、严重电解质紊乱、代谢性酸中毒等严重并发症经药物治疗不能有效控制者，也应立即予以 CRRT 治疗。

四、治疗方式和处方

（一）治疗模式选择

临床上应根据病情严重程度以及不用病因采取相应的 CRRT 模式及设定参数。

1. 缓慢连续性超滤（SCUF）　①采用高通量血滤器；②血流量为 50～100 ml/min，超滤率为 2～5 ml/min；③不补充置换液，也不用透析液。其缺点是对溶质清除不理想，不能保持肌酐在可以接受的水平，有时需要加用透析治疗，故主要用于清除过多液体为主的治疗。

2. 连续性静脉-静脉血液透析（CVVHD）　①透析液逆向输入；②采用低通量透析器；③借助血泵驱动血液循环；④血流量为 50～200 ml/min，透析液流量 10～20 ml/min，超滤率为 2～4 ml/min，清除率为 14～36 L/24 h。其主要用于高分解代谢需要清除大量分子溶质患者。1987 年 Uldall 提出 CVVHD，其相对于 CVVH 有两个优点：①能更多地清除小分子物质，对于重症 ARF 或伴有 MODS 者，可以维持血浆 BUN 在 25 mmol/L 以下；②每小时平衡液量减少。

3. 连续性高流量透析（CHFD）　主要适用于 ARF 伴高分解代谢者。

4. 连续性静脉-静脉血液透析滤过（CVVHDF）　①应用高通量滤器；②透析液逆向输入，两个泵控制超滤率，不用置换液；③血流量为 50～200 ml/min，透析液流量 10～20 ml/min，超滤率为 8～12 ml/min，清除率为 20～40 L/24 h。有利于清除炎症介质，适用于脓毒症患者。

5. 连续性血浆滤过吸附（CPFA）　能选择性去除炎症介质、细胞因子、内毒素和活化的补体，减少低血压发生率，最终降低死亡率，临床上主要用于内毒素及促炎症介质的去除。

6. 连续性静脉-静脉血液滤过（CVVH）　①血流量为 50～200 ml/min；②超滤率为 8～ 25 ml/min，清除率为 12～36 L/24 h；③采用高通量血滤器。用于清除过多液体为主的治疗。

7. 高容量血液滤过（HVHF）　是以对流方式为主清除溶质，一般要求应用高通量滤器，面积 1.6～2.2 m² 补充置换液。丁峰等用 HVHF 治疗 13 例 MODS，证实 HVHF 能清除大量细胞因子，改善血流动力学参数。谢红浪等也证实 HVHF 能清除细胞因子，血流动力学稳定。标准 HVHF 有两种方法：①标准 CVVH，超滤量维持在 3～4 L/h；②夜间标准

CVVH 维持，白天开始超滤量 6 L/h，超滤总量＞60 L/d。

（二）透析剂量

CRRT 的透析剂量是指单位时间使用置换液的量，通常用"L/h、ml/（kg·h）、置换液总量/24 h"等数据来表示。常规推荐采用体重标准化的超滤率作为剂量单位 [ml/（kg·h）]，CVVH 后置换模式超滤率至少达到 35～45 ml/（h·kg）。CRRT 的剂量对 CRRT 中溶质的清除起着决定性的作用。2010 年，Kellum 及 JRonco 通过对 ATN 和 RENAL 研究结果的事后分析，指出将肾脏替代治疗剂量＜19 ml/（kg·h）或＞45 ml/（kg·h）的区域称为"剂量依赖范围"，临床存活率分别随着剂量增加升高或降低，仅在一些特殊情况（如 HVHF）下采用。当处于 19～45 ml/（kg·h）剂量窗内，剂量变化对预后几乎没有影响，称为"非剂量依赖范围"，又称"最佳实践窗"，建议采用经费控制策略，给予最低安全剂量，而此时患者基线情况和其他治疗策略（如 CRRT 模式的选择、CRRT 开始时机的选择等）将决定患者总体存活率水平。

五、血管通路

血管通路是维持血液透析患者的"生命线"，尤其是对于急危重患者的 CRRT。目前国内外常用于 CRRT 的血管通路有临时导管和带涤纶环长期导管两种方案。

（一）临时导管

目前常用的方法是深静脉留置双腔导管（包括颈内静脉、锁骨下静脉、股静脉）。右侧颈内静脉插管为首选，置管时应严格无菌操作，提倡在 B 超引导下置管，可提高成功率和安全率。

（二）带涤纶环长期导管

若预计治疗时间超过 3 周，使用此方法。在术前使用彩超探查颈内静脉的解剖位置并熟悉掌握置管技术以保证手术置管成功率。美国《K/DOQI 指南》建议首选右侧颈内静脉置入导管，应用右颈内静脉留置涤纶环导管建立血管通路可以保证透析充分性，达到理想透析效果。

六、抗凝剂应用

因患者本身疾病致血容量、血小板数量及功能、血管内皮细胞功能的改变、服用抗凝或是抗血小板药物等多种原因导致凝血功能障碍，使 CRRT 治疗过程中出血并发症常见。虽然目前有多种抗凝剂选择，但因 CRRT 的治疗过程中循环血流量、血路压力、抗凝药物药代动力学、治疗时间等较常规血液净化变化大，导致目前仍无理想的抗凝方法。故应在 CRRT 治疗前结合患者病史及凝血指标检测结果充分评估患者凝血状态，个体化选择合适抗凝方案、定期检测凝血状态及指标以减少出凝血并发症的发生。主要评估患者出血性和血栓栓塞性疾病发生风险、血小板活性状态（血小板计数和出血时间）及凝血途径状态 [凝血酶原活动时间（PT）、凝血酶原活动度或国际标准化值（INR）、部分凝血活酶时间（APTT）、凝血时间（CT）或活化凝血时间（ACT）、纤维蛋白原（FIB）和凝血酶时间（TT）]。

（一）全身肝素化抗凝法

用于没有出血性疾病的发生和风险，没有显著的脂代谢和骨代谢的异常，血浆抗凝血酶Ⅲ活性在 50％以上，血小板计数、血小板部分凝血活酶时间、凝血酶原时间、国际标准化比值、D-双聚体正常或升高的患者。采用前稀释方案的患者，一般剂量 15～20 mg，追加剂量 5～10 mg/h，静脉注射；采用后稀释法的患者，一般首剂量为 20～30 mg，追加剂量 8～

15 mg/h，静脉注射，治疗结束前 30～60 分钟停止追加。抗凝药物的剂量依据患者的凝血状态个体化调整，治疗时间越长，给予的追加剂量应逐渐减少。优点是方便，过量时可用鱼精蛋白迅速中和，缺点是出血发生率高，药代动力学多变，血小板减少等。

（二）低分子肝素法

低分子肝素抗Ⅹa因子的作用强于肝素抗Ⅱa因子，它具有较强的抗血栓作用，而抗凝血作用较弱，具有出血危险性小、生物利用度高及使用方便等优点，是一种理想的抗凝剂。低分子肝素的缺点是用鱼精蛋白不能充分中和，监测手段较复杂。低分子肝素首剂量为 60～80 U/KG，推荐在治疗前 20～30 min 静脉注射；追加剂量 30～40 U/kg，每 4～6 h 静脉注射，治疗时间越长，给予的追加剂量应逐渐减少。依据抗Ⅹa因子水平调整剂量，而部分凝血酶原时间（PTT）对调整低分子肝素剂量无帮助。王磊等行间断静脉给药与持续静脉给药研究，通过监测Ⅹa因子活性，证明了如果采用间断给药的方式，首次剂量 30～40 IU/kg，每小时递减 10% 的剂量；如果采用持续静脉滴注的方式，首次剂量按 15～25 U/kg 给予，维持剂量 5～10 IU/(kg·h)，可以维持Ⅹa因子水平在正常值的 2.5～3 倍水平，保证 CRRT 治疗的有效和安全。抗Ⅹa活性在间断给药组 2 小时测得的抗Ⅹa水平显著高于持续低剂量给药组，达到 0.65 IU/ml，持续低剂量给药的方式较间断给药抗Ⅹa因子活性波动小，有利于维持患者凝血状况稳定。

（三）前列腺素抗凝法

前列腺素通过阻止血小板黏附功能和聚集功能，从而发挥强大的抗凝作用，已在常规透析中成功地应用。有人认为其比肝素抗凝法更安全，半衰期极短（2 分钟）。但停用 2 小时后仍有抗血小板活性且无中和制剂。另外剂量调整需依靠血小板聚集试验，特别是有比较高的剂量依赖性低血压发生率，这些缺点限制了其在 CRRT 中的应用。

（四）其他抗凝法

对于临床上存在明确的活动性出血性疾病或明显的出血倾向，或血浆部分凝血活化酶时间、凝血酶原时间和国际标准化比值明显延长，或是合并肝素诱发的血小板渐少症、先天性和后天性抗凝血酶活性在 50% 以下的患者，推荐选择阿加曲班、枸橼酸钠作为抗凝药物，或是选择无抗凝的方式实施血液净化治疗。

1. 局部枸橼酸抗凝（RCA）　目前 RCA 方案尚未达成一致，各个中心均有各自的 RCA 方案，且不同的 CRRT 模式也有不同的抗凝方案。

枸橼酸浓度为 4%～46.7%。以常用的 4% 枸橼酸钠为例，4% 枸橼酸钠 180 ml/h 滤器前持续注入，控制滤器后的游离钙离子浓度 0.25～0.35 mmol/L；在静脉段给予 0.056 mmol/L 氯化钙生理盐水（10% 氯化钙 80 ml 加入到 1000 ml 生理盐水中）40 ml/h，控制患者体内游离钙离子浓度为 1.0～1.35 mmol/L；直至血液净化治疗结束。也可以用枸橼酸置换液实施。该技术优点是具有较高的尿素清除率和滤器有效时间长，缺点是代谢性碱中毒发生率高，需监测游离钙、血气等。由于需通过弥散清除枸橼酸钙，该技术仅适用于 CAVHD、CVVHD、CAVHDF 及 CVVHDF。故临床应用局部枸橼酸抗凝时，需要考虑患者实际血流量、并应依据游离钙离子的监测相应调整枸橼酸钠或枸橼酸置换液和氯化钙生理盐水的输入速度。

许多中心提出了基于枸橼酸-葡萄糖抗凝溶液 A（anticoagulant citrate dextrose solution A，ACD-A）的 RCA-CVVHDF 方案，并尽可能使用成品化的透析液和（或）置换液，因为等摩尔的 ACD-A 可以减少 33% 的碳酸氢根产生，且钠离子浓度较低，理论上能减少代谢性碱中毒及高钠血症的发生。也有学者提出枸橼酸抗凝的数学模型以及自动化的 RCA 系统，并分别在少量患者及体外试验中取得了良好的抗凝效果，同时为个体化治疗提供了基础。许钟烨等的研究（结果尚未发表）发现采用数学模型补钙的患者抗凝效果明确、体内离子钙浓度在 24 小时治疗时间内控制良好，该研究简化了 CVVH 时的 RCA 方案，可为实现个体化治疗提供依据。

2. 阿加曲班　一般 $1\sim2\,\mu g/$（kg·min）持续滤器前给药，也可以给予一定的首剂量（$250\,\mu g/kg$），应根据患者凝血状态和血浆部分活化凝血酶原时间的监测，调整剂量。

3. 无抗凝剂　治疗前予以 40 mg/L 的肝素生理盐水预冲、保留灌注 20 分钟后，再给予生理盐水 500 ml 冲洗；血液净化治疗过程中每 30～60 分钟，给予 100～200 ml 生理盐水冲洗管路和滤器。对于心功能差者，可采取定时预冲的方法，每 12 小时停机预冲 1 次，通过肝素盐水冲洗可以将滤器及管道内的微小血栓彻底冲出，从而延长 CRRT 滤器使用时间。

七、置换液

原则上置换液中的电解质应接近人体细胞外液成分，根据需要调节钠、钾和碱基浓度，碱基常用乳酸盐、碳酸氢盐和醋酸盐，但 MODS 及败血症伴乳酸酸中毒或合并肝功能障碍者显然不宜用乳酸盐，大量输入醋酸盐也会引起血流动力学不稳定，因此，近年来大多数学者推荐用碳酸氢盐作缓冲剂，糖浓度为 5.5～11.1 mmol/l，注意患者保暖及置换液、透析液的加温，而且置换液必须是无菌的。

置换液输入方法有前稀释和后稀释模式。后稀释法节约置换液用量、清除率高，但容易凝血，因此超滤速度不能超过血流速度的 30%。前稀释法具有使用肝素量小，不易凝血、滤器使用时间长等优点，不足是进入血滤器的血液已被置换液稀释，清除率降低，适用于高凝状态或血细胞比容＞35%。

八、CRRT 的前景展望

CRRT 作为一种新技术，是近年来血液净化领域突破性新成就之一。经过多年的临床实践，CRRT 从单一器官替代变为多器官支持，已经成为各种原因导致的多器官功能衰竭治疗的重要辅助手段。CRRT 和生命体征监护、机械通气、体外膜肺合称为危重患者的"三大生命支持技术"。在重症患者的治疗中，有关抗凝方式、药物剂量的调整问题、配置液成分剂量以及 CRRT 对疾病的生理、病理及预后等的影响，也有待于进一步研究探讨。随着CRRT 的应用研究的不断深入，必将提高危重患者的抢救成功率。

（曹　灵）

参考文献

1. Kramer P, Wigger W, Rieger J, et al. Arteriovenous hemofiltration：a new and simple method for treatment of over-hydrated patients resistant to diuretics. Kin Wochenschr, 1997, 55: 1121-1122.
2. 王梅. 连续性肾脏替代治疗的抗凝策略. 中国血液净化, 2006, 5（9）: 645-646, 655.
3. 徐红, 李学旺. 重症监护中的连续性肾脏替代治疗. 中国血液净化, 2006, 5（9）: 652-655.
4. 陈江华, 祝伊琳. 连续性血液净化技术在危重症治疗中的应用现状. 浙江医学, 2008,

30 (10)：1031-1033.

5. 孙雪峰. 持续性肾脏替代治疗的抗凝方案的确立和存在的问题. 中国血液净化，2008，7 (9)：501-503.

6. 王海燕. 肾脏病学. 3 版. 北京：人民卫生出版社，2008，1964-1968.

7. 黎磊石，刘志红. 中国肾脏病学. 北京：人民军医出版社，2008，1511-1542.

8. 陈香美. 卫生部血液净化标准操作规程. 2010 年版. 北京：人民军医出版社，2010，100-103.

9. 张益民，李幼姬. 重症患者 CRRT 治疗的强度. 中国中西医结合肾病杂志，2010，11 (2)：115-115.

10. 张汀，陈孟华. 持续缓慢低效血液透析治疗急性肾衰竭的研究进展. 中国血液净化，2011，10 (6)：296-297.

11. 汤晓静，梅长林. 持续性肾脏替代治疗在急性肾损伤中的应用. 实用医院临床杂志，2012，9 (2)：4-8.

狼疮性肾炎的诊断与治疗

系统性红斑狼疮（systemic lupus erythematosus，SLE）是一种常见的自身免疫性疾病，发病可能和遗传、激素、环境等多种因素综合作用引起机体免疫功能调节紊乱，B 细胞过度增生有关。产生了针对核蛋白及与 DNA 复制和转录相关的蛋白多种自身抗体，这些自身抗体与抗原及补体结合形成的免疫复合物沉积，从而导致多系统多器官损害。SLE 主要发生于女性，发病总体比例女性：男性为 7～9.5：1，育龄期女性比例可达 11：1 多发，但儿童、青少年、老年及男性亦可发病。狼疮性肾炎（lupus nephritis，LN）是系统性红斑狼疮的肾脏损害，是系统性红斑狼疮最常见和最重要的内脏并发症。约 50% 以上 SLE 患者临床上有肾受累，循环免疫复合物沉积于肾小球或原位形成的免疫复合物激活补体，引起炎性细胞浸润，凝血因子活化及炎症介质释放，导致肾脏损伤。

【诊断】

在必须确认为 SLE 的基础上，有肾脏损害的表现，如持续蛋白尿（>0.5 g/d，或>＋＋）或管型（可为红细胞、血红蛋白、颗粒、管状或混合型），则可诊断为狼疮性肾炎。

在 LN 诊断中，SLE 的诊断有重要决定性作用，如果临床无 SLE 的适应证或适应证不足，则不能确诊 LN。由于 SLE11 条诊断标准中有 4 条属于皮肤、黏膜病变，而我国系统性红斑狼疮皮肤、黏膜的损伤较低，往往造成拟诊为 LN 患者未达到 SLE 的诊断标准难以诊断，导致 LN 漏诊。故 LN 的诊断应注意临床症状、流行病学资料（性别、年龄）、实验室检查（自身抗体、免疫功能），必要时结合肾活检病理资料进行综合判断。目前有学者提出，如果肾活检中，免疫病理、光镜表现和电镜检查均支持狼疮性肾炎的病理表现，而临床适应证不足，则可诊断为前狼疮性肾炎（pre-lupus nephritis），提示临床应密切追踪观察。

【狼疮性肾炎的病理诊断】

狼疮性肾炎临床表现多样化，程度轻重不一，为确定狼疮肾炎患者的预后及制订合理的治疗方案必须行肾活检，明确 LN 患者肾脏病理分型和活动度。

（一）LN 的病理分型

LN 的病理分型经历了一系列演变过程，最早的是 1964 年 Pollak 分型，随后 1974 年推出 WHO 分型，1982 年 WHO 改良分型，1995 年再修订。2003 年国际肾脏病协会（ISN）和肾脏病理学会（RPS）制定的 LN 的分型，是至今最权威的病理分型（表 4-2）。

（二）LN 免疫病理及电镜特点

LN 患者血清内具有多种自身性抗原，诱发出多种自身性抗体，而且沉积在肾脏的强度均较强，故 LN 患者的肾小球免疫荧光通常为 IgG 优势沉积，并出现 IgA、IgM、C3、C4、C1q 高强度沉积，称之为"满堂亮"（full-house），成为狼疮性肾炎诊断的重要线索。

电镜下，电子致密物的沉积位置与免疫荧光所见并非完全一致。多数肾小球电子致密沉积物为颗粒状。电镜下指纹状的电子致密物、管泡状小体等对 LN 的诊断有一定价值。

（三）LN 肾脏病理指数

LN 的诊断除了进行病理类型诊断以外，还需根据临床治疗和判断预后的需要，评价肾组织活动（AI）与慢性指数（CI）。AI 越高，表明肾脏活动性越明显，如 AI≥12 分，应积极免疫抑制治疗的适应证干预；CI 高低则决定病变的可逆程度与远期肾功能，如 CI≥4 分，提示预后欠佳，多数将进入尿毒症。目前多参照美国国立卫生研究所（NIH）的半定量评分方法（表 4-3、表 4-4）。

（四）LN 肾脏组织学转型

SLE 是一种长期慢性疾病，随着患者机体状态的变化、抗原和抗体的消长、治疗的干预等多种因素的变化，导致了 LN 的病变的多样性，并且其病理类型也可发生转化。研究表明，LN 肾脏病理类型转型率为 32.2%，其中 II 型 LN 发生率为 32.3%，III 型 LN 发生率为 49.2%，IV 型 LN 发生率为 16.3%，V 型 LN 发生率为 45.8%。LN 患者病情持续不缓解或加重，可能病理类型由非增殖类型（II、IV 型）转变为增殖性类型（III、IV 型）。此类患者常常表现为①出现活动性尿沉渣改变；②尿蛋白明显增加，甚至出现肾病综合征；③血清肌酐增高，若出现上述情况，则应积极行重复肾活检，以明确有无病理类型转变，及时调整治疗方案。

表 4-2　国际肾脏病协会/肾脏病理学 2003 年狼疮性肾炎分型

分型	疾病名称	病理改变
I 型	轻微病变性狼疮性肾炎	光镜下肾小球正常，但免疫荧光和（或）电镜可见系膜区免疫复合物沉积
II 型	系膜增生性狼疮性肾炎	（1）单纯系膜细胞轻度的增生或伴系膜基质增生 （2）光镜下可见系膜区增宽，系膜区免疫复合物沉积 （3）荧光和电镜下可有少量的上皮下或内皮下免疫复合物伴沉积
III 型	局灶性狼疮性肾炎	（1）活动性或非活动性病变，呈局灶性、节段性或球性的肾小球内增生病变，或新月体形成，但受累肾小球少于全部的 50%，可见局灶性的内皮下免疫复合物沉积，可伴系膜增生 （2）III（A）活动性病变：局灶增生性 LN* III（A/C）活动性和慢性病变：局灶增生性和硬化性 LN III（C）慢性非活动性病变伴肾小球硬化：局灶硬化性 LN**

分型	疾病名称	病理改变
Ⅳ型	弥漫性狼疮性肾炎	(1) 活动性或非活动性病变，呈弥漫性节段性或球性的肾小球内增生病变，或纤维性新月体，受累肾小球超过全部的 50%，可见弥漫性内皮下免疫复合物沉积，可伴系膜增生。又分为两种亚型：(IV-S) LN 是指有≥50%的肾小球轻度或无细胞增生的 LN；(IV-G) LN 的球性病变 (2) 轻度或无细胞增生的 LN，出现弥漫性白金耳样病变时，也归入Ⅳ型弥漫性 LN ①Ⅳ-S（A）活动性病变：弥漫性、节段性、增生性 LN ②Ⅳ-G（A）活动性病变：弥漫性、球性、增生性 LN ③Ⅳ-S（A/C）活动性和慢性病变：弥漫性、节段性、增生性和硬化性 LN ④Ⅳ-G（A/C）活动性和慢性病变：弥漫性、球性、增生性和硬化性 LN ⑤Ⅳ-S（C）慢性非活动性病变伴肾小球硬化：弥漫性、节段性、硬化性 LN** ⑥Ⅳ-G（C）慢性非活动性病变伴肾小球硬化：弥漫性、球性、硬化性 LN ［应注明活动性和硬化性病变的肾小球的比例，注明肾小管萎缩、肾间质细胞浸润和纤维化、肾血管硬化和其他血管病变的严重程度（轻度、中度和重度）和比例］
Ⅴ型	膜型	肾小球基底膜弥漫增厚，可见球性或节段性上皮下免疫复合物沉积，可伴系膜增生。Ⅴ型膜性 LN 可合并Ⅲ型或Ⅳ型病变，则应作出复合性诊断，如Ⅲ＋Ⅴ，Ⅴ＋Ⅴ等，并可进展为Ⅵ型硬化性 LN
Ⅵ型	严重硬化性 LN	≥90%的肾小球表现为球性硬化，不再有活动性病变

　*活动性病变：肾小球的毛细血管内增生、中重度系膜增生、膜增生、纤维素样坏死、细胞性和细胞纤维性新月体形成、白细胞浸润、核碎裂、内皮下大量免疫复合物沉积和白金耳结构形成、微血栓形成等，肾间质的单个核细胞浸润，肾血管壁的纤维素样坏死。

　**非活动性和慢性病变：肾小球基底膜弥漫性增厚，肾小球的节段性或球性硬化，纤维性新月体形成，肾小管萎缩，肾间质纤维化，肾血管硬化。

表 4-3　美国国立卫生研究所狼疮性肾炎肾脏活动指数与标准

肾小球病变	分数		
	1 分	2 分	3 分
细胞数（个/球）	120～150	151～230	＞230
白细胞浸润（个/球）	＜2	＜2～5	＞5
核碎裂*	＜25	25～50	＞50
袢坏死*	＜25	25～50	＞50
白金耳	＜25	25～50	＞50
透明血栓	＜25	25～50	＞50
细胞性新月体*	＜25	25～50	＞50
间质细胞浸润	少量	中等	大量
动脉坏死或细胞浸润	出现者即可计 2 分		

　注：* 积分×2

表 4-4 美国国立卫生研究所狼疮性肾炎慢性化指标与评分标准

肾脏病变	分数		
	1 分	2 分	3 分
肾小球硬化	<25	25～50	>50
纤维性新月体	<25	25～50	>50
肾小管萎缩	轻	中	重
间质纤维化	轻	中	重
小动脉内膜纤维化	存在者即可积 2 分		

【肾脏损害实验室指标】

除了有创的肾活检病理组织检查，在实验室方面，LN 病情的严重程度亦可用血清免疫学指标，即 ANA 和抗 dsDNA 抗体滴度水平、低补体血症来反映。尿检和肾功能测定也可了解和监测肾脏损害的程度。最近的研究发现尿中可溶性蛋白家族之一的小分子蛋白 Lipocalin-2，与 LN 病理活动性评分有较好的相关性，LN 患者尿中 Lipocalin-2 水平明显地高于无肾损害的 SLE 和健康对照者，故尿 Lipocalin-2 水平可能成为 LN 诊治无创性的生物学指标。

【治疗】

LN 的治疗的最终目标是防止狼疮肾炎复发，保护肾功能，尽可能减少并发症，促进患者的恢复。包括免疫抑制治疗和针对相关表现及并发症的支持治疗等综合治疗。

（一）治疗原则

1. 免疫抑制治疗遵循个体化方案 LN 患者的免疫抑制治疗个体化方案应根据临床表现、血清学检查结果，尤其是患者肾脏病变的组织学类型及活动度来确定。如果治疗效果不佳病情恶化，应重复肾活检，依据新的肾脏组织病变制定新的方案。

2. LN 治疗方案需长程规划 LN 作为一种自身免疫性疾病，病情迁延，往往包括"诱导阶段"及"维持阶段"。诱导阶段治疗旨在对急性严重活动性病变，得以迅速缓解症状，控制病情，最大限度减少并发症的发生与发展。免疫抑制药物作用较强，剂量较大，诱导时间一般 6～9 个月；而诱导阶段治疗旨在稳定病情以得到长期的缓解，提高患者的长期生存率，降低并发症的发生率。用药剂量较小，力求长期无不良反应。

3. 支持治疗 包括严格控制高血压和高脂血症。高血压是 LN 非活动期肾功能恶化和肾储备能力丧失的一个重要因素。

4. 警惕药物的不良反应 免疫抑制药是 LN 治疗的主要药物，必须警惕药物的不良反应，力求治疗有效，不良反应少。

（二）LN 免疫治疗

1. 治疗 LN 主要的免疫抑制药

（1）糖皮质激素 激素治疗 LN 主要作用是抗炎症，通过核因子 κB（NF-κB）的影响干预了多种炎症因子的产生及释放。但是激素抗淋巴细胞增殖的作用不强，仅仅是在大剂量或超剂量时才出现。故激素必须与其他抗增殖药物（如 CTX、MMF）才能持续起作用。国内学者谌贻璞认为 LN 的治疗应以口服激素作为基础治疗，用药原则是"起始足量、逐渐慢减、长期维持"。糖皮质激素的用法为：诱导期甲泼尼龙 0.5 g/d，静脉滴注，连续 3 天为 1

个疗程，必要时可重复 1 个疗程。冲击治疗后，泼尼松 0.6～0.8 g/d 口服，4 周后逐渐减量，每 2 周减 5 mg/d 至 20 mg/d，再每次 2 周减 2.5 mg/d 直到每日 10 mg 维持。

（2）环磷酰胺（CTX）　环磷酰胺在 20 世纪 20 年代广泛得以应用，是一种细胞周期非特异性烷化剂，抑制 T 和 B 淋巴细胞增殖，抑制淋巴母细胞对抗原刺激的反应，起效较慢。目前认为 CTX 是治疗 LN 的第一线药物，对 IV 型 LN 疗效明显。一般主张在糖皮质激素基础上使用，长期使用可出现骨髓抑制、出血性膀胱炎、性腺功能障碍、脱发、诱发肿瘤等。CTX 一般每月静脉滴注 1 次。第 1 个月的剂量为 0.75 g/m²，以后每个月剂量为 0.5～1.0 g/m²，维持最低白细胞计数（2.5～4）×10⁹/L。年龄 > 60 岁或血清肌酐 > 300.6 μmol/L（3.4 mg/dl）的患者，剂量降低 25%。总疗程 6～9 个月，总剂量 < 12 g。

（3）硫唑嘌呤（Azathioprine，AZA）　硫唑嘌呤是抗代谢药物，竞争性抑制嘌呤合成酶影响嘌呤核苷酸代谢。较小剂量 AZA 即可抑制细胞免疫，但不如 CTX 持久，常作为 LN 维持期的治疗药物。近年来多主张 CTX 冲击治疗 6～8 次后改为口服 AZA 维持，以减少长期使用 CTX 所致的不良反应。维持期剂量 1～2 mg/（kg·d）口服。

（4）吗替麦考酚酯（MMF）　作用机制：①通过抑制嘌呤代谢途径中的次黄嘌呤核苷酸脱氢酶，高度选择性抑制 T 和 B 淋巴细胞 DN 合成，尤其对活化的淋巴细胞抑制作用更强。其他细胞 DN 合成因有补救途径而受影响较小，故 MMF 的不良反应较少。②直接抑制 B 淋巴细胞而抑制抗体的产生。③通过抑制细胞表面黏附分子的合成，抑制淋巴细胞与内皮细胞、靶细胞的黏附及单核细胞的浸润。④抑制肾小球系膜细胞、血管平滑肌细胞、血管内皮细胞及纤维母细胞的增殖。⑤抑制单核细胞合成干扰素-γ 和肿瘤坏死因子-α，起抗炎作用。MMF 能迅速控制肾小球毛细血管袢和间质血管炎病变，是 CTX 的较佳替代品，尤其是当 CTX 出现不良反应或不能耐受时。但如果剂量过大，易再现胃肠道不良反应及严重感染。成人 MMF 诱导剂量一般为 1.5～2.0 g/d，分 2 次口服，根据患者体重、血浆白蛋白和肾功能水平等调整剂量。监测浓度为 MPA-AUC$_{0～12h}$30～45 mg·h/L。诱导疗程一般为 6～9 个月，最长可至 12 个月。维持期长期服药剂量为 0.5～0.75 g/d。

（5）他克莫司（Tacrolimus，FK506）及环孢素 A（Cyclosporine，CsA）　他克莫司及环孢素均为神经钙蛋白抑制药，能通过抑制活化 T 淋巴细胞合成 IL-2 和其他淋巴因子，抑制自身反应细胞毒 T 淋巴细胞的活化和 B 淋巴细胞合成自身抗体，减少免疫复合物的形成和沉积，减轻细胞介导的肾免疫损害。环孢素在临床使用已超过 20 年，它在较长时间的疗程中，有十分明显的促使肾组织纤维化，出现慢性肾功能衰竭的不良反应，且停药后易反跳，故已经逐渐被其他免疫抑制药替代。FK506 是一种新的免疫抑制药，它与 CsA 的不同在于对 IL-10 具有抑制作用。临床上用于 V 型 LN 具有一定的疗效。但 FK506 易出现高血糖、高血压及对肾功能的影响，一定程度上限制了 FK506 在 LN 患者的应用。

（6）来氟米特（Leflunomide，LEF）　来氟米特通过其活性代谢物在体内发挥免疫抑制和抗炎作用。其通过抑制嘧啶的从头合成途径；抑制酪氨酸激酶的活性；抑制核因子-κB（NF-κB）的活化；抑制 B 淋巴细胞增殖和抗体的产生；抑制细胞黏附分子的表达来发挥作用。Petera 等发现 LEF 可降低 SLE 患者疾病的活动度，并且减少激素的用量。应用来氟米特治疗弥漫性增生性狼疮性肾炎其诱导缓解期口服剂量为 50～100 mg/d，连续 3 天，之后改为 20～30 mg/d，至少 6 个月。但来氟米特用于狼疮性肾炎维持缓解治疗的疗效及长期使用的安全性尚待进一步观察。

（7）雷公藤多苷　已广泛应用于 SLE 的治疗，作用机制还不甚清楚。国内研究推测雷公藤通过抑制 CD40L 分子的表达，影响 CD40-CD40L 信号传导，从而发挥其免疫抑制作用。维持期剂量为 60 mg/d，口服。

（8）LN 多靶点治疗 LN 的免疫发病机制复杂，T 细胞、B 细胞、抗体及免疫复合物形成均参与疾病的发生，几乎肾组织的结构均受损。故单一使用一种药物，难以控制疾病。目前提出多种免疫抑制药联合使用，多靶点抑制免疫功能紊乱，达到抗炎、抗淋巴细胞增殖、调节内皮细胞功能、抑制单核细胞、控制血管炎等目的。药物联合应用可使药物单剂量减少。目前主要采用激素＋MMF、激素＋FK506、MMF＋FK506、激素＋MMF＋FK506配伍治疗，其中在重型 LN 的治疗中无论是 V＋Ⅳ、V＋Ⅲ 或是 Ⅳ型，MMF＋FK506 配伍的疗效更优越。激素＋MMF＋FK506 用法：MMF 起始剂量 1.0 g/d（体重＜50 kg，剂量为 0.75 g/d），分 2 次，间隔 12 小时口服，维持 MPA-AUC$_{0\sim12h}$ 在 20～40（mg·h）/L。FK506 起始剂量 4 mg/d（体重＜50 kg，剂量为 3 mg/d），分 2 次、间隔 12 小时口服，维持 FK506 谷浓度在 4～7 ng/ml。诱导疗程一般为 6～9 个月，最长可延长至 12 个月。激素用法同上。

2. 不同病理类型 LN 的免疫治疗策略

（1）Ⅰ型、Ⅲ型 LN 对于病理类型为 Ⅰ、Ⅱ型的 LN 患者，因为其肾脏累及轻，长期预后良好，不需针对肾脏进行治疗。

（2）Ⅲ型 LN 诱导治疗可选择激素联合 MMF 或多靶点疗法。维持期可选用激素联合 MMF、激素联合雷公藤多苷、激素联合 AZA 或激素联合 LFM 等治疗。

（3）Ⅳ型 LN 诱导治疗可以选用激素联合 MMF、激素联合 CTX 或多靶点疗法。激素联合 MMF 诱导完全缓解率可达 70%～80%，疗效较好。药物供应困难者可选用激素联合 CTX 疗法。难治患者采用多靶点疗法。维持期可选用激素联合 MMF、激素联合雷公藤多苷、激素联合 AZA 或激素联合 LFM 等治疗。

（4）V型 LN 对于非肾病综合征患者，强调非免疫抑制治疗。包括：严格控制血压（＜130/80 mmHg）、使用血管紧张素转换酶抑制药（ACEI）和（或）血管紧张素Ⅱ受体拮抗药（ARB）减少蛋白尿，给予抗凝剂和降脂治疗预防血栓和心血管并发症。同期给予小剂量泼尼松及雷公藤口服。

对于肾病综合征患者，除上述非免疫抑制治疗和小剂量泼尼松外，应予以其他免疫抑制药。可选用多靶点疗法或 FK506。疗程一般 6～9 个月，最长可延长至 12 个月。维持期可选用激素＋雷公藤、激素＋FK506、激素＋AZA 等。

（5）V＋Ⅳ或V＋Ⅲ型 LN 诱导治疗采用多靶点疗法。维持期可选用激素＋MMF，激素＋雷公藤多苷、激素＋AZA 或激素＋LFM 等治疗。

（6）LN 合并明显的系统性狼疮活动 患者如合并多发浆膜炎、重度骨髓损害、心肌炎、心包炎、狼疮性肺炎、狼疮性脑炎、狼疮危象时，应进行激素冲击和（或）环磷酰胺冲击治疗。

3. LN 免疫治疗过程中的观察指标、随访标准及停药时机 由于 LN 的临床过程呈慢性病程，在不同的阶段均有可能活动与反复。因此，必须进行连续动态观察，以便及时调整治疗方案。

随访观察过程中特别注意以下几个方面：肾脏相关的检查，如血压、肾功能、肾脏超声、尿蛋白定量、尿沉渣、肾小管功能测定；肾外损害的相关检查，如皮肤、关节、浆膜、血液系统、肺、神经系统、心血管系统、女性患者的月经情况等异常时的检查；定期进行

SLE-DAI 评分与估测；免疫学指标测定如血清球蛋白及免疫球蛋白分析，自身抗体 ANA，抗-dsDNA 抗体，抗-Sm 抗体，多肽抗体谱，抗心磷脂抗体，抗中性粒细胞胞浆抗体（AN-CA），抗血管内皮细胞抗体（AECA），血清补体（C3、C4、CH 50），冷球蛋白，外周血 CD4、CD8T 淋巴细胞，CRP，ESR 等。患者需定期门诊随访，在最初 6 个月内每月复诊 1 次，此后根据病情每 1～3 个月随访 1 次。

由于持续缓解病例可能在若干年后复发，故一般不主张完全停用免疫抑制药治疗。通常采取小剂量激素维持。如不能长期服药的患者，在持续缓解至少 5 年以上可考虑停药。但必须密切观察患者尿液检查和免疫学指标变化。如果停药患者 GFR 持续稳定、无蛋白尿和血尿，且免疫学指标正常，可继续停药观察。

4. 注意防止免疫药物的不良反应　　LN 是一种自身免疫性疾病，患者必然长期使用免疫抑制药，故在临床使用中必须严格掌握用药的剂量与适应证。联合用药时药物的剂量应适当减少；作用靶点相同的药物不可联合应用如 MMF 与 AZA、AZA 与 CTX；雷公藤多苷与 AZA 使用也需谨慎。同时使用过程中应密切观察药物的不良反应，如发生不良反应应及时调整及处理。

（三）LN 非免疫治疗

随着新的免疫抑制药的不断出现，免疫抑制治疗方案不断的改进，LN 患者的生存率日益提高。但随着病程的延长，LN 患者的一些非免疫性因素如动脉粥样硬化、冠心病、血管病变的危险日益增加，直接影响患者的病情进展，成为导致患者死亡的重要因素。因此，在免疫治疗外，目前越来越关注 LN 的非免疫抑制治疗。非免疫抑制主要包括应用 ACEI/ARB 严格控制血压<130/80 mmHg；应用他汀类药物纠正血脂异常；应用维生素 D、二磷酸盐同时积极补充钙，减少糖皮质激素相关的骨质疏松；对有抗心磷脂抗体阳性患者还需要加强抗凝预防血栓的形成。

（四）LN 的其他治疗方法

1. 静脉注射免疫球蛋白（IVIg）　　大剂量丙种球蛋白可清除某些 SLE 的抗原，中和自身抗体封闭单核网状内皮系统的 Fc 受体，调节 Th1/Th2 细胞平衡和细胞因子分泌。对危重 LN、难治性 LN、LN 并发血小板减少、白细胞减少，LN 合并妊娠，且出现抗磷脂抗体综合征，患者体质极差并发严重感染者，近期内不能应用激素及免疫抑制药者，可用 IVIg 过渡治疗，剂量 300～400 mg/（kg·d），连续 3～5 天，在病情改善后仍需使用免疫抑制药物控制病情。主要禁忌证为 IgA 缺乏症。不良反应包括发热、寒战、肌痛、腹痛和胸痛等。

2. 同步血浆置换（synchronous plasmapheresis，SP）和免疫吸附（immunoadsorptin，IA）　　SP 治疗适用于急进性肾炎，重症肾病综合征合并抗磷脂抗体综合征，血小板减少性紫癜等。但 SP 治疗 LN 疗效尚存在争议。IA 可有效清除抗 DNA 抗体，作为激素、CTX 综合治疗一部分，在 LN 治疗方面有一定的应用前景。

3. 细胞学疗法　　淋巴细胞功能异常是大多数自身免疫性疾病发生的关键环节。通过抑制甚至清除 B 细胞可用于治疗自身免疫性疾病。抑制 T 细胞活化和 T-B 细胞相互作用的抗 CD40 单抗及 CTLA-4Ig 等，也处于试验治疗阶段。造血干细胞移植（HSCT）也已经成功用于治疗部分 SLE 患者，但其适应证有待进一步规范。

4. 生物学疗法　　主要指通过调节细胞因子活性进行的治疗。TNF-α 仅是一种由活化的巨噬细胞和 T 细胞产生的细胞因子，通过蛋白水解作用从细胞表面释放入血循环。其作用如下：①在其低浓度时，对机体有保护作用；然而在高浓度时，可介导严重的脓毒血症。

②参与炎症反应。TNF-α 抑制药目前有两种通过美国 FDA 批准上市：抗 TNF-α 抗体（英利昔单抗，Infliximab）或抗 TNF 受体的抗体（依那西普，Etanercept）能特异性地与 TNF-α 或 TNF 受体结合，阻断其生物学活性，通过改善内皮依赖的血管收缩反应来减轻炎症，治疗前景尚可。其他如 C5 单抗等也在试验性治疗过程中。

5. 造血干细胞移植（HSCT） HSCT 对重型 SLE 用预处理剂量的 CTX 对患者的造血细胞和免疫系统进行深层次清除，随后进行自体或异体造血干细胞移植，使患者体内免疫系统得到重建，以达到治愈的目的，但由于样本数较少，其远期疗效及安全性有待于大样本、长时间的观察。

综上所述，LN 的治疗要遵循这样一个原则，即治疗方案的选择需要根据患者的临床情况、肾脏组织病理学活动指标与慢性化程度、患者的愿望与耐受性、是否出现反复感染和严重的血细胞减少以及肾外表现等进行综合考虑。诱导治疗要早期、足量用药，尽快控制疾病的活动，减少蛋白尿、维持肾功能的稳定，维持治疗需注意预防长期用药不良反应，减少疾病的复发和进展，预防肾小球硬化、间质纤维化等慢性化病变的出现。

（侯　静）

参考文献

1. 邹万忠，王海燕．肾活检病理学．北京：北京大学医学出版社，2009：107.

2. Appel GB，Silva FG，Pirani CL，et al．Renal involvement in systemic lupus erythematosus（SLE）：a study of 56 patients emphasizing histologic classification．Medicine（Baltiomore），1978，57：371-410.

3. Baldwin DS，Gluck MC，Lowenstein J，et al．Lupus nephritis．Clinical course as related to morphologic forms and their transitions．Am J Med，1977，62：12-30.

4. Cameron JS，Turner DR，Ogg CS，et al．Systemic lupus with nephritis：a long-term study．Q J Med，1979，48：1-24.

5. Hayslett JP，Kashgarian M，Cook CD，et al．The effect of azathioprine on lupus glomerulonephritis．Medicine（Baltimore），1972，51：393-412.

6. Zimmerman SW，Jekins PG，Shelf WD，et al．Progression from minimal or focal to diffuse proliferative lupus nephritis．Lab Invest，1375，32：665-672.

7. Mahajan SK，Ordonez NG，Spargo BH，et al．Changing histopathology patterns in lupus nephropathy．Clin Nephrol，1972，10：1-8.

8. Austin HA 3rd，Klippel JH，Balow JE，et al．Therapy of lupus nephritis．Controlled trial of prednisone an cytotoxic drugs．N Engl J Med，1986，314：614-619.

9. Pitashny M，Schwartz N．Urinary lipocalin-2 is associated with renal disease activity in human lupus nephritis．J Arthritis Rheum，2007，56（6）：1897-1903.

10. Petera P，Manger K，Rosenburg R，et al．A pilot study of leflunomide in systemic lupus erythematosus J．Arthritis Rheum，2000，43：S241 - S248.

11. 彭学标．雷公藤对 SLE 外周血单-核细胞 CD40 配体 mRNA 表达的影响．中国麻风皮肤病杂志，2004，20（4）：550 -551.

IgA 肾病

IgA 肾病是全球范围内最为常见的原发性肾小球疾病，25％～50％的患者在疾病诊断后25 年内发展到终末期肾衰竭（ESRD）；而患者即使接受肾移植，仍有超过 50％的患者在肾移植术后 2 年内复发，造成巨大的经济负担和社会负担。因此，对 IgA 肾病的发病机制及其防治研究具有重要的临床价值和社会意义。本文拟对 IgA 肾病发病机制、诊断以及防治方面的研究进展做一概述。

【发病机制的研究进展】

由于近年来对 IgA 肾病在生物化学、免疫学以及遗传学方面发病机制的大量研究，学者们提出了 IgA 肾病发病机制的"四次打击"学说。

（一）第一次打击：遗传性因素导致糖基化异常的 IgA_1 分子在血液循环中显著增加

IgA_1 分子糖基化异常在 IgA 肾病的发病机制中发挥着关键作用。遗传性因素导致参与 IgA_1 分子翻译后修饰的糖基转移酶类的表达水平以及酶活性的异常，进而造成 IgA_1 分子糖基化异常，即 IgA_1 分子绞链区半乳糖缺失。最近遗传学研究方面，通过全基因组关联研究（GWAS）发现了与 IgA 肾病相关的 5 个易患基因，分别位于染色体 6p21 的 MHC 区域、染色体 1q32 的补体因子 H 位点以及染色体 22q22 的基因簇。

（二）第二次打击：抗糖基化异常 IgA_1 分子的循环抗体的产生

糖基化异常的 IgA_1 分子暴露出包含 N-乙酰半乳糖（GalNAc）的抗原表位，进而刺激机体产生 IgG 自身抗体。Suzuki 等利用斑点杂交的方法证实在 IgA 肾病患者血清中存在大量针对糖基化异常 IgA_1 分子的 IgG 自身抗体。因此，目前一般认为 IgA 肾病实际上是一种自身免疫性疾病。自身抗原即糖基化异常的 IgA_1 分子；自身抗体即抗糖基化异常 IgA_1 的IgG 自身抗体。

（三）第三次打击：包含 IgA_1 的致病性循环免疫复合物的形成

循环免疫复合物学说认为：通过自身抗原-自身抗体反应，糖基化异常的 IgA_1 分子与IgG 自身抗体在血液循环中形成免疫复合物，由于分子量相对较大（>800），逃脱肝脏正常的清除机制，进入肾循环进而沉积在肾小球系膜区。此外，也有学者提出原位免疫复合物学说：糖基化异常的 IgA_1 分子首先在肾小球系膜区沉积，作为自身抗原刺激机体产生相应的自身抗体，并与之在沉积原位形成免疫复合物。

（四）第四次打击：免疫复合物激活系膜细胞，造成肾脏损伤

沉积在肾小球系膜区的免疫复合物激活系膜细胞，导致系膜细胞的增殖、分泌细胞外基质、释放细胞因子以及炎症趋化因子如 TNF-α、IL-6、TGF-β 等，影响足细胞的基因表达和肾小球的通透性，最终导致肾脏损伤。

【诊断的研究进展】

（一）分子标志物

1. 血液　有研究报道，检测血液循环中糖基化异常 IgA_1 分子对 IgA 肾病诊断的敏感性为 0.77、特异性为 0.90。在 IgA 肾病诊断之前很早时间内，糖基化异常的 IgA_1 分子就可在血液循环中明显增加。而检测抗 IgA_1 分子的 IgG 自身抗体对 IgA 肾病诊断的敏感性为0.88、特异性为 0.95。

2. 液　尿液蛋白组学分析可能实现对 IgA 肾病的非损伤性诊断。部分系膜区免疫复合

物能够进入尿液。在 IgA 肾病患者尿液免疫复合物中发现存在糖基化异常的 IgA_1 分子；而在非 IgA 肾病的蛋白尿性肾小球疾病中未发现上述情况。

3. 遗传学分析　通过 GWAS 分析，目前发现了 5 个与 IgA 肾病相关的易患基因。这些基因在不同种族中出现的频率存在差异，并与 IgA 肾病的流行率基本平行。

（二）病理学诊断

国际 IgA 肾病网络工作组以及肾脏病理协会的学者们通过对 265 例来自不同种族、不同年龄和不同性别的 IgA 肾病肾活检标本进行研究，提出了 IgA 肾病肾活检标本的牛津分型（详见表 4-5）。该病理分型要求每例 IgA 肾病病理报告中应该涉及以下四个病理特征：系膜细胞增生程度、节段性肾小球硬化情况、毛细血管增生程度、肾小管萎缩和间质纤维化情况。上述四个病理特征在不同观察者之间的重复性和可靠性好，而且独立于 IgA 肾病的临床参数如蛋白尿程度、肾功能以及高血压，独立预测 IgA 肾病患者的结局。但该病理分型不适用于呈急进性肾炎临床表现的 IgA 肾病以及继发性 IgA 肾病。

表 4-5　IgA 肾病肾活检标本的牛津分型

肾小球细胞细胞增生（M）	
M0	50％以下的肾小球出现系膜细胞增生
M1	50％以上的肾小球出现系膜细胞增生
节段性肾小球硬化（S）	
S1	任何肾小球具有该病变
S0	不具有该病变
肾小球内皮细胞增殖（E）	
E1	任何肾小球具有该病变
E0	不具有该病变
肾小管萎缩及间质纤维化（T）	
T2	受累面积大于 50％
T1	受累面积在 26％～50％
T0	受累面积 25％以下

【治疗的研究进展】

根据 IgA 肾病的临床特征，分为以下四种情况给予相应的治疗措施：①偶然发现轻微尿检异常的 IgA 肾病患者（绝大部分患者属于这种情况）；②呈典型临床表现的 IgA 肾病患者（需要长期随访和治疗）；③呈非典型临床表现的 IgA 肾病患者（包括呈肾病综合征、急性或急进性肾损伤或继发性 IgA 肾病）；④肾移植后 IgA 肾病复发的患者。不同情况下的治疗措施如下：

（一）偶然发现轻微尿检异常的 IgA 肾病患者

部分 IgA 肾病患者，至少在疾病早期阶段可以自发缓解；但大约有 30％的患者可能进行性发展。因此，对于孤立性尿检异常的 IgA 肾病患者需要长期、规律的随访。

（二）呈典型临床表现的 IgA 肾病患者

IgA 肾病的典型临床表现为镜下血尿、显著但非肾病综合征性的蛋白尿、高血压以及不同程度的肾功损害。蛋白尿的程度、高血压以及肾小球滤过率（GFR）是选择治疗措施的关键性决定因素。蛋白尿的程度是判断疾病预后最强有力的预测因素。大多数研究认为蛋白尿＞1g/d 增加患者肾衰进展的风险；而部分研究则认为蛋白尿＞0.5 g/d，肾衰进展的风险即明显增加。未得到理想控制的高血压以及 GFR 下降均增加疾病进展的风险。此外，根据 IgA 肾病的牛津分型，急性病理改变如系膜细胞增生、内皮细胞增生以及慢性病理改变如肾小球硬化、肾小管间质纤维化等均影响疾病的预后。

　　对于呈典型临床表现的 IgA 肾病患者，优化支持治疗是最基本的治疗措施。具体的支持治疗详见表 4-6。对于抗血小板聚集以及抗凝药物的使用，目前暂无相关指南推荐；但有研究报道提示使用双嘧达莫 75 mg，3 次/日，或华法林将 PT-INR 维持在 1.3～1.5 可能使 IgA 肾病患者受益。对于较长时间随访（3～6 个月），仍然蛋白尿＞1 g/d 且 GFR＞50 ml/min 的 IgA 肾病患者，建议给予 6 个月的糖皮质激素治疗；糖皮质激素治疗的意大利方案或者中国方案可能使患者受益。

表 4-6　典型临床表现 IgA 肾病的支持治疗

支持治疗 1
控制血压
ACEI 及 ARB 类药物使用
除非控制血压需要，避免二氢吡啶类钙通道阻滞剂的使用
控制蛋白摄入
支持治疗 2
限制钠盐摄入
控制液体摄入
控制代谢综合征
禁烟
控制血压
碱化尿液
降低尿酸

　　环磷酰胺以及吗替麦考酚酯对 IgA 肾病的治疗效应，目前尚不确定。许多来自亚洲的回顾性研究以及个案报道提示环磷酰胺对 IgA 肾病患者具有治疗效应；但分别来自新加坡和澳大利亚的临床研究并没有发现环磷酰胺能使 IgA 肾病患者受益。此外，在中国对汉族人群的研究中提示吗替麦考酚酯能够降低蛋白尿、稳定肾功能；但在比利时以及美国对高加索人的研究中没有发现吗替麦考酚酯具有类似的治疗效应。因此，对于 IgA 肾病患者，除非患者呈急进性肾炎或者血管炎的临床表现，目前暂不推荐使用免疫抑制剂联合治疗。

　　当 IgA 肾病患者 GFR＜30～50 ml/min、血肌酐水平＞2.5～3 mg/dl，疾病进展通常难以逆转。目前主张仅给予综合支持治疗措施。

（三）呈非典型临床表现的 IgA 肾病患者

　　对于临床表现为急性肾损伤的 IgA 肾病患者，如果患者肾功能长时间未能恢复，需要进行重复肾活检，以将肾小管坏死与新月体或坏死性肾炎相鉴别。肉眼血尿超过 10 天、老年、基线水平的 GFR 下降等临床参数提示患者急性肾损伤可能难以完全恢复。

　　对于呈急进性肾炎或者肾病综合征临床表现得 IgA 肾病患者，需要参考急进性肾炎或者肾病综合征的治疗方案，给予免疫抑制剂治疗。

　　对于继发于慢性肝病、炎症性肠病等其他疾病的继发性 IgA 肾病患者，主要是治疗原发疾病。

（四）肾移植后 IgA 肾病复发的患者

　　目前尚无药物能防止肾移植后 IgA 肾病复发。一旦患者 IgA 肾病复发，主要是接受相关的优化支持治疗措施。

（樊均明）

参考文献

1. Suzuki H，Kiryluk K，Novak J，et al. The Pathophysiology of IgA Nephropathy. J Am Soc Nephrol，2011，22：1795-1803.

2. Eitner F，Floege J. Glomerular disease：The Oxford classification—predicting progression of IgAN. Nat Rev Nephrol，2009，5：557-9.

3. Floege J，Eitner F. Current Therapy for IgA Nephropathy. J Am Soc Nephrol，2011，22：1785-1794.

第五章　血液系统疾病及相关诊疗技术

骨髓增生性肿瘤的分类及诊断标准

慢性骨髓增生性疾病（chronic myeloproliferative disease，CMPD），是一组克隆性造血干细胞疾病，其共同特点为骨髓中髓系细胞（粒细胞、红细胞、巨核细胞）程度不等的增生，成熟分化基本正常，以致外周血一种或多种血细胞数增多。临床经过缓慢、隐匿，可无症状或有低热、消瘦、多汗，常有肝、脾、淋巴结肿大，尤以脾肿大显著，病程中可相互转化，最终使骨髓造血功能衰竭或向白血病转化。传统的 MPD 包括：①真性红细胞增多症（polycythemia vera，PV）；②慢性髓细胞白血病（chronic myelocytic leukemia，CML）；③原发性血小板增多症（primary thrombocytosis，PT）；④原发性骨髓纤维化症（primary myelofibrosis，PMF）。MPD 在欧美国家中并不少见，总的发生率为 6～10/（10 万人口·年）。好发于 50 岁以上的中、老年人，男性多见。在中国尚无可靠的流行病学调查资料。

2001 年 WHO 关于血液肿瘤的分类论述中将慢性髓细胞系肿瘤分为四大类，即 CMPD、MDS、MDS/MPD 和肥大细胞病（MCD）。骨髓增生性疾病（CMPD）作为慢性髓性肿瘤的一部分，包括经典型的骨髓增生性疾病（PV、CML、PT 和 PMF），慢性中性粒细胞白血病（CNL），慢性嗜酸粒细胞白血病和高嗜酸粒细胞综合征（CEL/HES），以及不能分类的 CMPD。MPD 最根本和共同的特点为有效的髓系克隆性增生，表现为外周血粒细胞增多、血小板增多或红细胞增多，但没有红系或粒系的病态造血和单核细胞增多。如出现红、粒系病态造血和单核细胞增多中任何一种情况，应诊断为 MDS 或 MDS/MPD。MDS/MPD 以红系/粒系病态造血为主要特点，与 MDS 不同，该类疾病时外周血常有白细胞增多/单核细胞增多，提示髓系为有效造血。换言之，MDS/MPD 患者同时具有 MDS 和 CMPD 的特征。这一组疾病主要包括慢性粒单核细胞白血病（CMML）、幼年型粒单核细胞白血病（JMML）、非典型性慢性髓细胞白血病（aCML）和不能分类的 MDS/MPD。

2008 年，随着应用分子疾病标志使建立在组织学基础上的分类和诊断标准得到进一步优化。对 BCR-ABL 阴性 CMPD 分子发病机制的研究使 Ph/BCR-ALB（-）的 MPD 这类疾病的分子诊断和遗传学分类成为可能。因而，WHO 关于 CMPD 诊断和分类的 2008 年修订标准中，将分子标志等新的发现加入 BCR-ABL 阴性的经典 MPD 和克隆性嗜酸粒细胞疾病的诊断中。并明确提出用肿瘤（neoplasm）替代了 CMPD 和 MDS/MPD 中的疾病（disease），因而 CMPD 现在应称为骨髓增生性肿瘤（myeloproliferative neoplasm，MPN），MDS/MPD 应称为骨髓增生异常/骨髓增生性肿瘤（MDS/MPN）。因此，MPN 的类型包括 MCD，而先前的 CMPD 亚类 CEL/HES 现在重新分为三大类，即 HES，不能分为其他类型的 CEL（CEL not other wise categorized，CEL-NOS），以及伴有嗜酸性粒细胞增多和 PDGFRA、PDGFRB 和 FG-FR1 异常的髓细胞肿瘤。其中第一和第二两种仍属于 CMPD 的亚类，而第三种则归于另一种新的类型。这些修订的特点在于：①将疾病改为肿瘤，强调了 CMPD 的肿瘤性质；②强调肥大细胞增多症（MCD）代表另一类克隆性干细胞疾病，与 MPN 中的其他类型相似；③强调了原发性嗜酸性粒细胞增多的患者中存在不同的分子类型。

骨髓增生性肿瘤（myeloproliferative neoplasm，MPN）是以一系或多系髓系细胞（如粒系、红系、巨核细胞系和肥大细胞）过度增生为主要特征的克隆性造血干细胞肿瘤。2008年 WHO 的髓细胞肿瘤分类详情见表 5-1。

表 5-1　2008 年 WHO 的髓细胞肿瘤分类表

1. 急性髓细胞白血病（AML）
2. 骨髓增生异常综合征（MDS）
3. 骨髓增生性肿瘤（MPN）
　3.1　慢性髓细胞白血病（CML）
　3.2　真性红细胞增多症（PV）
　3.3　原发性血小板增多症（ET）
　3.4　原发性骨髓纤维化（PMF）
　3.5　慢性中性粒细胞白血病（CNL）
　3.6　慢性嗜酸粒细胞白血病，不能分为其他类型（CEL，NOS）
　3.7　高嗜酸粒细胞综合征（HES）
　3.8　肥大细胞病（MCD）
　3.9　骨髓增生性肿瘤，不能分类（MPN，U）
4. 骨髓增生异常综合征/骨髓增生性肿瘤（MDS/MPN）
　4.1 慢性粒单核细胞白血病（CMML）
　4.2 幼年粒单核细胞白血病（JMML）
　4.3 非典型慢性粒细胞白血病（aCML）
　4.4 MDS/MPN，不能分类
5. 伴有嗜酸性粒细胞增多和 PDGFRA、PDGFRB 或 FGFR1 异常的髓系肿瘤
　5.1 伴有 PDGFRA 重排的髓系肿瘤
　5.2 伴有 PDGFRB 重排的髓系肿瘤
　5.3 伴有 FGFR1 重排的髓系肿瘤（8p11 骨髓增生综合征）

一、慢性粒细胞白血病

慢性粒细胞白血病（chronic myelocytic leukemia，CML）是一种发生在早期多能造血干细胞上的恶性骨髓增生性疾病（获得性造血干细胞恶性克隆性疾病）。病情发展慢，主要累及髓系，外周血粒细胞显著增多且为不成熟性，伴有脾肿大。在受累的细胞中可找到 Ph 染色体和（或）BCR/ABL 融合基因。中位生存期是 3～5 年。慢性粒细胞白血病分为慢性期、加速期和急变期。

【临床表现】

CML 在各年龄组均可以发病，以中年最多，中位发病年龄为 53 岁，男性多于女性。起病缓慢，早期可以无症状。患者可因健康体检或因其他疾病就医时发现血象异常和脾肿大而被确诊。

1. 慢性期　患者有乏力、低热、多汗或盗汗、体重减轻等代谢亢进症状，由于脾大而感到上腹部坠胀感。常以脾大为最显著体征。随疾病发展脾进行性增大。一般持续 1～4 年。当白细胞显著增高时，可发生"白细胞淤滞症"。

2. 加速期　患者常有发热、虚弱、进行性体重下降、骨骼疼痛症状，逐渐出现贫血、出血。脾脏持续性或进行性肿大。对原来治疗有效的药物无效。可维持几个月到数年。

3. 急变期　为 CML 的终末期，临床表现与 AL 类似。多数为急粒变，少数为急淋变和急单变，偶有巨核细胞及红细胞等类型的急性变。急变预后极差。

【实验室检查】

1. 慢性期

（1）血象　白细胞数明显增高，疾病早期常在 $50×10^9/L$ 以下，晚期可达 $100×10^9/L$ 以上，血片中可见各阶段粒细胞，以中性中幼粒、晚幼粒及杆状核粒细胞居多，原始细胞$<$ 10%，一般在 1%～3%；嗜酸、嗜碱性粒细胞增多，后者有助于诊断。疾病早期血小板可正常，部分患者可增多；晚期血小板渐减少，并可出现贫血。

（2）骨髓象　骨髓增生明显或极度活跃，以粒系为主，粒/红比例明显增高，其中中性中幼、晚幼及杆状核粒细胞明显增多，原始细胞$<$10%，嗜酸性粒细胞、嗜碱性粒细胞增多，红系减少，巨核细胞正常或增多，晚期减少。中性粒细胞碱性磷酸酶（NAP）活性降低或呈阴性反应。治疗有效时 NAP 活性可以恢复，疾病复发时又下降，合并细菌感染时可略升高。

（3）细胞遗传学及分子生物学改变　90% 以上的 CML 细胞中出现 Ph 染色体，显带分析为 t（9；22）（q34；q11）。9 号染色体长臂上的 C-abl 原癌基因异位到 22 号染色体长臂的断裂点簇集区（BCR），形成 BCR/ABL 融合基因。其编码的蛋白主要为 P210。P210 具有酪氨酸激酶活性，导致粒细胞转化、增生。Ph 染色体可见于粒细胞、红细胞、单核细胞、巨核细胞及淋巴组织中。5% 的 CML 患者有 BCR/ABL 融合基因阳性，有 Ph 染色体为阴性。

2. 加速期

（1）血象和骨髓象原始细胞≥10%。

（2）外周血嗜碱性粒细胞$>$20%。

（3）不明原因血小板减少或增加。

（4）骨髓活检示胶原纤维显著增生。

（5）出现 Ph 以外的其他染色体异常如双 Ph 染色体，＋8，－7、i（17q）等。

3. 急变期

（1）骨髓中原始粒细胞或原淋＋幼淋或原单＋幼单$>$20%。

（2）外周血中原粒＋早幼粒$>$30%。

（3）骨髓中原粒＋早幼粒$>$50%。

（4）髓外原始细胞浸润。若中枢神经系统（CNS）、睾丸、浆膜、皮肤、软组织、淋巴结或其他部位，如血液学乃缓解，则为纯髓外急变。

【诊断标准】

慢性粒细胞白血病（CML）属于慢性骨髓增生性疾病（CMPD），源于造血干细胞克隆性异常，具有特异性 Ph 染色体和（或）BCR/ABL 融合基因。CML 起始时主要表现为中性粒细胞增多，异常融合基因存在于所有髓系和淋巴细胞。

1. 临床表现　大部分患者诊断于慢性期。20%～40% 的患者在诊断时无症状，仅在血常规检查时发现白细胞过高。常见的症状有疲劳、体重减轻、贫血、盗汗和脾肿大。少数患者以急变为首发表现，一般状况差，有重度贫血、血小板减少或巨脾。

2. 血象　血细胞数明显增高，以中性粒细胞为主，可见各阶段粒细胞。原始粒细胞$<$ 2%，嗜酸、嗜碱性粒细胞绝对值增多。单核粒细胞一般$<$3%。血小板正常或增多。多数患者有轻度贫血。

3. 骨髓象　明显增生，尤以粒系为主，分化发育正常，无病态造血。嗜酸、嗜碱性粒细胞增多。原始细胞<5%。40%～50%巨核细胞明显增生，有的则正常或轻度减少。红系比例减少。约30%骨髓中可见假性戈谢细胞和海蓝组织细胞。若粒系有明显病态造血或有明显小病态巨核细胞或明显纤维化均提示进入加速期，若原始细胞≥20%，则可进展至急变期。

4. 组化/免疫分型　CML 慢性期时中性粒细胞碱性磷酸酶明显减弱。CML 急变期时髓过氧化酶可增强，减弱或消失。CML 慢性期免疫表现为髓系的弱表达，如 CD15+，HLA-DR+。CML 急变期时则有各种髓系和（或）淋系的抗原表达。

5. 细胞遗传学　90%～95%CML 具有典型的 t（9；22）（q34；q11）异常核型，即 Ph 染色体，除常见染色体外也可出现第三或第四条染色体所形成的复杂易位。80%患者在疾病进展时发生克隆演变，出现 Ph 以外的染色体异常。常见附加染色体异常有＋8，双 Ph，i（17q），-Y 等。

6. 基因诊断　可用 FISH、RT-PCR 或 Southern Blot 技术证明骨髓细胞存在 BCR/ABL 融合基因。这是诊断 CML 的金标准，也依此与其他慢性骨髓增生性疾病鉴别。

7. 骨髓活检切片　示增生极度活跃，脂肪细胞近消失，以粒系细胞增生占绝对优势，粒/红比例增高，其中以中幼粒细胞以下阶段细胞增生突出，多数切片示小梁旁骨内膜接壤处保持原始与早幼粒细胞的正常定位，至骨小梁间渐次成熟。部分患者切片可检出原始与早幼粒的非小梁旁区灶性异位，预示短期（3～5 个月）内进入急变期的可能性较大。嗜酸性粒细胞增多，嗜碱性颗粒属水溶性，故切片上嗜碱性粒细胞增多与否难以判定。巨核细胞正常或增多。Gomori 染色示网状纤维弥散性增生（＋＋－－－＋＋＋）。根据巨核细胞多少分为两种亚型：

（1）粒细胞增生型（经典型）占 45%，各阶段中性粒细胞增生，嗜酸、嗜碱性粒细胞亦增多，巨核细胞数正常或减少，网状纤维不多，此型 69%可发生急变。2%可发生骨髓纤维化/骨髓硬化症。

（2）粒细胞增生伴巨核细胞增多型占 55%，巨核细胞显著增多（>13 个/HPF），主要是中小型单圆核巨核细胞。此型患者 70%可并发骨髓纤维化（网状纤维＋＋＋～＋＋＋＋），21%患者发生急变。一般来说慢粒患者外周血白细胞数与脾肿大成正比关系的，如伴纤维化之后脾大更为明显，外周血白细胞增高不一定明显。另外慢粒常常伴骨小梁减少，变细，虫蚀样缺损。

WHO 提出加速期规定符合下列≥1 项即可：①PB 或 BM 原始细胞为 10%～19%；②PB嗜碱性粒细胞≥20%；③与治疗无关的持续性血小板减少<100×10⁹/L 或持续血小板增多>1000×10⁹/L，治疗无效；④白细胞数增加和脾肿大治疗无效；⑤细胞遗传学有克隆演变；⑥活检有明显网蛋白或胶原纤维化。

WHO 提出急变期规定符合下列≥1 项即可：①PB 和 BM 原始细胞≥20%；②原始细胞髓外浸润和（或）骨髓活检下有原始细胞大量聚集或成簇，即使其余部位仍在慢性期。

骨髓活检：骨髓增生极度活跃，已失去慢粒原有的形态特征。细胞成分单一，呈急性白血病组织学改变。有时光镜很难区别是哪种类型，需作免疫组化鉴定。如在典型的慢粒组织学基础上，骨小梁旁或小梁间出现片状幼稚细胞呈均一性增生，患者外周血及骨髓涂片有可能还尚未出现幼稚细胞增多，即无加速期或急变表现，病理学上称"急变趋势"。有时临床表现为"加速期"或"急变期"，但组织学表现为骨髓纤维化，并无幼稚细胞增多。是因为骨髓纤维组织增生破坏微循环境，血窦内皮细胞连接缝隙增大导致幼稚细胞过早释放入血。

因此骨髓活检确诊慢粒急变具有重要意义。

CML继发性骨髓纤维化：临床上与慢粒急变难以区别，外周血幼稚粒细胞增多，有核红细胞增多及泪滴样红细胞，加之骨髓干抽，常考虑合并骨髓纤维化，而实际可能是高细胞性造成的骨髓干抽，因此必须作活检才能确诊慢粒合并骨髓纤维化。组织学改变：慢粒继发骨髓纤维化（细胞期）可有原发病的特点，粒系各阶段细胞增生，巨核细胞主要是单元巨核细胞，嗜酸性粒细胞较多，胶原纤维增生明显。在胶原形成期和硬化期时由于造血细胞减少，原发病特点不突出，必须结合临床病史才能确定诊断慢粒继发骨髓纤维化。

【鉴别诊断】

1. 反应性细胞增多，类白血病反应 这些血液学变化可因感染、炎症、恶性肿瘤所致。中性粒细胞有毒性颗粒，胞质空泡，嗜酸、嗜碱性粒细胞可增多。NAP积分增高，Ph染色体和BCR/ABL融合基因阴性。

2. Ph$^+$或BCR/ABL融合基因阳性急性淋巴细胞白细胞（AL） 3%～5%儿童ALL和25%成人ALL，2%AML可出现Ph$^+$或BCR/ABL融合基因阳性。但在骨髓中可出现>20%的原幼淋巴细胞或原幼粒细胞。

3. 与Ph阳性或BCR重排血小板增多症 近年来PT可出现Ph$^+$，也可有Ph$^-$/BCR$^+$。30%～50%慢性期CML可有血小板>1000×10^9/L。Ph$^+$或BCR$^+$血小板增多症为PT亚型或为CML亚型或为独立的CMPD尚无一致意见。

4. 骨髓纤维化 原发性骨髓纤维化脾大显著，血象中白细胞增多，并出现幼稚细胞，易与慢粒混淆。但原发性骨髓纤维化白细胞数较CML少，多不超过30×10^9/L，NAP阳性。此外，幼红细胞持续出现于外周血中，红细胞形态异常，特别是泪滴红细胞易见。Ph染色体阴性。多次、多部位骨髓穿刺干抽。骨髓活检网状纤维染色阳性。

5. 不典型慢性髓系白血病（aCML） 临床上aCML酷似CML，不同处在于：①PB嗜碱性粒细胞较少，<2%；②PB幼稚粒细胞为10%～20%，原始细胞<2%；有病态造血，单核细胞3%～10%；③血小板降低；④Ph和BCR重排均阴性，故不难与CML区别。

二、真性红细胞增多症

真性红细胞增多症（polycythemia vera，PV）为慢性进行性克隆红细胞增多为主的骨髓增生性疾病。主要累及红系，巨核系和粒系也增生，引起红细胞量绝对增多，血红蛋白增高伴白细胞和血小板增多及脾肿大。

【临床表现】

患者多为中老年人，男性多于女性，起病缓慢，因血容量增多、血黏滞度增高导致全身各脏器血流缓慢及组织缺血。早期出现头痛、眩晕、疲乏、耳鸣、眼花、健忘等类似神经症状。以后有肢端麻木与刺痛。多汗视力障碍、皮肤瘙痒等症状。本病嗜碱性粒细胞增多，嗜碱颗粒富有组胺，大量释放刺激胃腺壁细胞，可导致消化性溃疡。刺激皮肤有明显瘙痒症。由于血管充血、内膜损伤及血小板第Ⅲ因子减少、血块收缩不良等原因，可有出血倾向。半数患者有高血压。当血流缓慢尤其伴有血小板增多时可有血栓形成和梗死，严重可出现偏瘫。

患者皮肤、黏膜显著红紫，尤以面颊、唇、舌耳、鼻尖、颈部四肢末端为甚。轻度肝大，多有脾大，可发生脾梗死，脾周围炎。

【实验室检查】

1. 血液 颜色深，黏滞性为正常的5～8倍，放射性核素测定血容量增多，系为红细胞容量增加所致，而血浆容量正常。血红蛋白测定及红细胞计数明显增加。未治前多次血红蛋白 $170\sim240\,g/L$，红细胞计数$\geqslant(6\sim10)\times10^{12}/L$，网织红细胞计数大多正常，偶尔血中可见幼稚红细胞。3/4 患者有白细胞增多，大多 $(10\sim30)\times10^9/L$，个别可高达 $50\times10^9/L$，核左移。1‰～2‰出现幼粒。2/5 患者有血小板增多，大多为 $(300\sim1000)\times10^9/L$。

2. 中性粒细胞碱性磷酸酶（NAP）活性显著增高。

3. 骨髓 各系造血细胞都显著增生，脂肪组织减少，巨核细胞增生明显，粒：红比例减低。铁染色显示储存铁减少。

4. 骨髓活检

（1）骨髓增生极度活跃，以红系增生为主，粒红比例为 1：1 或更低，脂肪细胞减少。

（2）粒、红、巨核细胞三系不同程度增生，根据三种细胞增生情况 PV 分成四种组织病理学亚型：①红细胞单系型；②红细胞和巨核细胞两系型；③红细胞和粒细胞两系型；④红、粒、巨三系型。这种组织学分型有利于预后判定。特别提出红细胞和巨核细胞两系最易形成骨髓纤维化。

【诊断标准】

（一）国内诊断标准

（1）临床有多血症表现 ①皮肤、黏膜呈绛红色，尤以两颊、口唇、眼结膜、手掌处为著。②脾肿大。③高血压或病程中有过血栓形成。

（2）实验室检查 ①血红蛋白及红细胞计数明显增加：血红蛋白$\geqslant185\,g/L$（男），或$\geqslant165\,g/L$（女），红细胞计数$\geqslant6.5\times10^{12}/L$（男）或$\geqslant6.0\times10^{12}/L$（女）。②红细胞容量绝对值增加；按$^{51}Cr$标记红细胞法或$^{99}Tc$标记红细胞法，示红细胞容量绝对值增加（超过本单位正常值＋2 个标准差，男性$>39\,ml/kg$，女性$>27\,ml/kg$，为红细胞容量绝对值增加）。③血细胞比容增高：男$\geqslant0.54$，女性$\geqslant0.50$。④无感染及其他原因引起白细胞计数$>11.0\times10^9/L$（多次）。⑤血小板计数多次$>300\times10^9/L$。⑥外周血中性粒细胞碱性磷酸酶 NAP>100分。⑦骨髓象显示增生明显活跃或活跃，粒、红、巨核细胞均增生，尤以红系细胞为显著。

（3）能除外继发性红细胞增多症，高原，慢性肺部疾病，先天性心脏病、肺换气不良综合征；某些肿瘤、药物以及家族“良性”红细胞增多。

（4）能除外相对性红细胞增多症，如大量出汗，严重呕吐、腹泻、休克等暂时性红细胞增多。

（二）WHO 诊断标准

1. 主要标准 ①Hgb$>18.5\,g/dl$（男），Hgb$>16.5\,g/dl$（女），或 Hgb 或 Het$>$相应年龄、性别或居住纬度的参考范围的第 99 百分位或 Hgb$>17\,g/dl$（男），Hgb$>15\,g/dl$（女），Hgb 较基础水平持续增加$\geqslant2\,g/dl$，且不能用缺铁纠正解释。或红细胞容量高于平均正常预测值的 25％。②有 JAK2V617F 或类似突变。

2. 次要标准 ①骨髓活检显示与对应年龄相比的三系高增生（全髓系增生），红系，粒系和巨核系显著增生。②血清促红素 Epo 水平低于正常。③体外内源性红系集落（EEC）生长。

诊断要求满足 2 个主要标准和一个次要标准或第一个主要标准与两个次要标准。

【鉴别诊断】

各类红细胞增多症具体鉴别要点见表 5-2。

表 5-2　红细胞增多症的鉴别

	真性	继发性	相对性
血细胞比容	增加	增多	正常
血容量	增加	增多或正常	减少
脾大	有	无	无
动脉血氧饱和度	正常	减低或正常	正常
白细胞增多	有	无	无
血小板增多	有	无	无
骨髓涂片检查	有	无	无
中性粒细胞碱性磷酸酶	增高	正常	正常
红细胞生成素	减低	增多	正常
血清铁、骨髓细胞外铁	减低	正常	正常

【骨髓活检】

骨髓增生极度活跃，以红系增生为主，粒红比例为 1∶1 或更低，脂肪细胞减少。按粒、红、巨核细胞三系不同程度增生，根据三种细胞增生情况 PV 分成四种组织学亚型：①典型三系型，即红细胞系、粒细胞系及巨核细胞系三者同时增生型；②仅红系增生活跃的单系型；③累及红细胞系和巨核细胞系两系型；④累及红细胞系和粒细胞系的两系型。

这种组织学分型有利于预后判定。特别提出第三种亚型最易形成骨髓纤维化。

三、原发性血小板增多症

原发性血小板增多症（essential thrombocythemia，ET）亦称出血性血小板增多症，为克隆性骨髓增生性疾病，主要累及巨核系，表现为骨髓巨核细胞增多，外周血血小板持久增多，临床上以出血和（或）血栓栓塞发作，并有脾大。发病多为中年以上，无明显性别差异。

【实验室检查】

1. 血液　血小板多在 $[(1000\sim3000)\times10^9/L]$，涂片中血小板聚集成堆、成片分布，且大小不一，有巨型血小板，偶见巨核细胞碎片。血小板聚集试验异常，1/3 患者的血小板对胶原、ADP 及花生四烯酸诱导的聚集反应下降。对肾上腺素反应消失，是原发性血小板增多症的特征性表现。血小板第Ⅲ因子活性异常。白细胞增多 $[(10\sim30)\times10^9/L]$ 之间。NAP 增高。出血时间、凝血酶原消耗试验及血块收缩异常。

2. 骨髓象　各系细胞增生明显，以巨核细胞增生为主，原始及幼稚巨核细胞均增多并有大量血小板形成。

【诊断与鉴别诊断】

本病应与继发性血小板增多症相鉴别，后者见于慢性炎症性疾病、急性感染恢复期、大量出血后、溶血性贫血、恶性肿瘤、脾切除术后。继发性血小板增多患者血小板仅轻至中等增多，血小板功能正常，如能去除病因，可在短期内恢复。本病尚需与慢性粒细胞白血病、真性红细胞增多症及其他骨髓增生疾病相鉴别。凡症状与本病临床表现符合、血小板大于 $1000\times10^9/L$，可除外继发性与其他骨髓增生性疾病者，即可诊断。

【WHO 诊断标准】

（1）血小板计数持续 $\geqslant450\times10^9/L$。

（2）骨髓活检标本显示主要为巨核系增生，体积增大且成熟的巨核细胞数增多；中性粒细胞和红系生成无显著增加或左移。

（3）不满足 WHO 诊断 PV、PMF、CML、MDS 或其他髓系肿瘤的标准。

（4）证实有 JAK2V617F、其他克隆标志或无反应性血小板增多的证据。

诊断要求满足全部 4 项标准。

【鉴别诊断】

原发性血小板增多症（ET）与反应性血小板增多症（RT）鉴别要点见表 5-3。

表 5-3　ET 与 RT 临床与实验室特征的鉴别

鉴别要点	原发性血小板增多症	反应性血小板症
慢性血小板增多	＋	＋
血栓形成或出血	＋	－
肝、脾肿大	＋	－
骨髓网硬蛋白纤维化	＋	－
骨髓巨核细胞聚集	＋	－
细胞遗传学异常	＋	－
C-反应性蛋白和纤维蛋白原增高	－	＋
自发性红系集落形成	＋	－

【骨髓活检】

骨髓增生活跃，正常或低下。细胞成分以粒系增生占优势，各阶段粒细胞均可增生，偏成熟阶段细胞增多。红系增生大致在正常范围。较为突出的是巨核细胞显著增多，＞13 个/HPF，其分布呈"肉芽肿型"或"弥漫型"，前者为进展期或晚期改变，易继发骨髓纤维化。骨髓切片中以多叶成熟型巨核细胞最多见，无单元巨及小巨核细胞。后期常继发骨髓纤维化。本病与继发骨髓纤维化区别是巨核细胞不增多，形态正常。

四、骨髓纤维化

骨髓纤维化（myelofibrosis，MF）分为原发性骨髓纤维化（IMF）及继发性骨髓纤维化（SMF）；又根据发病急缓、病程长短，分为急性骨髓纤维化（AMF）及慢性骨髓纤维化（CMF）。IMF 为病因不明的骨髓弥漫性纤维组织增生症，常伴有髓外造血（或称髓外化生），主要部位是脾，其次是肝、淋巴结等。脾显著增大，幼粒-幼红细胞性贫血，出现泪滴形红细胞以及骨髓不同程度的骨质硬化，骨髓"干抽"，骨髓活检证实纤维组织增生是其特点。

【临床表现】

多见于 40 岁以上，男性多于女性，起病缓慢，多无症状或不典型。例如乏力、体重下降、食欲减退或上腹部疼痛。偶然发现脾大而确诊。主要症状为贫血和由脾大而引起的压迫症状，可有代谢增高所致的低热、出汗、心动过缓。少数患者有骨痛和出血。严重贫血和出血为本病晚期表现。少数病例可因高尿酸血症并发痛风及肾结石。巨脾是本病特征、质多坚硬、表面光滑、无触痛。因肝及门静脉血栓形成，可导致门静脉高压症。

【实验室检查】

1. 血液　贫血属正细胞正色素，外周血少量幼红细胞。成熟红细胞大小不等，有畸形，常发现泪滴形或椭圆形红细胞，有辅助诊断意义。网织红细胞为 $0.0\sim0.05$，白细胞增多或正常，以成熟粒细胞为主，中幼粒及晚幼粒可达 $10\%\sim20\%$，甚至出现少数原粒及早幼粒细胞。血小板可增多，贫血明显者可伴血细胞减少，可见巨核细胞碎片及巨型血小板。70% 患者 NAP 活性增高。血尿酸增高、无 pH 染色体。

2. 骨髓　因骨质坚硬，多部位穿刺或"干抽"而失效，疾病早期骨髓造血细胞可增生，特别是粒系和巨核系，但后期显示骨髓增生低下，有时可获得局灶增生象。

3. 骨髓活检　显示非均一的胶原纤维增生。根据骨髓纤维增生程度分四期：

（1）细胞期　骨髓纤维细胞及纤维母细胞增生，总面积占切片的 1/3。粒、红细胞各阶段均可增生，各阶段比例无明显异常，巨核细胞数量可多可少，以成熟多叶核巨核细胞多见，变性巨核及裸核巨核细胞亦常见，有多少不等淋巴细胞，浆细胞和组织细胞浸润，网状纤维染色＋＋＋。

（2）胶原期　纤维细胞及胶原纤维总面积约占切片 2/3，呈弥漫性或斑块状，背景呈红色（胶原增多）。粒、红系细胞显著减少，网状纤维染色（＋＋＋～＋＋＋＋），淋巴细胞、浆细胞很少，裸核巨核细胞多见。

（3）硬化期　胶原纤维广泛增生，呈束状或不规则走向。造血细胞显著减少甚至消失。裸核巨核细胞多见。

（4）骨髓硬化症　在原发性骨髓纤维化基础上，出现骨小梁增宽、密集，小梁间区狭窄或呈编织样骨及新生骨样组织，新生的骨样组织沿成熟板状骨小梁表面增生扩展，无钙盐沉积，无板层结构，呈均匀粉红色。

【并发症】

继发性骨髓纤维化（secondary myelofibrosis，SMF）由各种不同原因引起的骨髓纤维组织增生，并引起造血功能异常。PV、CML、ET 均属骨髓增殖性疾病范畴，相互之间有密切关系。这些独立性疾病晚期发生的骨髓纤维化均属 SMF。在切片中可见到原发疾病的形态特征（如白血病、转移癌），在纤维化的细胞期容易区别原发与继发，胶原期和硬化期从组织学上则难以区别。

【诊断与鉴别诊断】

1. 国内诊断标准　①脾明显肿大；②PB 出现幼稚粒细胞和（或）有核红细胞，有数量不一的泪滴状红细胞，病程中可有红细胞、白细胞及血小板的增多和减少；③骨髓穿刺多次"干抽"或呈"增生低下"；④肝脾淋巴结病理检查有造血灶，提示髓外化生；⑤骨髓活检切片显示纤维组织增生。

2. WHO 诊断标准

（1）主要标准　①有巨核细胞增生和非典型性巨核细胞存在，通常伴有网硬蛋白和（或）胶原纤维化，或在缺乏显著网硬蛋白纤维化时，巨核细胞的改变必定伴有增加的骨髓细胞增生，且以粒系增生增加和常有红系增生减低为特点（即纤维化前细胞期病变）；②不满足 WHO 诊断 PV、CML、MDS 或其他髓系肿瘤的标准；③证实有 JAK2V617F 或其他克隆标志（如 MPI515WL/K），或在缺乏克隆标志的情况下，没有潜在的炎症或其他肿瘤性疾病所致骨髓纤维化的证据。

（2）次要标准　①幼红幼粒细胞血症；②血清乳酸脱氢酶水平增高；③贫血；④脾脏可触及。确诊要求满足三项主要标准和二项次要标准。

3. 鉴别诊断　多种疾病可引起继发性骨髓纤维组织局部增生。尤其是其他 CMPD、自身免性疾病及肿瘤引起的继发性骨髓纤维化。

(李晓明 黄 莉)

参考文献

1. Vardiman JW，Brunning RD，Arber DA，et a1. Introduction and overview of the classi-fication of the myeloid neoplasms. WHO classification of tumours of haematopoietic and lymphoid tissues. 4th edition，2008：23.

2. Spivac JL，Silver R The revised World Health Organization diagnostic criteria for polycy-themia vera，essential thrombocytosis，and primary myelofibrosis：an alternative pro-posal. Blood，2008，112：231.

3. 于亚平. 骨髓增生肿瘤 WHO2008 修订分类及临床诊断方法. 现代肿瘤医学，2009，17 (4)：743-746.

4. James C. The JAK2V617F mutation in polycythemia vera and other myeloproliferative disorders：one mutation for three diseases? Hematology，Am Soc Hematol Educ Pro-gram，2008：69.

5. 卢聪，陈燕，朱君，等. JAK2V617F 点突变在 BCR-ABL 阴性骨髓增殖性疾病中的意义. 临床内科杂志，2009，26 (9)：596-598.

6. Teferi A，Thiele J，Orai A，et a1. Proposals and rational for revision of the World Health Organization diagnostic criteria for polycythemia vera，essential thrombocythe-mia，and primary myelofibrosis：recommendation from an ad hoc international expert panel. Blood，2007，l10 (4)：1092-1097.

7. TferiA，Thiele J，Orazi A，et a1. 蓝海峰译：关于修订 WHO 真性红细胞增多症、原发性血小板增多症和原发性骨髓纤维化的诊断标准的建议和说明. 国际输血及血液学杂志，2007，30：564-567.

8. 张之南，沈悌. 血液病诊断及疗效标准. 3 版. 北京：科学出版社，2007：163-165.

9. 陆再英，钟南山. 内科学. 7 版. 北京：人民卫生出版社，2009：631-635.

10. 黄晓军. 血液病学. 北京：人民卫生出版社，2009：78.

难治性白血病的诊断与治疗

随着对白血病发病机制的深入研究，以及有关白血病治疗的药物、治疗方案不断更新，白血病的疗效不断提高。对于急性髓细胞白血病使用蒽环类、阿糖胞苷化疗方案完全缓解（complete remission，CR）率达 60%～80%，加用大剂量阿糖胞苷巩固治疗可使 5 年无病生存率（DFS）维持在 20%～60%；急性淋巴细胞白血病使用长春新碱加泼尼松等化疗方案 CR 率可达 80% 以上，其中儿童急性淋巴细胞白血病 DFS 可达 80%，成人急淋 DFS 仅 30%～40%，仍然有 30% 左右难治。完全缓解后有 60% 左右患者可能复发，进行干细胞移植以后仍然可能复发，这部分患者目前归属于难治性白血病的范围，一直是治疗中的难题。本节主要讲述针对难治性白血病的研究进展。

【定义】

1990 年，Hiddemann 等提出的诊断标准如下：①初治病例，用经典诱导方案缓解治疗无效者；②首次完全缓解后 6～12 个月内复发；③首次完全缓解后 6～12 个月内复发，用原诱导方案再次治疗无效者；④2 次或 2 次以上复发者。1996 年 Estey 提出原发难治概念，GIMEMA-EORTC 协作组提出绝对耐药、低增生性耐药概念，并提出髓外白血病持续存在也应作为诊断标准之一。2006 年 Christoph 等提出的诊断标准：经过至少 2 个疗程初期诱导治疗失败；首次缓解后不足 6 个月复发；第二次或多次复发；复发后对解救性联合化疗无效。

2004 年第四届全国难治性白血病研讨会则提出符合下列条件之一就可以诊断为难治性白血病：①经典方案诱导 2 个疗程未完全缓解者；②第一次完全缓解后 6 个月内复发者；③第一次完全缓解后 6 个月后复发，经正规诱导化疗失败者；④2 次或多次以上复发者。难治性成人 ALL 符合下列条件之一者：①对常规化疗方案没有反映者；②用经典方案诱导化疗 2 个疗程未获完全缓解者。2009 年李冬云等提出 6 条诊断标准：①初治病例，经标准化疗 2 个疗程未完全缓解者；②骨髓达到 CR，但髓外白血病持续存在；③CR<6 个月复发，原诱导方案治疗无效；④CR 6～12 个月后复发，再次诱导治疗无效；⑤≥2 次的白血病复发，再次诱导治疗无效；⑥干细胞移植后复发，再次诱导治疗无效；⑦绝对耐药，诱导缓解第一个疗程的第 28 天骨髓内幼稚细胞比例仍超过诊断时的 50%；⑧低增生性耐药，化疗后骨髓恢复造血功能时，其中幼稚细胞比例大于初次诊断时的 50%。难治性 ALL 诊断标准：①常规一线化疗方案治疗后不能达到 CR 者；②一线方案治疗第 14 天，骨髓幼稚细胞仍超过 50%。

【遗传学特点】

虽然常规核型分析应用范围广泛，但分子遗传学或分子生物学更能在判断预后、指导个性化治疗方案上给我们提供更大的帮助。2008 年 WHO 基于新的急性白血病（acute leuke-mia，AL）遗传学异常确定了新的分类方法，通过特定的遗传学异常判断 AL 的预后，从而采取分层治疗，并诊断某些特殊的遗传学异常进行靶向治疗。随着分子生物学、基因组学、蛋白组学的发展，国内外学者通过对基因表达谱、miRNA 表达谱等技术对 AL 的基因突变或表达进行筛查，使得研究人员对 AL 的异质性及克隆性有了更进一步的认识，也为 AL 的分子靶向治疗和个性化治疗提供有力的依据。

对于所熟悉的 AML-ETO、PML-RaRa 等基因在此不再详述，仅将近年来的一些新进展作如下介绍。

（一）突变基因

1. 急性髓细胞白血病（acute myelocytic leukemia，AML）

（1）CEBPA　CEBPA 定位于 19q13.1，属于 CEBP 家族中的一员，编码一种介导多潜能髓系祖细胞增殖及向成熟粒细胞分化的转录因子。其编码的转录因子在调节造血细胞的增殖和分化中起关键性作用。CEBPA 基因的缺失会导致小鼠的粒细胞成熟障碍，但对其他系细胞无影响。CEBPA 基因突变分为两类，一类发生于 C 端阅读框架内的亮氨酸拉链区，此突变降低了其蛋白的 DNA 结合能力及二聚体形成活性；另一类突变是发生于 N 端阅读框架外的无义突变，它的存在阻碍了全长 CEBPA 基因的表达，所产生的蛋白仅含有 N 端，并通过显性负作用影响正常 CEBPA 蛋白的功能。这两种突变多同时存在于同一个个体。AML 患者中 CEBPA 基因突变的发生率可达 10% 左右，且多见于 M1、M2 及 M4 亚型，在 t（8；21）、inv（16）、t（16；16）及 t（15；17）等预后良好核型的 AML 未发现 CEBPA 突变。CEBPA 突变 AML 患者在初诊时有以下特点：外周血原始细胞计数较高、血小板计数较低、淋巴结浸润及髓外侵犯较少见，大多缺乏 FLT3-ITD 突变，不伴 MLL-PTD 突变。许多研究显示，与不伴 CEBPA 突变的 AML 患者相比，伴 CEBPA 突变的 AML 患者的 RFS、OS、EFS 及 DFS 长，而两者 CR 差异无统计学意义。儿童 AML 患者伴有 CEBPA 突变复发率较低，并且生存质量有明显提高，从而说明年龄对 CEBPA 突变 AML 患者来说也是重要的预后因素。

（2）c-KIT c-KIT 基因定位于 4q12，属于Ⅲ型酪氨酸激酶家族的一员，编码一种跨膜糖蛋白，它的配体是干细胞因子。C-KIT 蛋白与其配体结合后促进 c-KIT 的二聚体形成和转磷酸作用，从而激活造血细胞在增殖、分化等过程中的某些信号转导通路。C-KIT 基因突变在成人 AML 患者中检出率为 12.8%～46.1%，主要发生在伴 t（8；21）的 AML 和伴 inv（16）的 AML，患者复发率明显增高，OS 比较短，因此 2008 年 WHO 把伴 c-KIT 突变的 t（8；21）AML 和 inv（16）AML 归为 AML 预后中等组。有研究发现，c-KIT 突变在儿童 AML 患者中复发率比成年人高。

（3）核心结核因子 a2 基因（CBFa2）又称 AML1、RUNx1。AML1 基因定位于 2lq22，由 10 个外显子组成（外显子 1～6、7A、7B、7C 和 8），编码一种转录因子。CBF 由 CBFβ、CBFα1 和 CBFα2 结合而成，它们通过与 CBFβ 转录因子形成异二聚体，从而调节正常的造血分化过程。通过对小鼠实验的分析，AML1 和 CBFβ 都是正常造血过程必不可少的因素。AML1 基因在组织中广泛表达，在造血细胞中表达较高。它是最早的致白血病发病基因，不仅阻碍了造血细胞的分化，还与其他基因突变协同导致白血病的发生。AML1 突变在 CN-AML 患者中发生率约为 10%。AML1 突变在治疗相关性骨髓增生异常综合征（DS）最多见，尤其在 AML 的 M0 和 M6 中比较常见，而且它还是最常以易位的形式引起人类白血病的基因。Tang 等对 470 例 AML 患者的调查显示：①AML1 基因阳性的 AML 患者多为男性，年龄较 AML1 阴性的 AML 患者大，白血病细胞高表达 CD34 和 HLA-DR，但低表达 CD15。②MLL-PTD 突变在 AML1 阳性表达在 AML 较常见，FLT-ITD 突变与 AML1 突变及 MLL-PTD 突变同时共存也有发现；③AML1 阳性表达的 AML 患者对保守性化疗反应较差，OS 短，是一个独立的预后不良因素。但 AML1 突变与其他基因，如 MLL-PTD 突变、FLT-ITD 突变等之间是如何相互作用，又是如何引起白血病，AML1 基因是否可以成为 AML 患者治疗的新靶点等问题还有待解决。

（4）WT1 基因 又称 Wilms 瘤基因，它定位于 1lq13，编码一个锌指转录因子。有研究证实破坏 WT1 蛋白的功能会促进造血细胞增殖和抑制细胞分化。WT1 基因在各类白血病细胞中均有表达，尤其在 AML 细胞居多。近年来的研究发现在约 10% 的 AML 患者中存在 WT1 突变。WT1 突变多见于年轻人，原始白细胞相对较高，常伴有 FLT3-ITD 突变。在伴或不伴有 WT1 突变的 AML 患者中 RFS 和 OS 没有太大区别，但是，WT1$^+$/FLT3-ITD$^+$ 的 AML 与 WT1$^+$/FLT3-ITD 的 AML 相比较，前者的 CR 更低，RFS 和 OS 更短，这说明 WT1 突变可能不是单独的预后因素。DAMM 等人研究报道 WT1 突变热点位置单核苷酸多态性 ra16754 与 AN-AML 的不良预后有关，Rennevil 等人报道 WT1 突变的存在可致 AML 诱导治疗失败，并且是 AML 复发的影响因素。但德国-澳大利亚协作 AML 研究组报道 WT1 突变并不能影响预后，这可能与缓解后治疗方法的不同导致结果的不同有关。由于目前对 WT1 突变的报道较少，它对 AML 的预后影响还需进一步证实。

2. 急性淋巴细胞白血病（acute lymphoblastic leukemia，ALL）

（1）BCR/ABL t（9；22）（Ph 染色体）导致 22 号染色体上的 BCR 基因与 9 号染色

体上的 ABL 酪氨酸激酶基因并列。这种变化与 CML 和 ALL 发病有关。约 50％ 的成人 B 细胞急淋患者（占成人急淋的 25％～30％）和 3％～6％ 的儿童伴有 BCR/ABL 融合基因。9 号染色体上的断裂点大多相对恒定，位于 2 号外显子上游，即外显子 Ⅰa 和 Ⅰb 之间的 175 kb 的结构中。22 号染色体上的断裂点在 Ph 阳性 CML 和 ALL 中则有所不同，前者 BCR 断裂点大多位于主要 BCR（M-BCR），其重排产生的 mRNA 为 8.5 kb，编码的蛋白相对分子量 210 000。而 90％ Ph 阳性的儿童 ALL，断裂点位于 M-BCR 上游第 1 内含子内的 200 kb 区域内（次要 BCR，m-BCR），由此产生的基因编码为 7 kb 的 mRNA 和相对分子为 185 000～190 000 的融合蛋白。在少数 Ph 阳性的儿童急淋中，用覆盖全部的 BCR 区域的探针未能发现其断裂点，它们是否有 BCR 区域外的断裂点尚不清楚。在成人急淋，m-BCR 和 M-BCR 断裂发生的概率相同。现已证实 BCR/ABL 对于疾病转化有重要作用，Heisterkamp 等在转基因小鼠中发现 P190 能诱发白血病，病变可以累及淋系和髓系。Castellanos 等报道了使用同源 ES 细胞重组产生的 BCR/ABL 融合基因的小鼠，并表现为 B 细胞急淋的特征。在临床上，Ph 阳性的急淋往往呈现高危症状：患者年龄大于 10 岁，高白细胞计数，FAB ALL-L2 型，中枢病变的早期出现，疾病的早期耐药和缓解持续时间的明显缩短。

Ph 阳性 ALL 至少占成人 ALL 的四分之一。这类患者在诱导缓解方面与 Ph 阴性患者相似，长期疗效较差。目前，异基因干细胞移植（SCT）是缓解后治疗中唯一能获得长期 DFS 的治疗方法。尽早发现供体并进行干细胞移植就显得尤其重要，但尽管如此，它的预后仍不能令人满意，有文献报道对于具有 HLA 相配供体的患者，异基因 SCT 可延长 DFS 达 30％。这些患者易于迅速复发，且通常对挽救性化疗反应不佳，因此很多患者往往失去异基因干细胞移植的最佳时机。针对 BCR/ABL 融合基因产物的特异酪氨酸激酶抑制药伊马替尼可以尝试使用。

（2）E2A/PBX1　t（1；19）（q23；p13.3）约占儿童 ALL 的 5％～6％（儿童前 B 细胞 ALL 的 25％），在成人 ALL 中较为少见。1984 年，Caroll 等首先报道这种染色体异常。19 号染色体上编码免疫球蛋白增强子 HLH 结合蛋白的 E2A 基因与 1 号染色体上的同源盒基因 PBX1 并列，产生 E2A/PBX1 融合基因。E2A 基因长 40 kb，包含 17 个外显子，断裂点集中于 13 内含子的 2 kb 内，PBX-1 基因断裂点大于 50 kb。其融合基因的蛋白产物包括 P85 和 P77，它们是一种反式作用因子，含 E2A 的转录激活区域和 PBX-1 的 DNA 同源结合区域，具有转化能力。t（17；19）引起相似的 E2A/HLF 融合基因，HLF 近来发现与细胞的程序化死亡有关。具有该种核型变化的患者在形态学上表现为 FAB-L1 型，免疫表型为前 B 细胞型，CALLA 阳性。这些患者常于标准化疗后早期复发。

（3）11q23 易位及相应的 MLL 变化　11q23 染色体易位导致 MLL 与其他基因并列。目前文献报道，这些与 MLL 并列的对应基因有 30 多种，而且功能各异。大多数婴儿 ALL 和继发性白血病（85％）可发现 MLL 易位，后者常与拓扑异构酶Ⅱ抑制药的长期使用有关。常见染色体变化包括 t（4；11）、t（9；11）等。这些易位占 B 细胞急淋总数的 10％。t（4；11）易位通常与原始细胞较高有关。对 11q23 易位的病例研究显示，这些患者中位生存时间较短，已经成为预后最差的 ALL 的标志。t（4；11）约占成人 ALL 的 5％；这些患者表型为前 B 细胞，通常共同表达髓系抗原。德国多中心成人 ALL 组（GMALL）最近报道，该类患者受益于 CR1 的异基因 SCT，DFS 大于 60％。这个结果比该项研究中其他接受异基因 SCT 的高危亚型组更为优越。但这些患者在初治诱导阶段就发现呈现一定的耐药性，诱导的缓解率往往低于其他类型 ALL。

（4）与免疫球蛋白重排异常有关的核型及基因变化 约 75％的成熟 B 细胞急淋患者形态上表现为 FAB ALL-L3，细胞遗传学上往往有典型的 t（8；14）（q24；q32）。14q32 位的 IgH 重组及 8q24 位的 c-Myc 癌基因的激活与 ALL 发病有关，预示不良的预后。其他相似的染色体变化如 t（2；8）（p11；q24），t（8；22）（q24；q11）与 2p11 位的 Igκ 基因，22p11 位的 Igλ 及 8q24 位的 c-Myc 癌基因有关。c-Myc 基因的蛋白产物是一种反式作用因子，氨基端是转录活化区，羧基端为 HLH 或亮氨酸拉链结构的 DNA 结合域。当发生上述易位时，调节靶基因转录表达的 Myc/Max、Max/Max、Max/Mad、Max/Mix-1 平衡网络遭到破坏，导致肿瘤的发生。而这些变化，共同表现为髓外病变发生率增高，对化疗药物的耐药和疾病的迅速发展，预后极差。此外尚有 t（8；22）（q24；q11）也较为常见，该易位与 t（8；14）相似，累及 22q11 上的免疫球蛋白轻链，导致发病。

t（5；14）（q31；q32）易位与伴有外周血嗜酸性粒细胞增多的 B 细胞系列 ALL 有着密切的关系。5 号染色体上的白介素-3（IL-3）基因和 14 号染色体上的免疫球蛋白基因并列，导致 IL-3 受 IgH 调控序列控制，使正常 IL-3 基因产物过度表达。

t（8；14）（q24；q32）变化的患者在临床上往往较为侵袭，由于很多患者出现髓外的累及，如肝、脾、淋巴结等，与 Burkitt 或 Burkitt 样淋巴瘤侵犯骨髓较难鉴别。在初治诱导阶段，应用以 VP 为骨架的方案，骨髓中的病灶往往较易清除，而外周淋巴结和肝、脾病灶往往难以清除，具有较低的缓解率。在巩固阶段，易发生中枢神经系统的累及。

（5）MTS 基因 Hebert J 等于 1994 年报道了 MTS（MTS1-MTS2）位点的表达缺陷与 T 细胞急淋的关系。研究表明，该位点表达缺陷直接导致 MTS1 的产物 P16^{INK4a} 肿瘤抑制蛋白的缺失。其他两种细胞周期抑制物 P19^{ARF}（MTS1）和 P15^{INK4b}（MTS2）有相似的变化。Betty Gardie 等分析了 3 例伴有 P16^{INK4a} 表达异常的患者，结果发现他们均有相似的 36 kb 的基因表达的缺失，导致 MTS2 和 P19^{ARF} 的缺陷，而 P16^{INK4a}（MTS1）的编码区并没有发生变化。进一步的研究显示，在大多数 T 细胞急淋中，P16^{ARF} 的失活是 MTS 位点变化的最重要的产物。Yoshihiro Hatta 等报道了另一种肿瘤抑制蛋白 P18^{INK4c} 的表达缺陷。他们使用 RT-PCR 技术，发现 5 例 ATL 中的 3 例和全部 NHL 患者均有 P18^{INK4c} 的异常。

Ursula R. Kees 等研究了 48 例儿童，他们用 Southern 印迹法检测这些患者的 P16^{INK4a} 后，发现疾病的预后与 P16^{INK4a} 的出现或缺失有关。9 例 P16^{INK4a} 基因完全缺失的急淋患者中，8 例具有 ALL 的高危因素：年龄较大、白细胞显著增高。他们还发现 T 细胞急淋发生 MTS 基因突变的概率明显高于 B 细胞：在 T 细胞中为 62.5％，而在 B 细胞为 10％。Ya-suaki 进行了统计，他报道了 P15 和（或）P16 基因缺失与成人 T 细胞白血病预后的关系。114 例患者中 28 例（24.6％）发现 P15 和（或）P16 基因缺失，这些 P15 及 P16 基因缺失的患者，生存时间较未缺失者明显缩短，统计学上有显著性差异。

【治疗进展】

难治复发急性白血病仍是急性白血病治疗中的难点。目前更多的关注投向耐药病例的准确识别、耐药机制的阐明以及新的治疗策略，药代动力学、药物基因组学的研究及早期治疗反应提供较为准确的个体化治疗信息。对新靶点的药物和传统机制的更加有效的细胞毒性药物成为研究的热点。

（一）使用非交叉耐药的化疗方案

难治和复发性白血病往往对一线治疗药物耐药，应考虑换用或加用原方案未用过的新药物，或加大化疗药物剂量。大剂量药物主要是阿糖胞苷（Ara-C），单用或加用二线药物。

中等（$1 g/m^2$，12 小时一次）或大剂量（$3 g/m^2$，12 小时一次）。多数报道 CR 率在 $40\%\sim$ 50%，中位生存期<10 个月，但早期死亡率高，总生存期反而缩短。大剂量 Ara-C 除血液学毒性增加外，可出现中枢神经毒性，在老年患者尤应注意。可加 MTZ、依托泊苷（VP16）、阿克拉霉素、氟达拉滨（Fludarabine，FAMP）、Topotecan 等二线药物。Cloretazine（VNP40101M）是一种独特的磺酰肼 NDA 烷化剂，具有显著的抗白血病作用，与 Ara-C 的联合使用目前正在进行 3 期临床，以研究、治疗复发或难治性急性骨髓性白血病。40 例患者接受了 47 个疗程的治疗。Cloretazine $400\,mg/m^2$，37 例可评估疗效患者中 10 例（27%）获得 CR，治疗有效者 DNA 修复酶 DNA 烷基转移酶（AGT）活性明显低于治疗无效者（$p<0.027$）。认 Cloretazine 推荐剂量为 $600\,mg/m^2$，联合 Ara-C $1.5\,g/m^2$ 连续静脉注射 3 天有显著的抗白血病作用。AGT 活性可作为对 Cloretazine 疗效反应的预测指标。

3-氨基吡啶-2-甲醛硫代缩氨基脲（3-AP），Triapin 是一种新的核糖核苷酸还原酶（RR）抑制药，属于 2-杂环甲醛硫代缩氨基脲的衍生物，3-AP 与迄今唯一的 RR 抑制药类抗肿瘤药羟基脲相比，具有 RR 结合力强（$65\sim5000$ 倍），体内半衰期长，并且肿瘤细胞不易形成耐药性等优点。Triapine［$105\,mg/(m^2 \cdot d)$，6 小时输注］，随后立即应用 Ara-C ［100（n＝4），200（n＝6），400（n＝7）及 800（n＝8）］$mg/(m^2 \cdot d)$，18 小时输注连续 5 天。31 例可评价的患者中，4 例（13%，3 例为 AML，1 例 Ph＋ALL）获得 CR（1 例为 $800\,mg/m^2$；2 例为 $600\,mg/m^2$；1 例为 $200\,mg/m^2$）。Horton 等评价了雷替曲塞抗白血病的效能和毒性以及药理学，对复发或难治性白血病患者每周应用雷替曲塞 $1.3\sim2.8\,mg/m^2$ 静脉注射 15 分钟，连用 3 周，每 5 周重复。结果：21 名难治性白血病患儿（可评价的 18 例）接受了 25 疗程的雷替曲塞。3 例确有疗效。Cole 等进行了口服氨基蝶呤治疗成人和儿童难治性急性白血病Ⅱ期临床试验。共纳入 56 例患者，氨基蝶呤每周给药，$2\,mg/m^2$，分两次口服。22 例儿童 ALL 中，6 例获临床显著疗效；尽管外周血原始细胞有所减少，11 例成人 ALL 中仅 2 例有所疗效；成人 AML 无效。认为每周口服氨基蝶呤治疗儿童难治性 ALL 有显著疗效，与甲氨蝶呤相比，氨基蝶呤在细胞内蓄积代谢更多，有更稳定的生物利用度。Topotecan 联合 CBP 治疗复发和难治性急性白血病Ⅰ期临床试验和药理学研究连续给予 Topotecan 联合 CBP 天，分 9 个剂量水平。获 CR 者追加 2 个疗程巩固治疗。51 例患者接受了 69 个疗程治疗。结果显示最大耐受剂量，拓扑替康 $1.6\,mg/(m^2 \cdot d)$ 联用卡铂 $150\,mg/(m^2 \cdot d)$。预处理较重组 CR 率为 16%（33%在最高剂量前 3 组）。嘌呤核苷酸类似物 FLU 是一种单磷酸盐嘌呤类似物，FLU 与 Ara-C 和粒细胞集落刺激因子（G-CSF）合用具有协同作用，复发和难治性急性白血病患者的 CR 率可达 $50\%\sim80\%$。氯法拉滨是第二代嘌呤核苷酸类似物，Karp 等用氯法拉滨联合环磷酰胺（CTX）治疗 18 例成人难治性急性白血病患者，$CTX200\,mg/(m^2 \cdot d)$；第一天 CTX 加氯法拉滨，6 例用氯法拉滨 $20\,mg/m^2$。12 例用 $10\,mg/m^2$。结果显示总有效率分别为 50%和 30%。脱氧胞苷拟似物吉西他滨（dFdC）是一个新型的脱氧胞苷拟似物和核苷还原酶抑制药，属嘧啶类抗代谢肿瘤药物。在细胞内经核苷激酶转化成具有活性的二氟二磷酸脱氧核苷（dFdCDP）及二氟三磷酸脱氧核苷。dFdCDP 抑制核苷酸还原酶的活性，致使合成 DNA 所必需的三磷酸脱氧核苷（dCTP）的产生受到抑制。dFdCDP 与 dCTP 竞争掺入 DNA 链，可完全抑制 DNA 链延伸。DNA 聚合酶不能识别、去除掺入的 dFdC，发生细胞凋亡。Apostolidou 等采用 MG 方案（MTZ＋dFdC）治疗 12 例难治性 AML，3 例（25%）CR。曲沙他滨（Troxacitabine）是一种 B-L 对映异构核苷酸类似物，前期临床研究显示该药对 AML 有效。Nelarabine 是 Ara-C 可溶性的前体药物，对儿童和成人难治或复发 TALL 有效，对 BALL 效果差。

FLAG 方案：Jackson 等应用 FAMP 联合 Ara-C 和 G-CSF 组成的 FLAG 方案进行了多中心研究，FAMP 为一脱氧腺苷类药物，在体内经磷酸化，成为有抗癌活性的 2F-Ara-ATP，此为 DNA 合成中的底物，能抑制 DNA 多聚酶、核酸还原酶而且具有抗瘤活性，对静止期细胞也有强烈杀伤作用；可增加白血病细胞内 Ara-C 浓度，增长幅度为 1.7 倍，提高对 Ara-C 敏感性。FAMP 30 mg/（m^2·d），静滴 30 分钟以上，连用 5 天；Ara-C 2 g/（m^2·d），持续静滴 4 小时以上，连用 5 天；G-CSF 300 μg/d，皮下注射，于化疗前 1 天开始应用。将 83 例患者分组：晚期复发 AML 组 CR 率 81%（17/21），早期复发 AML 组 CR 率 30%（13/40），RAEB-T 组 CR 率 56%（10/18）；平均缓解时间三组分别为 16 个月、3 个月、18 个月。证明 FLAG 方案是较为安全、有效的二线方案。

（二）多药耐药逆转剂

有学者报告，对 15 例复发和难治性白血病患者，Ara-C 连续输注 7 天以上，输注 Ara-C 期间任意 3 天连续给予 VP16 和伊达比星。第二次应用伊达比星前 2 小时，开始应用 PSC-833。CR 率 33%，中位生存期为 6 个月。

克服耐药的其他途径：如新的蒽环类药物，脂质体包裹的柔红霉素，生物学相关因子（如 DNA 微管、信号传导激酶、癌蛋白）等。

（三）分子靶向治疗

随着白血病分子发病机制研究进展，一系列新的治疗药物随之诞生，这些药物治疗更有靶向性，比传统细胞毒药物治疗更加准确。CD33 单抗 80% 的急性白血病细胞表达 CD33，而正常造血细胞只有少数 CD33 阳性，因此，CD33 被认为是治疗急性白血病靶向治疗的理想靶点。Mylotarg E，简称 GO，2000 年批准上市，剂量为 9 mg/m^2，静脉滴注，1～3 次为 1 个疗程，间隔 1～2 周。近年来主张剂量减少 1/2 以上，因其可引起严重骨髓抑制。CR 率 9%～46% 不等。

Bcl-2 凋亡抑制药 G3139 是一种反义磷硫酰寡聚脱氧核苷酸. 能特异性结合到人 Bcl-2mRNA 的头 6 个密码子上，导致 mRNA 被 mRNA 酶 H 所降解。从而抑制 Bcl-2 表达，使肿瘤细胞凋亡。

Marcucci 等采用 G3139＋FLU＋Ara-C＋G-CSF 治疗难治性白血病 20 例，有效率 45%，6 例 CR 率为 75% 的患者 Bcl-mRNA 表达减少。CD52 单抗阿仑单抗（Alemtuzumab）是人源化抗 CD52 单抗 CAMPATH-1。H，Tibes R 等的研究：CD52 阳性（20%）的复发或难治性急性白血病患者 15 例（AML 9 例，ALL 6 例），阿仑单抗 30 mg，静脉给药，每周 3 次（第一周逐渐加量），共用 4～12 周。结果：2 例患者（13%）获得骨髓 CR，1 例骨髓原始细胞显著减少，10 例研究期间疾病进展。c-Kit 抑制药 SU5416、SU6668 能抑制 c-Kit、VEG-FR（血管内皮生长因子受体）、FLT3 及 PDGFR。38 例 c-Kit 阳性的难治性 AML 患者，用 SU5416 治疗，1 例 CR，7 例 PR，缓解期 1～5 个月。甲磺酸伊马替尼作为酪氨酸激酶抑制药，针对 BCR/ABL 融合基因的产物 P210 融合蛋白在慢性髓系白血病治疗中已取得了成功，它还有另一重要靶点是 III 型受体酪氨酸激酶（RTK）家族成员 c-kit（CD117）。临床研究也证明伊马替尼对 Ph 染色体阳性慢性粒细胞白血病、ALL 及部分 AML 有效。Ottmann 等用伊马替尼治疗 55 例 Ph 阳性 ALL 患者（中位年龄 68 岁）。随机分为单用伊马替尼组和化疗组，结果 CR 率分别为 96.3% 和 50%（$p=0.0001$），24 个月总体生存率分别为 42% 和 8%。RAS 基因 ras 蛋白在法尼基修饰后才能定位于细胞膜内侧，从而发挥促进生长的作用，导致肿瘤细胞恶性增殖。FTI 以法尼基转移酶为作用靶点抑制修饰酶作用，从而抑制 ras 突变性肿瘤以及一些 ras 上游某种蛋白过度表达的肿瘤细胞生长，对正常的细胞无明显毒性。目前进入临床试验的 FT 抑制药有 SCH66336、RI15777、BMS-214662 三种，通过阻断 RAS 的信号传递，抑制白血病细胞的增殖。Harousseau 等用 Tipifamib 治疗 252 例难治、复发 AML 患者，600 mg 每天 2 次，连续用 21 天，28 天为 1 个疗程，结果 4% 的患者获得 CR/CRp。获得 CR/CRp 的患者，中位生存期达 369 天，说明用 Tipifamib 单药治疗难治、复发 AML，可使部分患者获得持续 CR/CRp，并且可以延长生存期。

（四）干细胞移植治疗

由于难治性白血病生存期短、预后差，对难治、复发性白血病患者，有条件者应尽早进行异基因 HSCT。Oyekunle 等回顾性总结自 1990 年 10 月至 2004 年 4 月接受同种异基因骨髓移植的 44 例难治性急性白血病患者（AML25 例，ALL19 例）。中位白血病细胞为 25%，中位年龄 28 岁（3 岁～56 岁），21 例患者未治疗复发，13 例诱导失败，8 例部分缓解，2 例再生障碍。

Wang 等用 allo-HSCT 治疗 90 例难治和（或）复发急性白血病患者，平均随访 15 个月，生存率达 62.2%（52/90），无白血病生存率达 55.5%（50/90），预测 4 年总体生存率和无病生存率分别为 45.5% 和 34.9%。说明对于难治和（或）复发急性白血病进行 allo-HSCT 治疗依然是目前最好的方法。HSCT 不仅通过大剂量预处理杀伤白血病细胞，更重要的是通过移植物抗白血病（GVL）效应清除白血病细胞，根据此理论提出了非骨髓清除性移植（NST）的概念，即通过免疫抑制药和低剂量化、放疗抑制受者的免疫应答，达到宿主和移植物之间的双向免疫耐受。利用 GVL 效应消除体内的白血病细胞。但 NST 在预处理方案的选择、移植前后免疫抑制强度的控制及供者淋巴细胞输注的合理应用等方面至今没有统一的标准。

（五）中药配合化疗治疗白血病

中药配合化疗治疗白血病，能够明显改善患者临床症状，提高缓解率与生存质量，延长生存期。中药对白血病患者有综合调理、提高免疫功能、有效杀伤白血病细胞、诱导白血病细胞分化与凋亡等作用。浙贝母为临床常用的化痰散结类中药，临床使用方便、价格低廉。李冬云等从 1994 年开始进行中药抗白血病多药耐药性研究证明，浙贝母生物碱具有逆转白血病多药耐药的生物活性，其逆转倍数＞5 倍；进一步机制研究证实，浙贝母生物碱对高表达的耐药蛋白 PgP 有明显的下调作用，并能增加急性白血病细胞内抗癌药物浓度，提高难治性急性白血病围化疗期临床缓解率。青蒿素在体外培养体系中，2 μmol 和 5 μmol/L 的青蒿素均能使 U937 细胞形态发生改变，NBT 还原试验阳性率也明显增高，呈时间与剂量依赖关系，这表明在诱导分化剂量下，青蒿素还可通过诱导白血病细胞向成熟粒细胞分化，从而抑制其增殖，这可能是青蒿素抗白血病作用的机制之一。周晋等的研究发现青蒿素使白血病细胞内钙升高，导致白血病细胞凋亡。以上特点表明，青蒿素具有促进白血病细胞凋亡，有确切的抗肿瘤作用。

【治疗展望】

造血干细胞移植是目前治疗难治性急性白血病的最好方法，但短期内难以普及，一般仍以联合化疗为主。难治的主要原因是由于多药耐药（MDR）的形成，故提高疗效的关键应以克服其耐药性为主。自 20 世纪 80 年代初，欧美国家及日本先后投入近百亿美元进行白血病耐药机制及其耐药逆转剂研究。但是，这些药物由于脏器毒性过大和作用靶点单一，临床应用受到了限制。因而，目前尚没有一种难治性急性白血病多药耐药逆转剂获准上市。所以，积极寻找有效药物纠正白血病多药耐药是解决难治性白血病的关键措施之一。随着免疫学、分子生物学、制药技术的飞速发展，科研人员在不断探索新的治疗方法，如 RNA 干扰，即通过酶法分析产物及破坏癌症特异性 mRNA 的方法使白血病肿瘤基因沉默；细胞免疫治疗，即利用白血病相关抗原的表达来刺激细胞毒性 T 淋巴细胞或 NK 细胞的抗肿瘤活性；利用近来先进的毫微技术，一些传统抗白血病药物将被重新包装为毫微型颗粒，从而改进其生物利用度及耐受性。以上这些为临床治疗难治性白血病提供了许多新思路、新方法，相信不久的将来难治性白血病将不再难治。

（李晓明　吴鹏强）

参考文献

1. 周晋，孟然，李丽敏，等. 青蒿素对人白血病细胞株和原代细胞的影响. 中华内科杂志，2003，42（10）：713-714.
2. 第四届全国难治性白血病研讨会. 关于难治性急性白血病诊断标准的商讨纪要. 白血病，淋巴瘤，2004，3（2）：70.
3. 孟凡义，扶云碧. 白血病细胞表面分子抗原的靶向治疗. 中华医学杂志，2005，85［7］：441-443.
4. 姚尔固. 白血病的靶向治疗. 白血病，淋巴瘤，2005，14（1）：41-42.
5. 李冬云，陈信义. 难治性急性白血病研究现状与进展. 现代生物医学进展，2007，7（8）：1239-1245.

多发性骨髓瘤的药物治疗

多发性骨髓瘤（multiple myeloma，MM）是浆细胞恶性增殖性疾病，骨髓中克隆性浆细胞异常增生，并分泌单克隆免疫球蛋白或其片段（M 蛋白），并导致相关器官或组织损伤（ROTI）。常见临床表现为骨痛、贫血、肾功能不全、感染等。MM 占所有恶性肿瘤的 1%，血液系统恶性肿瘤的 10%，在欧美国家已成为仅次于非霍奇金淋巴瘤的第二大常见血液系统恶性肿瘤。目前 MM 仍是不可治愈的血液恶性疾病，随着复发次数的增多，治疗越来越困难。表现为更难获得缓解，缓解持续时间也越来越短。近几年来，随着对 MM 生物学特性的深入研究，形成了新的治疗思路，并取得了很大进展。

研究表明，传统的标准化疗方案 VAD（长春新碱、多柔比星和地塞米松）和 MP（美法仑、泼尼松）并不能延长患者的总体生存率，只有大剂量化疗联合干细胞移植才能延长患者的总体生存率。基于对 MM 的生物学及肿瘤发生学研究，提出了靶向治疗新方法。靶向治疗主要是针对骨髓微环境中 MM 细胞生长和生存的治疗方法，通过药物治疗，改变 MM 细胞与骨髓微环境的接触方式，使 MM 细胞无法在骨髓中生存而达到治疗 MM 的目的。

1. 沙利度胺　沙利度胺（反应停）的化学名称是酞胺哌替酮，1953 年首先在德国合成，最初作为镇静剂使用，因其具有止吐作用治疗妊娠呕吐，后发现该药强烈致畸而被禁用。1999 年 Singhal 等首次报道用沙利度胺治疗复发及难治性多发性骨髓瘤取得满意疗效以来，研究发现沙利度胺主要通过以下机制发挥抗肿瘤作用：①直接杀伤瘤细胞，经自由基介导造成细胞 DNA 氧化损伤，对 MM 细胞具有直接杀伤作用或促进凋亡作用；②改变 MM 细胞和基质细胞之间黏附分子的作用，影响 MM 细胞的生存；③调节细胞因子的分泌并改变其生物活性，影响 MM 细胞生存和生长；④抑制血管内皮生长因子-2 和碱性成纤维细胞生长因子的活性，从而抑制新生血管形成，并促进新生血管凋亡；⑤提高 CD8$^+$ T 细胞水平，促进 IFN-γ 分泌，诱导 Th1 细胞反应并产生 IFN-1 和 IL-2 杀伤 MM 细胞，增强 NK 细胞对 MM 细胞的杀伤力。近年来国内外研究证实沙利度胺单药或联合治疗复发、难治性 MM 疗效提高。①MPT 方案在反应率和无病生存率上有明显的提高，并且能影响中位生存期，但 MPT 方案的毒副作用明显高于 MP 方案，不良反应主要发生在治疗的前四个月，深静脉血栓的发生，我们可以通过使用阿司匹林或者低分子肝素来预防。持续地使用沙利度胺，会使 50% 的患者出现周围神经病的症状。②沙立度胺/地塞米松（Thal/Dex）方案是近年来美国最常用的治疗初诊骨髓瘤患者的诱导方案，疗效很好且几乎无神经毒副作用，但是严重的中性粒细胞减少症发生率从 12% 增长到了 16.5%。

2. 沙利度胺拟似物　沙利度胺拟似物依据其作用分为 2 类。①磷酸二酯酶抑制药：能够抑制肿瘤坏死因子-α（TNF-α），对 T 细胞没有激活作用，属于选择性细胞因子抑制药。②非磷酸二酯酶抑制药：能够明显激活 T 细胞，刺激 IL-2 以及 INF-γ，属于免疫调节药物。

（1）来那度胺　在结构和功能上于沙利度胺类似，免疫调节和抗肿瘤作用增强，毒性减小。来那度胺（Lenalidomide）通过多种机制抑制骨髓瘤细胞的生长。①来那度胺直接诱导骨髓瘤细胞 G$_1$ 期生长停滞，甚至诱导耐药瘤细胞的凋亡。②抑制骨髓瘤细胞与骨髓基质细胞的黏附，克服细胞黏附诱导的药物抵抗。③抑制骨髓瘤细胞与骨髓基质细胞的生物学活性，抑制细胞因子的分泌（IL-6、IL-1β、IL-10、TNF-α），这些细胞因子在促进骨髓瘤细胞的生存、生长、药物抵抗、迁移、黏附分子表达等方面发挥重要作用。④来那度胺抑制 LPS（脂多糖）刺激单核细胞分泌 IL-1β/TNFα 的作用是沙利度胺的几千倍。⑤来那度胺抑制骨髓瘤细胞和骨髓基质细胞分泌血管内皮细胞因子（VEGF），碱性成纤维细胞生长因子（bF-GF），抑制血管新生。⑥来那度胺也通过免疫调节作用如增强细胞毒 T 细胞，NK 细胞的作用（分泌 IL-2、INF-γ）治疗骨髓瘤。⑦来那度胺还能抑制破骨细胞的产生。来那度胺可以克服 MM 细胞的耐药，来那度胺可以抑制 20%～35% 对美法仑、阿霉素和丝裂霉素耐药患者和 50% 对地塞米松耐药患者 MM 细胞的生长，来那度胺还可以增强地塞米松的抗 MM 作用。这些结果都提示了来那度胺治疗耐药 MM 的临床前景。

（2）Pomalidomide　是一种免疫调节剂，以增强患者的免疫系统攻击并破坏骨髓瘤细胞。Pomalidomide 是沙利度胺的衍生物，通过多种途径抑制骨髓瘤细胞的生长和生存。与沙利度胺相比，Pomalidomide 增强免疫效果在实验室测试，500～2000 倍于刺激 T 细胞增殖的效力。被喻为多发性骨髓瘤的"希望"。作用机制如下：①抑制新生血管生长；②监控炎性因子的水平；③刺激免疫系统的细胞（如 T 细胞、自然杀伤细胞）。Pomalidomide 目前正在临床试验，已经进入多发性骨髓瘤 Ⅰ 期、Ⅱ 期临床试验。

3. 硼替佐米（Bortezomib）　是人工合成的二肽硼酸盐类似物，1997 年研发成功，1999 年首先报道了硼替佐米的抗肿瘤作用。2003 年 5 月被 FDA 批准用于复发、难治性 MM 的治疗。硼替佐米属可逆性蛋白酶体抑制药，可选择性地与蛋白酶体活性位点的苏氨酸结合，抑制蛋白酶体 26S 亚单位的糜蛋白酶和（或）胰蛋白酶活性。在多发性骨髓瘤中硼替佐米主要通过稳定 I-κB，从而阻断 NF-κB 向细胞核内的转移。而阻断 NF-κB 可致骨髓瘤细胞黏附因子的表达下降，从而干扰由黏附因子介导的骨髓基质细胞产生白细胞介素-6 的过程，最终导致骨髓瘤细胞凋亡。硼替佐米加地塞米松或硼替佐米、沙立度胺、地塞米松以及其他以硼替佐米为基础的组合疗法对初诊骨髓瘤患者的有效率较高（70%～90%）。

4. 三氧化二砷（As_2O_3） 研究发现，As_2O_3 能够通过对信号转导途径的影响引发多种改变而诱导肿瘤细胞凋亡，如激发 Caspase-9 诱导细胞凋亡，能够显著加强淋巴因子激活杀伤细胞（LAK）介导的杀伤作用，上调 CD38 和 CD54 两个参与细胞相互作用分子的表达，抑制 IL-6 和 VEGF 产生，从而阻断与基质细胞黏附的肿瘤细胞增殖，通过增强 DEX 的凋亡诱导作用并克服 IL-6 的抗凋亡作用。近年来发现它对 MM 细胞也有作用。临床主要用于治疗晚期或耐药 MM 患者，单用 As_2O_3 或联合其他药物治疗 MM 均有一定疗效。目前关于 As_2O_3 对骨髓瘤治疗作用的研究主要还集中于基础研究。

5. 全反式维甲酸（ATRA） 有研究发现，ATRA 联合地塞米松在体外能抑制骨髓瘤细胞株 OPM-2 的生长，其可能的作用机制为两者通过协同作用，下调骨髓瘤细胞周期中 S 和 G2/M 期的标记指数和细胞分数，阻断细胞由 G1 期向 S 期转化，通过调节 IL-6/IL-6 受体系统中 IL-6 的自分泌和旁分泌机制减少 IL-6 mRNA 的表达，但单用 ATRA 不能使 IL-6mRNA 的表达减少。有临床试验表明 VAD 方案联合 ATRA 对难治 MM 可能有一定疗效。

6. 法尼基转移酶抑制药（Farnesyl Transferase Inhibitors，FTI） FTI 可将法尼基基因转移至 Ras 基因，使 Ras 基因定位于细胞膜上而发挥作用。30%～50%的 MM 患者存在 Ras 基因的突发激活，FTI 可阻断 Ras 蛋白修饰活化，研究表明具有抑制肿瘤生长的作用、同时对正常细胞无明显毒性。临床研究结果显示，抑制药（R115777）单独治疗已接受过治疗的 MM 患者，64%病情稳定，且药物耐受性好，不良反应少。

7. 双磷酸盐药物 是治疗 MM 骨病的一组内源性焦磷酸盐类似物，可以抑制破骨细胞诱导的骨的重吸收，减轻 MM 细胞产生的高钙血症以及骨质疏松。新进研究表明第三代双磷酸盐（唑来膦酸盐、依卡膦酸盐、伊班膦酸盐），尚可阻断 MM 细胞与 BMSC 的黏附，克服细胞黏附介导的耐药，直接诱导肿瘤细胞凋亡。

8. 干扰素-α（IFN-α） 有抗病毒和抗肿瘤细胞增殖活性以及调节人体免疫功能的作用，且有研究表明 IFN-α 对治疗伴有微小残留病灶的 MM 患者更有效，最近已被应用到多发性骨髓瘤的治疗，尤其在诱导缓解后或自体造血干细胞移植后维持治疗。

9. 白介素-2（IL-2） 是宿主抗肿瘤免疫最重要的细胞因子，在细胞因子网络的调节中起关键作用，主要作用有刺激 T 细胞增殖分化、诱导产生细胞毒性 T 细胞、促进 NK 细胞数目增加，刺激 B 细胞增殖分化、诱导 T 细胞分泌 IFN-α 和 IFN-γ、产生移植物抗肿瘤效应、激活产生 LAK 细胞，通过 MHC 非限制性方式溶解许多体内、体外的肿瘤细胞。最近亦被应用到多发性骨髓瘤的治疗。

10. 其他制剂 NF-κB 抑制药、IL-6 抑制药、Ftase 抑制药，重组人促红细胞生成素等在 MM 体外研究发现可能具有抗肿瘤效应。尚有待于进一步的临床研究。

随着对多发性骨髓瘤发病机制的深入研究，相信将会有更多治疗多发性骨髓瘤的药物不断开发并应用于临床。

【附】

中国多发性骨髓瘤诊治指南

多发性骨髓瘤是血液系统最常见的恶性肿瘤之一。近年由于新药的不断出现使疗效不断提高，多发性骨髓瘤在诊断、治疗以及疗效标准方面出现迅速进展。鉴于此，中国医师协会血液科医师分会召集全国部分专家制定了此指南。

【定义】

多发性骨髓瘤是浆细胞恶性增殖性疾病，骨髓中克隆性浆细胞异常增生，并分泌单克隆免疫球蛋白或其片段（M蛋白），并导致相关器官或组织损伤（ROTI）。常见临床表现为骨痛、贫血、肾功能不全、感染等。

【临床表现】

多发性骨髓瘤最常见的症状是与贫血、肾功能不全、感染或骨破坏相关的症状（表5-4）。常见有：

1. 骨骼症状　骨痛，局部肿块，病理性骨折，可合并截瘫。

2. 免疫力下降　反复细菌性肺炎和（或）尿路感染，败血症；病毒感染以带状疱疹多见。

3. 贫血　正细胞正色素性贫血；少数合并白细胞减少和（或）血小板减少。

4. 高钙血症　有呕吐、乏力、意识模糊、多尿或便秘等症状。

5. 肾功能损害　轻链管型肾病是导致肾功能衰竭的最常见原因。

6. 高黏滞综合征　可有头晕、眩晕、眼花、耳鸣，可突然发生意识障碍、手指麻木、冠状动脉供血不足、慢性心力衰竭等症状。此外，部分患者的M成分为冷球蛋白，引起微循环障碍，出现雷诺现象。

7. 其他　有淀粉样变性病变者可表现为舌肥大，腮腺肿大，心脏扩大，腹泻或便秘，肝、脾肿大及外周神经病等；晚期患者还可有出血倾向。

表5-4　多发性骨髓瘤相关器官或组织损害（ROTI）

临床表现	具体内容
血钙水平增高	校正血清钙高于正常上限值0.25mmol/L（1mg/dl）以上或＞2.8mmol/L（11.5mg/dl）
肾功能损害	血肌酐＞176.8μmol/L（2mg/dl）
贫血	血红蛋白＜100g/L或低于正常值20g/L以上
骨质破坏	溶骨性损害或骨质疏松伴有压缩性骨折
其他	有症状的高黏滞血症、淀粉样变、反复细菌感染（≥2次/年）

【诊断标准、分型、分期及鉴别诊断】

（一）诊断

1. 诊断标准

（1）主要标准　①组织活检证明有浆细胞瘤或骨髓涂片检查：浆细胞＞30％，常伴有形态改变。②单克隆免疫球蛋白（M蛋白）：IgG＞35g/L，IgA＞20g/L，IgM＞15g/L，IgD＞2g/L，IgE＞2g/L，尿中单克隆K或λ轻链＞1g/24小时，并排除淀粉样变。

（2）次要标准　①骨髓检查：浆细胞10％～30％。②单克隆免疫球蛋白或其片段的存在，但低于上述标准。③X线检查有溶骨性损害和（或）广泛骨质疏松。④正常免疫球蛋白量降低：IgM＜0.5g/L，IgA＜1.0g/L，IgG＜6.0g/L。

凡满足下列任一条件者可诊断为MM：主要标准第1项＋第2项；或第1项主要标准＋次要标准②③④中之一；或第2项主要标准＋次要标准①③④中之一；或次要标准①②＋次要标准③④中之一。

2. 最低诊断标准（符合下列两项） ①骨髓恶性浆细胞≥10%或虽＜10%但证实为克隆性和（或）活检为浆细胞瘤且血清和（或）尿出现单克隆 M 蛋白；如未检测出 M 蛋白，则需骨髓恶性浆细胞≥30%和（或）活检为浆细胞瘤。②骨髓瘤相关的器官功能损害：至少一项，详见表 5-3。（其他类型的终末器官损害也偶可发生，并需要进行治疗。如证实这些脏器的损害与骨髓瘤相关则其也可用于骨髓瘤的诊断）

3. 有症状 MM 诊断标准 ①符合 MM 的诊断标准。②出现任何 ROTI。

4. 无症状 MM 诊断标准 ①符合 MM 的诊断标准。②没有任何 ROTI 的症状与体征。

（二）分型

依照增多的异常免疫球蛋白类型可分为以下八型：

IgG 型、IgA 型、IgD 型、IgM 型、IgE 型、轻链型、双克隆型以及不分泌型。根据轻链类型分为 κ、λ 型。

（三）分期

Durie-Salmon 分期体系以及国际分期体系（ISS）均可用。具体见表 5-5、表 5-6，亚型见表 5-7。

表 5-5 多发性骨髓瘤 ISS 分期体系

分期	ISS 分期标准	中位生存期（月）
Ⅰ	β_2-MG＜3.5 mg/L 白蛋白≥35 g/L	62
Ⅱ	不符合Ⅰ和Ⅲ期的所有患者	45
Ⅲ	β_2-MG≥5.5 mg/L。	29

表 5-6 多发性骨髓瘤 Durie-Salmon 分期体系

分期	Durie-Salmon 分期标准	
Ⅰ	血红蛋白＞100 g/L 血清钙水平≤3.0 mmol/L ［12 mg/dl］ 骨骼 X 线：骨骼结构正常或孤立性骨浆细胞瘤 血清骨髓瘤蛋白产生率低 IgG＜50 g/L IgA＜30 g/L 本周蛋白＜4 g/24 h	瘤细胞数＜0.6×10^{12}/m^2 体表面积
Ⅱ	不符合Ⅰ和Ⅲ期的所有患者	瘤细胞数（0.6～1.2）×10^{12}/m^2 体表面积
Ⅲ	血红蛋白＜85 g/L 血清钙＞3.0 mmol/L（12 mg/dl） 血清或尿骨髓瘤蛋白产生率非常高 IgG＞70 g/L IgA＞50 g/L 本周蛋白＞12 g/24 h 骨骼检查中溶骨病损大于 3 处	瘤细胞数＞1.2×10^{12}/m^2 体表面积

表 5-7 多发性骨髓瘤的亚型

亚型	标准
A	肾功能正常［血清肌酐水平＜176.8 mol/L（2 mg/dl）］
B	肾功能异常［血清肌酐水平≥176.8 mol/L（2 mg/dl）］

（四）鉴别诊断

与下列病症鉴别：反应性浆细胞增多（RP）、原发性巨球蛋白血症（WM）及转移性癌的溶骨性病变以及其他可以出现 M 蛋白的疾病如意义未明的单克隆丙种球蛋白病（MGUS）、轻链淀粉样变性、孤立性浆细胞瘤（骨或髓外）、非霍奇金淋巴瘤、慢性淋巴细胞白血病。

1. 反应性浆细胞增多症（reactive plasmacytosis） ①存在原发病：如慢性炎症、伤寒、系统性红斑狼疮、肝硬化、转移癌等。②浆细胞≤30％且无形态异常。③免疫表型：反应性浆细胞的免疫表型为 CD38＋CD56⁻，而 MM 则为 CD38＋CD56⁺。④M 蛋白鉴定：无单克隆免疫球蛋白或其片段。⑤细胞化学染色：浆细胞酸性磷酸酶以及 5'核苷酸酶反应多为阴性或弱阳性，MM 患者均为阳性。⑥IgH 基因克隆性重排阴性。

2. 原发性巨球蛋白血症（Waldenström macroglobulinemia，WM） ①血中 IgM 型免疫球蛋白呈单克隆性增高，同时其他免疫球蛋白正常或轻度受抑制。②影像学：X 线摄片较少见骨质疏松，溶骨性病变极为罕见。③浆细胞形态：骨髓中以淋巴细胞及浆细胞样淋巴细胞多见。淋巴结、肝、脾活检提示是弥漫性分化好的或浆样淋巴细胞性淋巴瘤。④免疫表型：多为 IgM⁺，IgD⁻，CD19⁺，CD20⁺，CD22⁺，CD5⁻，CD10⁻ 及 CD23⁻。

3. 转移性癌的溶骨性病变 ①骨痛以静止及夜间明显。②血清碱性磷酸酶常升高。③多伴有成骨表现，在溶骨缺损周围有骨密度增加。④骨髓涂片或活检可见成堆癌细胞。⑤多数患者可查见原发灶，但部分患者可找不到原发灶。

4. 意义未明的单克隆丙种球蛋白病（monoclonal gammopathy of undetermined significance，MGUS）诊断标准（符合下列 3 项） ①血中 M 蛋白＜30 g/L。②骨髓克隆性浆细胞＜10％。③没有 ROTI、没有其他 B 细胞增殖性疾患或轻链相关的淀粉样变性以及其他轻链、重链或是免疫球蛋白相关的组织损伤。

5. 孤立性浆细胞瘤（骨髓外）诊断标准（符合下列 3 项） ①活检证实为单个部位的单克隆性浆细胞瘤，X 线、MRI 和（或）FDG PET 检查证实除原发灶外无阳性结果，血清和（或）尿 M 蛋白水平较低。②多部位骨髓穿刺涂片或骨活检浆细胞数正常，标本经流式细胞术或 PCR 检测无克隆性增生证据。③无骨髓瘤相关性脏器功能损害等。

【治疗】

（一）治疗原则

1. 无症状骨髓瘤或 D-S 分期 I 期患者可以观察，每 3 月复查 1 次。

2. 有症状的 MM 或没有症状但已出现骨髓瘤相关性器官功能衰竭的骨髓瘤患者应早治疗。

3. 年龄≤65 岁，适合自体干细胞移植者，避免使用烷化剂和亚硝基脲类药物。

4. 适合临床试验者，应考虑进入临床试验。

（二）有症状 MM 或 D-S 分期 Ⅱ 期以上患者的治疗

1. 诱导治疗 诱导治疗期间每月复查一次血清免疫球蛋白定量及 M 蛋白定量，血细胞计数、BUN、肌酐、血钙、骨髓穿刺（若临床需要，可复查骨髓活检）；推荐检测血清游离轻链（如无新部位的骨痛发生或骨痛程度的加重，则半年以上可复查 X 线骨骼照片、MRI、PET/CT）。一般化疗方案 3～4 个疗程（含新药方案可提前）时需对疾病进行疗效评价，疗效达 MR 以上时（达不到 MR 以上者则为原发耐药或 NC，需更换治疗方案）可用原方案继续治疗，直至疾病转入平台期。

年龄≤65 岁或适合自体干细胞移植者：可选以下方案之一诱导治疗 4 疗程，或 4 个疗程以下但已经达到 PR 及更好疗效者，可进行干细胞动员采集。对高危患者可预防使用抗凝治疗。

VAD±T（长春新碱＋阿霉素＋地塞米松±沙利度胺）

TD（沙利度胺＋地塞米松）

BD（硼替佐米＋地塞米松）

PAD（硼替佐米＋阿霉素＋地塞米松）

DVD（脂质体阿霉素＋长春新碱＋地塞米松）

BTD（硼替佐米＋沙利度胺＋地塞米松）

年龄＞65 岁或不适合自体干细胞移植，同时血 Cr≥176 mmol/L 者：可选以下方案之一直至获得 PR 及以上疗效。

VAD（阿霉素＋地塞米松±长春新碱）

TD（沙利度胺＋地塞米松）

PAD（硼替佐米＋阿霉素＋地塞米松）

DVD（脂质体阿霉素＋长春新碱＋地塞米松）

年龄＞65 岁或不适合自体干细胞移植者，血 Cr≤176 mmol/L 者：除以上方案之外，还可选择以下方案之一直至获得 PR 及以上疗效。

MP（美法仑＋泼尼松）

M2（环磷酰胺＋长春新碱＋卡氮芥＋美法仑＋泼尼松）

MPV（美法仑＋泼尼松＋硼替佐米）

MPT（美法仑＋地塞米松＋沙利度胺）

2. 原发耐药 MM 的治疗 ①换用未用过的新的方案，如能获得 PR 及以上疗效者，条件合适者尽快行自体干细胞移植；②符合临床试验者，进入临床试验。

3. MM 复发的治疗

（1）化疗后复发 ①缓解后半年以内复发，换用以前未用过的新方案。②缓解后半年以上复发，可以试用原诱导缓解的方案；无效者，换用以前未用过的新方案。③条件合适者进行干细胞移植（自体、异基因）。

（2）移植后复发 ①异基因移植后复发：供体淋巴细胞输注，使用以前未使用的、含新药的方案。②自体干细胞移植后复发：使用以前未使用的、含新药的方案，可考虑异基因造血干细胞移植。

4. 维持治疗 维持治疗的意义不明确，维持治疗时机在不进行移植的患者在取得最佳疗效后再巩固 2 个疗程后进行；行自体造血干细胞移植后的患者在达到 VGPR 及以上疗效后进行。可选用沙利度胺 50～200 mg/d，QN，联合泼尼松 50 mg/d，QOD；干扰素 3MU，QOD。

维持阶段如无 ROTI 的证据则第一年每 3 个月复查以上指标，第二年每 6 个月复查以上指标。

5. 自体干细胞移植　①自体造血干细胞移植常在有效化疗后 3～4 疗程后进行；有可能进行自体造血干细胞移植的患者避免使用含烷化剂和亚硝基脲类药物。②第一次自体干细胞移植后，获得 VGPR 以下疗效的患者，可进行第二次自体干细胞移植，第二次移植一般在第一次移植后 6 月内进行。③第一次自体干细胞移植后，获得 VGPR 以上疗效的患者，可以进行观察或维持治疗，也可以试验进行二次自体干细胞移植，但患者不一定获益。

6. 异基因干细胞移植　对多发性骨髓瘤患者可以进行自体-降低预处理方案的异基因干细胞移植；降低预处理方案的异基因干细胞移植一般在自体干细胞移植后半年内进行。

清髓性异基因干细胞移植移可在年轻患者中进行，常用于难治复发患者。

7. 支持治疗　在化疗基础上进行。

（1）骨病的治疗　①使用口服或静脉的双膦酸盐药物：包括氯膦酸二钠、帕米膦酸二钠、唑来膦酸、伊班膦酸。静脉制剂使用时严格掌握输注时间，使用前后注意监测肾功能，总使用时间不要超过 2 年，如在 2 年以后仍有活动性骨损害，可间断使用。帕米膦酸二钠或唑来膦酸有引起颌骨坏死以及加重肾功能损害的可能。②在有长骨病理性骨折或脊柱骨折压迫脊髓可行手术治疗，有症状的脊柱压缩性骨折可行脊柱后凸成形术。③剧烈的疼痛，止痛效果不佳时，可以局部低剂量放疗，在干细胞采集前，避免全身放疗。

（2）高钙血症　①水化、利尿：日补液 2000～3000 ml；保持尿量＞1500 ml/d。②使用双膦酸盐。③糖皮质激素和（或）降钙素。

（3）贫血　可考虑促红细胞生成素治疗。

1）肾功能不全　①水化利尿；减少尿酸形成和促进尿酸排泄。②有肾功能衰竭者，应积极透析。③慎用非甾类消炎镇痛药。④避免静脉肾盂造影。

2）感染　积极治疗各种感染，按免疫低下原则进行处理。

3）高黏滞血症　血浆置换可用于有症状的高黏滞血症患者。

【预后】

MM 自然病程具有高度异质性，中数生存期约 3～4 年，有些患者可存活 10 年以上。影响 MM 的预后因素有：年龄、C 反应蛋白（CRP）水平、骨髓浆细胞浸润程度及 Durie-Salmon 临床分期（包括肾功能）、ISS 分期。细胞遗传学改变是决定 MM 疗效反应和生存期的重要因素，荧光原位杂交（fluorescent in-situ hybridization，FISH）检测的高危 MM 具有 t（4；14）、t（14；16）、del（17p），间期细胞遗传学检出 13q-也是高危因素之一。另外，浆细胞分化程度、循环浆细胞数及血清乳酸脱氢酶（LDH）水平对于 MM 生存期的预测也均为彼此独立的预后因素；体能状态（performance status，PS）对 MM 生存期极可能具有很强的预测能力。

（李晓明　景　莉）

参考文献

1. 中国多发性骨髓瘤工作组. 中国多发性骨髓瘤诊治指南，中华内科杂志，2008，47（10）869-872.

2. NCCN Multiple Myeloma Panel. NCCN clinical practice guideline in oncology：multiple myeloma national comprehensive cancer. Network，2009：2.

3. Singhal S，Mehta J，Desikan R，et al. Antitumor activity of thalidomide in refractory multiple myeloma. N Engl J Med，1999. 341：1565-1571.

4. Palumbo A，Bringhen S，Liberati AM，et al. Oral melphalan，prednisone，and thalido-mide in elderly patients with multiple myeloma：updated results of a randomized con-trolled trial. Blood，2008，112（8）：3107-3114.

5. Paul Richardson，Sundar Jagannath，Mohamad Hussein. et al. Safety and efficacy of single-agent lenalidomide in patients with relapsed and refractory multiple myeloma. Blood，2009，114：772-778.

6. Paul G. Richardson，Wanling Xie，Constantine Mitsiades，et al. Single-agent Borte-zomib in previously untreated multiple myeloma：efficacy，character-Ization of peripheral neuropathy，and molecular correlations with response and neuropathy. J Clin Oncol，2009，27：3518-3525.

7. 张旗，宋振岚. 三氧化二砷联合化疗治疗难治性多发性骨髓瘤 21 例. 白血病·淋巴瘤，2005，14（3）：168-169.

8. 郭长升，唐家宏，宋宗昌，朱璐. VAD方案联合全反式维甲酸治疗难治性多发性骨髓瘤 12 例. 第三军医大学学报，2006，28：24.

9. Beaupre DM，Cepero E，Obeng EA，et al. R115777 induces Ras-independent apoptosis of myeloma cells via multiple intriusis pathways. Mol Cancer Ther，2004，3（2）：179-186.

10. Yalcin B，Dogan M，Buyukcelik A，et al. Interferon-alpha as maintence therapy in pa-tients with multiple myeloma. Ann Oncol，2005，16（4）：634-639.

弥散性血管内凝血的诊断与治疗

弥散性血管内凝血（disseminated intravascular coagulation，DIC）是一种发生在多种疾病基础上，由致病因素激活凝血系统，导致弥散性微血管内血栓形成，凝血因子被大量消耗，引起全身性血栓-出血综合征。2001 年国际血栓与止血学会提出的定义为：DIC 是一种获得性综合征，其特征是血管内凝血系统激活而且失去局限性，它既可由微血管体系损伤引起也可促进微血管体系损伤。损伤严重者，可导致多脏器功能障碍。常见的病因为：严重感染、恶性肿瘤、手术和创伤、心血管疾病、肝脏疾病、病理产科、严重输血反应和中毒等。其中感染占首位。DIC 的发病机制虽然复杂，但始终是以凝血酶的生成为中心环节，因此 DIC 的诊断与治疗也围绕于此。

【发病机制】

（一）启动因素

近年来，涉及 DIC 患者凝血激活的启动机制已经阐明，一般来说，通过两条途径诱发 DIC：①炎症细胞释放炎症介质诱导内皮细胞和单个核细胞表达组织因子（如严重感染或外伤等）；②促凝物质，主要是组织因子，释放并进入血液循环（如血液系统恶性肿瘤或实体瘤）。组织因子弥漫表达或释放入血而诱导外源性凝血途径激活，是 DIC 发生的最主要启动因素，已达成广泛认同。

（二）生理抗凝物质的作用

如果生理抗凝血功能正常，即使组织因子对凝血过程有很强的启动作用，凝血活性也不会播散。在 DIC 过程中，主要的生理抗凝血途径受到损伤。ATⅢ是凝血酶和Ⅹa因子最主要的抑制药，DIC 时大量消耗、弹性蛋白酶的降解、肝脏合成障碍和毛细血管外漏，致血浆中 ATⅢ水平降低。

DIC 时蛋白 C 系统亦明显受损。激活的蛋白 C（APC）选择性裂解凝血因子Ⅴa及Ⅷa起抗凝血作用：内皮细胞表达 TM 下调，蛋白 C 生成减少，消耗增多，合成受损和血管外漏，均导致蛋白 C 不足。TFPI 可抑制 TF 发挥抗凝作用。动物实验表明，DIC 时内源性TFPI 浓度下降，但有部分患者 TFPI 浓度升高，因此，TFPI 的作用尚不清楚。

（三）纤溶系统的作用

随着研究的深入，发现引起 DIC 的基础疾病不同，其纤溶系统的活性不尽相同。如急性早幼粒细胞白血病（APL）和脓毒症引起的 DIC，前者纤溶系统的活性明显增强；而后者纤溶系统的活性受到抑制。Asakura H 等研究发现，急性早幼粒细胞白血病引起 DIC 的患者纤溶活性明显增强，主要表现为出血，很少发生多器官功能衰竭；而脓毒症引起 DIC 的患者纤溶活性受抑，往往发生多器官功能衰竭。Ontachi Y 等研究表明，感染患者发生 DIC后血浆中 PAI-1 浓度升高，其中伴发 MOF 的患者血浆中 PAI-1 浓度更高，而纤溶酶/纤溶酶抑制物、纤维蛋白/纤维蛋白原降解产物（FDP）更低，提示纤溶系统功能受抑与发生多器官功能衰竭相关。

总之，DIC 的发生在于组织因子弥漫表达或释放后广泛激活外源性凝血途径，加之生理抗凝血功能降低，导致广泛微血栓的形成，消耗大量凝血因子和血小板，引起出血；同时如果患者的纤溶系统不能把形成的广泛微血栓明显清除，超过了各脏器的代偿能力，将会发生微循环障碍、休克或脏器功能衰竭。

【临床表现】

DIC 患者早期可见凝血时间缩短而无出血倾向。后期有凝血障碍时，出现出血症状，轻者皮肤见出血点，重者可有大片瘀斑、呕血、咯血、便血、血尿、颅内出血等。不能用原发病解释的微循环障碍或休克的发生；广泛性皮肤、黏膜栓塞，灶性缺血性坏死、脱落及溃疡形成，或不明原因的肺、肾、脑等脏器功能衰竭的临床表现，均应警惕患者发生 DIC。

【诊断标准】

第八届全国血栓与止血学术会议（2001 年，武汉）修订的标准是目前国内临床医生普遍接受并正在应用的诊断标准，它兼顾了科学性、先进性和实用性，又强调了肝病与白血病在 DIC 诊断中的特殊性，不失为一个较好的诊断标准，对于 DIC 的诊断，特别是典型的急性 DIC，多可及时确诊，但对于非典型、慢性、早期的 DIC（DIC 前期与代偿期）诊断问题上仍然存在一定难度。具体内容如下。

（一）DIC 诊断标准修订方案（第八届全国血栓与止血学术会议，2001 年，中国武汉）

1. 一般标准

（1）存在易于引起 DIC 基础疾病，如感染、恶性肿瘤、病理产科、大型手术及创伤等。

（2）有下列两项以上临床表现　①严重或多发性出血倾向。②不易用原发病解释的微循环障碍或休克。③多发性微血管栓塞症状、体征：如广泛性皮肤、黏膜栓塞，灶性缺血性坏死、脱落及溃疡形成，或不明原因的肺、肾、脑等脏器功能衰竭。④抗凝治疗有效。

（3）实验室检查符合下列标准（同时有以下三项以上异常）　①血小板小于 100×10^9/L

或呈进行性下降。②血浆纤维蛋白原含量小于 1.5 g/L 或呈进行性下降，或大于 4.0 g/L。③3P 试验阳性或血浆 FDP 大于 20 mg/L 或 D-二聚体水平升高（阳性）。④凝血酶原时间（PT）缩短或延长 3 秒以上或呈动态性变化，或 APTT 延长 10 秒以上。⑤疑难或其他特殊患者，可考虑行 AT、FⅧ：C 以及凝血、纤溶、血小板活化分子标记物测定：血浆纤溶酶原（PLG）＜300 mg/L；抗凝血酶（AT）活性小于 60％或蛋白 C（PC）活性降低；血浆内皮素-1（ET-1）含量大于 8 pg/ml 或凝血酶调节蛋白（TM）增高；血浆凝血酶碎片 1＋2（F1＋2）、凝血酶抗凝血酶复合物（TAT）或纤维蛋白肽（FPA）水平增高；血浆可溶性纤维蛋白单体复合物（SFMC）含量增高；血浆纤溶酶-纤溶酶抑制复合物（PIC）水平增高；血浆组织因子（TF）水平增高或组织因子途径抑制物（TFPI）水平下降。

2. 肝病合并 DIC 的实验室诊断标准　①血小板小于 50×10^9/L 或呈进行性下降，或血小板活化，代谢产物升高。②血浆纤维蛋白原含量小于 1.0 g/L。③血浆因子Ⅷ：C 活性小于 50％（必备）。④PT 延长 5 秒以上。⑤3P 试验阳性或血浆 FDP 大于 60 mg/L 或 D-二聚体水平升高（阳性）。

3. 白血病合并 DIC 实验室诊断标准　①血小板小于 50×10^9/L 或呈进行性下降，或血小板活化，代谢产物升高。②血浆纤维蛋白原含量小于 1.8 g/L。③PT 延长 5 秒以上或进行性延长。④3P 试验阳性或血浆 FDP 大于 60 mg/L 或 D-二聚体水平升高（阳性）。

4. 基层医疗单位 DIC 实验诊断参考标准（具备以下三项以上指标异常）　①血小板小于 100×10^9/L 或呈进行性下降。②血浆纤维蛋白原含量小于 1.5 g/L 或进行性下降。③3P 试验阳性或血浆 FDP 大于 20 mg/L。④PT 缩短或延长 3 秒以上或呈动态性变化。⑤外周血破碎红细胞大于 10％。⑥红细胞沉降率低于 10 mm/h。

（二）国际血栓和止血 DIC 评分系统

国际上主要采用的是评分系统诊断 DIC。2001 年国际血栓与止血学会（ISTH）颁布了 DIC 积分诊断标准，ISTH DIC 专业委员会根据体内稳定调节功能紊乱情况，将 DIC 分为两类：非显性 DIC（non-oven DIC），指止血机制处于代偿状态的 DIC，即 pre-DIC；显性 DIC（oven DIC），指止血机制处于失代偿状态的 DIC，即临床典型 DIC，该系统的敏感性和特异性分别是 91％和 97％，见表 5-8。

表 5-8　国际血栓和止血 DIC 评分系统

1. 存在易致 DIC 的基础疾病，如严重感染、恶性肿瘤、病理产科，大型手术及创伤等（没有＝0，有＝2）

2. 实验室检查
　血小板计数（＞100＝0；＜100＝1；＜50＝2）
　纤维蛋白标志物水平（可溶性纤维蛋白单体/纤维蛋白降解产物）
　（没有增加：0；温和增加：2；明显增加：3）
　凝血酶原时间（PT）
　（＜3 s. ＝0；＞3 s. but＜6 s. ＝1；＞6 s＝2）
　纤维蛋白原
　（＞1.0 g/L＝0；＜1.0 g/L＝1）

3. 计算总分

4. 如果总分≥5：考虑显性 DIC；每天重复评分；
　总分＜5：提示但不能确定为非显性 DIC；1～2 天重复评分

ISTH 非显性 DIC 诊断标准：ISTH 推荐的非显性 DIC 诊断标准亦为计分评判模式，其中包含前 DIC 的诊断，但对于非显性 DIC 的概念与诊断尚不够确切，尚需在应用过程中通过更多的资料来评估其价值。

从上述内容我们发现，我国的 DIC 诊断标准与国际上盛行的诊断标准存在明显差异，这也可以解释为什么国外研究 DIC 综述时往往会将严重脓毒血症的抗凝研究结果在论述 DIC 时使用，因为按 ISTH 诊断 DIC 标准严重脓毒血症往往已经达到 DIC 的诊断要求。

【鉴别诊断】

DIC 鉴别诊断的重点是与原发性纤溶亢进、血栓性血小板减少性紫癜、严重肝病、原发性抗磷脂综合征、溶血性尿毒症综合征等疾病进行鉴别。鉴别诊断有赖于病史、临床症状和实验室依据的综合判断。

1. 原发性纤溶亢进　表现为纤维蛋白原减少，由于并无血管内凝血，故不存在血小板活化，血小板计数通常正常，也缺乏微血管溶血性贫血表现。D-二聚体水平应该正常，硫酸鱼精蛋白副凝试验（3P 试验）应该阴性，但 FDP 升高。据此可将 DIC 与原发性纤溶亢进区别开来。

2. 血栓性血小板减少性紫癜　以血小板减少和微血管病性溶血为突出表现，可伴随发热、神经系统症状、肾脏损害，但缺乏凝血因子消耗性降低及纤溶亢进等依据，可资鉴别。

3. 严重肝病　由于有出血倾向、血纤维蛋白原浓度、多种凝血因子浓度下降，血小板减少，PT 延长以及肝脏对 FDP 及蛋白酶抑制物清除降低，这些表现与 DIC 类似，鉴别诊断常常困难。但严重肝病者多有肝病病史，黄疸、肝功能损害症状较为突出，血小板减少程度较轻、较少，FⅧ：C 活性正常或升高，纤溶亢进与微血管病性溶血表现较少等可作为鉴别诊断参考。但需注意严重肝病合并 DIC 的情况。

4. 抗磷脂综合征（APS）　APS 的特点是：①临床表现有血栓形成，习惯性流产，神经症状（脑卒中发作、癫痫、偏头痛、舞蹈症），肺高压症，皮肤表现（网状青斑、下肢溃疡、皮肤坏死、肢端坏疽）等。②实验室检查：抗磷脂抗体抗体（APA）阳性；抗心磷脂（ACA）阳性；狼疮抗凝物质（LA）阳性；BFP-STS 相关抗体假阳性；Coomb 试验阳性；血小板数减少及凝血时间延长。

【治疗】

目前的观点认为，原发病的治疗是终止 DIC 病理过程的最为关键和根本的治疗措施。在某些情况下，凡是病因能迅速去除或控制的 DIC 患者，凝血功能紊乱往往能自行纠正。但多数情况下，相应的支持治疗，特别是纠正凝血功能紊乱的治疗是缓解疾病的重要措施。

（一）积极控制原发疾病及支持治疗

大量证据表明，凡是病因能迅速去除或者控制的 DIC 患者，其治疗较易获得疗效。譬如感染，特别是细菌感染导致的败血症，是 DIC 最常见病因，重症感染诱发的 DIC 患者，主张"重锤出击"的抗感染策略，抗生素应用宜早期、广谱、足量，经验性用药则应采取"降阶梯"原则，尽早减轻感染对微血管系统损害；又如在胎盘早剥等病理产科导致 DIC 发生的患者，终止妊娠往往能有效扭转病情。相反，如原发病不予去除或难以控制者，则 DIC 虽经积极治疗，仍难控制其病情发展或易于复发。

早期去除引发 DIC 的基础疾病或原发病，同时要重视重要功能支持的必需性，如：补充血容量，纠正低血压、酸中毒，可以改善微循环功能；密切监测肺、心脏和肾功能变化，采用必要的支持性措施，如使用呼吸机支持、改善血管活性药物的使用促进器官灌注和肾功能的保护、维持电解质的平衡等措施可提高患者生存率。

（二）替代治疗

血小板和凝血因子过度消耗能够增加出血的风险，然而输注血小板或者新鲜冰冻血浆等替代处理措施被认为可能增加血栓形成的风险，但是这种担心从来都没有得到临床或试验证实。一些非随机对照试验显示对于有活动性出血或者出血倾向明显的患者，输注新鲜冰冻血浆、纤维蛋白浓缩物、冷沉淀或血小板对患者是有益的。考虑到输注血小板或者新鲜冰冻血浆等替代治疗措施从理论上可能加重血栓形成，而客观上存在这些替代治疗对活动性出血或者出血倾向明显的患者有益的证据，因此输注血小板或者新鲜冰冻血浆等处理措施不能仅仅依靠实验室检查的结果，重点在于患者是否有活动性出血或者明显的出血倾向。

（三）生理性抗凝物

在 DIC 发生的过程中，生理性的抗凝物降低，对于这些抗凝物的补充被认为是有希望的方法。研究者采用抗凝血酶治疗脓毒症和（或）感染性休克的患者，几乎所有试验都证实抗凝血酶能够改善实验室指标，缩短 DIC 病程，甚至改善脏器功能，但是从小样本实验到多中心随机对照试验均未显示抗凝血酶的使用能够改善这类患者的死亡率。同时，在随机对照试验中，TFPI 的使用也没有改善严重脓毒血症患者的死亡率。

虽然抗凝血酶和 TFPI 没有得到理想的治疗效果，但是活化蛋白酶 C（APC）的使用为 DIC 患者带来了希望。一系列三期临床试验均显示 APC 能改善脓毒症患者的死亡率；并能改善凝血异常和脏器功能。并且多个国家已经批准活化蛋白酶 C 在临床上的运用。

（四）肝素的使用

肝素治疗感染相关的 DIC 研究结果比较多，但是这些研究结果总是存在矛盾。一些研究结果显示肝素能够部分抑制 DIC 患者的凝血过程，然而肝素对 DIC 患者的死亡率仍没有被对照试验有利的证实。因此，肝素用于存在出血倾向的患者安全性总是存在争议。

对于以下一些疾病引起的 DIC，肝素是可以考虑使用的。如恶性肿瘤或主动脉瘤引起的慢性 DIC，肝素持续输注 500～750 U/h 对于治疗这类患者是有利的；而对于超急性 DIC 患者，如不匹配的输血、羊水栓塞、感染性流产、暴发性紫癜等疾病，5000 到 10 000 U 的负荷剂量同时使用血液成分替代治疗的方法，多数专家认为可以考虑使用；然后用 500 U～1000 U/h 的肝素进行维持治疗，直到原发疾病得到改善再考虑停药。

总之，目前针对抗凝治疗严重 DIC 患者的研究结果并不乐观，可能因为抗凝治疗并不能很好解决患者微循环中已经形成的微血栓，这些微血栓继续阻塞脏器血流、危害脏器功能。如果针对严重 DIC 患者，使用促进纤溶的药物增强纤溶功能，可能能够改善多器官功能，此种方法虽可加重出血风险，但可通过使用血制品支持治疗解决这一问题。溶栓治疗用于 DIC 的治疗尚在试验探索阶段，具体疗效有待进一步研究。

（李晓明　袁凯锋）

参考文献

1. Taylor FB Jr，Toh CH，Hoots WK，et al. Towards definition，clinical and laboratory criteria，and a scoring system for disseminated intravascular coagulation. Thromb Haemost，2001，86（5）：1327-1330.

2. Levi M. Disseminated intravascular coagulation. Crit Care Med，2007，35：2191-2195.

3. Levi M. Current understanding of disseminated intravascular coagulation. Br J Haematol，2004，124（5）：567-576.

4. Levi M，de Jonge E，van der Poll T. Rationale for restoration of physiological anticoagu lant pathways in patients with sepsis and disseminated intravascular coagulation. Crit Care Med，2001，29（7）：90-94.

5. Ontachi Y，Asakura H，Mizutani T，et al. An enhanced fibrinolysis prevents the development of multiple organ failure in disseminated intravascular coagulation in spite of much activation of blood coagulation. Critical Care Medicine，2001，29（6）：1164-1168.

6. Taylor FBJ，Toh CH，Hoots WK，et al. Towards definition，clinical and laboratory criteria，and a scoring system for disseminated intravascular coagulation. Thromb Haemost 86：1327，2001.

7. Levi M，Toh CH，Thachil J，Watson HG. Guidelines for the diagnosis and management of disseminated intravascular coagulation. British Committee for Standards in Haematology. Br J Haematol. 2009 Apr；145（1）：24-33.

8. Warren BL，Eid A，Singer P，et al. Caring for the critically ill patient. High-dose antithrombin III in severe sepsis：A randomized controlled trial. JAMA，2001，286：1869.

9. Abraham E，Reinhart K，Opal S，et al. Efficacy and safety of tifacogin（recombinant tissue factor pathway inhibitor）in severe sepsis：A randomized controlled trial. JAMA，2003，290：238-247.

10. Bernard GR，Vincent JL，Laterre PF，et al. Efficacy and safety of recombinant human activated protein C for severe sepsis. N Engl J Med，2001，344：699.

11. Vincent JL，Angus DC，Artigas A，et al. Effects of drotrecogin alfa（activated）on organ dysfunction in the PROWESS trial. Crit Care Med，2003，31：834.

12. Levi M，Levy M，Williams MD，et al. Prophylactic heparin in patients with severe sepsis treated with drotrecogin alfa（activated）. Am J Respir Crit Care Med，2007，176：483.

难治性原发免疫性血小板减少症的治疗现状

据 2011 年新修订的 ITP 国内专家共识（修订版），免疫性血小板减少性紫癜（immune thrombocytopenic purpura，ITP）已更名为原发免疫性血小板减少症（primary immune thrombocytopenia，ITP），概括了一部分并无临床表现的 ITP 患者。在 ITP 中，大约有不到 10％的患者为难治性 ITP。ITP 的发病机制最初被认为是循环中产生的血小板自身抗体加速了血小板在网状内皮系统的破坏，因此，治疗难治性 ITP 大多立足于抑制血小板自身抗体的产生和减少血小板的破坏，主要包括且不限于：单克隆抗 CD20——利妥昔单抗，免疫抑制药，联合化疗等。然而，这些药物并没有使难治性 ITP 获得较理想和持久的反应率，且药物不良反应使治疗不能维持。血小板的减少实际是血小板破坏增加和生成减少的最终结果，近年来，国外学者已开始了 ITP 治疗新路径的研究，可刺激血小板生成的血小板生成素受体激动药雷米司汀（Romiplostim）和艾曲泊帕（Eltrombopag），已在美国经 FDA 批准上市，开辟了难治性 ITP 治疗新路径。

【诊断】

目前尚无统一的标准。国外部分学者认为，在所有治疗 ITP 的方案中，脾切除是获得持续完全反应最有效的手段，故将经脾切除仍无反应的患者定义为难治性 ITP；部分学者则认为，在未使用不能耐受的细胞毒性药物情况下，应用任何一种治疗方式均不能将血小板值在一定时期内维持于 $20 \times 10^9/L$ 以上者为难治性 ITP。据 2011 年 ITP 国内专家共识（修订版），诊断难治性 ITP 需满足以下 3 点：①脾切除后无效或者复发；②仍需要治疗以降低出血的风险；③除外了其他引起血小板减少的原因，确诊为 ITP。

由于脾切除对某些经糖皮质激素疗无效的患者来说难以接受或者无法实施，所以难治性 ITP 可能还应该包括这部分患者。

【治疗】

（一）治疗原则

据许多研究报道，ITP 患者因治疗带来的风险甚至大于 ITP 本身的风险。美国血液病协会（ASH）和英国血液病标准委员会（BCSH）强调，ITP 的治疗目标最主要是预防出血和避免治疗相关不良反应，而非将血小板升至正常值。因血小板减少程度与出血严重度不一定平行，血小板数量并非决定治疗与否的唯一指标。目前的研究表明，血小板计数 $<20 \times 10^9/L$ 者易出现严重的皮肤、黏膜出血，肉眼血尿，月经过多甚至致命性出血，而血小板计数在 $(30 \sim 50) \times 10^9$ 以上者，很少发生出血。故 ITP 的治疗原则总体上说，血小板计数 $>50 \times 10^9/L$ 者，尽管仍有少数需要治疗但大多数仅需长期观察，血小板在 $(20 \sim 50) \times 10^9/L$ 者若无出血倾向或高危因素（如难以控制的高血压、活动性消化道出血、使用抗凝剂、近期的外伤史或脑外伤），则无需急诊处理，若需服药阿司匹林，非甾体抗炎药或其他抗血栓药者，则提倡将血小板升至 $(40 \sim 50) \times 10^9/L$；对于血小板 $<10 \times 10^9/L$ 者，在减少毒性药物的同时使血小板保持于能达到止血的 $30 \times 10^9/L$ 以上为宜。

George JN 认为治疗 ITP 要个体化，对治疗方案的选择应该包括对患者生活方式的评估，比如年轻运动员和活动量小的老年人对血小板数值的需求是不同的，某些病理情况也会增加出血风险，比如高血压、脑血管疾病等；也许对一些未治疗的难治性 ITP 患者来说，他们的生活质量远远高于那些使用上述任何一种常规方式治疗的患者。

（二）治疗现状

研究数据表明，不到 10% 的初诊 ITP 患者在切脾后仍需其他治疗。目前难治性 ITP 的治疗尚无统一的方案，也没有一种确切的方案被广泛接受。Vesely SK、Perdue JJ 等对 1996～2003 年所发表的英文文献中，诊断 ITP 三个月以上患者的治疗方式与完全反应率之间关系做了系统性回顾，说明了目前尚无客观证据能够证明哪种治疗方案更有效。

（三）治疗措施

从发病机制来说，难治性 ITP 的治疗，国内外主要有如下一些方式。

1. 抑制血小板破坏

（1）糖皮质激素 作用机制包括：①抑制单核-巨噬细胞系统的吞噬功能，延长与抗体结合的血小板寿命；②抑制抗体生成及抗原抗体反应，减少血小板的破坏；③刺激骨髓造血及血小板向外周血的释放；④促进内皮细胞融合，降低血管通透性。糖皮质激素是治疗 ITP

的首选药物，成人患者血小板＜30×10^9/L 者，通常需要口服糖皮质激素治疗。对难治性 ITP 通常用大剂量冲击治疗方案。尽管 70％～80％的患者达到初始缓解，但长期缓解率仅不到 30％。糖皮质激素用于初治 ITP 和需要治疗的慢性 ITP 患者，而要想获得无需后续治疗的长期持续缓解通常很少见。骨质疏松、高血压、血糖升高等不良反应使部分患者不能耐受而停药。

（2）脾切除　脾脏是产生抗体及破坏血小板的主要场所。近年来脾切除的晚期并发症逐渐受到关注，包括肺动脉高压、动脉粥样硬化、免疫监视受损。George JN 提出，虽然脾切除作为难治性 ITP 较适当的治疗方式已有数十年了，但公开出版的数据中支持这点的很少，它们中的多数是儿童或者病程少于 3 个月的成人，不排除自发缓解的可能。由于脾切除而致感染的风险可能大于其疗效，近年来国外、很少内科医生推荐，也很少有患者选择其作为首选的二线治疗方法。

（3）静脉免疫球蛋白　静脉免疫球蛋白用于治疗 ITP 的主要机制是封闭单核-巨噬细胞表面 Fc 受体，抑制血小板的破坏。大剂量丙种球蛋白和抗 RH（D）球蛋白可用于急性重症 ITP，但溶血是抗 RH（D）球蛋白的主要不良反应。然而并非每个患者对静脉免疫球蛋白都有反应。Webster ML、Sayeh E 等对静脉免疫球蛋白治疗无反应者作了猜测，并通过小鼠实验证实了这种假想：ITP 的血小板破坏主要是由抗血小板自身抗体 GPⅡbⅢa 和（或）抗 GPⅠba 抗体介导的，由后者介导的 ITP 患者可能对 IVIG 反应较差。

（4）抗 CD20 单抗　ITP 的发病机制也与 T 细胞免疫紊乱有关，Th1/Th2 比例上调导致产生自身抗体的 B 淋巴细胞功能异常。研究证实慢性 ITP 发病与单克隆 T 细胞扩增促使自身抗体产生，以及抵抗 Fas 介导的细胞凋亡的自反应性克隆增殖有关。利妥昔单抗是人鼠嵌合型单克隆抗 CD20 抗体，因其能够清除产生自身抗体的 B 淋巴细胞，且相对安全及较少引起骨髓抑制，现已成为治疗难治性 ITP 最受欢迎的免疫抑制药。一项系统性回顾表明利妥昔单抗的完全反应率（血小板计数＞150×10^9/L）为 44％，总体有效率（血小板＞50×10^9/L）为 62％。Medeot M、Zaja F 等对 26 位复发和难治性 ITP 患者进行每周输注利妥昔单抗 375 mg/m²，连用 4 周，在平均观察 56.5 个月后，评价其完全反应率（CR）、部分反应率（PR）、复发率、长期无病生存（RFS）、无治疗生存、短期和长期毒性作用，分析资料后得出结论：利妥昔单抗可使近 1/3 复发或难治性 ITP 患者获得持续缓解，并且有较安全的作用。Zaja F、Baccarani M 等在一项随机试验中，将 101 名未经治疗的 ITP 患者随机分别分配到单用地塞米松（40 mg/d，共 4 天，$n=49$）组及地塞米松联用利妥昔单抗（375 mg/m²，$n=52$）组中，比较两组持续缓解率分别为 36％和 63％（$p=0.004$，95％CI），不良反应发生率分别为 10％和 2％（$p=0.082$，95％CI），但两组严重不良反应发生率无显著差异性（2％ vs 6％，$p=0.284$，95％CI）。

然而，利妥昔单抗的长期持续反应率如何呢？Aleem A 等对 24 名复发或难治性 ITP 患者进行治疗性研究后得出结论：利妥昔单抗对一部分复发或难治性 ITP 患者来说有很好的耐受性及有效性，但在之后的 5 年随访中，仅有 1/5 的患者达到持续缓解，而利妥昔单抗治疗无效的患者对其他的治疗也表现出无效。

利妥昔单抗的不良反应包括血清病、低血压、支气管痉挛、急性呼吸窘迫综合征和休克，但发生率很低。目前尚不能确定其对人类的免疫抑制是否会增加病毒或细菌的感染。低丙种球蛋白已在利妥昔单抗治疗风湿性疾病（尤其大剂量使用）时被发现，但关于利妥昔单抗的致命毒性的风险性，对人体的免疫是否存在一定程度的抑制，还需更多的数据和长期的观察来评估。

（5）环孢素 是钙依赖磷酸酶抑制药，抑制 T 淋巴细胞增殖，并能调节 ITP 患者体内失衡的 T 细胞亚群。其作用特点是作用于淋巴细胞增殖的早期，不抑制造血系统，不直接作用于吞噬细胞，因而不引起白血病和血小板减少。起效较慢，视患者病情危急情况，如果有充足的时间，可以选择环孢素，据血药浓度和血肌酐水平调整用量。国外一项研究，在 18 名经脾切除术的难治性 ITP 患者中，有 5 人获完全反应，5 人获部分反应，不过有 30％因不能承受不良反应（高血压、肌痛和头痛）而中止治疗。我国郭长升、孙玉霞等以环孢素（每天 10 mg/kg）加用糖皮质激素与达那唑治疗难治性 ITP，近期有效率达 68.1％，治疗第 4 周有效率已达 49.9％，维持时间长。环孢素不良反应有：肾毒性、消化道反应、多毛症、手震、齿龈增生、高血压、转氨酶升高、胆汁淤积等，通过联合用药，减少环孢素用量，降低不良反应发生率。不过，现有资料样本太小，尚需大量临床样本验证。

（6）硫唑嘌呤 硫唑嘌呤可以抑制淋巴细胞增殖。美国学者 Vesly SK、Perdue JJ 等于 2004 年对已发表的 10 篇关于硫唑嘌呤治疗 ITP 的文章做了一项系统性回顾：166 名患者中有 25％在随访期间维持血小板于正常值。硫唑嘌呤的常规剂量是每天 1～2 mg/kg，2～3 个月后起效。不良反应包括白细胞减少、肝功能受损。

（7）吗替麦考酚酯 吗替麦考酚酯是嘌呤合成途径中关键酶——次黄嘌呤核苷 50-单磷酸脱氢酶的非竞争性抑制药，其靶细胞是 T、B 淋巴细胞，抑制血小板自身抗体的产生。其优点是耐受性较好，反应较持续，但起效比较慢。常规剂量为每天 1～2 g。国外学者 Provan D、Moss AJ 等的一项研究提示其治疗难治性 ITP 的有效率为 38.9％。Colovic M、Suvajdzic N、Colovic N 等对 18 名难治性 ITP 患者（其中 9 人已行脾切除术）予吗替麦考酚酯治疗至少 12 周后进行随访观察，有 11 人（36％）治疗 12 周后即有反应，其中 6 人（55％）为完全反应（CR），5 人（45％）为部分反应（PR），11 人中有 5 人（45％；3CP/2PR）获得持续反应，6 人（55％；3CR/3PR）在平均 14 周后复发，而其中 3 人在重新制订吗替麦考酚酯治疗方案后获得了较稳定的 PR，另外 3 人因血小板保持在"安全水平（$30×10^9$/L 以上）"无一人出现进一步的出血故未再治疗；最后得出结论：在治疗对糖皮质激素或脾切除术无反应的 ITP 时，吗替麦考酚酯作为二线治疗药物能够获得较持续的反应，且有很好的耐受性。

不过，它与其他免疫抑制药联合使用可能更有效。Arnold DM、Nazi I、Santos A 等联合应用硫唑嘌呤，吗替麦考酚酯和环孢素治疗 19 名难治性 ITP 患者（除 1 人外，在先前均经历了平均 6 种治疗方法，包括切脾，并且失败），结果有 14 人（73％）获得了平均 24 个月的持续反应，其中 2 人在停用所有药物后仍能获得持续缓解；无一例发生严重不良反应。

所以，吗替麦考酚酯对非急性重症难治性 ITP 患者可能是较好的选择。

（8）环磷酰胺 作为一种烷化剂，治疗难治性 ITP 的方案为：每 4 周大剂量（1.0～1.5 g/m²）静脉滴注，单用或联合化疗，每天 1～2 mg/kg 维持治疗。目前关于环磷酰胺治疗难治性 ITP 的经验性报道比较少。国外学者主张避免使用环磷酰胺，因为其有导致向白血病转变的可能。

（9）长春碱类 可以使 50％的患者获得短暂的血小板升高，常规用法为 1 mg/m²（最大剂量 2 mg）静脉注射，每周一次，可重复 3～4 次。主要不良反应为中性粒细胞减少、脱发以及与剂量相关的周围神经炎。目前很少有长春碱类治疗 ITP 获持续缓解方面的报道。

（10）达那唑　可能的机制是减少吞噬细胞 Fc 受体的表达，减少血小板的破坏，减少对 IgG 敏感的红细胞的清除，可用于男性以及非孕妇。通常予 400～800 mg 每天口服，2 个月内可有反应。大约 70％的患者可获治疗反应，若维持治疗可有持续的疗效。达那唑有较好的耐受性，主要不良反应有男性化、闭经、可逆性肝损害。

（11）联合免疫抑制药治疗难治性 ITP　国外学者 Boruchov DM、Gururangan S 等进行了联合化疗治疗难治性 ITP 的研究，35 名经 IVIG 及大剂量糖皮质激素治疗无反应的患者（其中 54％者已切脾），给予 3～4 种药物联合治疗以达到短期的血小板升高，包括 IVIG（1g/kg），甲泼尼龙（30 mg/kg）、长春新碱（0.003 mg/kg）和（或）静脉抗-D（50～70 mg/kg），维持治疗予以口服达那唑（10～15 mg/kg）和硫唑嘌呤（2 mg/kg），71％的患者获得了治疗反应。

我国张奕加、朱雄鹏等使用长春新碱联合依托泊苷（VP16）加入同血型单采血小板 10 U 后输予患者，治疗 20 例难治性 ITP，观察 3 个月，显效者占 23.1％，良效 46.2％，进步 23.1％，无效一例，总有效率 69.39％；治疗后复查血小板相关抗体（PAIgG、PAIgM、PAIgA）较治疗前明显下降（$p<0.001$，$p<0.001$，$p<0.005$），巨核细胞产板型治疗后较治疗前明显增加（$p<0.001$），颗粒型较治疗前明显下降（$p<0.001$）。其作用原理可能为，长春新碱和 VP16 均为细胞毒药物，与供者血小板在体外孵育后形成偶联体（VP16-血小板复合物），进入患者体内形成 VP16（VCR）-血小板-血小板抗体复合物，被单核-巨噬细胞吞噬后，两者协同杀伤大量巨噬细胞，减少血小板破坏。

免疫抑制药的骨髓抑制以及肝肾功能损害等方面的不良反应近来已受到关注；同时，患者年龄、性别以及对生育的要求等情况使免疫抑制药的选择也受到一定程度限制。强烈的治疗也许有效，不过代价则是增加了药物毒性，对那些已经有骨髓抑制以及血小板持续减少的患者来说，这种方法应该谨慎选择。对于难治性 ITP 患者，Donald M. Arnold 和 John G. Kelton 通常首选达那唑和（或）中剂量 IVIG（1kg/kg），有时也选用利妥昔单抗，但这样昂贵的治疗方式在部分国家（包括加拿大）受到了限制；因此他们发现，联合环磷酰胺、硫唑嘌呤和吗替麦考酚酯多数情况下是有效的。

（12）血浆置换　血浆置换可迅速清除循环中的 PAIg，方法为每次置换 3000 ml 血浆，连续 3～5 次可清除 95％以上的 PAIg，临床效果确切。因其所需费用高，难以推广，通常仅用于急症抢救。

2. 促进血小板生成　是治疗难治性 ITP 的新方向。

（1）重组人血小板生成素 rh-TPO（特比奥）　作用机制是刺激巨核细胞增殖分化，促进血小板生成。早在 2002 年，国外学者就已通过Ⅰ/Ⅱ阶段临床试验证实了重组人巨核细胞生长分化因子（PEG-rHuMGDF）能够增加慢性 ITP 患者的血小板数；不过由于抗体的产生，中和了内生性 TPO 导致严重的血小板减少或全血细胞减少症，使其临床试验中止。

rh-TPO 治疗 ITP 多中心随机对照试验（Ⅲ期）中，对照组与试验组均使用达拉唑，0.2 g，3 次/日，实验组 rh-TPO 300 U/kg，IH，QD，疗程 14 天，对照组服药达拉唑 14 天后若血小板计数仍$<20\times10^9$/L 加用 rh-TPO 治疗，300 U/kg，IH，疗程 14 天；两组停药后均观察 14 天；结果表明，达那唑 14 天治疗无效情况下使用 rh-TPO 治疗是有效的。

我国赵永强、王庆余等所做的多中心临床试验中，给予慢性难治性 ITP 患者皮下注射 rhTPO 1.0 U/kg，1 次/日，疗程 14 天，停药后血小板计数逐渐回落，至给药起第 28 天，血小板计数中位数降至 76.5（35～120.3）$\times10^9$/L，但仍明显高于治疗前（$p<0.01$），仅

3例出现轻微1临床不良反应。

（2）促血小板生成素受体激动药　与 PEG-rHuMGDF 不同，第二代非免疫原性 TOP 受体激动药和人体内 TOP 无相同序列，因而授者体内不会产生相应抗体。AMG531（雷米斯汀）和 Eltrombopag（艾曲泊帕）于 2008 年通过美国 FDA 批准上市，用于已经以皮质类固醇作为初始治疗，现仍需治疗或脾切除后仍需治疗的难治性 ITP。

雷米斯汀是一种由四个完全相同的肽类组成的多肽体，特异性结合并启动血小板生成素受体 cMPLFc 段，延长其半衰期。该药每周皮下注射一次（1～10 μg/kg）。在美国，雷米斯汀被 FDA 批准用于经标准方案治疗［如糖皮质激素、静脉免疫球蛋白、抗 RH（D）免疫球蛋白或者脾切除］无效的成人慢性 ITP。一项研究中，脾切除和非脾切除慢性 ITP 患者服用雷米斯汀的总有效率为 80％。另一项开放扩展研究中，在使用 3～4 年雷米斯汀治疗的患者，大多数可维持较长时间的反应。在两样本多中心随机安慰剂对照双盲三阶段试验中，雷米斯汀能够增加并保持切脾和非切脾患者的血小板数；雷米斯汀治疗组获得了 83％（69/83）的总体反应率，而安慰剂组仅 7％（3/42）（$p < 0.0001$）；在随后的长期随访研究中，血小板计数在 $50 \times 10^9/L$ 以上且能连续维持 >10 周，>25 周，>52 周的人数分别占 78％（102/103），54％（66/122）和 35％（29/84）。

艾曲泊帕以 25～75 mg/d 的剂量口服给药，餐前 1 小时或餐后 2 小时服药。在临床试验中观察到艾曲泊帕的有效性与罗米司亭相似。在随机安慰剂对照试验中，治疗 6 周后，艾曲泊帕治疗组获得了高于安慰剂组 70％的反应率。

尽管雷米斯汀和艾曲泊帕的一般耐受性很好，在公开报道的研究中也未见严重并发症的发生，它们对难治性 ITP 的疗效令人信服，但其远期不良反应以及对其他情况的血小板减少症的临床疗效如何，还需更多的长期研究来验证。国外正在进行雷米斯汀用于治疗儿科 ITP，骨髓增生异常综合征以及化疗相关血小板减少症方面的研究。相信 TPO 受体激动药能够给难治性 ITP 的治疗带来新的希望，开辟治疗 ITP 的新观点。

（3）根除幽门螺杆菌（Hp）　早在 10 年前 Gasbarrini 等人就推断了 ITP 与 Hp 感染有关。Hp 相关性 ITP 的临床特点与观察到的非 Hp 感染患者临床表现相似，并且症状不严重。根除 Hp 治疗是否能增加 ITP 患者的血小板仍然是一个有争议的话题。一些报道描述了大多数难治性 ITP 患者在根除 Hp 后血小板增加了，但仍有一些报道并没有类似的结果。Donald M. Arnold 和 Roberto Stasi 在 2008 年 ASH 会议上发表文章中描述到，为明确根除 Hp 在 ITP 治疗中的独立作用，他们回顾了 1950 年至 2008 年 4 月期间所发表的关于根除 Hp 治疗 ITP 方面的文献，比较了 Hp 阳性和 Hp 阴性 ITP 患者分别在应用抗 Hp 治疗后血小板的反应率，Hp 阳性的 131 人中获反应者有 65 人（49.6％），而 Hp 阴性的 44 人中则无一人获反应，基于此项回顾得出结论，对于成人 ITP，根除 Hp 仅作为 Hp 感染的 ITP 患者的治疗方案。

3. 其他方案

（1）抗 CD154　作为 CD40 的配合体，CD154 在 T 细胞的抗原提呈和体液免疫中是必不可少的。国外有人以单克隆抗 CD154 治疗 ITP 有部分患者获得血小板反应，但不良反应仍然较常见。

（2）FcR 信号传导干扰　靶向针对 FcR 信号通路中的磷脂酸激酶抑制药和单克隆抗 FcγRⅢ抗体，目前国外尚在研究中。

（3）抗肿瘤坏死因子 α 受体　最初用于风湿性疾病和银屑病关节炎的重组人Ⅱ型肿瘤坏

死因子受体-抗体融合蛋白（益赛普）现已用于 ITP 的治疗。国外一项研究中，有 3 名严重难治性 ITP 患者达到了稳定的血小板反应并且持续 1.5～3 年。

关于难治性 ITP 的治疗，目前尚无明确数据说明哪种治疗方式最好。间歇使用大剂量糖皮质激素（比如 4 天大剂量地塞米松）或者静脉输注免疫球蛋白"起效快"的优势对于有症状的严重血小板减少者有时是必要的，但要想获得更持久的反应，则可能需要使用利妥昔单抗，麦考芬吗乙酯，或者联合化疗等。脾切除作为二线治疗的"金标准"已有很多年了，但近年来很多患者及临床医生不愿意考虑或者不能实施脾切除。利妥昔单抗可能是个好的选择，然而昂贵的价格将限制其使用，并且远期不良反应尚待更多的试验数据评价。无论哪种方案都有难以避免的毒副作用，这对某些患者来说，危险性也许比出血本身更大。因此，对有出血症状的患者给予适当的治疗，在获得疗效的同时减少不良反应的发生，也许是当前最好的选择。

（李晓明　黄纯兰）

参考文献

1. George JN. Management of patients with refractory immune thrombocytopenic purpura. J Thromb Haemost，2006，4：1664-1672.

2. Kojouri K，Vesely SK，Terrell DR，George JN. Splenectomy for adult patients with idiopathic thrombocytopenic purpura：a systematic literature review to assess long-term platelet count responses，prediction of response，and surgical complications. Blood，2004，104：262-334.

3. Douglas B. Cines，James B. Bussel：How I treat idiopathic thrombocytopenic purpura (ITP)，2005，106：2244-2251；June7，2005；doi：10.1182/blood-2004-12-4598.

4. Cohen YC，Djulbegovic B，Shamai-Lubovitz O，Mozes B. The bleeding risk and natural history of idiopathic thrombo- cytopenic purpura in patients with persistent low platelet co- unts. Arch Intern Med，2002，160：1630-1638.

5. Cheng Y，Wong RS，Soo YO，et al. Initial treatment of immune thrombocytopenic purpura with high-dose dexamethasone. N Engl J Med，2003，349：831-836.

6. Ortielje JE，Westendorp RG，Kluin-Nelemans HC，Brand A：Morbidity and mortality in adults with idiopathic thrombocytopenic purpura. Blood，2001，97：2549-2554.

7. Ertrand Godeau，Marc Michel. Treatment of chronic immune thrombocytopenic purpura in adults. Ann Hematol. （2010）89（Suppl1）：S55-S60；DOI10.1007/s00277-010-0952-y.

8. Perdue JJ，Rizvi MA，Terrell DR，et al. Management of adult patients with idiopathic thrombocytopenic purpura after failure of splenectomy. A systematic review. Ann Int Med，2004，140：112-120.

9. Webster ML，Crow M，Chen PG，et al. Relative efficacy of intravenous immunoglobulin G in ameliorating thrombocytopenia induced by antiplatelet GPⅡbⅢa versus GPⅠb alpha antibodies. Blood Aug，2006，108（3）：943-946.

10. Edwards JC，Cambridge G，Leandro MJ. B cell depletion therapy in rheumatic disease.

Best Pract Res Clin Rheumatol，2006，20：915-928.

11. Arnold DM，Dentali F，Crowther MA，Meyer RM，Cook RJ，Sigouin C，Fraser GA，Lim W，Kelton JG. Systematic review：efficacy and safety of rituximab for adults with idiopathic thrombocytopenic purpura. Ann Intern Med，2007，146：25-33.

12. Medeot M，Zaja F，Vianelli N，et al. Rituximab therapy in adult patients with relapsed or refractory immune thrombocytopenic purpura：long-term follow-up results. European Journal of Haematology，2008，81（3）：165- 169.

13. Zaja F，Baccarani M，Mazza P，et al. Dexamethasone plus rituximab yields higher sustained response rates than dexamethasone monotherapy in adults with primary immune thrombocytopenia. Blood，2010，115（14）：2755-2762.

14. Aleem A，Alaskar AS，Algahtani F，et al. Rituximab in immune thrombocytopenic purpura：transient responses，low rate of sustained remissions and poor response to further therapy in refractory patients. International Journal of Hematology，2010，92（2）：283-288.

噬血细胞综合征的诊断与治疗

噬血细胞综合征（hemophagocytic syndrome，HPS）亦称噬血细胞性淋巴组织细胞增生症（hemophagocytic lymphohistocyosis），又称噬血细胞性网状细胞增生症（hemophagocytic reticulosis），最早于 1952 年报道，是一类由多种不同疾病引起的 T 细胞介导的组织细胞反应性增生，以高细胞因子血症、噬血细胞大量增生，多器官、多系统受累，并进行性加重伴免疫功能紊乱的巨噬细胞增生性疾病，代表一组病原不同的疾病，其特征是发热，肝、脾肿大，血细胞减少，易并发出血、感染、多脏器功能衰竭和 DIC。该综合征分为两大类，一类为原发性或家族性，另一类为继发性，后者可由感染及肿瘤等所致。原发性 HPS，或称家族性 HPS，为常染色体隐性遗传病，其发病和病情加剧常与感染有关；继发性 HPS 分为感染相关性 HPS（infection-associated hemophagocytic syndrome，IAHS），此型多与病毒感染有关，由病毒引起者称病毒相关性 HPS（virus-associated hemophagocytic syndrome，VAHS）；由肿瘤引起者称肿瘤相关性 HPS（malignancy-associated hemophagnocyticsyndrome，MAHS）。该病以儿童多见，男性多于女性。儿童原发性 HLH（FHL）的年发病率约为 0.12/10 万。在日本和亚洲国家发病率较高，东方国家患者的死亡率约为 45%。

【病因】

除外儿童期发病的家族性 HPS（FHL）之外，可分为原发性（原因不明）或继发性，继发性 HPS 常见病因为感染、药物、红斑狼疮、实体肿瘤和血液系肿瘤及免疫缺陷等，故一旦 HPS 诊断确定，应严格探究病因。感染相关的 HPS（IAHS）中多见病毒（尤其是 EB 病毒）和细菌感染，血液肿瘤多见于恶性淋巴瘤，已报道可引起 HPS 的恶性淋巴瘤有外周 T 细胞淋巴瘤、NK 细胞淋巴瘤、血管中心型淋巴瘤、成人鼻 T 细胞淋巴瘤、大细胞性淋巴瘤（T-和 B-细胞型）、Ki-1 阳性大细胞淋巴瘤（即间变性大细胞淋巴瘤）、免疫母细胞淋巴结病样 T 细胞淋巴瘤和进展性 NK 细胞白血病。IAHS 的病因包括：①病毒（EB 病毒、疱疹病毒、巨细胞病毒、登革热病毒、水痘病毒、带状疱疹病毒、乙肝病毒、副流感病毒Ⅲ等）；②细菌（伤寒杆菌、不动杆菌、大肠杆菌、布氏杆菌、结核杆菌、金黄色葡萄球菌、β-溶血性链球菌、草绿色链球菌、粪链球菌、肺炎球菌）；③支原体；④真菌（念珠菌、隐球菌、荚膜组织胞浆菌）；⑤立克次体（恙虫病、Q热等）；⑥原虫（利什曼原虫、疟原虫）。其他潜在病因有骨髓增生异常综合征（MDS）、急性非淋巴细胞白血病、慢性淋巴细胞白血病、多发性骨髓瘤、毛细胞白血病、转移性肿瘤、胃癌、恶性畸胎瘤等。免疫介导性疾病包括系统性红斑狼疮、脂膜炎、类风湿关节炎、结节病、炎性肠病等。免疫缺陷状态免疫抑制药和（或）细胞毒药物治疗、脾切除、艾滋病、X联淋巴增生综合征，其他如坏死性淋巴结炎、成人Still病、慢性肾衰、肾移植后、饮酒过量等。

【发病机制】

噬血细胞综合征可以看作细胞因子病（cytokine disease），或巨噬细胞激活综合征。作为免疫应答的反应性T细胞和单核-吞噬细胞过度分泌淋巴、单核因子〔巨噬细胞增生的诱导因子（PIF）〕激活巨噬细胞。恶性细胞亦可直接刺激组织细胞，或由肿瘤细胞产生释放细胞因子（如干扰素-γ），诱发临床综合征，称之为副新生物综合征（para-neoplastic syndrome）。高细胞因子血症作为血细胞减少和器官衰竭的中间机制。CD4$^+$T细胞分泌诱导巨噬细胞增生的因子（PIF）为HPS的始动因素。IFN-γ和TNF-α引起骨髓造血抑制，IFN-γ、TNF-α和IL-1导致发热、肝功能异常、高脂血症及凝血障碍。可溶性白介素2受体（sIL-2R）的过度增高结合IL-2可作为抑制正常免疫反应的"阻断因子"导致继发性免疫缺陷状态。认为HPS患者血细胞减少有多种因素参与：①噬血细胞增多，加速血细胞的破坏；②血清中存在造血祖细胞增殖的抑制性物质，骨髓内粒系与红系前体细胞和巨核细胞进行性减少，归因于抑制性单核因子和淋巴因子的产生，诸如IFN-γ、TNF和IL-1以及造血生长抑制因子的产生。总之噬血细胞综合征的发病机制：①存在免疫调节障碍或免疫失衡；②淋巴和单核因子持续产生，作为免疫应答的反应性T细胞分泌淋巴因子可活化巨噬细胞，尤其如干扰素-γ不仅能抑制造血，而且亦能活化巨噬细胞，淋巴因子GM-CSF亦激活巨噬细胞；③遗传因素影响机体对感染的反应方式，如家族性噬红细胞性淋巴组织细胞增生症和X联淋巴增殖综合征的儿童可发生类似的血液学异常；④存在单克隆性T细胞增殖，在EB病毒相关噬血细胞综合征（EBV-AHS）的患者采用PCR法检测10/11例呈TCRγ链重排，亦有报道TCRβ基因的单克隆性重排，显示EB病毒感染T细胞引起单克隆增殖的可能，或许是末梢T细胞"肿瘤"的一种特殊类型。EBV-AHS患者EBV整合入宿主T细胞染色体基因组造成单克隆T细胞增生（从良性到新生物前期或明显的恶性增殖）伴异常的T细胞。为何异常的T细胞反应导致组织巨噬细胞的吞噬行为改变，可能由T细胞过度分泌的淋巴因子所介导。

【病理】

骨髓涂片中出现体积较大的噬血组织细胞，吞噬物为形态完整的白细胞，有核红细胞，成熟红细胞及血小板，亦可为不完整的细胞及细胞碎片等，碱性磷酸酶染色阳性率及积分正常或增高。吞噬性组织细胞增多累及骨髓、淋巴结窦状隙和髓索、脾红髓、肝血窦和门脉区，偶可浸润其他器官，如肺、心、肾上腺、中枢神经系统、肾、子宫和胃。

【临床表现】

噬血细胞综合征是一组以在骨髓或其他淋巴组织、器官中出现异常增多的组织细胞且伴有活跃的吞噬自身血细胞行为为特征的病症。原发性噬血细胞综合征发病年龄一般早期发病，70％发生于1岁以内，甚至可在生前发病，出生时即有临床表现。多数在婴幼儿期发病，但也有迟至8岁发病者，成年发病亦不能排除家族性HPS。在同一家族中，其发病年龄相似。症状体征多样，早期多为发热、肝、脾肿大，有的有皮疹、淋巴结肿大和神经症状。发热持续，亦可自行退热；肝脾肿大明显，且呈进行性；皮疹无特征性，常为一过性，往往出皮疹时伴高热；约有一半患者有淋巴结肿大，有的有巨大淋巴结。中枢神经系统的症状一般在病程晚期出现，但也可发生在早期，表现为兴奋性增高、前囟饱胀、颈强直、肌张力增强或降低、抽搐等。亦可有第Ⅵ或第Ⅶ对脑神经麻痹、共济失调偏瘫或全瘫、失明、意识障碍、颅内压增高等。肺部的症状多为肺部淋巴细胞及巨噬细胞浸润所致，但难与感染鉴别。继发性噬血细胞综合征的症状和体征与原发性基本相同，另外还可出现寒战、肌痛、嗜睡、厌食、呼吸道和消化道症状等感染相关症状。

【实验室及影像学检查】

1. 子生物学检查 存在PRF或SAP基因突变

2. 血象 多为全血细胞减少，以血小板减少为明显，白细胞减少的程度较轻；观察血小板的变化，可作为本病活动性的一个适应证。病情缓解时，首先可见到血小板上升；而在病情恶化时，亦首先见到血小板下降。

3. 骨髓象 骨髓在疾病早期的表现为中等度的增生性骨髓象，噬血现象不明显，常表现为反应性组织细胞增生，无恶性细胞浸润，应连续多次检查骨髓，以便发现吞噬现象。该病的极期除组织细胞增多外，有多少不等的吞噬性组织细胞，主要吞噬红细胞，也可吞噬血小板及有核细胞。晚期骨髓增生度降低，这很难与细胞毒性药物所致的骨髓抑制鉴别。有的病例其骨髓可见大的颗粒状淋巴细胞，胞体延长如马尾或松粒状，这可能是HPS的一种特殊类型的淋巴细胞。

4. 高细胞因子血症 在家族性HPS及继发性HPS的活动期常见下列因子增多：IL-1受体拮抗因子、可溶性IL-2受体（sIL-2）、干扰素-γ（IFN-γ）、肿瘤坏死因子（TNF）等。

5. 血脂 可见三酰甘油增多，可在疾病的早期出现，脂蛋白电泳常见极低密度脂蛋白胆固醇及低密度脂蛋白胆固醇升高，高密度脂蛋白胆固醇降低。当病情缓解时，脂蛋白胆固醇可恢复正常。

6. 肝功能 转氨酶及胆红素可增高，其改变的程度与肝受累的程度一致。在全身感染时，可有低钠血症、低白蛋白血症及血清铁蛋白增多。

7. 凝血功能 在疾病活动时，常有凝血异常，特别是在疾病活动期，有低纤维蛋白原血症，部分凝血活酶时间延长，有肝受损时其凝血酶原时间可延长。

8. 脑脊液 中等量的细胞增多 [（5～50）×10^6/L]，主要为淋巴细胞，可能有单核细胞，但很少有噬血细胞，蛋白增多，但有的即使有脑炎的临床表现，其脑脊液亦可能正常。

9. 免疫学检查 家族性HPS常有自然杀伤细胞及T细胞活性降低。

10. 影像检查 部分患者胸片可见间质性肺浸润，晚期患者头颅CT或MRI检查可发现异常，其改变为陈旧性或活动性感染，脱髓鞘，出血，萎缩或（和）水肿。有时亦可通过CT检查发现脑部钙化。

【诊断标准】

2004年国际组织细胞协会公布的嗜血细胞综合征诊断标准，即HLH2004诊断标准：

1. 分子生物学检查 符合HLH（例如存在PRF或SAP基因突变）。

2. 临床及实验室诊断标准 ①发热超过1周，热峰＞38.5℃；②脾大；③血细胞减少

≥2系（血红蛋白<90 g/L；中性粒细胞<10^9/L；血小板<100×10^9/L）；④三酰甘油升高（≥3 mmol/L）和（或）纤维蛋白原下降（<1.5 g/L）；⑤血清铁蛋白升高（≥500 μg/L）；⑥骨髓、脾脏、脑脊液或淋巴结发现嗜血细胞现象，未见恶性肿瘤细胞；⑦血浆可溶性CD25（可溶性IL-2受体）升高（≥2400 U/ml）；⑧NK细胞活性下降或缺乏，以上至少达到五条。

3. 支持证据　中枢神经系统症状伴脑脊液轻度细胞数增高和（或）蛋白含量增高，转氨酶及胆红素增高，LDH>1000 U/L。

【鉴别诊断】

鉴别诊断最容易混淆的是家族性HPS与继发性HPS，特别是与病毒相关性HPS的鉴别，因为病毒感染不但与病毒相关性HPS有关，在家族性HPS患者，也常有病毒感染，而且家族性HPS也常由病毒感染而诱发。家族性HPS为常染色体隐性遗传病，常询问不到家族史，更增加了诊断的难度。一般认为，在2岁前发病者多提示为家族性HPS，而8岁后发病者，则多考虑为继发性HPS。在2～8岁之间发病者，则要根据临床表现来判断，如果还难肯定，则应按家族性HPS处理。其次要与恶性组织细胞病相鉴别，二者在骨髓片上很难鉴别，但HPS要比恶组常见得多。但如临床上呈暴发经过、严重肝功能损害、骨髓中组织细胞恶性程度高，特别是肝、脾或其他器官发现异常组织细胞浸润，则先考虑为恶性组织细胞病为宜；否则应诊断为HPS。

【治疗】

原发性HPS或病因不明患者除加强支持治疗和并发症的治疗外，尚无特效治疗，根本性治疗是同种异体造血干细胞移植。继发性HPS应作病因探索，治疗应以基础病与HPS并重。

（一）家族性噬血细胞综合征

1. 化学疗法　常用的化疗药物有细胞毒性药物，如长青花碱或长春新碱与肾上腺皮质激素联用，亦可应用反复的血浆置换，或依托泊苷（VP16）或替尼泊苷与肾上腺皮质激素合用。有的应用依托泊苷、肾上腺皮质激素，鞘内注射甲氨蝶呤（MTX）及头颅照射治疗取得良好效果。有的主张在缓解时，应用上述药物小剂量维持治疗。

2. 免疫治疗　环孢素治疗家族性HPS取得满意效果，同样，用抗胸腺细胞球蛋白（ATG）亦可诱导缓解。

3. 造血干细胞移植　尽管上述化疗可使病情缓解，有的可缓解9年，但仍不能根治家族性HPS。Fisher等（1986）首先报告用骨髓移植治愈家族性HSP患者，在2000年上海举行的国际小儿血液肿瘤学术研讨会上，日本学者Imashukn报告5例由EBV所致的HPS，应用造血干细胞移植，随后用环孢素加依托泊苷，大大改善了本病的预后。

4. 治疗方案　国际组织细胞协会（HLH）2004方案：①初始治疗：第1周～第8周，包括地塞米松10 mg/m^2×2周，5 mg/m^2×2周，2.5 mg/m^2×2周，1.25 mg/m^2×1周，第8周开始逐渐减停；依托泊苷150 mg/m^2静脉滴注，第1周、第2周每周2次，第3周～第8周每周1次；环孢素6 mg/（kg·d）口服。如有神经系统症状，则在第3周～第6周各加用1次鞘注MTX联合地塞米松。②继续治疗：第9周～第40周，地塞米松10 mg/m^2×3天，隔周1次；依托泊苷150 mg/m^2静脉滴注，隔周1次；环孢素用法同前。③后续治疗：第40周后仅用地塞米松和环孢素。

（二）继发性噬血细胞综合征

继发性 HPS 针对病因进行相应治疗。对 HPS 或高细胞因子血症的治疗对策为：①类固醇疗法或大剂量甲泼尼龙冲击。②静脉滴注大剂量丙种球蛋白（多用于 VAHS）；③抑制 T 细胞活化的特异性抑制药环孢素或联用 G-CSF 治疗 VAHS，或抗胸腺细胞球蛋白；④直接拮抗细胞因子的抗 TNF 抗体和 IL-1 受体拮抗药；⑤为抑制或减少淋巴因子的供应源可采用化疗。包括 CHOP、CHOPE 方案或缓慢静滴长春新碱。已有应用依托泊苷（VP16）治疗原因不明的重症 HPS、EBV-AHS 或 LAHS 奏效的报道。⑥骨髓根治性治疗、异基因骨髓移植（allo-BMT）、外周血干细胞移植治疗 FHL 或耐化疗的 LAHS、EBV-AHS 病例，优于常规化疗和免疫抑制治疗。

肿瘤相关性噬血细胞综合征治疗方案决定于疾病的类型，如 HPS 发生于治疗前的免疫缺陷患者，则治疗主要是抗感染及抗肿瘤；如果 HPS 发生于化疗后，而肿瘤已缓解则应停止抗肿瘤治疗，同时抗感染，加用肾上腺皮质激素及 VP16；对进展迅速的 MAHS 则应针对细胞因子所致的损害进行治疗，可用前述 HLH 2004 方案。

【预后】

HPS 预后取决于潜在疾患的严重性及细胞因子的强度，约有半数病例死亡。呈暴发性经过者病情急剧恶化，4 周内死亡。生存者 1～2 周血细胞数恢复，肝功能恢复需较长时间（3～4 周）。血液恶性疾病患者中，合并 HPS 和不合并 HPS 组平均生存期分别为 7 个月、48 个月，呈显著性差异。T/NK-LAHS 患者预后绝对不良。主要死亡原因为出血、感染、多脏器功能衰竭和 DIC。

（李晓明　唐君玲）

参考文献

1. Kontopoulou T，Tsaousis G，Vaidakis E，et al. Hemophagocytic syndrome in association with visceral leishmaniasis. Am J Med，2002，113：439-440.

2. Koizumi K，Haseyama Y，Machino R，et al. The hemophagocytic syndrome in prostate cancer revealed by disseminated carcinomatosis of the bone marrow. J Urol，2002，168：1101-1102.

3. Henter JH，Elinder G，Ost A. Tne FHL study group of histiocyte Society：Diagnostic guideline for hemophagocytic lymphohistoiocytosis. Semin Oneol，1991，18：29.

4. de Kerguenec C，Hillaire S，Molinie V，et al. Hepatic manifestations of hemophagocytic syndrome：a study of 30 cases. Am J Gastroenterol，2001，96：852-857.

5. Janka G，lmashuku S，Elinder G，et al. Infection-and malignancy-associated hemophagocytic syndromes. Secondary hemophagocytic lymphohistiocytosis. Hematol Oncol Clin North Am，1998，12：435-444.

6. Majluf Cruz A，Sosa Camas R，Perez Ramirez O，et al. Hemophagoeytic syndrome associated with hematological neoplasias. Leuk Res，1998，22：893- 898.

流式细胞术在血液病中的应用

流式细胞术（flow cytometry，FCM）是集计算机技术、激光技术、电子技术、流体力学、细胞化学、细胞免疫学等多门高新技术与方法为一体的现代细胞分析技术，它以流式细胞仪为工具，在单细胞水平上对大量细胞进行高速、准确、多参数的定量分析或分选，为生物医学与临床检验学发展提供了全新的视角和强有力的手段。目前流式细胞术在肿瘤、细胞免疫、血液病的诊断及治疗、移植医学、细胞凋亡、临床微生物学检验、优生遗传等临床中得到了广泛的应用。

FCM 可以分析多种标本，包括骨髓、血液、针吸穿刺的细胞、活检组织、胸腔积液、脑脊液、腹腔积液等。FCM 具有快速的优点，可以在获得标本后 2 小时之内作出诊断。故越来越被广泛应用。由于 FCM 标本要求是单细胞悬液，而血或骨髓有取材方便、利于系列追踪疾病发展等天然优势，因此 FCM 在血液学中的应用尤为广泛。FCM 通过对外周血细胞、骨髓细胞表面抗原和 DNA 的检测分析，对各种血液病的诊断、预后判断和治疗起着重要的作用，是血液病包括白血病免疫分型、血小板疾病和淋巴瘤等诊断的重要手段之一。

一、用于血液、肿瘤细胞增殖动力学研究

细胞经 DNA 荧光染料如碘化丙啶（PI）、溴化乙啶（EB）、Hoechst 等标记后，FCM 可测定单个细胞 DNA 的含量，并描绘出 DNA 图形，经软件处理可计算出 G_0/G_1、S、G_2/M 各细胞周期细胞所占的百分比。依据增殖指数可了解群体细胞的增殖活力。焦宁 Y 与 FITC 分别是 RNA 与蛋白质的特异性染料；PI 与 FITC 双染可测知单个细胞内 DNA 与蛋白质量的变化；丫啶橙（AO）染色法不仅可测定单个细胞 DNA 与 RNA 含量，还可区分出 G_0 与 G_1 期细胞；若丹明 123（Rhodamin 123）是线粒体特殊染料。通过以上各种特殊染色法，不仅可了解血、肿瘤细胞的增殖状况，更可用于化疗药物作用机制的探讨，从而将其区分为增殖周期特异性、非特异性药物，以及周期时相特异性、非特异性药物，以便更合理的配伍联合化疗方案，预测肿瘤细胞对药物的敏感性等。

单参数 DNA 图形或 AO 染色 DNA/RNA 双参数法可显示非整倍体峰，理论上其灵敏度达万分之一。非整倍体细胞是肿瘤细胞的特异标志，在实体瘤中检出率为 $80\%\sim90\%$，在白血病中为 $30\%\sim40\%$。非整倍体细胞克隆在肿瘤完全缓解期消失，复发前重现。因而 FCM-DNA 非整倍体测定在肿瘤的诊断、残存肿瘤细胞的监测及预后中有重要价值。用抗 5-溴脱氧尿嘧啶核苷单抗法可测定细胞倍增时间与各时相时间，用抗周期蛋白单抗可研究周期蛋白对细胞周期的调控。

二、流式细胞仪在白血病免疫分型诊断的概述

近年来白血病的免疫分型已成为诊断血液恶性肿瘤不可缺少的重要标准之一。早年曾用过的荧光显微镜或 APAAP 方法基本被废弃。国际上公认的通用的方法是流式细胞术（FCM）。流式细胞术白血病免疫分型是利用荧光素标记的单克隆抗体（McAb）作分子探针，多参数分析白血病细胞的细胞膜、细胞浆或细胞核的免疫表型，由此了解被测白血病细胞所属细胞系列及其分化程度。

(一) 流式细胞仪诊断白血病的依据

①FCM 能快速、多参数、客观地定性、定量测定细胞膜、浆、核的抗原表达。②至今尚未发现白血病的特异抗原。③能用正常血细胞的单抗来进行免疫分型。白血病细胞基因异常，分化受阻于某阶段形成不同亚型的白血病。这群细胞充盈于骨髓。正常血细胞从多能干细胞分化、发育、成熟为功能细胞的过程中，细胞膜、细胞浆或细胞核抗原的出现、表达增多与减少甚至消失与血细胞的分化发育阶段密切相关，而且表现出与细胞系列及其分化程度相关的特异性。因此，这些抗原的表达与否可作为鉴别和分类血细胞的基础。白血病是造血系统的恶性肿瘤，在形态上变化虽相当大，但仍能表达正常血细胞所具有的抗原，因而仍可依据其抗原的表达谱对白血病进行免疫分型。

(二) 流式细胞仪诊断白血病的意义

1. 免疫分型　骨髓血细胞是形态学分型的基础，FCM 白血病免疫分型是对形态学分型的重要补充和进一步深化，国际白血病 MIC 分型协作组认为免疫分型对每一例急性白血病都是必不可少的，对下列情况意义更大：①用形态学、细胞化学染色不能肯定细胞来源的白血病。②形态学为急性淋巴细胞白血病（ALL）或急性未分化白血病（AUL）但缺乏特异性淋巴细胞系列抗原标记。③混合性白血病。④部分髓系白血病。目前，免疫分型对粒细胞和单核细胞白血病的鉴别尚有一定困难。⑤慢性淋巴细胞白血病。⑥微小残留白血病。

2. 临床预测　可根据抗原的表达情况预测病情的预后，如白血病患者有 CD7$^+$ 与 CD34$^+$ 共表达，预后不佳。

3. 疾病监测　可监测病程的发展，可进行微小残留白血病的检测。

(三) 免疫分型常用的免疫标志及其意义

1. 白血病系列分化抗原

（1）T 淋巴细胞白血病　CD3、CD5、CD7。

（2）B 淋巴细胞白血病　CD10、CD19、CD22。

（3）NK 淋巴细胞白血病　CD16、CD56、CD57。

（4）髓系白血病　CD13、CD14、CD33、MPO（髓过氧化物酶）。

（5）红白血病　GlyA（血型糖蛋白 A）。

（6）巨核细胞白血病　CD41、CD42、CD61。

2. 白血病系列非特异性抗原　CD34、HLA-DR 为早期细胞抗原，无系列特异性，可与 CD38 联合运用于免疫分型。一般而言，干/祖细胞 CD34（＋）、HLA-DR（＋）、CD38（－），原始细胞 CD34（＋）、HLA-DR（＋）、CD38（＋），而幼稚细胞（如早幼粒细胞）CD34（－）、HLA-DR（－）、CD38（＋）。

3. 白血病分化阶段抗原

（1）T 细胞抗原　CD4、CD8。

（2）B 细胞抗原　CD10、Cyμ（胞浆 μ 链）、SmIg（表面膜免疫球蛋白）、CD38 和 CyIg（胞浆免疫球蛋白）、CDHC。

4. 白细胞共同抗原　CD45 为白细胞共同抗原，其表达量在淋巴细胞最高，单核细胞、成熟粒细胞、早期造血细胞（blasts）依次减弱。红细胞（中、晚幼红细胞，成熟红细胞）不表达 CD45。用 SSC/CD45 PerCP 双参数分析可十分容易鉴别骨髓和血液中的原始或成熟细胞。用两个系列或阶段特异性 McAb 加 CD45 进行三色免疫荧光染色，经 FSC、SSC、McAbl-FITC、McAb2-PE、CD45 PerCP 五参数分析，可特异地分析原幼白血病细胞的免疫表型而不受成熟细胞的干扰。

5. 白血病的免疫分型

(1) 急性髓系白血病 (AML)　目前所有粒、单核系的单克隆抗体基本无分化发育阶段特异性, 因此, AML 的免疫学分型 FAB-M_0、M_1、M_2 界限不十分明显; 但 M_3 多不表达 HLA-DR 和 CD34, 表达 CD13、CD33、CD9、CD38; GPA 在鉴别红白血病 (M_6) 时可提供帮助; 巨核细胞白血病 (M_7) 则有 CD41、CD42、CD61 为系列特异标记, 为确诊的重要指标。由于白血病的异质性, 同一 FAB 分类的白血病抗原表达并不完全相同。AML 的 FAB 分类免疫表型见表 5-9。

表 5-9　AML 各亚型细胞表面抗原表达特征

亚型	常表达抗原	注释
M_0	DR、CD13、CD33、CD34、CD7+/-, TdT-/+	
M_1	DR、CD13、CD33、CD34、CD15-/+	部分患者可表达 CD11b、CD117+/-
M_2	DR、CD13、CD33、CD34、CD15-/+、CD117+/-	t (8; 21) 阳性患者常表达 CD56 和 CD19
M_3	DR (-)、CD13、CD15、CD33、CD16+/-, CD9+	M3v 常表达 CD2
M_4	DR, CD11b++、CD13、CD14+/-、CD15、CD33、CD34-/+	弱表达 CD4 M4eo 常 CD2 阳性
M_5	DR、CD11b++、CD13+/-、CD14+/-、CD15、CD33、CD34-/+	
M_6	DR+/-、CD13-/+、CD33+/-、CD34+/-、CD71++	CD36 和血型糖蛋白 A 阳性弱表达 CD45
M_7	DR+/-, CD33+/-、CD34、CD36、CD41、CD42a、CD42b、CD61	

1) M_0　Mo blasts 有低的 SSC 和 FSC。在 CD45-SSC 图上出现在淋巴细胞位置上, 至少表达一个特异性标志如 CD13 或 CD116, 但 MPO 比 CD13 与 CD33 更灵敏。一般淋系标志阴性, 但也可表达 CD7 或 CD4。Mo blasts 一般 HLA-DR、CD34 阳性, 有些研究表明 CD7 与 CD34 共表达在 AML 且预后差。

2) M_1　流式上 M_1 与 M_0 相似不易区分, M_1 一般 CD13 (+)、CD33 (+)、HLA-DR (-), 但 CD34 表达少于 M_0, 可能表达部分 CD15。

3) M_2　M_0 与 M_1 的主要区别是成熟度增加, blasts 减少, CD15 较 M_1 较显著, CD34 弱于 M1, CD13 有时表达强于 CD33, 多数病例 HLA-DR (-)。CD45-SSC 图显示从髓系 blast 区至成熟骨髓细胞区的连续细胞带, CD45-SSC 图有助于确定 blasts 比例。

4) M_3　高颗粒性, 具较高的 SSC, 但 CD45 较成熟细胞少, 多数情况 HLA-DR (-) 或表达减少, CD34 少于 M_2, 一般 CD13 弱阳性, 可有 CD2 表达。

5) M_4 与 M_5　两型表型相似, 但 M_4 较 M_5 表达更多的 CD34 (+), 较之 M_0、M_1, M_4 与 M_5 有更大的 FSS 和 SSC, CD45-SSC 图上, 成熟细胞出现在单核区, 重要的表型为 CD13、CD33、HLA-DR、CD14 和 CD15, CD33 可表达强于 CD13, CD33 (+)、CD13

（一）、CD34（－）很可能为 M_5，但只出现在少数患者中，部分 M_5 可见 CD56（＋）。

6）M_6 M_6 较少见且特征不明显，一般 HLA-DR，CD34、CD13、CD33 阳性，CD45-SSC 图显示主要为红系成分。

7）M_7 巨核细胞白血病，在 AML 中少于 1%。一般 CD61（GpⅢa）和（或）CD41（GpⅡb-Ⅲa）阳性，应注意由于血小板黏附在 blasts 上造成的假阳性，可以用流式双色分析在 EDTA 存在下，测 GpⅡb/Ⅲa 与 CD34 以减少激活血小板的黏附。

（2）急性淋巴细胞白血病（ALL） ALL 是儿童中最常见的恶性肿瘤，约占全部肿瘤的 25%，在成人，ALL 约占急性白血病的 25%，根据白血病细胞表面不同的分化抗原，采用单克隆抗体及流式细胞仪，可以诊断 ALL 病将其分为不同的亚型。通常分为 T、B 细胞系。B 细胞系 ALL 根据 B 细胞发育阶段分为早 B 前体细胞 ALL（early pre-B、pre-pre-B 或 pro-B，ALL）、普通细胞 ALL（common ALL）、前 B 细胞 ALL（pre-B ALL）、B 细胞 ALL（B-cell All）。T 细胞 ALL 在成人中占 15%～25%，所有病例表达 CD7，根据分化程度分为 pre-T（早 T 前体 ALL）和 T-ALL（T 细胞 ALL）部分 T 细胞 ALL 可表达 CD10。多数 T-ALL 具有 T 细胞受体基因重排。7 种 ALL 亚型的主要免疫学及临床特点具体免疫分型见表 5-10。

B 祖细胞型 ALL：在幼儿占 ALL 的 65%～70%，青少年为 55%～60%，成人为 50%。在儿童，约 90% 病例 CD10（＋），在幼儿只有少于 50% 病例 CD10（＋），blasts 一般 FSC、SSC 很少，是 FAB 标准的 L_1 或 L_2，一般 TdT（＋）、HLA-DR（＋）、CD19（＋），此型又分为 2 个亚型，CD10（＋）和 CD10（－），前者预后好，多数病例 CD24（＋），CD34（＋），CD20 表达随成熟度增加而增加，B 祖细胞被定义为 sIg-。

前 B 细胞型 ALL：此亚型约占儿童 ALL 的 25%，细胞一般为 CD19（＋），CD24，HLA-DR（＋），胞浆 CD22（＋），CD10（＋），TdT 随 CD20 变化，CD34 多为阴性，前 B 亚型被认为比 B 祖型预后更差，这与 t（1；19）出现相关并由此产生 E2A-PBX1 融合蛋白，它的表型为 CD19（＋）、CD10（＋）、CD9（＋），不同程度 CD20 表达，CD34（－），确认此表型有助于诊断基因上不确定的病例。

B 细胞型 ALL：成熟 B 细胞型 ALL 占 ALL2%～5%，B 细胞型 ALL 较之 B 祖细胞型 ALL 有更大的 FSC 和 SSC，在 CD45-SSC 图上出现在淋巴和单核细胞区域，即 FAB 标准的 L3，表型为 CD19、CD20、CD22、CD24 且 sIg（多数为 IGM）多数病例 CD10（＋）。但成熟抗原及 sIg 使之区别于更早的 B 系 ALL，极少数成熟 B 细胞 ALL 无 FAB-L3 形态。

T 细胞型 ALL：多数病例有大的 FSC、SSC，在 CD45-SSC 图上可能出现在淋系未成熟细胞和髓系未成熟细胞或单核细胞区，多数表现为胸腺亚型，最常见亚型为皮质晚期表达，CD1、CD2、CD5、CD7、CD4/CD8 双阳与极少膜表面 CD3、TdT 多为阳性。另一常见亚型为皮质早期表达 CD2、CD5、CD7、TdT 强表达。髓质期亚型表达 CD2、CD5、CD7、CD3、CD4 阳性，很少见 TdT 表达。前 T 细胞亚型，表达 CD7 胞浆 CD3 阳性且无其他 T 细胞抗原，T 细胞肿瘤的特征是丧失 T 细胞抗原而表现出其他异常抗原组合。

表 5-10　急性淋巴细胞白血病免疫分型

亚型	主要标志	发生率		疾病特点
		儿童	成人	
B 淋巴细胞系	CD19$^+$，CD22$^+$，CD79a$^+$，cIg$^\pm$，sIg$^-$，HLA-DR$^+$			
B 祖细胞型	CD10$^-$	5%	11%	婴儿或成人组；高 WBC；并发 CNS-L 假二倍体；MLL 基因重排；预后不良。
早期前 B 细胞型	CD10$^+$	63%	52%	预后好（1～9 岁），低 WBC，多倍体 >50
前 B 细胞型	CD10$^\pm$，cIg$^+$	16%	9%	高 WBC；黑色人种；假二倍体
B 细胞型	CD19$^+$，CD22$^+$，CD79a$^+$，cIg$^+$，sIg$^+$，sIgK$^+$，sIg$^+$	3%	4%	男性为主；并发 CNS-L；腹部包块，常累及肾脏
T 淋巴细胞系	CD7$^+$，CD3$^+$			
T 细胞型	CD2$^+$，CD1$^\pm$，CD4$^\pm$，CD8$^\pm$，HLA-DR$^-$，TdT$^\pm$	10%	18%	男性为主；高 WBC；髓外病变
前 T 细胞型	CD2$^-$，CD1$^-$，CD4$^-$，CD8$^-$，HLA-DR$^\pm$，TdT$^+$	1%	6%	男性为主；高 WBC；髓外病变；预后差
早期前 T 细胞型	CD1$^-$，CD8$^-$，CD5$^{弱-}$，CD13$^+$，CD33$^+$，CD11b$^+$，CD117$^+$，CD65$^+$，HLA-DR$^+$	2%	?	男性为主；年龄 >10 岁，预后不良

　　HLA：人类白细胞抗原。TdT：核末端脱氧核苷转移酶。cIg：胞质免疫球蛋白。sIg：膜表面免疫球蛋白

　　（3）诊断未分化型白血病（AUL）　AUL 是一种分化很差的白血病，异常细胞的形态学和细胞化学染色不典型，用 FAB 分型不易与其他分化差的白血病如 M$_0$（急性髓细胞性白血病未分化型）相区分。免疫分型时，AUL 可大量表达 CD34、CD38、HLA-DR 等造血干、祖细胞特异性抗原，以及 CD7（T 淋巴细胞标志性抗原），而不表达其他的 T、B 淋巴细胞、髓细胞标志抗原，便产于与其他分化差的白血病相区分。

　　（4）诊断急性混合型白血病（MAL）　MAL 是在应用免疫分型后才被人们认识的一类特殊的白血病，是急性白血病中髓系和淋巴细胞系均受累的一个亚型，是一种少见类型的白血病。其特点是白血病细胞来源于不同的细胞系，因此可同时表达两种细胞系（常为淋系和髓系细胞抗原）的标志性抗原。常分为双表型、双系列型、双克隆型，其中双表型、双系列型较常见。双表型指同一白血病细胞群同时表达髓系和淋系标记；双系列型指存在两或两种以上的细胞亚群，分别表达淋系和髓系标记。在 FAB 分型时，仅可见异常细胞形态学与细胞化学染色特征不相符，既不像淋系又不像髓系，难以明确细胞类型。免疫分型根据白血病细胞表达两系标志性抗原的特点诊断 MAL，准确率高，是诊断 MAL 的主要依据。

　　（5）白血病免疫学积分系统　根据白血病细胞表达的系列相关抗原。确定其系列来源，如淋巴系 T/B、粒-单系、红系、巨核系，后三者统称为髓系。白血病欧洲组（EGIL）提出了白血病免疫学积分系统（表 5-11），将 AL 分为四型：急性未分化型白血病（acute undifferentiation leukemia，AUL），髓系和 T 或 B 淋巴细胞系抗原积分均≤2；急性混合细胞型白血病或急性双表型（白血病细胞同时表达髓系和淋巴系抗原）或双克隆（两群来源于各自干细胞的白血病细胞分别表达髓系和淋巴系抗原）或双系列（除白血病细胞来自同一干细胞外余同双克隆型）白血病，髓系和 B 或 T 淋巴系积分均＞2；伴有髓系抗原表达的 ALL（My＋ALL），T 或 B 淋巴系积分＞2 同时粒-单系抗原表达，但积分≤2，伴有淋巴系抗原表达的 AML（Ly＋AML）髓系积分＞2 同时淋巴系抗原表达，但积分≤2；单表型 AML，表达淋巴系（T 或 B）者髓系积分为 0，表达髓系者淋巴系积分为 0。

表 5-11   白血病免疫学积分系统

分值	B 系	T 系	髓系
2	CD79a	CD3	CyMPO
	CyCD22	TCRα/β	
	CyIgM	TCRγ/δ	
1	CD19	CD2	
	CD20	CD5	CD13
	CD10	CD8	CD33
		CD10	CDw65
0.5	Td7	Td7	CD14
	CD24	CD7	CD15
		CD1a	CD64
			CD117

注：Cy 为胞浆内；TCR 为 T 细胞受体。

三、流式细胞仪在淋巴增殖性疾病免疫分型中的作用

世界卫生组织（WHO）对淋巴瘤的分类是建立在疾病病理形态、免疫表型、遗传学特征、临床特点的综合资料基础上的：病理形态是分类的基础，大多数淋巴瘤仅靠病理形态就能做出明确诊断；免疫表型和遗传学特征是确定每一淋巴瘤的重要指标，是达成共识的客观依据，有助于提高诊断的可重复性，具有鉴别诊断和预后判断的辅助作用，但在淋巴瘤诊断中并非必不可少；临床特点，特别是肿瘤原发部位，如节内或节外（皮肤、中枢神经、胃肠、纵隔、鼻腔），是确定某些淋巴瘤的重要指标。依据 WHO2008 分类，淋巴肿瘤性疾病划分为三个群体：B 细胞肿瘤、T/NK 细胞肿瘤及霍奇金淋巴瘤。在 B 细胞肿瘤、T/NK 细胞肿瘤的群体中，依据细胞的分化阶段又分为前体及成熟细胞肿瘤性疾病。

流式细胞分析在淋巴瘤的诊断、分型、分期以及残留病灶的检测中具有独立的重要作用。白血病/淋巴瘤免疫分型可以区分反应性与瘤性细胞：活检、细针穿刺与体液标本均可；确定肿瘤细胞的系列：T、B、组织细胞、髓系、非造血系。分类中根据免疫表型和 DNA 含量，可确定低、中、高度恶性程度。区别不同类型肿瘤细胞：伯基特细胞，淋巴母细胞，滤泡型细胞［小细胞混合和（或）大细胞］，小淋巴细胞，套细胞，弥散小细胞或大细胞，免疫母细胞。确定淋巴瘤的分期：检测有否血液、骨髓和体液的累及。疾病监测：微小残留病

的监测，判断疗效（血液、骨髓、细针穿刺标本），确定瘤细胞表型变化，监测 Retuximab（抗 CD20）治疗前后的 CD20 定量变化，自体干细胞移植中干细胞收获时的瘤细胞检测等。

（一）FCM 在成熟 B 淋巴细胞肿瘤中的作用

成熟 B 淋巴细胞肿瘤免疫表型分析是必不可少的诊断步骤之一。FCM（流式细胞术）可以明确属于那种淋巴细胞增殖性疾病（LPD）、确定抗体作用的靶点（CD20）、提供一些预后因素（ZAP70、CD38）、微小残留病灶（MRD）的检测。

依据 FCM 检测肿瘤细胞是否表达 CD5、CD10，将此组疾病划分为四组，即 $CD5^+CD10^-$、$CD5^+CD10^+$、$CD5^-CD10^+$、$CD5^-CD10^-$ 的 B 淋巴肿瘤性疾病，这在诊断及鉴别诊断中具有重要的意义。四组疾病的特征见表 5-12。

表 5-12　CD5、CD10 划分的四组淋巴瘤的特征

疾病	表型特征	另外诊断信息
$CD5^+CD10^-$ 组		
CLL/SLL	CD20（d），CD22（d），sIg（d），$CD23^+$，$FMC7^-$	形态为 CLL 特点
MCL	CD20（i），sIg（i），$CD23^{+/-}$ $FMC7^{+/-}$	Cyclin D1，IHC，t（11；14）
PLL	CD20（i），sIg^+（i），$CD5^{+/-}$ $FMC7^{+/-}$	细胞有大的核仁，排除 blasticMCL
MZL	$CD23^-$，$CD11c^{+/-}$，$CD103^{+/-}$，但非 HCL	滤泡周围生长，可能有浆细胞分化，t（11；18），t（1；14），t（14；18）
DLBCL	表型多样	大细胞，弥漫生长：CLL/MCLRichter 转变
LPL	Not typical for CLL，$CD23^{-/+}$，cIg^+/sIg^-	
$CD5^+CD10^+$ 组		
FL	$Bcl-2^+$，$CD43^-$	滤泡方式生长，t（14；18）/BCL-2 重排
DLBCL	表型多样，$Bcl-2^{+/-}$，$CD43^{+/-}$	大细胞，多形性，弥漫生长
Burkitt	$Bcl-2^-$，$CD10^+$（b），$CD43^+$	均一中等大小，MYC 重排，Ki-67 近 100%
HCL	CD20（b），CD22（b），CD11c（b），$CD25^+$，$CD103^+$，sIg（i），$CD123^+$	形态特征；$annexin-A1^+$
$CD5^-CD10^+$ 组		
FL	$Bcl-2^+$，$CD43^-$	滤泡方式生长，t（14；18）/BCL-2 重排
DLBCL	表型多样，$Bcl-2^{+/-}$，$CD43^{+/-}$	大细胞，多形性，弥漫生长
MCL	CD20（i），sIg（i），$CD23^{-/+}$ $FMC7^{+/-}$	Cyclin D1，IHC，t（11；14）
Burkitt	$Bcl-2^-$，$CD10^+$（b），$CD43^+$	均一中等大小，MYC 重排，Ki-67 近 100%

续表

疾病	表型特征	另外诊断信息
CD5⁻CD10⁻组		
HCL	CD20（b），CD22（b），CD11c（b），CD25⁺，CD103⁺，sIg（i），CD123⁺	形态特征；annexin-A₁（＋）
MZL	CD11c⁺/⁻，CD103⁺/⁻，cIg⁺，not HCL	周围或侵入滤泡生长，可以浆细胞分化
DLBCL	表型多样	大细胞,，弥漫生长
FLCD10⁻	表型多样	滤泡方式生长，t（14；18）/BCL-2重排
MCL CD5⁻	表型多样	Cyclin D1（＋），t（11；14）/CNND重排

注：b示光亮度大；i示光亮度中等；d示光亮度弱。CLL/SLL：慢性淋巴细胞白血病/小淋巴细胞淋巴瘤。MCL：套细胞淋巴瘤。PLL：幼淋巴细胞淋巴瘤。MZL：边缘带淋巴瘤。DLBCL：弥漫大B细胞淋巴瘤。BL：Burkitt；LPL：淋巴将细胞淋巴瘤。FL：滤泡细胞淋巴瘤。HCL：毛细胞淋巴瘤。LPD：淋巴增殖性疾病。

（二）FCM 在成熟 T/NK 细胞肿瘤中的作用

T/NK 细胞肿瘤的诊断和分类较 B 淋巴细胞肿瘤难，FCM 诊断一般只能作为诊断工作的一部分。

（1）确定异常 T/NK 淋巴细胞

①抗原错译表达　通过检测抗原错译表达而确定为异常 T/NK 细胞，但有时错译表达必须与正常表型变异区分。缺失一或多种 T 细胞抗原表达是最常见的 T-LPD/NHL 的表型特点，有时出现部分或全部 T 细胞抗原缺失。如果缺失 T 相关抗原，即显示"null"表型，对系列判断造成困难。最常见的抗原缺失是 CD5、CD7，但要注意，正常时有一小群 CD7 阴性 T 细胞，存在于皮肤、血液。另外，正常 T 细胞亚群，包括 γδT，可能没有 CD5、CD4、CD8 表达，正常的 NK 细胞通常无 CD5 表达，且有不同程度 CD8 表达缺失。较抗原表达缺失更常见的情况是抗原表达的细微改变，如荧光强度增强或减弱，有时不易认出。T 细胞肿瘤常见 CD3、CD5 强度改变，NK 细胞肿瘤常见 CD2、CD7、CD56、CD8、CD18 改变。另外可见的异常包括 CD13、CD15 及 CD33 表达，出现 NK 细胞表达 CD5 现象。

②确定限制性 T 细胞群（restricted population of T cells）　在肿瘤性 T 细胞增殖中，往往存在限定的一群 T 细胞增殖，可利用这一现象提示 T 细胞增殖。例如，在外周血标本中，出现 CD4/CD8 比例异常，提示需进一步检查。正常 CD4⁺ 细胞 70% 以上表达 CD26，而在 CD4⁺ 肿瘤性疾病，通常 CD26 降低，且 CD7 阴性。CD4/CD8 比值改变不代表克隆性，正常 CD4：CD8＝0.5~4。传统认为在 PB 或 BM，CD4/CD8＞10：1 或＜1：10 提示肿瘤性，但一般需伴有其他如 FSC 增加、持续淋巴细胞增多、无病毒感染，如传染性单核细胞增多症依据。在淋巴实体组织，CD4/CD8 则无意义。CD4/CD8 改变可见于 NHL、HL 和反应性淋巴增殖性疾病。比较典型的例子为 HL 中 RS 细胞释放细胞因子导致 CD4 明显增高。偶尔在大 B 细胞 NHL，可出现 CD8 T 细胞明显增多，误认为 T 细胞 LPD/NHL 比 CD4/CD8 可靠的依据为 CD4 和 CD8 共表达或共表达缺失（在周围 T 细胞疾病）。CD4/CD8 双阳性及双阴性细胞在 T 细胞/LBL 更常见。

③确定 TCRαβ/TCRγδ 异常　多数 T 细胞表达 TCRαβ（TCRαβ⁺/TCRγδ⁻）。故淋巴细

胞群出现以 $TCR\alpha\beta^-/TCR\gamma\delta^+$ 或 $TCR\alpha\beta^-/TCR\gamma\delta^-$ 为主，提示肿瘤性增殖。FCM 检测 TCR-Vβ 家族对 T 细胞克隆性判断很有帮助，但其仅覆盖 25/91 个功能 Vβ 家族，阳性率有限。采用目前商用 T-Vβ 试剂盒可发现两种异常：受限制性表达，是克隆性的直接依据；虽然为 $TCR\alpha\beta^+$ 细胞，但对试剂盒中 TCR-Vβ 均显示阴性，为克隆性的间接依据。在 TCR-Vβ 分析时有些线索帮助区分肿瘤性/克隆性和多克隆或寡克隆：①扩增的 Vβ 家族的数量，多数肿瘤性疾病仅有一个家族扩增，反应性则是一个或多个家族扩增。②扩增程度：即单克隆扩增的细胞所占的比例。因为正常人可有小克隆存在，所占比例很低。另外，一些 LGL 白血病病例，可有一个以上克隆增殖，一个克隆为主，可同时有其他小克隆存在，提示疾病发生可能从寡克隆来。③扩增的 Vβ 家族不正常地青睐于 CD8 细胞。NK 无受体，目前可以检测 KIR 帮助检查克隆。

（2）帮助 NK/T 细胞肿瘤分类　尽管 T/NK 淋巴瘤分类已经有很大进展，但仍有很大部分归类与"非特指"内。T/NK 淋巴瘤的诊断依赖综合分析，临床信息具有很重要的价值，如肿瘤是否累及血液、淋巴结或结外组织；侵袭性或惰性生长；是否存在特殊意义的临床表现，如广泛淋巴结长大、全身症状、皮疹、高球蛋白血症，常为血管免疫母细胞 T 细胞淋巴瘤（AITCL）；肠病性 T 细胞淋巴瘤（EATCL），常有小肠泻；中性粒细胞减少、类风湿关节炎常与大颗粒淋巴细胞白血病相关。FCM 分析 NK/T 细胞淋巴瘤的应用如下。

1）区分肿瘤是 T 或 NK 细胞　FCM 优于免疫组化（IHC）。FCM 使用的 CD3 单抗是 CD3 受体复合物，覆盖 T 细胞，而在 NK 细胞上不表达。IHC 使用的 CD3ε，无法区分 T 和 NK 细胞。FCM 检测出现 CD3 表达缺失时，应注意区分是 NK 细胞、CD3 缺失异常 T 细胞还是幼稚 T 细胞。受体基因重排对 T 细胞克隆性判断有帮助，但对 NK 细胞没有价值。

2）确定肿瘤细胞是否表达 CD4 或 CD8　FCM 对确定肿瘤细胞表达 CD4 或 CD8 时，较 IHC 敏感。由于通常有反应性 T 细胞成分混杂，IHC 有时难于确定染色阳性的细胞是否为肿瘤细胞。而 FCM 依赖于设门等技术可以较容易的将肿瘤性和反应性细胞区分开来。

3）确定肿瘤细胞是否表达 NK 相关抗原　FCM 和 IHC 都可用于检测细胞是否有 NK 相关抗原表达，如 CD16、CD56、CD57 表达，但 FCM 较 IHC 更敏感，且 IHC 目前不能检测 CD16. FCM 可以将 NK 细胞表达的 CD16A 与中性粒细胞表达的 CD16B 区分开来。

4）确定是否有 T 细胞受体（TCR）表达及受体类型　对受体检测 FCM 是最佳选择，FCM 可以明确肿瘤细胞是否表达 TCR，是 $\alpha\beta$ 还是 $\gamma\delta$ 受体。IHC 能检测 $\alpha\beta$ 受体，但目前石蜡切片无法检测 $\gamma\delta$ 受体，对 $\alpha\beta$ 阴性的肿瘤不能推断为 $\gamma\delta$ 型。

5）确定是否表达细胞毒颗粒相关蛋白 TIA-1、粒酶 B（Gram-B）、穿孔素（perforin）　在 FCM 和 IHC 均可。TIA-1 在大多数 Tc 细胞阳性，Gram-B/perforin 提示活化的 Tc 表型。

6）是否表性特点与 ALCL 相关　检测 CD30、ALK-1 通常采用 IHC，但 FCM 也可以检测。

7）确定是否 EBV 相关淋巴瘤、EBV 存在于肿瘤细胞还是伴随 B 细胞　通过 IHC（LMP1）或 EBV RNA（EBER）或采用 FISH 检测。在 T/NK 淋巴瘤中，EBV 存在于肿瘤性 T/NK 细胞，相反，在 AITCL，EBV 存在于散在的 B 细胞中。

8）确定肿瘤细胞是否表达 CD103　CD103 在 EATCL 中阳性，但目前 IHC 无法检测，了借助 FCM 检测。

（3）成熟 T 细胞肿瘤　依照 T 细胞表型，表达 CD4、CD8 的情况，T-LPD 可以分成四大类，具体见表 5-13。

表 5-13 FCM 在 T 淋巴肿瘤性疾病分型中的应用

疾病	表性特征	另外诊断信息
CD4$^+$CD8$^-$		
CTCL/SS	通常 CD7$^-$，CD28$^-$，CD25$^{+/-}$	形态及临床特征
T$^-$PLL	缺乏特征性表型错译，CD16$^-$ CD56$^-$ CD57$^-$	80%t（14∶14）或 inv（14）
ATCL	CD7$^-$CD25$^+$（均匀强阳性）	HTLV-1$^+$，日本好发
ALCL	通常缺失全 T 抗原，CD30 均匀强阳性，ALK-1 蛋白$^{+/-}$，CD56$^{+/-}$，CD13$^{+/-}$，CD15$^{+/-}$，CD33$^{+/-}$，细胞毒性蛋白$^+$	形态特点，ALK 基因重排
AITCL	通常有表型错译表达（如 CD7、CD3 表达下降）	病理形态及生长方式
PTCL，NOS	表形各异，通常有 CD5、CD7 缺失	诊断靠排除其他
CD4$^-$CD8$^+$		
T-LGL	错译 CD5，CD7，CD16$^{+/-}$，CD56$^{+/-}$，CD57$^+$；TIA$-$1$^+$，粒酶 B$^+$，穿孔素$^+$	LGL 形态特征，临床惰性，伴类风湿关节炎和血细胞减少
SPTCL	通常只局灶性 CD56$^+$，EBV$^+$，TCRαβ$^+$，TIA-1$^+$，粒酶 B$^+$，穿孔素$^+$	具有病理形态特征
HSTCL	通常 CD5 $-$ CD7$^+$，CD16$^{+/-}$，CD56$^+$，CD57$^-$，TIA-1$^+$，粒酶 B$^-$，穿孔素$^-$	临床侵袭性，TCRγδ$^+$
CD4$^+$CD8$^+$		
T-PLL	缺乏特征性表型错译，CD16$^-$ CD56$^+$ CD57$^-$	80%t（14∶14）或 inv（14）
ATCL	CD7$^-$CD25$^+$（均匀强阳性）	HTLV-1$^+$，在日本多见
PTCL，NOS	表形各异，通常有 CD5、CD7 缺失	诊断靠排除其他
CD4$^-$CD8$^-$		
EATCL	CD5$^-$CD3$^+$CD7$^+$CD56$^{+/-}$CD103$^+$，TIA-1，粒酶 B$^+$，穿孔素$^+$	小肠病史
HSTCL	通常 CD5$^-$ CD7$^+$，CD16$^{+/-}$，CD56$^+$ CD57$^-$，TIA-1$^+$粒酶 B$^-$，穿孔素$^-$	临床侵袭性，TCRγδ$^+$
非肝脾 γδTCL	CD5$^-$CD56$^+$CD57$^-$，TIA-1$^+$，粒酶 B$^+$，穿孔素$^+$	皮肤、黏膜及结外组织受累

注：CTCL：皮肤 T 细胞淋巴瘤。SS：sézary 综合征。ATCL：成人 T 细胞白血病/淋巴瘤。ALCL：间变大细胞淋巴瘤。AITCL：血管免疫母细胞 T 细胞淋巴瘤。PTCL，NOS：外周 T 细胞淋巴瘤，非特指。LGL：大颗粒淋巴细胞白血病。SPTCL：皮肤脂膜炎样 T 细胞淋巴瘤。HSTCL：肝脾 T 细胞淋巴瘤。EATCL：肠病相关性 T 细胞淋巴瘤。

四、流式细胞术在红细胞疾病诊断中的应用

（一）网织红细胞测定

计数外周血中网织红细胞数量，对于评价骨髓红系造血及网织红细胞从骨髓到外周血的转送速率有重要意义。有核红细胞在成熟过程中，脱去细胞核后仍有少量 RNA 残留在细胞浆内，再经过约一天时间残留 RNA 完全消失，成为成熟红细胞。这种细胞浆内有残留 RNA 的红细胞称作网织红细胞。正常情况下有一定量的网织红细胞出现在外周血中，正常

值为 1.0%～1.5%，上限 3.0%，但当红细胞数异常时会出现错误结果。因此用网织红细胞绝对值表示，正常值（5～15）×10^{10}/L。由于常规方法测定须先在体外经活体染色（最常用亚甲兰），然后在显微镜下计数，计数细胞数有限。用流式细胞仪测定网织红细胞具有以下优点：①可避免由于细胞核的碎片或铁幼粒细胞的颗粒的存在而出现假性网织红细胞升高；②可避免人为误差；③因为可在短时间内测量上万个细胞，结果较常规方法准确、可靠；④同时可给出网织红细胞年龄结构。

流式细胞仪测定网织红细胞方法简单，只需将红细胞洗净后用荧光染料染色后即可上机检测。常用的荧光染料有焦宁 Y（Pyronin Y）、丫啶橙（Acridine Orange）、碘化丙啶（Propidium Iodide）、花青（Cyanine Dye）等。

（二）阵发性睡眠性血红蛋白尿症的诊断

阵发性睡眠性血红蛋白尿症（PNH）因血细胞膜上锚固蛋白-糖磷酸肌醇（GPI）减少或缺乏导致与 GPI 有关的补体激活抑制因子如 CD55、CD59 减少或缺乏，因而红细胞对补体异常敏感发生溶血。流式细胞仪检查 CD55、CD59 十分敏感，正常人 CD55、CD59 双阳性细胞＞95%，PNH 患者 CD55、CD59 明显减少，这种减少不仅表现在红细胞上，粒细胞、淋巴细胞也有减少。已发现 CD55 可能对 GPI 减少或缺乏较 CD59 更敏感。

五、流式细胞术在血小板功能分析和血小板病诊断中的应用

（一）血小板功能分析

血小板膜上有丰富的糖蛋白受体，是血小板发挥其功能的物质基础，静止期和活化期血小板的膜糖蛋白受体的种类、含量、结构和功能显著不同，用不同的抗血小板单克隆抗体可测定和分析血小板功能状态。

血小板质膜糖蛋白单克隆抗体 CD41（GPⅡb/Ⅲa）、CD61（GPⅡb/Ⅲa）、CD42b（GPⅠb）、CD41b（GPⅡb）、血小板颗粒膜糖蛋白 CD62p、CD63 的测定可供分析血小板功能状态，如 CD62p、CD63 正常血小板不表达，当血小板活化时表达明显增加，可用来测定活化血小板。

（二）血小板病的诊断

1. 血小板相关抗体测定　血小板相关抗体可因不同机制产生。抗血小板自身抗体（包括原发性、药物诱导产生、合并其他自身免疫性疾病如系统性红斑狼疮）能引起严重的血小板减少。大多数原发性（免疫性）血小板减少性紫癜患者血小板上和（或）血清中有抗自身血小板的血小板相关抗体 PAIgG、PAIgA、PAIgM。血小板相关抗体的抗原仍不十分清楚，可能有多种，如 GPⅠb、GPⅡb、GPⅢa、Pa、或 HLA 抗原。抗血小板自身抗体也可能发生于多次输血后或怀孕期间，这些自身抗体多为针对 HLA-Ⅰ类抗原决定簇的抗体，一般是 IgG，它们可迅速破坏和清除随机供血者的血小板。因此，能迅速测定这些抗体存在与否的方法是必需的。许多不同的利用放免、荧光、酶、SPA 等的测定血小板抗体的方法已建立，但这些方法都很复杂、费时；同时给出的结果只能以一定量的血小板中有多少抗血小板抗体来表示。近年来发展起来的用 FCM 测定血小板抗体的方法具有快速、简便的优点，同时可测定血小板上和血清中的抗体；测定中 FCM 分析每一个血小板表面有无抗体，能给出血小板群体中有多少血小板表面有抗体（以%表示）；同时能给出血小板相关抗体量与血小板数的直方图，使我们了解血小板相关抗体在血小板群体中的分布情况。

FCM 测定血小板抗体原理：分别用标有荧光的抗人 IgG、IgA、IgM 或用抗血小板 GP

Ⅰb、Ⅱb、Ⅱb/Ⅲa 的抗体与分离洗净的患者的血小板和在患者血清中孵育过的正常 O 型血小板作用后用 FCM 测定，前者测定的是患者血小板上的抗体后者测定的是患者血清中的抗体。

2. 血小板无力症　血小板无力症时血小板膜 GPⅡb/Ⅲa 明显减少，用血小板质膜糖蛋白单克隆抗体 CD41、CD61 和流式细胞仪测定不仅可测出 GPⅡb/Ⅲa 减少，CD42a、CD42b 基本正常或偏高，还可测出 GPⅡb/Ⅲa 减少程度，分类血小板无力症。

3. 巨大血小板综合征（BSS）　血小板巨大，CD42a 减少，CD42b 减少，CD61 增加。

六、流式细胞术在微小残留白血病检测中的应用

微小残留白血病（minimal residual leukemia，MRL）是指白血病经治疗后获得完全缓解（complete remisson，CR）后体内残留少量白血病细胞的状态。微小残留白血病与明显白血病无明确界限，仅是白血病细胞负荷数量不同，一般成人明显白血病时白血病细胞可达 10^{12}，经治疗获 CR 后数量≤10^{10}，因此 MRL 状态白血病细胞数可能是 100～1000。MRL 是白血病复发的根源，因此检测 MRL 有十分重要的意义：①指导临床治疗；②预测白血病复发；③评价自体骨髓移植的净化效果。应用 FCM 检测 MRL 的优点在于可在短时间内分析大量标本，具有快速的特点。由于白血病细胞缺乏特异性标记，FCM 检测 MRL 的效果尚不理想，敏感性尚不够高。目前主要有两类检测方法：①用 FCM 分析 CR 期骨髓细胞核酸量或染色体，可用于部分 AL 患者 MRL 分析，但敏感性仅为 1%～5%。②免疫表型分析，由于尚无白血病特异的标记，只能通过与正常细胞比较某些抗原量的差别及分布部位的不同作为检测依据；如利用 TdT 和 CD10 双标记检测 MRL，但敏感性亦不高，0.1%～1%。

假阴性结果可能由于：①标本中的白血病细胞过少；②所取标本不能代表全身骨髓情况；③患者白血病细胞表型转换。

七、流式细胞术在造血干、祖细胞测定的应用

造血干、祖细胞移植已广泛应用于血液肿瘤、实体瘤、某些遗传性疾病、免疫缺陷病等，因此检测造血干、祖细胞已成为临床必不可少的手段。应用流式细胞仪多色技术测定外周血造血干、祖细胞，具有快速、准确的优点，不仅能确定造血细胞数量，而且能对造血干祖细胞的质量进行评价，为临床干细胞移植治疗提供重要数据。目前多色组合一般包括 CD34、CD38、HLA-DR 等 McAb。CD34 抗原是一种分子量约 11 万的糖蛋白，选择性地表达于早期造血干、祖细胞、小血管内皮细胞和胚胎纤维母细胞表面。该抗原在原始造血细胞上表达，以后随细胞分化、成熟逐渐减少直至消失，因此一直作为造血干、祖细胞表面的一种特征性标志而广泛应用于造血干细胞基础研究和临床。CD34$^+$ 细胞是一群不均一的群体，依其是否表达 CD38、HLA-DR、CD33、c-kit 等分出的亚群表现出了不同的造血性能。最近随着造血理论的深入研究关于造血干细胞究竟是否都是 CD34$^+$ 细胞出现一些争论，实验研究证明，CD34-造血干细胞较 CD34$^+$ 造血干细胞更具造血潜能，有人经实验研究提出 CD34 的表达与造血干细胞的细胞动力学相关，细胞激活时 CD34$^+$，细胞处于稳定状态时 CD34$^-$；也有人提出 CD34$^-$ 造血干细胞较 CD34$^+$ 造血干细胞发育阶段更早。我们认为：成人体内可能仍保留着一小部分原始间充质细胞，他们仍保留着多向分化能力，也能向造血干细胞分化，因此体内有 CD34$^-$ 造血干细胞和 CD34$^+$ 造血干细胞是正常的，CD34$^-$ 造血干细胞较 CD34$^+$ 造血干细胞发育阶段更早、更具造血

潜能；但目前的用 CD34$^+$ 细胞代表造血干细胞的检查方法已足以满足临床需要，因为临床实践已证明这一点。理论研究往往能推动学术发展，开发新技术，我们期待着造血理论的不断发展给临床带来新技术，不断提高临床疗效。应用流式细胞仪测定造血干细胞虽具有快速、准确的特点，目前被广泛采用。但应用中要特别重视质量控制，要建立一套完整质控方法以确保检测的准确性。

八、流式细胞术在其他血液学中的应用

流式细胞仪可能在两方面对骨髓增生异常综合征（MDS）有用，一是测定 CD34 阳性细胞数，以监测病情，二是测定核蛋白增殖因子（PCNA），有报告 PCNA 在再生障碍性贫血、骨髓增生异常综合征、白血病 3 种疾病中表达有明显差异，可辅助鉴别诊断。此外流式细胞仪也可检测耐药蛋白，如肺耐药相关蛋白（LRP）、多药耐药蛋白（MRP）、P170 等。流式细胞仪也可检测细胞因子如白介素系列（IL-1～14）、肿瘤坏死因子（TNF）、干扰素（IFN）等。

（李晓明　邢宏运）

参考文献

1. Jennings CD，Foon KA． Recent advances in Flow cytometry：Application to the diagnosis of hematologic malignancy． Blood，1997，90：2863-2892．

2. Greig B，Oldaker T，Warzynski M，et al． 2006 Bethesda International onsensus recommendations on the immunophenotypic analysis of hematolymphoid neoplasia by flow cytometry：recommendations for training and education to perform clinical flow cytometry． Cytometry B Clin Cytom，2007，72（1）：S23-33．

3. Wood BL，Arroz M，Barnett D，et al． 2006 Bethesda International Consensus recommendations on the immunophenotypic analysis of hematolymphoid neoplasia by flow cytometry：optimal reagents and reporting for the flow cytometric diagnosis of hematopoietic neoplasia． Cytometry B Clin Cytom，2007，72（1）：S14-22．

4. 陈姗姗． 流式细胞术与白血病免疫分型规范化． 中国实验血液学杂志，2002，10（1）：1-5．

5. Mihaela Onciu． Acute lymphoblastic leukemia． Hematol Oncol Clin N Am，2009，23：655-674．

6. Dunphy CH． Applications of flow cytometry and immunohistochemistry to diagnostic hematopathology． Arch Pathol Lab Med，2004，128：1004-1022．

7. Peters JM；Ansari MQ． Multiparameter flow cytometry in the diagnosis and management of acute leukemia． Arch Pathol Lab Med，2011，135：44-54．

8. Richards SJ，Barnett FD． The role of flow cytometry in the diagnosis of paroxysmal nocturnal hemoglobinuria in the clinical laboratory． Clin Lab Med，2007，27：577-590．

9. Paiva B，Almeida J，Pe'rez-Andre's M，et al． Utility of flow cytometry immunophenotyping in multiple myeloma and other clonal plasma cell-related disorders． Cytometry Part B（Clinical Cytometry），2010，78B：239-252．

10. Craig FE，Foon KA． Flow cytometric immunophenotyping for hematologic neoplasms．

Blood，2008，111：3941-3967.

11. Tute RM. Flow cytometry and its use in the diagnosis and management of mature lymphoid malignancies. Histopathology，2011，58，90-105.

12. 刘艳荣. 实用流式细胞术. 北京：北京大学医学出版社，2010.

第六章 内分泌系统疾病、营养代谢性疾病及相关诊疗技术进展

2型糖尿病口服药物治疗进展

2型糖尿病（T2DM）主要发病机制是胰岛素抵抗和胰岛B细胞分泌胰岛素的功能异常。疾病早期表现为餐后血糖升高，进一步发展，出现内源性肝葡萄糖生成增多、空腹血糖升高。随着对T2DM发病机制研究的不断深入，针对胰岛素分泌异常、胰岛素抵抗、内源性肝葡萄糖生成增多，近年来陆续出现一些新的口服制剂。现有的口服糖尿病降糖药物可分为五大类：①促进胰岛素分泌的药物：磺脲类药物、格列奈类药物；②双胍类药物；③α-糖苷酶抑制药；④胰岛素增敏剂；⑤DPP-IV抑制药。现就各类口服降糖药的作用机制、临床应用、不良反应、禁忌证及选择策略和路径介绍如下。

一、胰岛素促分泌剂

（一）磺脲类药物（Sulfonylureas，SU）

SU是最常用的口服降糖药，由磺酰基和辅基构成，磺酰基决定降糖作用，辅基决定降糖的效能。20世纪50年代出现第一代的SU，20世纪60年代发明了以格列本脲为代表的第二代SU。SU降糖作用确切，不良反应较少，单独用药可降低空腹血糖 $3.3 \sim 4.4 \, \text{mmol/L}$（$60 \sim 70 \, \text{mg/dl}$），降低糖基化血红蛋白（HbA1c）$1.5\% \sim 2.0\%$。常用SU的特点和用法见表6-1。

1. 降血糖的作用机制　SU降糖的主要机制是刺激胰岛B细胞分泌胰岛素，降低空腹和餐后血糖。是否具有胰腺外降糖作用尚有争议。

SU促进胰岛素分泌的作用位点是胰岛B细胞膜的ATP敏感的钾离子通道（K_{ATP}）。K_{ATP}由磺脲类药物受体（SUR）和内向整流型钾离子通道（Kir）6.2组成［内向整流型钾离子通道指存在 Mg^{2+} 和多胺（精胺）时，产生内向性钾离子电流，但在正常细胞的膜电压范围内，Kir只产生外向性的钾离子电流，6.2代表Kir基因家族中第6个亚型的第2成员］。Kir6.2是跨膜的离子通道，是 K_{ATP} 的功能单位。磺脲类药物受体（SUR）感受细胞内ATP浓度的变化，是 K_{ATP} 的调节单位。目前发现SUR有SUR1、SUR2两个亚型。SU与SUR1结合后，导致Kir6.2关闭，减少钾离子外流，使细胞膜去极化，随后激活细胞膜上的电压依赖性钙通道，增加细胞膜外的钙离子内流，升高细胞内的钙离子浓度，激活细胞的胞吐作用，促进胰岛素分泌。

2. SU对胰腺外组织 K_{ATP} 的可能作用　现有的研究结果提示SU可能影响心血管系统的功能，尤其在缺血/缺氧等病理生理状态下，但还不能明确SU治疗是否最终增加T2DM患者，尤其合并心血管疾病患者的死亡率。虽然不同SU类型可能对心血管潜在的不良影响有差别，但尚不能肯定某一种SU具有独特的心血管益处。

3. 临床应用　SU是非肥胖的T2DM患者的一线用药，因为这类患者发生糖尿病的重

要机制是胰岛素分泌减少。对于以胰岛素抵抗为主要机制的肥胖或超重的 T2DM 患者，应该在使用改善胰岛素作用和（或）延缓葡萄糖吸收的药物后，血糖仍未达标时加用 SU。

目前没有证据表明哪一种 SU 特别优于其他的 SU，选择具体药物应考虑患者年龄、肝肾功能、药物作用时间、服药次数对患者依从性的影响、某些药物的自身特点等因素。目前倾向选择第二代的药物。

由于体内外实验发现格列本脲减弱缺血预适应对缺血心肌的保护作用，对于存在缺血性心脏病，尤其需进行冠状动脉扩张术的糖尿病患者应慎重使用格列本脲（优降糖）。

SU 使用应从小剂量开始，1～2 周调整一次剂量，直至达到良好血糖控制或最大剂量，防止低血糖发生。值得注意的是最大推荐剂量的一半即可获得 75% 的最大降糖疗效，大剂量的 SU 甚至可能导致血糖控制的恶化。应避免两种磺脲类药物联合使用。

SU 可与双胍类药物、噻唑烷二酮类（TZD）、α-糖苷酶抑制药（AGI）、DPP-IV 抑制药和胰岛素合用，出现 SU 与双胍类药物，SU 与 TZD 的复合剂型。由于作用机制相同，两种 SU 联合应用或与格列奈类药物联合应用没有依据。

近年来对 SU 的降糖机制有了进一步认识，出现了一些 SU 的新品种、新剂型，如格列美脲、格列吡嗪控释片、格列齐特缓释片等，其优点在于服用方便、每天一次，并且不受食物影响，低血糖发生率更低，提高了患者依从性。

表 6-1　不同磺脲类药物的特点比较

通用名	商品名	剂型及规格	用法用量	特点
格列本脲	优降糖	普通片 2.5 mg	2.5～20 mg/d，每日分成 1～3 次餐前 30 分钟服用	降糖作用强而持久，强度 200，易引起低血糖，不适用于老年人、肝肾功能不全、有心血管并发症、血糖不高的患者
格列吡嗪	瑞易宁	控释片 5 mg	5～25 mg/d，与早餐同服	作用短而快，强度 100，不易发生持久性低血糖，肝肾功能不全者慎用
格列齐特	达美康	缓释片 30 mg	30～120 mg/d，与早餐同服	作用缓和，强度 30，生理半衰期较长且缓和渐进，所引起的低血糖少而轻，适用于老年人
格列喹酮	糖适平	普通片 30 mg	15～180 mg/d，30 mg/d 以内，早餐前一次服用。更大剂量分 3 次，餐前 30 分钟服用	作用温和，强度 20，半衰期短，95% 从胃肠道排出，适用于老年糖尿病伴轻到中度肾功能减退，以及使用其他磺脲类反复低血糖者
格列美脲	亚莫利	普通片 2 mg	1～6 mg/d，1 次/日	降糖能力强，强度 200，作用持续时间长，低血糖较格列本脲少

4. 影响 SU 的疗效的因素　高血糖影响 SU 的疗效。原因包括葡萄糖对 B 细胞的毒性作用及抑制胃肠道对 SU 的吸收。开始口服 SU 时，如果空腹血糖明显升高（空腹血糖＞13.9 mmol/L，随机血糖＞16.7 mmol/L），可先用胰岛素强化治疗以消除葡萄糖毒性作用。

原发失效：指应用 SU 3 个月，血糖无明显下降。如果排除患者饮食依从性的问题或高血糖的毒性作用。病例选择不当是最可能的原因，即选择了 B 细胞功能已明显衰退的糖尿病患者（包括 1 型和 2 型糖尿病患者）。

继发失效：指使用 SU 至少一年，空腹血糖曾经两次降至 8 mmol/L 以下（排除原发失效），SU 已用至最大治疗剂量 3 个月，但空腹血糖仍＞10 mmol/L，HbA$_{1c}$＞9.5％。继发失效的大部分原因不明，可能是糖尿病疾病逐渐发展的过程，其中 B 细胞功能进行性减退可能是重要因素。其他可能的原因包括：①患者的因素：患者饮食依从性差、缺乏糖尿病知识，如服药方式的错误、生活方式的改变和精神压力增大等。②疾病的因素：病例选择不当，选择了某些 B 细胞功能缓慢衰退的特殊糖尿病类型，如线粒体糖尿病、成年迟发型自身免疫性糖尿病（LADA）。合并降低胰岛素敏感性的并发病，如隐性感染等。③治疗的因素：长期接触大剂量的 SU，B 细胞对 SU 产生"抵抗"、高血糖降低药物的吸收和毒性作用、同时使用致糖尿病的药物，如皮质醇等。④原因不明占继发失效的大部分。

5. 不良反应

（1）低血糖 是 SU 最常见的不良反应，严重的低血糖多见于老年人（多见大于 70 岁的患者）或肝、肾功能不全的患者和使用长效制剂（如格列本脲），因此建议这类患者使用短效的 SU。对轻中度肾功能损害患者，可选择主要在胆道代谢的格列喹酮。

（2）体重增加 常在治疗后的 1 年内出现，随后体重保持稳定。

（3）皮肤过敏反应 常见皮疹、皮肤瘙痒等。

（4）消化系统 常见上腹不适、食欲减退等，偶见肝功能损害、胆汁淤滞性黄疸。

（5）心血管系统 上述 SU 关闭 B 细胞膜上 K$_{ATP}$而刺激胰岛素分泌，但 K$_{ATP}$至少有三种类型：SUR1/Kir6.2 主要分布在胰腺 B 细胞和大脑神经元，SUR2A/Kir6.2 主要在心肌、骨骼肌，SUR2B/Kir6.2 主要在血管平滑肌。心肌细胞和血管平滑肌细胞上的 K$_{ATP}$主要调节心肌收缩、氧耗量、血管阻力和血流量，在生理情况下基本上是关闭的，缺血时则开放，使血管阻力下降、血流量增加，可减轻对心肌组织的损伤。SU 关闭心肌/血管平滑肌细胞膜上的 K$_{ATP}$，可能妨碍缺血时的正常反应。不同 SU 对不同类型 K$_{ATP}$的亲和力不同、选择性结合的特异性不同，某些 SU 可能对心血管系统带来不利影响，但有待于以心血管事件为终点的随机对照临床试验证实。

6. 禁忌证 1 型糖尿病，有严重并发症或晚期 B 细胞功能很差的 2 型糖尿病，儿童糖尿病患者，孕妇，哺乳期妇女，大手术围手术期、全胰腺切除术后、对 SU 过敏或有严重不良反应等疾病患者不适合 SU。

（二）格列奈类药物（Meglitinide）

包括瑞格列奈（Repaglinide）、那格列奈（Nateglinide），前者是氨基甲酰甲基苯甲酸衍生物，后者是 D-苯丙氨酸衍生物。两者降糖效果基本相同，可降低 HbA$_{1c}$ 1％～2％。

1. 作用机制 与 SU 类似，格列奈类药物的作用位点也是胰岛 B 细胞膜的 K$_{ATP}$，通过与 SUR1 的结合导致 Kir6.2 关闭，最终导致细胞的胞吐作用，促进胰岛素的分泌。但是，格列奈类药物与 SUR1 的结合部位与 SU 不同，它与 SUR1 的结合和解离速度更快、作用时间更短，加上格列奈类药物吸收速度更快，这些特点决定了格列奈类药物恢复餐后早期胰岛素分泌时相的作用更显著、更符合生理需求、控制餐后血糖的效果更好、发生低血糖的机会更低。

2. 临床应用 适用于治疗正常体重尤其以餐后血糖升高为主的 T2DM 患者，也可用于不能使用二甲双胍或胰岛素增敏剂的肥胖或超重患者。快速起效、作用时间短的特点方便不能固定进食时间的患者，餐前服药，不进餐不服药，根据进餐时间和次数调整用药。除 SU 外，可与其他口服降糖药和胰岛素合用。老年患者或有轻度肾功能损害的患者不需调整剂量。虽然瑞格列奈的最大剂量为每天 16 mg，但每天 3 次、每次 1 mg 已可达到最大降糖疗效的 90％。

3. 不良反应　可能出现的不良反应是低血糖，但严重低血糖的发生率比 SU 低。不影响血脂，可增加体重。

二、双胍类药物（Biguanide）

20 世纪 50 年代发明第一个双胍类药物，曾有三种药物应用于临床。目前临床主要使用二甲双胍（Metformin）。因导致乳酸性酸中毒，大部分国家已禁用苯乙双胍（Phenformin，降糖灵），我国部分地区尚在使用。双胍类药物仅降低升高的血糖，不影响正常血糖，单独使用不会引起低血糖。循证医学证明二甲双胍具有心血管系统保护作用，对肥胖或超重的 T2DM 患者的作用更为明显，具有减少并发症、降低肿瘤发生等益处，是 2 型糖尿病的首选降糖药物。其降糖能力与 SU 相当，单药降低空腹血糖 3.3～4.4 mmol/L（60～70 mg/dl）、糖基化血红蛋白（HbA$_{1c}$）1.5%～2.0%。

1. 降血糖的作用机制　虽然临床使用近 50 年，但双胍类药物确切的降糖机制仍不明确。不同于 SU 或 AGI，它没有一个特定的靶细胞或靶酶。双胍类药物主要通过增强胰岛素在肝、肌肉组织的作用降低空腹和餐后血糖。降低血糖的同时降低空腹和餐后胰岛素水平，但不直接影响胰岛素的分泌。

（1）抑制过多的内源性肝葡萄糖生成是二甲双胍降低血糖的主要机制，是改善肝脏对胰岛素的抵抗，抑制糖异生的结果。减少内源性肝葡萄糖生成的其他机制还包括拮抗胰升糖素作用、减少肝糖原分解、降低葡萄糖-6-磷酸酶活性等。此外，二甲双胍抑制脂肪分解、降低血游离脂肪酸和三酰甘油浓度，减少糖异生的原料和脂质毒性。

（2）改善周围组织（骨骼肌、脂肪组织）对胰岛素的敏感性，增加对葡萄糖的摄取和利用，是二甲双胍改善餐后血糖的重要机制。二甲双胍增加细胞内的葡萄糖转运体（GLUT4）向细胞膜移动并增强其活性、加强糖原合成酶活性、增加糖原储存。新近的研究发现二甲双胍增强 AMP 激活的蛋白激酶-α$_2$（AMP-activated protein kinase-α$_2$）的活性，同时伴随葡萄糖利用率增加、骨骼肌糖原浓度升高，即增加骨骼肌葡萄糖的转运和储存。二甲双胍改善胰岛素敏感性的分子机制可能是增强胰岛素介导的胰岛素受体酪氨酸激酶活性，激活受体后的信号传导途径。这些作用可能与二甲双胍改善高血糖对细胞膜流动性的损害有关。

（3）减轻体重是双胍类药物的显著特点，可减少内脏和体内总的脂肪含量，主要是抑制食欲、减少能量摄取的结果。减轻体重改善胰岛素敏感性有助于其降糖作用，但其降糖作用不依赖于体重的下降。

二甲双胍的作用还包括增加肠道利用葡萄糖、抑制脂肪酸氧化、延缓葡萄糖的吸收等。

2. 降糖外的作用　二甲双胍具有改善血脂异常的作用，与降糖及减轻体重无关。它可降低血三酰甘油、游离脂肪酸、低密度脂蛋白胆固醇（LDL-C）和增加高密度脂蛋白胆固醇（HDL-C）。二甲双胍增加纤维蛋白溶解、降低纤维蛋白溶酶原激活物抑制物 1（plasmino-gen-activator inhibitor 1，PAI-1）浓度、降低血小板的密度和聚集能力。这些作用可能是二甲双胍降低 T2DM 患者心血管死亡率的重要原因。

3. 临床应用　二甲双胍是肥胖或超重 T2DM 患者的一线用药。但在非肥胖/超重的 T2DM 患者也可作为初始治疗用药，因为二甲双胍对两者的作用机制和疗效相同。二甲双胍延缓糖耐量低减（IGT）向糖尿病发展，可用于 IGT 患者。二甲双胍可与其他口服降糖药或胰岛素联合应用。联用 SU 治疗初发的 T2DM 的疗效比单一用药好，也用于治疗 SU 继发失效的 T2DM 患者。与胰岛素合用，二甲双胍可减少 1 型或 2 型糖尿病患者的胰岛素用量，但国外不用于 1 型糖尿病的治疗。

为减少胃肠道不良反应，初始剂量为每日 3 次，每次 250 mg。治疗 3～5 天后空腹血糖开始下降，1～2 周调整剂量。每日剂量 1500 mg 可获得最大降糖疗效的 80％～85％。国内推荐最大剂量不超过每日 2000 mg，国外常用至每日 2550 mg（850 mg，每日 3 次）、最大剂量每日 3000 mg。

4. 不良反应 常见的不良反应是胃肠道反应。小剂量开始、逐渐加量、餐时或餐后服用可使大部分患者可耐受。乳酸性酸中毒是致死性的副作用，可见于服用苯乙双胍的患者，使用二甲双胍罕见，除非伴随其他严重缺氧性疾病。由于二甲双胍原型从肾脏排出、轻度升高的乳酸由肝脏有氧代谢，所以肝肾功能不全（异常的肝功能检查，或血肌酐在男性 132μmol/L，女性 124μmol/L 以上，或肌酐清除率＜70 ml/min），心肺功能不全导致缺氧，严重感染导致组织灌注不良，酗酒，有乳酸性酸中毒的病史，需使用造影剂的糖尿病患者均不宜使用二甲双胍。二甲双胍单独使用不会引起低血糖，但酗酒时可发生。二甲双胍可增加胰岛素或胰岛素促分泌剂发生低血糖的机会。可能影响维生素 B_{12} 的吸收，降低其血浓度，但引起贫血罕见。同时服用钙剂可增强维生素 B_{12} 的吸收，拮抗这种不良反应。

5. 禁忌证 ①需要药物治疗的充血性心力衰竭、休克、严重肝病患者；②肾功能下降：肌酐清除率＜60 ml/min，或血肌酐男性≥132 μmol/L 和女性≥123 μmol/L；③年龄≥80 岁的患者，除非肌酐清除率显示其肾功能还允许使用；④长期酗酒者；⑤静脉注射造影剂期间。

三、α-糖苷酶抑制药

临床使用的 α-糖苷酶抑制药（α-glucosidase inhibitor，AGI）包括阿卡波糖（Acarbose）、伏格列波糖（Voglibose）和米格列醇（Miglitol）。阿卡波糖主要抑制 α-淀粉酶，作用于大分子多糖的消化过程，伏格列波糖和米格列醇选择性抑制双糖水解酶（麦芽糖酶、蔗糖酶），作用于双糖分解为单糖的过程，但三者的降糖作用并无明显差别。AGI 主要降低餐后葡萄糖水平，如果饮食中糖类（碳水化合物）的热量占 50％以上，AGI 的降糖效果更为明显。长期使用则通过减轻葡萄糖毒性作用而轻度降低空腹血糖，不影响或轻度降低血胰岛素水平。降糖作用温和，效果持续，使用数年未发现疗效下降或失效的现象。单药治疗可降低空腹血糖 1.4～1.7 mmol/L、餐后葡萄糖 2.2～2.8 mmol/L、糖基化血红蛋白（HbA_{1c}）0.7％～1.0％。

1. 作用机制 AGI 的作用部位均在小肠上段。可逆性（竞争性）抑制小肠上皮细胞刷状缘的 α-糖苷酶（麦芽糖酶、蔗糖酶、葡糖淀粉酶），延缓 α-糖苷酶将淀粉、寡糖、双糖分解为葡萄糖，从而减慢葡萄糖的吸收速度，使餐后血糖高峰低平，降低餐后血糖。抑制作用是可逆性的，持续 4～6 小时，所以必须在每餐进食第一口时服用。α-糖苷酶对葡萄糖的吸收过程没有影响。

AGI 对空腹血糖无直接作用，但可通过降低餐后高血糖、减轻葡萄糖的毒性作用，改善胰岛素抵抗而轻度降低空腹血糖。此外，AGI 也可轻度升高胰升糖素样肽 1（GLP-1）的浓度，但对胰岛素的分泌和血糖的降低作用有限。

2. 临床应用 餐后血糖升高为主的 T2DM 患者，是单独使用 AGI 的最佳适应证。对于空腹、餐后血糖均升高的患者，可与其他口服降糖药或胰岛素合用。

国内外大规模的临床研究发现阿卡波糖治疗糖耐量低减（IGT）患者，可延缓或减少

T2DM 的发生。国家食品药品监督管理局已批准阿卡波糖用于治疗 IGT 的餐后高血糖。

炎症性肠病、血肌酐大于 177 μmol/L（2.0 mg/dl）的糖尿病患者均不适合使用 AGI。

小剂量开始，逐渐加量可减少不良反应。阿卡波糖开始剂量为 25 mg，每天 1～2 次，2～4 周增加 25 mg，直至血糖良好控制或到最大剂量 100 mg，每天 3 次。米格列醇 25 mg，每天 3 次，4～12 周增至最大剂量 100 mg，每天 3 次。伏格列波糖 0.2 mg，每天 1 次，最大剂量 0.3 mg，每天 3 次。

3. 不良反应

（1）胃肠道不良反应　最常见，腹胀不适、腹泻、胃肠排气增多等胃肠道不良反应发生率约 30%，可随治疗时间的延长而减弱，大多 2 周后缓解，极少患者因此而停药。小剂量开始、缓慢增加剂量可减少不良反应的发生。出现胃肠道不良反应是因为 AGI 延缓糖类（碳水化合物）的水解和吸收，部分糖类到达结肠，经细菌发酵，肠道酸性物质、氢气和二氧化碳增多。随着治疗时间的延长，小肠下段的 α-糖苷酶活性逐渐被诱导升高，到达结肠的糖类减少，不良反应减轻。

（2）肝功能异常　早期临床研究发现极少部分使用阿卡波糖的患者出现可逆性肝功能异常，机制不明。新近的研究显示阿卡波糖对合并慢性肝病的糖尿病患者同样有效，使用最大推荐剂量并不影响肝转氨酶水平。

单独使用 AGI 不会引起低血糖。当与 SU、格列奈类药物或胰岛素合用时出现低血糖，只能用葡萄糖口服或静脉注射，口服其他糖类或淀粉无效。不宜与助消化的淀粉酶、胰酶合用。

4. 禁忌证　有明显消化吸收障碍的慢性胃肠功能紊乱者；SCr>2.0 mg/dl（167 μmol/L）；妊娠期和哺乳期。

四、胰岛素增敏剂

噻唑烷二酮类（Thiazolidinediones，TZD）是第一个针对胰岛素抵抗而发明的药物，故称为胰岛素增敏剂。早期产品曲格列酮因为严重的肝脏毒性而被淘汰，目前临床应用的包括罗格列酮和匹格列酮。TZD 降低空腹和餐后血糖的同时，降低空腹和餐后胰岛素水平，可能具有独特的心血管保护作用。罗格列酮和匹格列酮两者降糖能力相似，降糖疗效较二甲双胍和 SU 略低，单独使用时可降低空腹血糖 2.4～4.4 mmol/L、HbA$_{1c}$ 0.5%～1.9%。

1. 降糖作用机制　TZD 作用于肌肉、脂肪组织的核受体-过氧化物酶体增殖物激活受体γ（peroxisome proliferator activated receptorγ，PPARγ），与受体结合的能力和临床降低血糖的效能相一致。TZD 与受体结合后形成活化复合物，再与 DNA 特异的过氧化物酶体增殖物反应子（peroxisome proliferator response elements）结合，增加众多影响糖代谢的相关基因的转录和蛋白质的合成，最终增加胰岛素的作用。具体机制包括：①激活骨骼肌的 PPARγ，增强葡萄糖转运体（GLUT4）表达、拮抗高血糖对胰岛素受体酪氨酸激酶的抑制、增加骨骼肌对葡萄糖的摄取、促进糖原合成和葡萄糖氧化。②激活脂肪组织的 PPARγ，使前脂肪细胞转变为对胰岛素敏感的小脂肪细胞，抑制脂肪分解、增加脂肪合成，降低血游离脂肪酸含量，减轻脂毒性对骨骼肌葡萄糖代谢的影响。③增加脂肪合成途径所需酶类的基因转录和蛋白合成，如脂蛋白脂酶、脂细胞脂肪酸结合蛋白和转运蛋白等。④减少脂肪组织分泌增加胰岛素抵抗的激素，如肿瘤坏死因子-α（TNF-α）、瘦素、抵抗素（Resistin）、白细胞介素-1β（IL-1β）和白细胞介素-6（IL-6）。TZD 也改善肝细胞的胰岛素抵抗，抑制肝葡萄糖异生，减少内源性葡萄糖生成。

2. 非降糖作用 TZD 可能具有心血管保护作用。表现为降低血压、增加心肌血流、增强心肌功能、改善血管内皮细胞功能、增强纤溶活性、减少血管壁炎症、抑制血管平滑肌细胞增殖以及减少颈动脉内膜中层厚度等。所有的 TZD 均增加高密度脂蛋白胆固醇（HDL-C）和低密度脂蛋白胆固醇（LDL-C）浓度的浓度。增加的 LDL-C 主要是从小而致密的 LDL 转化为大而松散的 LDL 颗粒，后者致动脉粥样硬化的能力较小。相反，增加的 HDL-C 是更为致密但保护作用较弱的 HDL3 亚组成分。最终对动脉粥样硬化的影响目前尚不清楚。TZD 可减少尿微量白蛋白排泄。TZD 可改善胰岛素抵抗，可用于治疗多囊卵巢综合征。

虽然体内外研究发现 TZD 对心血管疾病的各种危险因子均有一定的改善作用，但降低心血管疾病的死亡率缺乏循证医学的证据。

3. 临床应用 适用于胰岛素抵抗为突出表现的 T2DM 患者，即肥胖或超重的 T2DM 患者。

TZD 单独使用的疗效略逊二甲双胍和 SU，但与其他降糖药物合用则表现出其独特的疗效。加用 TZD 可显著改善 SU 继发失效患者的血糖。与胰岛素联用治疗肥胖的 T2DM 患者时，TZD 在进一步降低血糖的同时，减少外源性胰岛素的用量。虽然同为促进胰岛素作用的药物，二甲双胍的主要作用部位是肝脏，而 TZD 则是骨骼肌，两者合用显示良好的效果。

推荐剂量是罗格列酮每天 4～8 mg，匹格列酮 15～45 mg，进餐时服用。由于通过激活核受体，增加蛋白质合成起作用，故 TZD 显示降糖作用需较长时间，一般 2～4 周开始起效，在 6～12 周出现明显疗效。

目前没有临床证据表明能与胰岛素一起用于治疗 1 型糖尿病。

4. 不良反应

（1）水肿、水潴留是 TZD 常见的不良反应。轻、中度水肿的发生率 3％～4％，与胰岛素合用则增至 15％。水肿可能与增加某些血管内皮生长因子，导致血管壁通透性升高有关。水肿对利尿剂的反应因人而异，大多效果欠佳。水潴留的机制不清楚。TZD 治疗中常出现体重增加，与水潴留、脂肪含量增加、改善血糖控制有关。TZD 导致体内脂肪含量再分布，增加的脂肪主要积聚在皮下。

（2）虽然罗格列酮和匹格列酮没有表现出明显的肝脏毒性，但 TZD 的早期产品曲格列酮曾引起致死性的肝损害，故在 TZD 使用前后应定期检查肝功能。

（3）骨质疏松，增加骨折风险。

（4）对心血管系统影响的临床试验正在进行中，有心血管病者须谨慎使用。

5. 禁忌证

（1）慎用或禁用于心功能不全的患者，尤其和胰岛素合用或使用大剂量时。以最小有效剂量开始，逐渐增加剂量可能有助于了解患者对水潴留的敏感性。

（2）严重肝病。

五、胰高血糖素样肽-1 受体激动药和 DDP-IV 抑制药

（一）胰高血糖素样肽-1 受体激动药

胰高血糖素样肽-1（GLP-1）是一种肠促胰岛素，主要由空回肠和盲肠的 L 细胞分泌，其与胰高血糖素样肽-1 受体结合以后，具有血糖依赖性的肠促胰岛素分泌作用，其次是能够保护胰岛细胞，以葡萄糖浓度依赖的方式增加胰岛素分泌、抑制胰高血糖素分泌并能延缓胃排空，并通过中枢的抑制食欲而减少进食量，避免传统糖尿病药物治疗中常存在的低血糖

症和体重增加的不良反应。

艾塞那肽（商品名百泌达）是首个上市的 GLP-1 受体激动药。可用于口服磺脲类或双胍类药物治疗血糖控制不理想的 2 型糖尿病。从大毒蜥唾液中分离得到，皮下注射 2.1 小时后达血药峰浓度，血浆半衰期达 2.4 小时，主要经肾脏代谢。在包括中国 2 型糖尿病患者在内的临床试验显示 GLP-1 受体激动药可以使 HbA$_{1c}$ 降低 0.5%～1.0%。GLP-1 受体激动药可以单独使用或与其他口服降糖药物联合使用。GLP-1 受体激动药有显著的体重降低作用，单独使用无明显导致低血糖发生的风险。因此，更适用于肥胖的糖尿病患者。艾塞那肽需皮下注射。GLP-1 受体激动药的常见不良反应是胃肠道反应，如恶心，程度多为轻到中度，主要见于刚开始治疗时，随治疗时间延长逐渐减少。

艾塞那肽 LAR 是艾塞那肽长效制剂，目前在美国和加拿大已经进入临床研究，每周皮下注射 1 次。一项临床研究表明，每周一次艾塞那肽 LAR 能够显著降低口服二甲双胍或饮食运动控制无效患者的糖化血红蛋白、血糖和体重。

（二）二肽基肽酶-Ⅳ抑制药（DPP-Ⅳ抑制药）

二肽基肽酶-Ⅳ（DPP-Ⅳ）是一种以二聚体形式存在的高特异性丝氨酸蛋白酶，可特异性识别 GLP-1 的 N 末端，并从此处切除二肽使 GLP-1 失活，因此相关研究人员对 DPP-Ⅳ 酶小分子抑制药进行了重点研究。

我国目前上市的 DPP-Ⅳ抑制药有西格列汀、沙格列汀和维格列汀。其中西格列汀（Sitagliptin，商品名捷诺维）是首个上市的 DPP-Ⅳ抑制药，于 2006 年 10 月获美国 FDA 批准上市，单用或与传统抗糖尿病药物合用治疗 2 型糖尿病。具有较高的口服生物利用度（87%）及较长的血浆半衰期（8～14 小时），代谢稳定性也较高。每日口服西格列汀 100 mg，24 小时内 DPP-Ⅳ抑制率超过 80%，主要以原药形式（＞84%）经肾脏排出体外。

在包括中国 2 型糖尿病患者在内的临床试验显示 DPP-Ⅳ抑制药可降低 HbA$_{1c}$ 0.5%～1.0%。DPP-Ⅳ抑制药单独使用不增加低血糖发生的风险，不增加体重，无其他严重不良反应。西格列汀在有肾功能不全的患者中使用时应减少药物的剂量。

GLP-1 类似物与 DPP-Ⅳ抑制药都是新型降糖药，已在我国上市。有多方面的降糖作用机制，降糖作用中等，GLP-1 类似物还有降低体重作用，有独特的优点。但由于上市时间较短，尚无大型循证医学研究结果，其长期不良反应有待观察。

目前临床使用的抗糖尿病药物的收益和风险对比见表 6-2。

表 6-2　目前临床使用的抗糖尿病药物收益和风险对比

药物	优势	劣势
二甲双胍	降低体重可能改善脂质谱	胃肠道不良反应，乳酸酸中毒（罕见）
磺脲类	广泛使用，疗效明确	体重增加，低血糖
噻唑烷二酮类	持久血糖控制	体液潴留，充血性心衰，骨质疏松
格列奈类	作用时间短	体重增加，需频繁给药
胰岛素	疗效肯定，无肝、肾毒性	注射痛苦，体重增加，低血糖
α-葡萄糖苷酶抑制药	不影响体重，不引起低血糖	常见胃肠道不良反应，需 3 次/天给药
DPP-Ⅳ抑制药	不影响体重	不良反应少
GLP-1 拮抗药	降低体重	注射，胃肠道不良反应常见

六、2 型糖尿病口服药物选择原则及路径

　　2 型糖尿病是一种进展性的疾病，随着 2 型糖尿病的进展，血糖有逐渐升高的趋势，控制高血糖的治疗强度也应随之加强。生活方式干预是 2 型糖尿病的基础治疗措施，应该贯穿于糖尿病治疗的始终。如果单纯生活方式不能使血糖控制达标，应开始药物治疗。2 型糖尿病药物治疗的首选药物应是二甲双胍。如果没有二甲双胍的禁忌证，该药物应该一直保留在糖尿病的治疗方案中。不适合二甲双胍治疗者可选择胰岛素促分泌剂或 α-糖苷酶抑制药。如单独使用二甲双胍治疗血糖控制仍不达标则可加用胰岛素促分泌剂或 α-糖苷酶抑制药（二线治疗）。不适合使用胰岛素促分泌剂者或 α-糖苷酶抑制药者可选用噻唑烷二酮类药物或 DPP-Ⅳ抑制药。不适合二甲双胍者可采用其他口服药物间的联合治疗。两种口服药物联合治疗控制血糖不达标者可加用胰岛素治疗（1 次/日基础胰岛素或 1～2 次/日预混胰岛素）或采用 3 种口服药物间的联合治疗。GLP-1 受体激动药也可以被用于三线治疗。如基础胰岛素或预混胰岛素与口服药物联合治疗控制血糖不达标则应将治疗方案调整为多次胰岛素治疗（基础胰岛素加餐时胰岛素或每日 3 次预混胰岛素类似物）。多次胰岛素治疗时应停用胰岛素促分泌剂（图 6-1）。

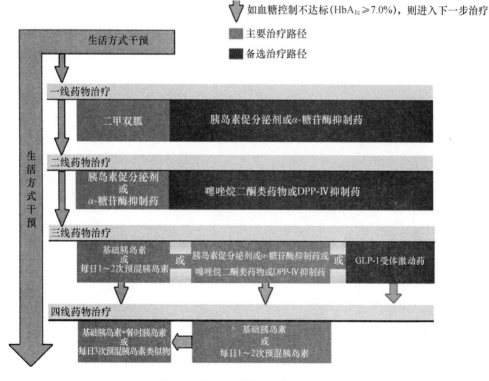

图 6-1　中国 2 型糖尿病治疗路径图

（徐　勇）

参考文献

1. Ismail-Beigi F. Clinical practice. Glycemic management of type 2 diabetes mellitus. N Engl J Med，2012，366（14）：1319-27.
2. Karagiannis T，Paschos P，Paletas K，et al. Dipeptidyl peptidase-4 inhibitors for treatment of type 2 diabetes mellitus in the clinical setting：systematic review and meta-analysis. BMJ，2012，344：e1369.
3. Henry RR，Buse JB，Sesti G，et al. Efficacy of antihyperglycemic therapies and the influence of baseline hemoglobin A（1C）：a meta-analysis of the liraglutide development program. Endocr Pract，2011，17（6）：906-13.
4. Game F. Update on drugs to treat diabetes. Ann R Coll Surg Engl，2012 May，94（4）：221-3.
5. Modi P. Diabetes beyond insulin：review of new drugs for treatment of diabetes mellitus. Curr Drug Discov Technol，2007，4（1）：39-47.
6. Bennett WL，Maruthur NM，Singh S，et al. Comparative effectiveness and safety of medications for type 2 diabetes：an update including new drugs and 2-drug combinations. Ann Intern Med，2011，154（9）：602-613.
7. Mizuno CS，Chittiboyina AG，Kurtz TW，et al. Type 2 diabetes and oral antihyperglycemic drugs. Curr Med Chem，2008，15（1）：61-74.
8. Mazzola N. Review of current and emerging therapies in type 2 diabetes mellitus. Am J Manag Care，2012，18（1 Suppl）：17supp-26.
9. Deans KA，Sattar N. "Anti-inflammatory" drugs and their effects on type 2 diabetes. Diabetes Technol Ther，2006，8（1）：18-27.

糖尿病足的诊断与治疗

　　糖尿病足部并发症是糖尿病最严重且花费最大的并发症。下肢部分或全部截肢通常发生在足部溃疡基础之上。采取包括预防、患者和医务人员教育、多学科协作处理足部溃疡和密切监测在内的措施可以使截肢率下降 49%～85%。

【流行病学】

　　美国 3% 糖尿病患者有足溃疡，50% 非创伤的截肢是糖尿病所致。英国 469 糖尿病患者，追踪 4 年，10.2% 发生足溃疡；1077 例糖尿病患者横断面调查，7.4% 有足溃疡。芬兰下肢截肢率男性糖尿病患者 34.9/万，非糖尿病患者 3.4/万；女性糖尿病患者 23.9/万，非糖尿病患者 1.7/万。综合多个国家的情况，国外糖尿病患者 85% 的截肢起源于足溃疡，截肢率是非糖尿病患者的 25 倍（5/万～180/万），糖尿病住院患者中 47% 因糖尿病足入院。

　　中国因糖尿病足入院占住院糖尿病患者 2.45%，截肢率 14%；分析了过去 10 年中 2306 例住院患者，糖尿病足患者占 2.5%，截肢率 17.31%；国际范围内资料显示，15% 的糖尿病患者一生中至少发生过 1 次足溃疡；中国的统计，10% 的糖尿病患者并发过足溃疡。

【病理生理学】

糖尿病神经病变使足的感觉不敏感、足畸形伴步态异常，可引起足的生物力学（压力）异常，导致局部皮肤增厚，进一步加重足部压力异常并最终引起皮下出血。用不敏感的足行走，局部损伤不易愈合。周围血管病变，通常伴有微小创伤，可能引起疼痛和单纯性缺血性足部溃疡。同时有神经病变和缺血性病变（神经缺血性溃疡）的患者，尽管可能存在严重的周围性缺血，可以没有症状。微血管病变并不是溃疡的主要原因。

【临床分级】

糖尿病足分级方法较多，原则相同，方法相似。分为 0 到 5 级。

0 级：指存在有发生溃疡的危险因素者，包括：①有周围神经病变、自主神经病变；②周围血管病变；③以往有脚溃疡病史；④脚畸形，如鹰爪足、Charcot 足；⑤合并有胼胝或"鸡眼"；⑥失明或视力严重减退；⑦合并肾脏病变，特别是慢性肾功能衰竭者；⑧老年人或不能观察自己脚者，尤其是独居生活者；⑨感觉缺失者；⑩糖尿病知识缺乏者。

1 级：脚部皮肤表面溃疡，但无感染表现。溃疡好发于脚的突出部位，如脚跟部、脚或脚底部，溃疡多被胼胝包围。

2 级：表现为较深的穿透性溃疡，常合并有软组织感染，但无骨髓炎或深部脓肿。

3 级：深部溃疡常影响到骨组织，并有深部脓肿或骨髓炎。

4 级：表现为缺血性溃疡并坏疽，经常合并神经病变而无严重疼痛，坏死组织的表面可有感染。

5 级：坏疽影响到整个足部，病变广泛而严重，部分发展迅速。

【诱发因素】

诱发因素有下述几种：①趾间或足部皮肤瘙痒而搔抓皮肤；②溃破、水泡破裂、烫伤；③损伤、碰撞伤及新鞋磨伤等。

【疾病诊断】

1. 病史采集　要了解糖尿病患者患病持续时间、治疗方式及其他并发症情况，识别足部出现溃疡的原因、持续时间、程度和进展情况。

2. 体格检查　注意溃疡面的外观、范围、深度、温度、气味，同时确定脚有无畸形、水肿、软组织感染或骨髓炎。检查患者对侧肢体情况及鞋袜是否合适。

【辅助检查】

1. 神经系统检查　目的是了解患者是否仍存在保护性的神经感觉。最为简单和常用的方法是用一根特制的 10 g 尼龙丝，一头接触于患者的大脚趾、脚跟和前脚底外侧，用手按住尼龙丝的另一头，并轻轻施压，正好使尼龙丝弯曲，患者脚底或脚趾此时能感觉到脚底的尼龙丝，则为正常，否则为不正常。另外还有用音叉来检查患者对振动的感觉。

2. 皮肤温度检查　查皮肤对温度变化的感觉，反应神经功能是否受损。分定性和定量检查。定性即将音叉或一根细不锈钢棍置于温热水杯中，取出后测定患者不同部位的皮肤感觉，同时与正常人对照。定量检查需要用仪器。

3. 压力测定　通过测定足不同部位的压力，了解患者是否有足部压力异常。通常让受试者站在有多点压力敏感器的平板上，通过扫描成像，在计算机上分析。

4. 周围血管检查　最简单的方法是用手来触摸脚背或胫后动脉的搏动来了解脚部大血管病变，波动消失提示有严重的大血管病变，需进行下一步检查。

（1）血管超声检查　通过检查明确血管有无狭窄或闭塞。

（2）踝肱比值　反映下肢血压与血管状态，正常值为 1.0～1.4；＜0.9 为轻度缺血，0.5～0.7 为中度缺血，＜0.5 为严重缺血。严重缺血的患者容易导致下肢（或脚趾）坏疽。

（3）血管造影　了解下肢血管闭塞程度和部位，为截肢平面或血管旁路手术提供依据。

（4）跨皮氧分压测定　反映微循环状态，同时反映周围动脉的供血状况。

（5）血流变学检查：全血黏度，血浆比黏度，全血还原黏度；红细胞聚集指数，红细胞刚性指数；血浆纤维蛋白原含量测定。

5. 溃疡合并感染的检查　用探针探查怀疑有感染的溃疡，如发现窦道，探及骨组织，要考虑骨髓炎；同时用探针取溃疡深部的标本做细菌培养，增加培养出感染细菌的特异性。深部感染或骨病变还可用 X 线平片、放射性核素扫描或磁共振检查等方法鉴别。

【治疗】

（一）定期检查

所有糖尿病患者均应接受针对足的检查，每年至少 1 次。已经被证实有足病危险因素的患者应该检查得更频繁。没有症状并不意味着足是健康的。

（二）识别高危足

1. 高危足患者的病史和体格检查　病史：既往有溃疡或截肢、未接受过足保护教育、独居生活、比较差的医疗条件、赤足行走。神经病变症状，例如下肢针刺感或疼痛，尤其是夜间感觉缺乏。血管状态：跛行、静息痛，足背动脉搏动、与体位有关的皮肤色泽变化（发红）。注意检查足部皮肤温度、颜色，趾甲等；鞋袜检查内面和外面。

2. 感觉缺失的评估　可用 10 g 单尼龙丝来评估压力觉；振动觉，用 128 Hz 音叉（大拇趾）；定位觉，针刺（足背，不刺破皮肤）；触觉，棉花絮（足背皮肤）；跟腱反射。

（三）患者、家属教育

每天检查足，包括足趾间；如果患者本人不能自行检查，需请他人予以帮助（如果视力受损，糖尿病患者不应自行检查足部）；定期洗脚，仔细擦干，特别是足趾间；水温通常低于 37℃；不要用加热器或暖水瓶暖脚；避免赤足在室内外行走或赤足穿鞋；不应用化学试剂或膏药去除角化组织或胼胝；每天检查鞋的内部；不要穿过紧、边缘粗糙和接缝不平的鞋；对于干燥皮肤应使用润滑油和护肤软膏，但不能在足趾间使用；每天更换袜子；穿接缝向外或没有接缝的袜子；不要穿过紧的袜子或长袜；平直地剪趾甲；应由专业人员修剪角化组织和胼胝；患者应定期让医务人员检查足；如果出现水疱、开裂、割破、抓破或疼痛，应立即告知医务人员。

（四）合适的鞋袜

鞋袜不当是足溃疡发生的原因之一。室内和室外均应使用合适的鞋袜，同时应能调整以适应生物力学改变或畸形，这对于预防溃疡非常重要。没有丧失保护性感觉的患者可以自行选择鞋。鞋不能太紧或太松，鞋的内部应比足长 1～2 cm，内部的宽度应与跖趾关节处足的宽度一致，高度应使足趾有一定空间。应在患者站立时，最好是晚上检查鞋是否合适。

（五）溃疡的治疗

1. 减轻压力和保护溃疡　机械减压以减轻溃疡角化组织形成伴生物机械性压力的增加；全接触支具或其他支具技术处理足底溃疡；暂时性足部保护；个体化的鞋垫和鞋；减少负重（限制站立和行走），用拐杖等；恢复皮肤血流灌注；动脉重建技术。

2. 重点降低心血管危险因素（戒烟、降压和调脂治疗，使用阿司匹林）。

3. 感染的治疗

（1）伴皮肤感染的浅表溃疡　清创以除去所有坏死组织，口服针对葡萄糖球菌和链球菌的抗生素。

（2）深部（威胁肢体）感染　尽可能快的行外科引流（急诊），除去坏死组织或血运不好的组织，包括感染的骨组织。必要时血管重建。静脉给予广谱抗生素，针对革兰阳性和革兰阴性微生物，包括厌氧菌。某些糖尿病足骨髓炎可以通过抗生素有效治疗而不需要手术去除感染的骨。轻度和中度感染，1～2周治疗通常有效。更严重的软组织感染可能需要长达4周的治疗。当感染的症状和体征缓解后，即使创面尚未愈合，也可以停用抗生素。

4. 伤口的局部处理　经常检查伤口；经常性创面清创（用手术刀）；控制渗出并保持湿润；手术后创面考虑负压治疗；全身高压氧治疗；含银或其他抗生素的敷料（禁忌泡脚，其可能导致皮肤浸软）。

循证医学关于伤口的处理：①既往的证据支持使用水凝胶，但没有更新的证据支持其有效性。②局部负压治疗可能加速术后创面的愈合，但其有效性和成本效益还有待进一步明确。③新的研究进一步证实使用全身高压氧治疗可能促使创面愈合并改善长期结果，但还需要进一步的双盲研究证实其成本效益并确定最可能获益的人群。④不同的早期观察血小板混悬液的上清液有效性研究已经表明其可能带来获益但没有更新的资料。⑤数量有限的研究表明生物工程皮肤产品可能加速创面愈合，但证明其常规使用有效的证据还不够强。⑥局部使用血小板衍生生长因子（PDGF）或其他生长因子对愈合的作用还有待进一步证实。⑦目前还没有证据支持在常规处理糖尿病足溃疡过程中使用特殊治疗或辅料（包括银离子辅料或其他抗感染产品）。

（朱建华）

参考文献

1. The Role of Negative Pressure Wound Therapy in the Spectrum of Wound Healing. A Guidelines Document May，2010.

2. Treating the chronic wound：A practical approach to the care of nonhealing wounds and wound care dressings. J AM ACAD DERMATOL. 2008：185-206.

3. Wound Bed Preparation in Practice. EWMA Position Document，2004.

4. Consensus Panel Recommendations for Chronic and Acute Wound Dressings. ARCH DERMATOL，2007 October，143（10）：1291-1294.

糖尿病肾病的发病机制及治疗

世界各国糖尿病患病率不断增加，据世界卫生组织（World Health Organizations，WHO）估计，2000至2030年全球2型糖尿病患病率患者人数由1.171亿增至3.166亿。近20年来，我国2型糖尿病患病率显著增加。1994年全国19省市21万人的调查显示25～64岁年龄段糖尿病的患者率为2.15%，比1980年增长了近3倍。2002年全国营养调查表明我国18岁以上人口中，根据国际最新临床标准进行诊断的糖尿病估测患病率为11.6%。

糖尿病肾病（diabetic nephropathy，DN）是糖尿病的严重并发症之一，出现在30%～40%的1型糖尿病和10%～20%的2型糖尿病患者中。随着2型糖尿病患病率增加，DN患病率也呈现不断上升趋势，在过去10年里美国DN的患病率增加了150%，在欧洲和日本也有相似的升高。从20世纪末到21世纪初，随着我国经济发展和人民生活水平的提高，人们的生活模式发生改变，热量摄取过多、体力活动减少导致肥胖及高血压人口不断增多，同时随着我国老龄化程度不断加深，2型糖尿病患病率急剧增加。随着2型糖尿病患病率增加，DN的患病率也呈现不断上升趋势。

糖尿病肾病是指糖尿病微血管病变导致的肾小球硬化，又称糖尿病肾小球硬化症。是在糖尿病（DM）病程中出现的以蛋白尿、血尿、高血压、水肿、肾功能不全等肾脏病变为特征的总称。DN是糖尿病最常见的并发症，也是引起终末期肾病（end stage renal disease，ESRD）的主要原因之一，过去20年DN的发病率一直在增加。西方国家DN占ESRD的25%～42%，中国为6%～10%。DN发病机制复杂，目前尚未明确。大多数学者认为高血糖是发生肾脏损坏的先决条件，高血压是加速疾病进展的重要因素。其他如肾小球高滤过、糖基化终末产物（advanced glycosylation end products，AGEs）的增加、山梨醇和蛋白激酶C途径的激活、细胞因子的参与和基因的易感性等因素也被认为是疾病恶化的重要因素。

【发病机制】

（一）糖代谢异常

糖代谢异常引起DN主要是通过多元醇通路、蛋白激酶C（protein kinase C，PKC）的激活，以及蛋白糖基化终末产物的形成。

1. 多元醇通路的激活　多元醇通路又称山梨醇通路。此途径共有两个酶催化完成，即醛糖还原酶（aldose reductase，AR）和山梨醇脱氢酶（sorbitol dehydrogenase，SDH）。正常情况下，多元醇通路葡萄糖代谢极少，长期高血糖激活该通路的AR和SDH，使葡萄糖转换山梨醇和果糖。山梨醇不易透过细胞膜而果糖又很少进一步代谢，以致细胞内山梨醇和果糖堆积，二者的积聚可导致细胞内渗透压增加，细胞肿胀和受损，直接影肾小球和肾小管功能，引起肾小球高滤过的发生。

2. 蛋白激酶C　PKC是丝氨酸/苏氨酸蛋白激酶家族中的主要成员。PKC是许多外在刺激因子如激素、神经递质、生长因子等发挥作用的重要信号调节因子；相反，这些物质也能激活PKC，主要参与膜蛋白磷酸化发挥活性作用，并介导多种细胞功能。目前已知的众多血管活性物质和细胞因子在DN发病中起关键性作用，这些物质的共同信号传导途径或作用往往通过PKC介导。高糖可直接增加PKC的表达。PKC是细胞内信号转导通路的关键酶，在DN的发病中起重要作用。其导致DN的机制：①通过促进前列腺素E_1的合成，导致DM早期肾小球高灌注、高滤过。②改变ECM和基膜结构，导致肾小球毛细血管通透性增加。③直接刺激系膜细胞和内皮细胞分泌ECM增多，或通过激活AP-1，上调TGF-β1的表达，进而促进ECM合成增加。另外，PKC激活后可上调细胞黏附因子在肾小球系膜细胞中的表达，促进肾小球白细胞黏附聚集，加速肾小球损伤。近年发现，有蛋白尿的糖尿病患者，其血浆PKC浓度明显增高，且随尿蛋白含量的增加而增加；抑制PKC的活性可以延缓或阻止DN的发生发展。

3. 糖基化终末产物　持续高血糖引起体内蛋白质、核酸及脂质等大分子物质非酶糖基化及由此形成的AGEs在DN的发病机制中起重要作用，是DN发病机制的主要因素之一。AGEs的形成量受血糖浓度、蛋白质与高浓度糖接触的时间、蛋白质的半衰期等因素的影响。在持续高血糖条件下，糖基化反应明显加速，AGEs 形成明显增加。AGEs 的形成可使 GBM 结构改变，滤过膜功能损伤，ECM 增生，导致肾小球硬化和蛋白尿的产生。AGEs 造成肾脏的损伤的机制：①肾小球毛细血管基膜的胶质蛋白非酶糖基化，使胶原蛋白分子之间发生异常交联，形成胶原分子间连接，造成基膜的结构和功能异常，血浆中一些蛋白质分子如低密度脂蛋白、免疫球蛋白等易于沉积于基膜，导致基膜增厚，肾小球毛细血管、肾小球基膜正常结构遭到破坏，导致 DN。②AGEs 与系膜细胞上 AGEs 受体结合，刺激系膜细胞合成肿瘤坏死因子、单核细胞趋化蛋白-1（monocyte chemotactic protein 1，MCP-1）、血小板衍生因子等炎症因子，导致肾脏慢性炎症，从而加速 DN 进展。

（二）肾脏血流动力学异常

DN 早期和中晚期肾内血流的变化不同。早期主要表现为肾小球高灌注、高压力和高滤过；中晚期则由于各种原因导致肾血管硬化、狭窄，肾血流量减少，从而使肾功能逐渐降低乃至丧失。肾血流动力学改变可以导致蛋白尿的产生、肾小球内皮和上皮细胞的损伤、Ang Ⅱ 及 TGFβ₁ 的过度表达，从而导致 ECM 增加，肾小球硬化。肾血流动力学改变有下述原因：①高血糖引起的高渗透压可以引起肾内血流高灌注、高血压及高滤过；②RAS 系统与 PKC 的激活可引起肾血流动力学改变；③一些激素和细胞因子例如生长激素、TGF-β₁ 等也可能参与了这一过程。肾小球血流动力学改变引起 DN 的机制：①肾小球高滤过及高内压可导致肾小球局灶性硬化，同时伴有系膜基质扩张和 GBM 增厚；②血流动力学改变所致的机械力和剪切力可能引起内皮和上皮细胞损害，从而破坏正常的滤过屏障，蛋白质滤过增加，导致肾小球功能丧失；③肾小球毛细血管壁张力增高引起生长因子合成和释放增多，从而导致肾小球硬化；④肾小球毛细血管压力增高可直接激活 PKC，引起肾小球高灌注、高滤过。

（三）体液因子和组织因子的作用

许多体液因子、血管活性物质和组织生长因子与 DN 的发生密切相关。其中，肾素-血管紧张素系统（RAS）、内皮素、一氧化氮等对 DN 发生、发展起重要作用。

1. 肾素-血管紧张素系统　RAS 在调节机体血压、维持内环境稳定等发面发挥重要作用。过去 30 年中大量的基础和临床试验均表明 RAS 过度激活是 DN 等肾脏疾病发生发展的重要机制之一，抑制 RAS 成为 DN 治疗的一个有效途径。糖尿病可能激活 RAS，通过 Ang Ⅱ 使肾小球出球小动脉过度收缩、肾小球毛细血管内压力增大，出现蛋白尿以及肾脏硬化、纤维化 RAS 激活所致糖尿病患者产生肾脏损害，至少存在 3 种不同的途径：①经典途径：通过血浆中的肾素、ACE 等产生 Ang Ⅱ，激活 AT1 受体介导肾脏损害；②肾素或肾素原在局部肾组织与其受体结合，促进局部 Ang Ⅱ 合成，激活 AT1 受体介导肾脏损害；③肾素或肾素原与其受体结合直接刺激促纤维化因子合成，从而介导肾脏损害。人类 DN 的临床试验研究也证实抑制 RAS 能明显延缓患者肾脏损害。两个大型前瞻性、随机对照试验，RENAALL 试验（氯沙坦肾脏保护研究）和 IDNT 试验（依贝沙坦治疗 2 型 DN 研究）的结果均显示 ARB 治疗组患者终末期肾病发生率、死亡率等主要终点事件均明显低于对照组。Parving 等的研究表明 ARB 治疗 2 型糖尿病微量白蛋白尿患者能明显延缓患者向 DN 发展。

2. 内皮素　内皮素（Endothelin，ET）被认为是目前所知机体内最强的缩血管活性多肽，ET 及其受体广泛存在于人体血管及非血管组织中。糖尿病内皮功能损伤是糖尿病肾病微血管病变的一个重要因素。ET 能广泛地引起各类血管平滑肌的收缩，且有持续时间长，不易消退的特点。ET 导致 DN 的机制可能是：①肾脏血管与其他部位的血管相比对 ET-1 缩血管效应更加敏感，这种独特的敏感性可能与 ET-1 受体密集地集中于肾脏血管平滑肌上有关。②除血管收缩外，ET 作为一种细胞增殖因子可促进有丝分裂，作用于静止期的血管平滑肌细胞，可以促进 DNA 合成及细胞增生，还能刺激心肌细胞、系膜细胞、纤维母细胞的增殖，这说明其在血管重建性及系膜细胞增生性疾病中都有重要作用。③ET-1 可引起肾血流量下降并增加肾血管阻力，引起肾小球滤过率下降、近曲小管对钠离子的重吸收增加、尿钠排泄和尿量明显降低。

3. 一氧化氮 一氧化氮（Nitric Oxide，NO）NO 在许多病理生理情况下都扮演着"双刃剑"的角色，在 DN 中也是如此。它的有利作用主要包括：①维持周身血压，避免高血压加重肾脏损害。②增加毛细血管血流，拮抗血管紧张素 Ⅱ（AT Ⅱ）的作用。③抑制血小板聚集。④抑制系膜细胞增殖。⑤降低内皮细胞对白蛋白的通透性。⑥抑制中性粒细胞 NAD-PH 氧化酶活性、降低氧化应激反应。⑦直接抑制铜离子（Cu^{2+}）催化的低密度脂蛋白（LDL）氧化。⑧抑制血小板衍化生长因子（PDGF）B 链的表达。⑨抑制系膜细胞转化生长因子 β_2（$TGF\beta_2$）和胶原蛋白合成。当 NO 的含量及其发挥作用的环境改变以后，这些有利的作用就不能得到充分的发挥，甚至会转变成对机体有害的作用。NO 在 DN 中的有害作用：①诱导胰岛 B 细胞的凋亡。②介导肾小球高滤过。③形成过氧化亚硝基阴离子（ONOO2）。ONOO2 是 NO 的氧化产物，为一种强氧化剂，ONOO2 参与 DN 的肾脏改变过程。因此在 DN 过程中，努力保持 NO 活性在合理水平，探索有效的 NO 调节手段，将成为今后研究的重要课题。

4. 转化生长因子 β 和结缔组织生长因子 转化生长因子 β（transforming growth factor-β，TGF-β）在胚胎生长发育、细胞分化、增殖及凋亡的调节中发挥重要作用，同时参与细胞外基质的分泌和发育分化等多种生理过程。TGF-β 在 DN 的发病机制中起中心作用：①调节肾脏细胞增殖和分化。②增加细胞外基质（extracellular material，ECM）蛋白的含量。③破坏肾小球滤过屏障。④促进肾小管-间质纤维化。⑤参与炎性反应、组织修复。结缔组织生长因子（connective tissue growth factor，CTGF）的促进细胞外基质集聚的效应，参与了组织纤维化过程介导细胞黏附、迁移、增殖、分化、存活的功能，主要通过细胞与基质之间作用实现。具体地讲：①刺激细胞的增殖、转化和凋亡；②使 ECM 含量增高；③介导细胞黏附；④刺激细胞迁移。多数研究认为 CTGF 是 TGF-β 的下游因子，介导了 TGF-β 的促纤维化促增殖的作用。

5. 内皮生长因子 内皮生长因子（VEGF）在 DN 发病中的作用越来越引起人们的重视：Yamamoto 等发现糖尿病早期即可出现肾小球内高灌注和球内高压，导致 VEGF 表达上调，引起初始不成熟、不稳定和渗漏的血管形成，临床表现为高滤过，肾小球和肾脏增大。此期间给予血管生成抑制药可缓解试验性糖尿病大鼠高滤过，肾小球肥大，肾脏重量和白蛋白排泄。DN 的一些病变可能由 VEGF 介导。内皮细胞受 VEGF 刺激后胶原酶合成增加，分解肾小球基膜（GBM）蛋白，从而破坏肾小球滤过膜，引起蛋白尿。VEGF 在增加内皮细胞通透性使大量血浆蛋白漏出的同时伴纤维蛋白及一些黏附分子的漏出。上述物质可在血管周围形成一层细胞外基质，为随后细胞外基质的形成和堆积提供了良好的条件，在此基础上，GBM 增厚，系膜病变加重，出现大量蛋白尿，最终发展成为肾小球硬化。

6. 肝细胞生长因子 肝细胞生长因子（hepatocyte growth factor，HGF）作为一种多功能蛋白质，在糖尿病肾病的进程中也起着非常重要的作用，它可以通过多种机制阻止或延缓糖尿病肾病的发展，包括阻断 TGF-β 的作用。目前 HGF 已是公认的肾脏纤维化负向调控因子。HGF 可在高血糖作用的不同时期通过纤溶酶原激活物/纤溶酶原激活抑制物（PA/

PAI）系统调节 ECM 的降解以保护肾脏。HGF 不仅能直接作用维持小管上皮细胞表型，还可抑制酪氨酸蛋白激酶表达 α-SMA，通过介导 Smad 辅阻遏物 SnoN 基因的表达对抗 TGF-β 的 Smad 信号转导机制，从而间接抑制 EMT。HGF 可解除单核细胞对 TNF-α 活化的单层内皮的黏着，抑制内皮细胞 E 选择蛋白的表达，减轻炎症反应。HGF 还能作为一种抗氧化剂保护肾脏防止高糖环境介导的氧化应激损伤，降低与肾小球肥大相关的高肾小球滤过率，增强胰岛 B 细胞功能，从而减轻 DN 的症状。但也有学者认为，糖尿病早期，肾小球内 HGF 表达增多的同时，也伴有肾小球肥大，说明 HGF 的表达可能与糖尿病早期肾小球肥大有关，HGF 可能系促进糖尿病肾病形成的因素。

7. 色素上皮衍生因子　色素上皮衍生因子（pigment epithelium derived factor，PEDF）是近年来发现的一种强有力的新生血管抑制因子，具有神经营养保护、调节血管通透性和高效抑制血管生成等作用。PEDF 在 DN 中的保护作用可能是通过以下机制：①抗纤维化作用。②抑制血管增生和调节血管渗透性。VEGF 是一种有效的血管形成诱导因子，并且可以增强血管通透性，PEDF 是血管生成最有效的天然抑制药。③抑制氧化应激及炎症反应。④抑制 ECM 产生和增加 ECM 降解。

（四）炎症机制

糖尿病时体内多种炎症因子、炎性介质的标志物增高，多项临床研究也证明了炎症介质参与了 DN 的发生、发展。DN 时炎症的发生是多因素共同作用的结果：①高血糖：高血糖刺激肾小球系膜细胞表达单核细胞趋化蛋白-1（MCP-1）增多，使血液循环中单核-巨噬细胞在肾炎症处聚集和活化，释放各种炎性介质和生长因子，促进 ECM 增多，加速肾小球硬化。②AGEs：持续高血糖可使还原糖与脂肪、蛋白质、DNA 之间形成 AGEs，从而引起小管间质炎症纤维化，加速 DN 的进展。③血流动力学紊乱：血流动力学紊乱引起的高灌注、高滤过可损伤内皮细胞，促进黏附因子和趋化因子的合成和释放，导致局部血液流变学的改变。从损伤的内皮细胞滤过的各种蛋白质刺激小管上皮细胞分泌炎症因子，形成相互作用的恶性循环，加速 DN 的发展。④血管紧张素：血管紧张素不仅可以引起肾内血流动力学改变，而且直接参与炎症的发生；其中，Ang II 可通过自分泌和旁分泌的形式参与组织炎症和修复反应。

（五）遗传易感性

遗传因素在 DN 的发生、发展和决定 DN 易感方面起着重要作用。1 型糖尿病肾病和 2 型糖尿病肾病具有明显的家族聚集性。其家庭聚集现象及种族差异说明其发病具有遗传倾向；同时由于遗传易感性，DM 患者中只有一部分人会发展成为 DN。Fogarty 等在 96 个 2 型糖尿病肾病家系的 6481 对亲属对的研究中发现，尿白蛋白排泄率、系统性高血压呈高度遗传，两者呈显著正相关，提示这些性状可能共有某种相同的遗传决定因素。群体研究也表明 DN 的发生存在遗传易感性，在美洲土著人、美洲非裔和美洲西班牙人中，DN 的发生率显著高于欧洲后裔。尽管这一现象可能部分与社会经济因素有关，但同时也说明了遗传因素的作用。

【临床分期及诊断】

DN 是一个缓慢发展的过程，早期主要表现为 GFR 增高，进一步发展可表现为微量白蛋白尿、大量白蛋白尿乃至尿毒症。常合并糖尿病性视网膜病变和不同程度的高血压，大量蛋白尿的患者可出现肾病综合征的表现。DN 临床分期采用 Mogenesen 标准法，分为 5 期。糖尿病肾病 I 期：肾小球高灌注、高滤过期，肾脏增大，尚无组织学改变。糖尿病肾病 II

期：肾小球毛细血管基底膜增厚和（或）系膜扩张，尿白蛋白排泄率多数在正常范围，或呈间歇性增高（如运动后、应激状态）。糖尿病肾病Ⅲ期：微量白蛋白尿期，主要标志是持续微量白蛋白尿，即尿白蛋白排泄率为 30～300 mg/24 h，可合并高血压。糖尿病肾病Ⅳ期：临床肾病，尿白蛋白排泄率＞300 mg/24 h，相当于尿蛋白总量超过 0.15 g/24 h，肾小球滤过率下降，可伴有水肿和高血压，肾功能逐渐退。糖尿病肾病Ⅴ期：尿毒症期，即终末期肾病，多数肾单位闭锁，肾小球滤过率降低，血肌酐、尿素氮升高，血压升高。临床上 DN 的诊断是根据糖尿病病史，一般糖尿病病史 5～10 年以上，合并高血压（尤其是 1 型糖尿病）及其他一些微血管病变（如增殖性视网膜病变）要考虑可能并发 DN。DN 最重要的诊断方法是检测患者的尿蛋白，但需要在糖代谢紊乱纠正后及高血压控制后，并努力排除其他肾脏疾病及尿路感染等因素的影响。2005 年美国糖尿病协会（American Diabetes Association，ADA）《糖尿病指南》指出在糖尿病肾病诊断过程中应重视单次尿白蛋白排泄量及尿白蛋白与肌酐比值的重要性，但并无明确的诊断标准。2007 年 ADA《糖尿病指南》明确了单次尿标本测定尿白蛋白与肌酐比值的诊断价值，其所采用的标准为尿白蛋白（μg）/肌酐（mg）比值＜30、30～299 和≥300 分别为正常、微量白蛋白尿和大量白蛋白尿。最新的 2010 年 ADA《糖尿病指南》在糖尿病肾脏疾病部分再一次强调了单次尿标本测定尿白蛋白与肌酐比值在诊断糖尿病肾脏疾病中的价值，并延用了 2007 年 ADA 的标准。《指南》同时指出成年糖尿病患者无论尿白蛋白排泄率是多少，应至少每年测定血清肌酐值，应用 MDRD 公式评估 GFR 来确定慢性肾脏疾病的分期。2007 版《中国糖尿病指南指南》强调了糖尿病肾病筛查的重要性，要求每年都应做肾脏病变的筛检。确诊糖尿病肾病前必须除外其他肾脏疾病，必要时可以做肾活检。如果出现下列情况，虽然有明确糖尿病史，也不考虑糖尿病所致肾脏损伤：①无糖尿病视网膜病变；②GFR 短期内快速下降（每月＞1 ml/min）；③快速出现的蛋白尿或肾病综合征；④顽固性高血压；⑤尿沉渣镜检可见活动性表现，如红细胞；⑥伴有其他系统性疾病的症状或体征；⑦首次应用血管紧张素转换酶抑制药（ACEI）或血管紧张素受体拮抗药（ARB）治疗后 2～3 个月内 GFR 下降＞30%。

【治疗】

（一）控制血糖

长期的高血糖症是糖尿病血管并发症发生的重要原因，良好的血糖控制可显著降低糖尿病肾病发生发展的危险。1 型糖尿病患者严格控制血糖可使微白蛋白尿发生率减少 39%。临床常用的口服降糖药物包括四大类：①促分泌剂：磺脲类药物，主要降糖机制为促进胰岛素的分泌。非磺脲类胰岛素促泌剂，可使胰岛素快速释放，有效降低餐后血糖，在每次进餐前即刻口服，又称餐时血糖调节剂。该类药作用时间短，较少引起低血糖，且主要通过胃肠道排泄，伴肾功能损害者也能使用。②双胍类：主要作用于胰岛外组织，抑制肠壁对葡萄糖的吸收，抑制糖异生。③α-葡萄糖苷酶抑制药：主要通过抑制小肠上段的 α-糖苷酶活性，减慢寡糖和单糖的吸收。④胰岛素增敏剂：近年发现噻唑烷二酮类衍生物具有直接增加胰岛素敏感性的作用。噻唑烷二酮类的匹格列酮和罗格列酮可降低胰岛素抵抗，后者通过与过氧化物酶增生体激活受体结合改善胰岛 B 细胞的功能。

（二）控制血压

高血压可引起肾脏损害，反之，肾脏损害也会加重高血压。降压治疗对于改善肾小球滤过率很重要，尽可能使血压降至 130/80 mmHg 以下。

1. 血管紧张素转换酶抑制药（ACEI）和血管紧张素受体拮抗药（ARB） 糖尿病合并

高血压首选血管紧张素转换酶抑制药（ACEI）进行治疗。ACEI可用于DN的不同时期，对糖尿病患者的肾脏起保护作用。ACEI不仅可以逆转DN最初的肾小球高滤过状态而不依赖于血压下降，还能降低或阻止糖尿病患者的微量白蛋白尿。对于糖尿病的临床蛋白尿期，ACEI也可以延缓其肾功能的进一步恶化，并能增强胰岛素敏感性而对脂质代谢无影响。ARB也能通过以上机制发挥肾脏保护作用。同时ARB可增加肾血流量，不抑制缓激肽的降解，使其在治疗中引起咳嗽、血管神经性水肿的发生率相对减少。

2. 钙离子拮抗药　具有降压、保护肾脏的作用，还可以减弱肾小球损害及延缓肾小球硬化的进展。由于其扩张血管使肾血流量增加，减少钠潴留，有利于糖尿病患者肾血流动力学和尿蛋白排除的改善。

（三）控制血脂

脂代谢紊乱也是DN的一种独立的损伤因素，DN患者的脂代谢紊乱参与了DN病程的发生和发展。他汀类降脂药不仅能有效降低高脂血症，还能通过其抗炎和免疫调节作用改善内皮细胞的功能，减轻心血管并发症；通过抑制系膜细胞增生、细胞外基质产生和纤溶酶原活性抑制物的表达来减轻肾脏病变，延缓肾小球硬化的发生。

（四）控制蛋白尿

控制蛋白尿是延缓DN进展的重要措施之一。①ACEI和ARB（血管紧张素Ⅰ受体拮抗药）：是控制DN蛋白尿的主要药物。②阿魏酸钠：作为新型非肽类内皮素受体拮抗药，其苯乙烯结构具有明显拮抗内皮素（ET-1）生物效应。③前列地尔：它可直接作用于痉挛的肾小球动脉，平滑肌细胞和系膜细胞，增加肾血流量，降低肾血管阻力，调节肾小球入球及出球小动脉，减低了肾小球毛细血管压力。防止缺血，改善血流，控制尿蛋白。前列地尔还能通过血小板聚集，保护细胞膜，稳定溶酶体膜，抑制血栓素A_2合成等作用降低DN的尿总蛋白和微量白蛋白、改善肾功能。

（五）抗凝治疗

1. 低分子肝素　能促进毛细血管基底膜阴离子重建，又能结合内皮细胞，具有高比例的抗因子Xa和抗因子Ⅱa活性，阻碍肾小球内血栓形成，此作用在肾小球内局部抗凝血以及阴离子修复、减少尿蛋白方面具有重要作用。

2. 沙格雷酯　为世界上首次合成的5-羟色胺（5-HT）受体拮抗药。沙格雷酯通过抑制5-HT的产生，改善血液流变学的高凝状态，减轻血小板凝集及扩张血管，改善血管内皮及微循环障碍；同时，作用于肾小球系膜细胞，在阻断5-HT作用的同时能抑制血栓素A_2的生成，通过这两种抑制作用而改善白蛋白尿。5-HT受体拮抗药能完全抑制5-HT诱导的Ⅳ型胶原的聚集，从而抑制尿微量白蛋白的产生，达到预防或延缓DN的发生和发展的目的。

3. 胰激肽原酶　能够激活纤溶酶原转化成纤溶酶，预防和治疗微血管中形成的微血栓，改善微循环，并具有扩张血管作用。另外它可舒张血管平滑肌细胞，促进其凋亡，防止细胞增生，改善各系统血供。

（六）其他药物治疗

①醛固酮受体拮抗药；②抗氧化药；③抗炎药物。

（七）胰肾联合移植

随着新型强效免疫抑制药的临床应用、器官保存技术的改进和移植手术方式的日趋成熟，胰腺移植受者和移植胰腺的存活率均显著提高。美国糖尿病协会推荐胰、肾联合移植作为治疗 1 型糖尿病伴终末期肾功能衰竭的有效方法。但 2 型糖尿病合并终末期肾病的患者是否接受胰肾联合移植，以往存在较大争议。由于 2 型糖尿病同时存在胰岛素抵抗和胰岛素相对不足，理论上，功能完全正常的胰腺能克服 2 型糖尿病的胰岛素抵抗，因此，2 型糖尿病伴终末期肾功能衰竭亦是胰肾联合移植的适应证。20 世纪 90 年代中期以来，胰肾联合移植的受者及移植胰存活率稳步提高，已逐渐接近肾移植和肝移植。胰、肾联合移植已成为治疗 1 型糖尿病、部分 2 型糖尿病合并尿毒症的有效方法。

（钟海花）

参考文献

1. 方岐莹. 糖尿病肾病的发病机制及治疗新进展. 实用诊断与治疗杂志，2008，22（3）：201-203.

2. Wolf G，Ziyadeh FN. Molecular mcchanisms of diabetic renal hypertrophy. Kidney Int，1999，56（2）：393-405.

3. 郭学军，邹移海，吴凌，等. 链脲佐菌素诱导 SD 和 Wistar 大鼠糖尿病模型的影响因素. 中国实验动物学报，2008，16（4）：301-304.

4. 熊狄. 糖尿病肾病的发病机制和干预治疗进展. 实用临床医学，2008，9（12）：133-135.

5. Rosenbery M，Correa-Rottar R. Pathogenesis and risk factor for diabetic nephropathy. Kidney Int，2003，17（46）：272-275.

6. Brenner BM，Cooper ME，de Zeeuw D，et al. Effects of losartan on renal and cardio-vascular outcomes in patients with type 2 diabetes and nephropathy. N Engl J Med，2001，345（12）：861- 869.

7. Lewis EJ，Hunsicker LG，Clarke WR，et al. Renoprotective effect of the angiotensin-receptor antagonist irbesartan in patients with nephropathy due to type 2 diabetes. N Engl J Med，2001，345（12）：851 - 860.

8. Parving HH，Lehnert H，Brochner Mortensen J，et al. The effect of irbesartan on the developmentof diabetic nephropathy in patients with type 2 diabetes. N Engl J Med，2001，345（12）：870 - 878.

9. Jozef D，Katarzyna T，Nitric oxide2dependent synthesis of vascular endothelial growth factor is impaired by high glucos. Life Sciences，2004，75（21）：2573-2586.

10. 陈凡，朱立勤，高仲阳. 2000～2006 年他汀类药物对糖尿病肾病尿蛋白影响的国内文献 Meta 分析. 中国新药杂志，2008，17（4）：337-341.

11. Sasaki TM，Gray RS，Ratner RE，et al. Successful long-term kidney-pancreas trans-plants in diabetic patients with high C-peptide levels. Transplantation，1998，65（11）：1510-1512.

Graves 病的诊断与治疗

Graves 病（Graves disease，GD）又称弥漫性甲状腺肿伴甲状腺功能亢进或弥漫性毒性甲状腺肿，是甲状腺功能亢进症（甲亢）中最常见的类型。是一种伴甲状腺素合成增多的器官特异性自身免疫性疾病，约占临床全部甲状腺功能亢进症（甲亢）的 80%，主要表现为弥漫性甲状腺肿伴甲状腺毒症、浸润性突眼、胫前黏液性水肿。

【流行病学】

大规模 GD 流行病学资料尚不多见，20 世纪 70 年代以来，瑞典马尔摩为 17.7/10 万，而冰岛为 12/10 万。我国大庆地区在 1993 年 10 月至 1994 年 12 月间，对 30 535 例居民进行 GD 流行病学调查，结果发现 GD 患者 104 例，总患病率 3.41‰，男性患病率 1.17‰，女性患病率 6.62‰。中国 10 城市 15 181 例城市社区居民（≥20 岁）甲状腺疾病流行病学调查结果发现患病率分别为：临床甲状腺功能亢进 1.1%、亚临床甲状腺功能亢进 2.6%。近年流行病学研究发现临床甲状腺功能亢进症发病率已上升到 2%，男女甲亢发病比例为 1:6，其中 80% 患者为中青年女性。

【发病机制】

Graves 病是以遗传为背景，在食物中的碘含量、吸烟、精神刺激及感染、药物作用、辐射暴露等环境因素作用下，诱导甲状腺自身抗原甲状腺球蛋白、促甲状腺素受体、甲状腺过氧化物酶等和自身抗体甲状腺球蛋白抗体、促甲状腺素受体抗体、甲状腺过氧化物酶抗体等在细胞毒性 T 淋巴细胞相关抗原 24、白介素（IL）、肿瘤坏死因子（TNF）-α、趋化因子以及黏附分子等参与下发生自身免疫反应而导致甲状腺肿大、甲状腺功能亢进的临床综合征。

目前认为 GD 的发生与自身免疫——体液免疫及细胞免疫异常有关。由 CD4$^+$ T 细胞识别的 HLA-II 递呈的促甲状腺激素受体（TSHR）肽是 GD 发生自身免疫反应的中心环节。GD 的病理损伤实际上是一种炎性反应的过程，辅助型 T 淋巴细 1（Th1）和辅助型 T 淋巴细胞 2（Th2）的平衡紊乱，在 GD 病的发生、发展过程中起了关键性的作用。而其中的细胞因子包括 IL-6、IFN-γ、TNF-α 等作为免疫细胞调节剂、免疫效应分子、炎性反应促进剂参与、调节、影响、促进这一过程。这些细胞因子的改变，提示 GD 病患者 Th1/Th2 功能有异常，这种异常可影响调节甲状腺细胞功能网络系统的活动使 B 淋巴细胞功能亢进，促甲状腺素受体抗体形成增多，促使 GD 发生、发展。

在自身免疫性甲状腺疾病中，抗体依赖细胞介导的细胞毒作用（ADCC）的发生主要与甲状腺过氧化物酶抗体（TPOAb）有关，TPOAb 通过激活补体、ADCC 及自然杀伤 T 细胞，经直接杀伤机制导致甲状腺滤泡细胞损伤造成与自身免疫相关的甲状腺功能减退（甲减）。在生理情况下，甲状腺细胞也能分泌少量 IL-6，而在病理情况下，甲状腺细胞被浸润的淋巴细胞及部分细胞因子激活，产生大量的 IL-6，IL-6 能刺激 T、B 细胞增殖，促进 B 细胞产生 Ig，促进毒性 T 细胞、自然杀伤细胞和巨核细胞的分化，加重自身免疫破坏甲状腺细胞的作用。

【临床表现】

临床表现主要由甲状腺激素分泌增多引起，其症状和体征的严重程度与病史长短、激素升高的程度和患者年龄等因素相关。症状主要有：易激动、烦躁失眠、心悸、乏力、怕热、多汗、消瘦、食欲亢进、大便次数增多或腹泻、女性月经稀少。可并发周期性麻痹（亚洲、青壮年男性多见）和近端肌肉进行性无力、萎缩，后者称为甲亢性肌病，以肩胛带和骨盆带肌群受累为主。Graves 病患者有 1‰伴发重症肌无力。少数老年患者高代谢的症状不典型，相反表现为乏力、心悸、厌食、抑郁、嗜睡、体重明显减少，称之"淡漠型甲亢"（Apathetic hyperthyroidism）。

体征：Graves 病大多数患者有程度不等的甲状腺肿大。甲状腺肿为弥漫性，质地中等（病史较久或食用含碘食物较多者可坚韧），无压痛。甲状腺上下极可以触及震颤，闻及血管杂音。也有少数的病例甲状腺不肿大；结节性甲状腺肿伴甲亢可触及结节性肿大的甲状腺；甲状腺自主性高功能腺瘤可扪及孤立结节。心血管系统表现有心率增快、心脏扩大、心律失常、心房纤颤、脉压增大等。少数病例下肢胫骨前皮肤可见黏液性水肿。

甲亢的眼部表现分为两类：一类为单纯性突眼，病因与甲状腺毒症所致的交感神经兴奋性增高有关；另一类为浸润性突眼，也称为 Graves 眼病（Graves ophthalmopathy，GO）。病因与眶周组织的自身免疫炎症反应有关。单纯性突眼包括下述表现：①轻度突眼：突眼度不超过 18 mm。②Stellwag 征：瞬目减少，炯炯发亮。③上睑挛缩，睑裂增宽。④ von Graefe 征：双眼向下看时，由于上眼睑不能随眼球下落，出现白色巩膜。⑤Joffroy 征：眼球向上看时，前额皮肤不能皱起。⑥Mobius 征：双眼看近物时，眼球辐辏不良。这些体征甲状腺毒症导致的交感神经兴奋性增高有关。

【实验室检查】

1. 血清 TSH 和甲状腺激素　目前国内普遍采用的第二代方法（以免疫放射法 IRMA 为代表）和第三代方法（以免疫化学发光法 ICMA 为代表）敏感 TSH（sTSH）。sTSH 是国际上公认的诊断甲亢的首选指标，可作为单一指标进行甲亢筛查。一般甲亢患者 TSH<0.1mIU/L。血清游离 T4（FT4）和游离 T3（FT3）水平不受甲状腺激素结合蛋白的影响，较总 T_4（TT_4）、总 T_3（TT_3）测定能更准确地反映甲状腺的功能状态。临床有影响甲状腺激素结合蛋白的因素存在时应测定 FT_3、FT_4，如妊娠、服用雌激素、肝病、肾病、低蛋白血症、使用糖皮质激素等。

2. 甲状腺自身抗体　甲状腺刺激抗体（TSAb）是 Graves 病的致病性抗体，该抗体阳性可以确诊 Graves 病。但是因为 TSAb 测定条件复杂，未能在临床广泛使用，而 TSH 受体抗体（TRAb）测定已经有商业试剂盒，可以在临床开展。所以在存在甲亢的情况下，一般都把 TRAb 阳性视为 TSAb 阳性。TSAb 也被作为判断 Graves 病预后和抗甲状腺药物停药的指标。TSAb 可以通过胎盘导致新生儿甲亢，所以对新生儿甲亢有预测作用。甲状腺过氧化物酶抗体（TPOAb）和甲状腺球蛋白抗体（TgAb）的阳性率在 Graves 病患者显著升高，是自身免疫病因的佐证。

3. 甲状腺摄^{131}I 功能试验　由于甲状腺激素测定的普遍开展及 TSH 检测敏感度的提高，甲状腺^{131}I 摄取率已不作为甲亢诊断的常规指标。T_3 抑制试验也基本不用。但是甲状腺^{131}I 摄取率对甲状腺毒症的原因仍有鉴别意义。甲状腺功能本身亢进时，^{131}I 摄取率增高，摄取高峰前移（如 Graves 病，多结节性甲状腺肿伴甲亢等）；破坏性甲状腺毒症时（如亚急性甲状腺炎、安静型甲状腺炎、产后甲状腺炎等）^{131}I 摄取率降低。采取^{131}I 治疗甲亢时，计算^{131}I 放射剂量需要做本试验。

4. 甲状腺核素静态显像　主要用于对可触及的甲状腺结节性质的判定，对多结节性甲状腺肿伴甲亢和自主高功能腺瘤的诊断意义较大。

【诊断和鉴别诊断】

Graves 病的诊断标准：①临床甲亢症状和体征；②甲状腺弥漫性肿大（触诊和 B 超证

实），少数病例可以无甲状腺肿大；③血清 TSH 浓度降低，甲状腺激素浓度升高；④眼球突出和其他浸润性眼征；⑤胫前黏液性水肿；⑥甲状腺 TSH 受体抗体（TRAb 或 TSAb）阳性。以上标准中，①②③项为诊断必备条件，④⑤⑥项为诊断辅助条件。

鉴别诊断：有甲状腺毒症表现而[131]I 摄取率降低者是破坏性甲状腺毒症（例如亚急性甲状腺炎、安静型甲状腺炎），以及碘甲亢和伪甲亢（外源性甲状腺激素摄入过多所致甲亢）的特征。典型亚急性甲状腺炎患者常有发热，颈部疼痛，为自限性，早期血中 TT_3、TT_4 水平升高，[131]I 摄取率明显降低，（即血清甲状腺激素升高与[131]I 摄取率减低的分离现象）。在甲状腺毒症期过后可有一过性甲减，然后甲状腺功能恢复正常。安静型甲状腺炎是自身免疫性甲状腺炎的一个亚型，大部分患者要经历一个由甲状腺毒症至甲减的过程，然后甲状腺功能恢复正常，甲状腺肿大不伴疼痛。

【治疗】

GD 的治疗主要为抗甲状腺药物、[131]I 和手术。

常用抗甲状腺药物分硫脲类和咪唑类，硫脲类包括丙硫氧嘧啶（Propylthiouracil，PTU）和甲硫氧嘧啶（Methylthiouracil，MTU）；咪唑类包括甲巯咪唑和卡比马唑。国内研究表明 GD 的治疗疗程不少于 2 年可降低停药后的复发率。

甲亢的一般治疗包括注意休息，补充足够热量和营养，包括糖、蛋白质和 B 族维生素。失眠可给苯二氮䓬类镇静药（如地西泮片）。心悸明显者可给予 β 受体拮抗药，如普萘洛尔（心得安）10～20 mg，每日 3 次，或美托洛尔 25～50 mg，每日 2 次。目前，针对甲亢的治疗主要采用以下 3 种方式：①抗甲状腺药物；②[131]I 治疗；③甲状腺次全切除手术。三种疗法各有利弊。抗甲状腺药物治疗可以保留甲状腺产生激素的功能，但是疗程长、治愈率低，复发率高；[131]I 和甲状腺次全切除都是通过破坏甲状腺组织来减少甲状腺激素的合成和分泌，疗程短，治愈率高，复发率低。但是甲减的发生率显著增高。

（一）抗甲状腺药物（Antithyroid Drugs，ATD）

主要药物有甲巯咪唑（MMI）、丙硫氧嘧啶（PTU）。ATD 治疗 Graves 病的缓解率为 30%～70% 不等，平均 50%。适用于病情轻，甲状腺轻、中度肿大的甲亢患者。年龄在 20 岁以下、妊娠甲亢、年老体弱或合并严重心、肝、肾疾病不能耐受手术者均宜采用药物治疗。一般情况下治疗方法为：MMI 30～45 mg/d 或 PTU 300～450 mg/d，分 3 次口服，MMI 半衰期长，可以每天单次服用。当症状消失，血中甲状腺激素水平接近正常后逐渐减量。由于 T_4 的血浆半衰期 7 天，加之甲状腺内储存的甲状腺激素释放约需要两周时间，所以 ATD 开始发挥作用多在 4 周以后。减量时大约每 2～4 周减药一次，每次 MMI 减量 5～10 mg/d（PTU 50～100 mg/d），减至最低有效剂量时维持治疗，MMI 为 5～10 mg/d，PTU 为 50～100 mg/d，总疗程一般为 1～1.5 年。起始剂量、减量速度、维持剂量和总疗程均有个体差异，需要根据临床实际掌握。近年来提倡 MMI 小量服用法，即 MMI 15～30 mg/d。治疗效果与 40 mg/d 相同。治疗中应当监测甲状腺激素的水平。但是不能用 TSH 作为治疗目标。因为 TSH 的变化滞后于甲状腺激素水平 4～6 周。停药时甲状腺明显缩小及 TSAb 阴性者，停药后复发率低；停药时甲状腺仍肿大或 TSAb 阳性者停药后复发率高。复发多发生在停药后 3～6 个月内。在治疗过程中出现甲状腺功能低下或甲状腺明显增大时可酌情加用左甲状腺素或甲状腺片。

2012 年中国《妊娠和产后甲状腺疾病诊治指南》建议计划妊娠前停用 MMI，换用 PTU，妊娠前 3 个月优先选用 PTU，妊娠中期换为 MMI，避免 PTU 肝脏毒性发生。哺乳期首选 MMI，20～30 mg/d 是安全的。

抗甲状腺药物的不良反应是皮疹、皮肤瘙痒、白细胞减少症、粒细胞减少症、中毒性肝病和血管炎等。MMI 的不良反应是剂量依赖性的；2010 年，美国食品和药物管理局（FDA）公布了对抗甲状腺药物丙硫氧嘧啶的使用限制。FDA 在对不良事件报告进行分析后发现，与甲巯咪唑相比，丙硫氧嘧啶会增加肝损害的风险。中毒性肝病的发生率为 0.1%～0.2%。多在用药后 3 周发生。表现为变态反应性肝炎。转氨酶显著上升，肝脏穿刺可见片状肝细胞坏死。死亡率高达 25%～30%。PTU 引起的中毒性肝病与 PTU 引起的转氨酶升高很难鉴别。PTU 可以引起 20%～30% 的患者转氨酶升高，升高幅度为正常值的 1.1～1.6 倍。所以，建议丙硫氧嘧啶用于不能耐受甲巯咪唑、手术或 ^{131}I 治疗效果不好的患者；甲状腺功能亢进症患者妊娠早期的治疗；儿童患者不推荐使用丙硫氧嘧啶，除非其他治疗方法都不适合。在新诊断为 Graves 病的患者中，如选择丙硫氧嘧啶治疗，则应密切监测患者是否有肝损害的症状和体征，特别是在开始治疗后的最初 6 个月内。PTU 的不良反应则是非剂量依赖性的。两药的交叉反应发生率为 50%。发生白细胞减少（<4.0×10^9/L），通常不需要停药，减少抗甲状腺药物剂量，加用一般升白细胞药物，如维生素 B_4、鲨肝醇等。注意甲亢在病情还未被控制时也可以引起白细胞减少，所以应当在用药前常规检查白细胞数目作为对照。皮疹和瘙痒的发生率为 10%，用抗组胺药物多可纠正。如皮疹严重应停药，以免发生剥脱性皮炎。出现关节疼痛者应当停药，否则会发展为"ATD 关节炎综合征"，即严重的一过性游走性多关节炎。

粒细胞缺乏症（外周血中性粒细胞绝对计数<0.5×10^9/L）是 ATD 的严重并发症。服用 MMI 和 PTU 发生的概率相等，在 0.3% 左右。老年患者发生本症的危险性增加。多数病例发生在 ATD 最初治疗的 2～3 个月或再次用药的 1～2 个月内，但也可发生在服药的任何时间。患者的主要临床表现是发热、咽痛、全身不适等，严重者出现败血症，死亡率较高。治疗中出现发热、咽痛均要立即检查白细胞，以及时发现粒细胞缺乏的发生。建议在治疗中应定期检查白细胞，若中性粒细胞少于 1.5×10^9/L 应当立即停药。粒细胞集落刺激因子（G-CSF）可以促进骨髓恢复，但是对骨髓造血功能损伤严重的病例效果不佳。在一些情况下，糖皮质激素在粒细胞缺乏症时也可以使用。PTU 和 MMI 都可以引起本症，二者有交叉反应。所以其中一种药物引起本症，不要换用另外一种药物继续治疗。

血管炎的不良反应罕见。由 PTU 引起的多于 MMI。血清学检查符合药物性狼疮。抗中性粒细胞胞浆抗体（ANCA）阳性的血管炎主要发生在亚洲患者，与服用 PTU 有关。AN-CA 阳性的血管炎多见于中年女性，临床表现为急性肾功能异常、关节炎、皮肤溃疡、血管炎性皮疹、鼻窦炎、咯血等。停药后多数病例可以恢复。少数严重病例需要大剂量糖皮质激素、环磷酰胺或血液透析治疗。近年来的临床观察发现，PTU 可诱发 33%Graves 患者产生 ANCA。正常人群和未治疗的 Graves 病患者 4%～5%ANCA 阳性。多数患者无血管炎的临床表现。故有条件者在使用 PTU 治疗前应检查 ANCA，对长期使用 PTU 治疗者定期监测尿常规和 ANCA。

（二）^{131}I 治疗

^{131}I 治疗甲亢已有 60 多年的历史，现已是美国和西方国家治疗成人甲亢的首选疗法。我国由 1958 年开始用 ^{131}I 治疗甲亢至今已数十万例，在用 ^{131}I 治疗难治性重度甲亢方面积累了较丰富的经验，但欧美国家的使用频度明显高于我国和亚洲国家。现已明确：①此法安全简便，费用低廉，效益高，总有效率达 95%，临床治愈率 85% 以上，复发率小于 1%。第一

次[131]I 治疗后 3～6 个月，部分患者如病情需要可做第二次[131]I 治疗。②没有增加患者甲状腺癌和白血病等癌症的发病率。③没有影响患者的生育能力和遗传缺陷的发生率。④[131]I 在体内主要蓄积在甲状腺内，对甲状腺以外的脏器，例如心脏、肝脏、血液系统等不造成急性辐射损伤，可以比较安全地用于治疗患有这些脏器并发症的重度甲亢患者。⑤我国专家对年龄的适应证比较慎重。在美国等北美国家对 20 岁以下的甲亢患者用[131]I 治疗已经屡有报告。英国对 10 岁以上甲亢儿童，特别是具有甲状腺肿大和（或）对 ATD 治疗依从性差者，也用[131]I 治疗。

1. 适应证　①成人 Graves 甲亢伴甲状腺肿大Ⅱ度以上；②ATD 治疗失败或过敏；③甲亢手术后复发；④甲亢性心脏病或甲亢伴其他病因的心脏病；⑤甲亢合并白细胞和（或）血小板减少或全血细胞减少；⑥老年甲亢；⑦甲亢并糖尿病；⑧毒性多结节性甲状腺肿；⑨自主功能性甲状腺结节合并甲亢。

2. 相对适应证　①青少年和儿童甲亢，用 ATD 治疗失败、拒绝手术或有手术禁忌证；②甲亢合并肝、肾等脏器功能损害；③浸润性突眼。对轻度和稳定期的中、重度浸润性突眼可单用[131]I 治疗甲亢，对进展期患者，可在[131]I 治疗前后加用泼尼松。

3. 禁忌证　妊娠和哺乳期妇女。

[131]I 治疗甲亢后的主要并发症是甲减。国外报告甲减的发生率每年增加 5%，5 年达到 30%，10 年达到 40%～70%。国内报告早期甲减发生率约 10%，晚期达 59.8%。核医学和内分泌学专家都一致认为，甲减是[131]I 治疗甲亢难以避免的结果，选择[131]I 治疗主要是要权衡甲亢与甲减后果的利弊关系。发生甲减后，可以用 L-T$_4$ 替代治疗，可使患者的甲状腺功能维持正常，患者可以正常生活、工作和学习，育龄期妇女可以妊娠和分娩。由于甲减并发症的发生率较高，在用[131]I 治疗前需要患者知情并签字同意。

（万　沁）

参考文献

1. 中华医学会内分泌病学分会. 中国甲状腺疾病诊治指南——甲状腺功能亢进症. 中华内科杂志. 2007.（10）：876-882.

2. 徐志勇，周素强.[131]I 治疗甲状腺疾病进展. 全科医学临床与教育，2012，3，56-61.

3. Davies TF，Larson PR. Thyrotixicosis//Wilson JD，Foster DW，Kronenberg H，et al. Wlliams textbook of Endocrinology. 10th Edition. Washington：Saunders，2003.

4. 滕卫平. 甲状腺功能亢进症. 见：陆再英. 内科学. 7 版. 北京：人民卫生出版社，2008.

5. 罗顺葵，谢丹红. Graves 病研究新进展. 新医学，2010，3：202-205.

6. 傅艺凌. Graves 病的诊断及进展. 山东医药，2005，7：64-65.

7. Cooper DS. Antithyroid drugs. N Engl J Med，2005，352：905-917.

8. 张淼，时立新. 2012 年中国《妊娠和产后甲状腺疾病诊治指南》解读. 中国实用内科杂志，2012，32：761-763.

原发性醛固酮增多症与心血管事件的关系

　　原发性醛固酮增多症（primary aldosteronism，PA）是由于单侧或双侧肾上腺皮质病变（肿瘤或增生）分泌过量醛固酮，导致水钠潴留、体液容量扩张和肾素-血管紧张素系统受抑制而引发的临床综合征。其发病年龄高峰为 30～50 岁，女性多于男性。PA 常见原因是单侧或双侧肾上腺皮质球状带增生及肾上腺腺瘤，少见原因为遗传缺陷所导致的糖皮质激素可调节的醛固酮增多症、肾上腺皮质癌等。临床表现为高血压、钠潴留、因排钾增多而导致低钾血症，也有部分患者血钾正常；醛固酮增多和（或）所致的血钾减少可抑制胰岛素分泌或致胰岛素抵抗而使患者出现血糖调节受损，如葡萄糖耐量低减甚至发生糖尿病，并产生心、脑、肾血管损害。

　　最近 20 年越来越详细地认识到：①PA 发生率比以前估计的高，在高血压人群中的患病率＞10％；②醛固酮分泌过多对心血管系统产生的损害超过高血压效应的影响。这两方面认识的进展，重新引起了对 PA 研究的重视，即：PA 在心血管疾病中具有重要作用，应当全面地进行研究并采用具有针对性的治疗。2008 年《The Journal of Clinical Endocrinology & Metabolism》杂志发表的《美国内分泌协会临床指南》规范了 PA 的诊治，宣告了这一新认识的开始。

【除高血压以外的不利影响】

　　PA 患者的醛固酮增多可引起不依赖于高血压效应的心血管和肾脏损害（炎症、重构和纤维化）。这在最近临床研究中得到证实，与年龄相匹配的原发性高血压患者比较，PA 患者更多出现颈动脉内膜增厚、内皮功能减退，以及左室壁增厚、舒张功能减退的表现。最近有研究观察到 PA 患者血清具有高 IL-6 水平，表明炎症是一个醛固酮增多状态下非血压依赖性心血管损害的关键因素。这些发现提出了一个问题：通过糖皮质激素可抑制性醛固酮增多症（FH-Ⅱ）或糖皮质激素不可抑制性醛固酮增多症（FH-Ⅱ）家族筛选发现的正常血压的 PA 患者在高血压发生前是否需要进行治疗（醛固酮拮抗药或对于 FH-Ⅰ采用地塞米松）？这需要长期的随访、研究来解决。

　　醛固酮增多可引起肾脏损害，与年龄相应的原发性高血压患者比较，PA 患者尿蛋白明显增加，这与其高肌酐清除率和肾内血管阻力降低有关，蛋白尿部分反映了由于醛固酮引起的钠潴留和容量扩张导致的肾小球高滤过状态，这些状态都可以通过肾上腺切除或螺内酯治疗得以逆转。

　　最近发现 PA 患者心血管病发生率明显高于相同血压的原发性高血压患者，支持非血压依赖性醛固酮引起的心血管损害的临床证据越来越多。年龄、性别、收缩压、舒张压相匹配的 124 例 PA 和 465 例原发性高血压患者比较，PA 患者休克发作史、心肌梗死、心房纤颤分别是原发性高血压患者的 4 倍（12.9 vs.3.4％）、6 倍（4.0 vs.0.6％）和 12 倍（7.3 vs.0.6％）。另有报告 553 例 PA 患者中，心血管事件（心绞痛、心肌梗死、慢性心力衰竭、冠心病）发生率为 16.3％，心房纤颤发生率为 7.1％，休克发生率为 5.8％。54 例 PA 患者与相匹配的 323 例原发性高血压患者比较，Catena 等发现 PA 患者心血管事件（心肌梗死、休克、心律失常）更为常见（35 vs.11％）。

　　PA 与代谢综合征的各组分是否有关仍有争议。Fallo 等报道代谢综合征（尤其高血糖）、胰岛素抵抗等在 PA 患者中比原发性高血压患者中更常见。醛固酮的直接影响（可能通过干扰胰岛素受体功能或其他方式）和低钾血症是产生这些联系的可能机制。但与之相反的是 Matrozova 等回顾性分析发现 460 例 PA 和 1363 例原发性高血压患者中空腹血糖、血脂水平、糖尿病发生率没有差异。

总之，PA 患者心血管疾病危险性比其他类型的高血压患者更高。这些发现提示对于 PA 患者仅仅控制高血压是不够的，应强调从本质上治疗醛固酮过多，并需从普通高血压中仔细筛查 PA 患者，以便适当并及时地采取外科手术或药物治疗。

【诊断】

目前报道 PA 在高血压人群中的患病率＞10％，美国 Mayo Clinic 近 5 年诊治的 PA 患者已增加 10 倍，我国的 PA 患者也明显增加。最近的研究显示仅有 9％～37％的患者出现低钾血症，而其中仅有 50％的腺瘤和 17％的增生患者血钾＜3.5 mmol/L。因此，低钾血症可能只存在于较严重的病例中，如果将低钾血症作为诊断 PA 的标准，则其敏感性、特异性和诊断阳性率均很低。

PA 的实质是因醛固酮自主分泌过多，使机体内潴钠而致血钠、血容量增多，并使肾素分泌受抑制的盐敏感性高血压，故为高醛固酮、低肾素性高血压。因此《指南》推荐血浆醛固酮/肾素活性比值（ARR）作为 PA 的筛查指标，大量研究证实，ARR 测定优越于单一的血钾、醛固酮、肾素测定。

对于每个病例的筛选，《指南》重点指出在安排采血测定 ARR 和解读检测结果时，需要考虑到潜在的各种混杂因素（例如患者的体位、时间、盐摄入情况、低血钾、药物作用），并给出了清楚的推荐意见，尤其注意可能引起假阳性或假阴性的药物（例如：肾上腺素受体拮抗药、非甾体类抗炎药）。然而，药物影响 ARR 的效果仍具有不确定性。例如，尽管 Mulatero 等人发现 β 受体拮抗药可导致部分 PA 患者 ARR 升高，但有研究表明肾上腺素受体拮抗药尽管可以抑制肾素产生，但由于醛固酮水平同时下降而不会产生假阳性 ARR，解决这个问题需要进一步评估这些药物在非 PA 的高血压患者中的作用。许多常用药如口服避孕药和抗抑郁药极少引起注意。因为含有雌激素的药物可诱导肝脏产生血管紧张素，血管紧张素 II 水平的升高通过负反馈机制缓慢抑制肾素分泌。因此，作为直接有活性的肾素（direct active renin，DAR）测定的血浆肾素浓度，在服用含有雌激素的药物后可能降低，如果用这种方法测定的肾素浓度最终可能引起 ARR 升高。是否采用血浆肾素活性（plasma renin activity，PRA）避免这个误差仍然不确定。

Fommei 等研究了 26 例低肾素轻度高血压的妇女月经周期对 ARR 的影响（肾素测定采用 PRA）。ARR 升高和醛固酮超过 15 ng/dl 的患者的比例从第 7 天的 27％显著上升至第 21 天的 68％。因为在患者仰卧位时收集的样本，而《美国内分泌协会指南》推荐在患者坐位时收集样本，因此很难推断这些发现的正确性。此外，因为没有进行确诊试验，因此不可能证实哪些病例确实有 PA、哪些病例 ARR 试验结果是假阳性或假阴性，显然在这个方面还需要进一步的研究，以便确定考虑 ARR 试验时是否需要评估月经周期。

Campbell 等的研究详细阐述了新的肾素抑制药对肾素水平有复杂的作用，主要依赖于肾素测定方法。简单地说，如果肾素用 PRA 测量，这些药物有可能升高 ARR（导致假阳性），如果用 DAR 测量，有可能降低 ARR（导致假阴性）。

需要注意目前醛固酮和肾素分析方法缺乏可靠性，正如 Schirpenbach 等人比较了 4 种醛固酮测定不同方法均具有显著差异。这个问题对于诊断的准确性和诊断方法标准化会产生重要的影响，需要各个实验室制定自己的参考范围和质量控制。

虽然《指南》明确地推荐高 ARR 的患者需做确诊实验来证实或排除 PA，但是实验方法的选择仍有争议。通常采用的确诊试验有 4 个，包括口服钠盐负荷试验、盐水滴注试验、氟氢可的松抑制试验、卡托普利抑制试验。没有足够的证据表明哪个试验更优。试验选择主要根据费用、患者依从性、实验室条件及专家意见。

功能分侧定位非常重要，是决定治疗方案的基础，《指南》也明确地推荐需要肾上腺静脉取血（adrenal vein sample，AVS）。AVS 能准确地鉴别单侧或双侧 PA，敏感性和特异性分别可达 95%、100%，优于 CT（78%、75%），但是需要有经验的放射学家确保最佳的置管成功率。AVS 为有创性检查，仅推荐于 PA 确诊，拟行手术治疗的患者。

【除降血压以外的治疗】

虽然对于 PA 单侧病变患者采用单侧肾上腺切除、单侧或双侧病变采用螺内酯和阿米洛利（Amiloride）治疗有明显的降血压作用，但最近的研究集中于治疗醛固酮增多引起的非血压依赖效应以及寻找新的治疗方法。手术及药物治疗均可引起 PA 患者内皮功能的明显改善（PA 对内皮功能的损害比原发性高血压明显）。Strauch 发现 15 例醛固酮瘤患者在单侧肾上腺切除后 1 年动脉硬度下降，但 14 例 PA 用螺内酯治疗 1 年没有明显变化。Catena 同样发现 1 年后手术组（$n=24$）降低左室肥大（治疗前在 PA 患者的左室比原发性高血压患者更大）比螺内酯组（$n=30$）更有效，6 年随访发现药物治疗组并发症更多。更重要的是，发现治疗前相同情况的 PA 患者更高的心血管病发生率在治疗后可以逆转，平均随访 7.4 年后 PA 患者达到治疗终点的比例（包括心肌梗死、休克、心律失常等）与原发性高血压患者相似。这些资料表明筛选 PA 患者可能从通过具有针对性的手术以及药物治疗在改善心血管疾病发生中获益。对于螺内酯有效的患者是否阿米洛利（作用于上皮细胞钠通道水平的醛固酮拮抗药）具有相似的益处还在研究中。

【新的治疗策略】

选择性更强的盐皮质激素拮抗药依谱利酮的出现被认为是 PA 患者药物治疗的一个突破，具有螺内酯的全部益处而没有性激素相关的副作用。然而最近有资料比较依谱利酮和安体舒通治疗 PA 患者的情况。Karagiannis 报告 34 例双侧肾上腺增生患者随机接受安体舒通 25 mg 一天 2 次（按需增加到最大剂量 400 mg）或依谱利酮 25 mg，一天 2 次（按需增加到最大剂量 200 mg），治疗 24 周。在第 16 周时，77% 螺内酯治疗的患者和 82% 依谱利酮治疗的患者血压恢复正常，2 例螺内酯 400 mg/d 出现男性乳腺发育患者更换为依谱利酮 150 mg 后，症状和血压控制缓解。2 例螺内酯和 3 例依谱利酮治疗的患者出现轻度高钾血症，表明这 2 种药物治疗 PA 患者降低血压方面具有相同的效果。

单侧醛固酮瘤患者接受该侧肾上腺切除是可行的，可以使 50%～60% 的患者高血压治愈，其余患者血压得到改善，但外科治疗双侧 PA 方面的资料少。少数情况下不能耐受螺内酯不良反应的双侧肾上腺增生（BAH）患者，或使用醛固酮拮抗药（螺内酯或阿米洛利）后血压控制不满意和（或）ARR 没有恢复正常的患者，可考虑是否采用手术治疗。在最近的一项回顾性研究中，40 例通过肾上腺静脉取血（AVS）证实的双侧 PA 患者接受了单侧肾上腺切除（因为不能耐受药物或药物治疗失败的患者强烈要求），平均随访 56 个月，观察到在手术后 1 年内 6 例患者（15%）高血压治愈，8 例（20%）改善。肾上腺切除术后高血压得到控制的比例（65%）明显比术前高（25%）。平均收缩压和舒张压、左室质量指数和 ARR 显著下降，11 例低钾血症的患者血钾恢复正常。因此，虽然这个回顾性分析只是单中心的，对在它处诊断的患者不具有预测作用，但提示单侧肾上腺切除对部分双侧 PA 的患者确实有益，可作为一种治疗选择。

【相关指南介绍】

美国内分泌学会与欧洲内分泌学会、欧洲高血压学会、国际内分泌学会、国际高血压学会以及日本内分泌学会联合制定并发布的《PA 诊断和治疗的临床实践指南》（J Clin Endocrinol Metab. 2008，93：3266）中有关 PA 临床诊断的建议主要包括：①对 PA 高发人群进行筛查，涉及 JNC 高血压分期Ⅰ期（BP＞160～179/100～109 mmHg）、Ⅱ期（BP＞180/110 mmHg）患者，顽固性高血压患者，合并自发性或利尿剂所致低钾血症、肾上腺意外瘤、早发高血压或脑血管事件家族史（40 岁前发病）的高血压患者，以及全部 PA 患者中存在高血压的一级亲属；②应用血浆醛固酮/肾素比值（ARR）作为 PA 的筛查指标；③ARR 阳性的患者需做确诊试验证实或排除 PA；④所有 PA 患者均可通过肾上腺 CT 扫描除外较大的肾上腺皮质癌；⑤拟行手术治疗的患者推荐 AVS 检查判断单侧或双侧的肾上腺病变；⑥有关糖皮质激素可治性醛固酮增多症（GRA）的基因检查适用于 20 岁前确诊以及存在早发 PA 或卒中家族史的 PA 患者。

在治疗 PA 时，建议临床医生遵循以下原则：①推荐单侧 PA（如醛固酮瘤或单侧肾上腺增生）采用腹腔镜肾上腺切除术，如果不能手术或不愿手术者，推荐用盐皮质激素受体拮抗药；②双侧肾上腺疾病引起的 PA 推荐用盐皮质激素受体拮抗药治疗，其中首选螺内酯，也可考虑依普利酮；③GRA 患者的一线治疗方案为保证其血压、血钾水平正常的最小糖皮质激素用量，而非盐皮质激素受体拮抗药。

（欧阳芳）

参考文献

1. Michael Stowasser. Update in Primary Aldosteronism. J Clin Endocrinol Metab，2009，94（10）：3623-3630.
2. Uzma Khan，Celso E. Gomez-Sanchez. Primary aldosteronism：evolving concepts in diagnosis and treatment. Curr Opin Endocrinol Diabetes，2004，11：153-157.
3. JJohn W. Funder，Robert M. Carey，Carlos Fardella，et al. Case Detection，Diagnosis，and Treatment of Patients with Primary Aldosteronism：An Endocrine Society Clinical Practice Guideline. J Clin Endocrinol Metab，2008，93（9）：3266-3281.
4. 唐欣，王卫庆. 原发性醛固酮增多症代谢紊乱及心血管事件研究进展. 中国实用内科杂志，2010，30（1）：71-72.

高尿酸血症与痛风

高尿酸血症（hyperuricemia，HUA）与痛风（gout）是嘌呤代谢障碍引起的代谢性疾病，但痛风发病有明显的异质性，除高尿酸血症外可表现为：急性关节炎、痛风石、慢性关节炎、关节畸形、慢性间质性肾炎和尿酸性尿路结石。高尿酸血症患者只有出现上述临床表现时才称为痛风。痛风临床上分为原发性和继发性两大类。原发性多由先天性嘌呤代谢异常所致，常与肥胖、糖脂代谢紊乱、高血压、动脉硬化和冠心病等聚集发生；继发性则由某些系统性疾病或者药物引起。

【病因和发病机制】

病因和发病机制不清。由于受地域、民族、饮食习惯的影响，高尿酸血症与痛风发病率差异较大。从欧美发达国家的流行病学数据看，HUA 的患病率随着国家经济水平的提高而增加，与糖尿病、高脂血症有着相似的流行趋势，提示 HUA 与生活方式密切相关。我国的流行病学资料支持这一推论。10 年间我国 HUA 患病率平均约增加了 10 倍。而且南方和沿海经济发达地区 HUA 的患病率较同期国内其他地区高，应该与该地区生活水平提高快，进食海产品和高蛋白、高胆固醇食物较多有关。

根据近年各地 HUA 患病率的报道，保守估计目前我国约有 HUA 者 1.2 亿，约占总人口的 10%，高发年龄为中老年男性和绝经后女性，但近年来年轻化趋势加剧。

（一）高尿酸血症的形成

作为嘌呤代谢的终产物，人体中尿酸（uric acid）80% 来源于内源性嘌呤代谢，而来源于富含嘌呤或核酸蛋白食物仅占 20%。在正常状态，体内尿酸池为 1200 mg，每天产生尿酸约 750 mg，排出 800～1000 mg，30% 从肠道和胆道排泄，70% 经肾脏排泄。凡是影响血尿酸生成和（或）排泄的因素均可以导致血尿酸水平增加。

1. 尿酸排泄减少　尿酸排泄障碍是引起高尿酸血症的重要因素，包括肾小球滤过减少、肾小管重吸收增多、肾小管分泌减少以及尿酸盐（monosodium urate，MSU）结晶沉积。80%～90% 的高尿酸血症具有尿酸排泄障碍，且以肾小管分泌减少最为重要。

2. 尿酸生成增多　主要由酶的缺陷所致，如磷酸核糖焦磷酸（5-phosphorlbosyl-alpha-1-pyrophosphat，PRPP）合成酶、磷酸核糖焦磷酸酰基转移酶（PRPP amidotransferase，PRPPAT）、黄嘌呤氧化酶（xanthine oxidase，XO）活性增加，次黄嘌呤-鸟嘌呤磷酸核糖转移酶（hypoxanthine-guanine phosphoribsyltansferase，HGPRT）部分缺乏等。

（二）HUA 与心血管疾病、肾脏疾病因果关系的流行病学

1. HUA 与代谢综合征　HUA 常与代谢综合征各项指标伴发，如 HUA 患者中约 80% 合并高血压，50%～70% 合并超重或肥胖，67% 以上合并高脂血症。

1990 年后多个心血管流行病学研究一致证实血尿酸是高血压发病的独立危险因素，血尿酸水平每增加 59.5 μmol/l，高血压发病相对危险增加 25%。原发性高血压患者 90% 合并 HUA，而继发性高血压患者只有 30% 合并 HUA。

长期 HUA 可破坏胰腺 B 细胞功能而诱发糖尿病。来自韩国和日本的两项前瞻性临床研究，共入选 2951 例中年 HUA 患者，随访 6～7 年，发现基线血尿酸水平＞398 μmo/l 者，远期糖耐量异常和 2 型糖尿病的发病危险比血尿酸＜280 μmo/l 者增加 78%。

国内外的流行病学资料一致显示血尿酸和三酰甘油之间有相关性。关于尿酸和三酰甘油关系的前瞻性队列研究目前只有一项，该研究随访 8 年，发现基础三酰甘油是未来 HUA 独立预测因素。动物试验观察到，人工形成高尿酸血症鼠血三酰甘油水平明显高于血尿酸正常鼠。但尿酸和三酰甘油之间相互影响的机制以及尿酸和三酰甘油之间的因果关系目前并不十分明确。

我国一项 1600 人的横断面调查显示，在我国代谢性危险因素人群中 HUA 的患病率男性和女性分别为 20.58% 和 30.55%。HUA 合并 3 种以上代谢性危险因素（肥胖、高血压、高胆固醇血症、高三酰甘油血症、低高密度脂蛋白血症）的比例男性和女性分别高达

76.92%和67.64%。

2. HUA与冠心病、心力衰竭

(1) 尿酸是冠心病死亡独立危险因素 芝加哥心脏研究、美国第一次全国健康与营养调查 (NHANES研究) 和MONICA研究,校正传统心血管危险因素和利尿剂使用后均发现,无论性别,尿酸是普通人群全因死亡和冠心病死亡的独立危险因素。对于已确诊冠心病患者,Bickel等发现血尿酸>433 μmol/L (7.5 mg/dl) 人群的死亡率是血尿酸<303 μmol/L (5 mg/dl) 人群的5倍,多因素分析证实血尿酸是冠心患者群全因死亡和冠心病死亡的独立危险因素。

(2) 尿酸是心血管事件的独立危险因素 MRFIT研究、PIUMA研究、Rotterdam队列研究和美国Worksite研究,均显示血尿酸水平是急性心肌梗死、脑卒中和所有心血管事件的独立危险因素,血尿酸升高86 μmol/L预测心血管事件的能力高于总胆固醇升高1.078 mmol/L和血压升高21.3 mmHg。最近我国台湾Wen-Harn Pan等对41 879例男性和48 514例女性随访8年,结果显示血尿酸同样是我国普通人群、低危和高危人群全因死亡、总心血管事件和缺血性脑中风的独立危险因素。血尿酸是否可作为心血管事件的独立危险因素,以及血尿酸对心血管事件的影响是否有性别差异,值得进一步探讨。

(3) HUA与心力衰竭 有研究显示HUA可作为急、慢性心力衰竭死亡的独立预测指标,但是否可作为一项直接指标,抑或只是间接指标,目前尚不清楚。

3. HUA与肾脏损害 尿酸与肾脏疾病关系密切。除尿酸结晶沉积导致肾小动脉和慢性间质炎症使肾损害加重外,许多流行病学调查和动物研究显示,尿酸可直接使肾小球入球小动脉发生微血管病变,导致慢性肾脏疾病。最近大规模前瞻性长期随访研究进一步证实,血尿酸每升高1 mg/dl,肾脏病风险增加71%,肾功能恶化风险增加14%。与血尿酸正常人群相比,血尿酸在7.0~8.9 mg/dl人群新发肾脏疾病的危险增加2倍,≥9 mg/dl人群新发肾脏疾病风险增加3倍。而降尿酸治疗对延缓肾脏病变的作用不容忽视,应用别嘌呤醇降尿酸治疗,血肌酐增长率明显降低。这些都间接提示高尿酸血症与肾功能损害进展有关。

(三) 痛风的发生

临床上仅有部分高尿酸血症患者发展为痛风,确切原因不清。当血尿酸浓度过高和(或) 在酸性环境下,尿酸可析出结晶,沉积在骨关节、肾脏和皮下等组织,造成组织病理学改变,导致痛风性关节炎、痛风肾和痛风石等。

1. 急性关节炎 由于尿酸盐结晶沉积引起的炎症反应,因尿酸盐结晶可趋化白细胞,故在关节滑囊内尿酸盐沉积处可见白细胞显著增加并吞噬尿酸盐,然后释放白三烯B4 (LTB4) 和糖蛋白等化学趋化因子;单核细胞受尿酸盐刺激后可释放白介素1 (IL-1)。

2. 痛风石 长期尿酸盐结晶沉积导致单核细胞、上皮细胞和巨大细胞浸润,形成异物结节即痛风石。

3. 痛风性肾病 痛风特征性的病理变化之一,表现为肾髓质和锥体内有小的白色针状物沉积,周围有白细胞和巨噬细胞浸润。

原发性高尿酸血症与痛风需建立在排除其他疾病基础之上;而继发者则主要由于肾脏疾病致尿酸排泄减少,骨髓增生性疾病致尿酸生成增多,某些药物抑制尿酸的排泄等多种原因所致。

【临床表现】

临床多见于40岁以上的男性,女性多在更年期后发病。常有家族遗传史。

（一）无症状期

仅有波动性或持续性高尿酸血症，从血尿酸增高至症状出现的时间可长达数年至数十年，有些可终身不出现症状，但随年龄增长，痛风的患病率增加，并与高尿酸血症的水平和持续时间有关。

（二）急性关节炎期

受寒，劳累，饮酒，高蛋白、高嘌呤饮食，外伤，手术，感染等均为常见的发病诱因。发作常有以下特点：①多在午夜或清晨突然起病，多呈剧痛，数小时内出现受累关节的红、肿、热、痛和功能障碍，单侧姆趾及第 1 跖趾关节最常见，其余依次为踝、膝、腕、指、肘；②秋水仙碱治疗后，关节炎症状可以迅速缓解；③发热；④初次发作常呈自限性，数日内自行缓解，此时受累关节局部皮肤出现脱屑和瘙痒，为本病特有的表现；⑤可伴高尿酸血症，但部分患者急性发作时血尿酸水平正常；⑥关节腔滑囊液偏振光显微镜检查可见双折光的针形尿酸盐结晶是确诊本病的依据。

（三）痛风石及慢性关节炎期

痛风石（tophi）是痛风的特征性临床表现，常见于耳轮、跖趾、指间和掌指关节，常为多关节受累，且多见于关节远端，表现为关节肿胀、僵硬、畸形及周围组织的纤维化和变性，严重时患处皮肤发亮、菲薄，破溃则有豆渣样的白色物质排出。形成瘘管时周围组织呈慢性肉芽肿，虽不易愈合但很少感染。

（四）肾脏病变

1. 痛风性肾病　起病隐匿，早期仅有间歇性蛋白尿，随着病情的发展而呈持续性，伴有肾浓缩功能受损时夜尿增多，晚期可发生肾功能不全，表现水肿、高血压、血尿素氮和肌酐升高。少数患者表现为急性肾衰竭，出现少尿或无尿，最初 24 小时尿酸排出增加。

2. 尿酸性肾石病　10%～25%的痛风患者肾有尿酸结石，呈泥沙样，常无症状，结石较大者可发生肾绞痛、血尿。当结石引起梗阻时导致肾积水、肾盂肾炎、肾积脓或肾周围炎，感染可加速结石的增长和肾实质的损害。

【实验室及其他检查】

1. 血尿酸测定　血清标本，尿酸酶法。正常男性为 $150\sim380\mu mol/L$（$2.5\sim6.4\,mg/dl$），女性为 $100\sim300\mu mol/L$（$1.6\sim5.0\,mg/dl$），更年期后接近男性。血尿酸存在较大波动，应反复监测。

2. 尿尿酸测定　限制嘌呤饮食 5 天后，每日尿酸排出量超过 $3.57\,mmol$（600 mg），可认为尿酸生成增多。

3. 滑囊液或痛风石内容物检查　偏振光显微镜下可见针形尿酸盐结晶。

4. X 线检查　急性关节炎期可见非特征性软组织肿胀；慢性期或反复发作后可见软骨缘破坏，关节面不规则，特征性改变为穿凿样、虫蚀样圆形或弧形的骨质透亮缺损。

5. 电子计算机 X 线体层显像（CT）与磁共振显像（MRI）检查　CT 扫描受累部位可见不均匀的斑点状高密度痛风石影像；MRI 的 T1 和 T2 加权图像呈斑点状低信号。

【诊断与鉴别诊断】

（一）诊断

HUA 的诊断标准：正常嘌呤饮食状态下，男性和绝经后女性非同日两次空腹血尿酸水平$>420\,\mu mol/L$（7 mg/dl）、绝经前女性$>357\,\mu mol/L$（6 mg/dl）。

如出现特征性关节炎表现、尿路结石或肾绞痛发作，伴有高尿酸血症应考虑痛风。关节液穿刺或痛风石活检证实为尿酸盐结晶可做出诊断。X线检查、CT或MRI扫描对明确诊断具有一定的价值。急性关节炎期诊断有困难者，秋水仙碱试验性治疗有诊断意义。

（二）鉴别诊断

1. 继发性高尿酸血症或痛风　具有以下特点：①儿童、青少年、女性和老年人更多见；②高尿酸血症程度较重；③40％的患者24小时尿尿酸排出增多；④肾脏受累多见，痛风肾、尿酸结石发生率较高，甚至发生急性肾衰竭；⑤痛风性关节炎症状往往较轻或不典型；⑥有明确的相关用药史。

2. 关节炎

（1）类风湿关节炎　青、中年女性多见，四肢近端小关节常呈对称性梭形肿胀畸形，晨僵明显。血尿酸不高，类风湿因子阳性，X线片出现凿孔样缺损少见。

（2）化脓性关节炎与创伤性关节炎　前者关节囊液可培养出细菌；后者有外伤史。两者血尿酸水平不高，关节囊液无尿酸盐结晶。

（3）假性痛风　系关节软骨钙化所致，多见于老年人，膝关节最常受累。血尿酸正常，关节滑囊液检查可发现有焦磷酸钙结晶或磷灰石，X线可见软骨呈线状钙化或关节旁钙化。

3. 肾石病　高尿酸血症或不典型痛风可以肾结石为最先表现，继发性高尿酸血症者尿路结石的发生率更高。纯尿酸结石能被X线透过而不显影，所以对尿路平片阴性而B超阳性的肾结石患者应常规检查血尿酸并分析结石的性质。

【预防与治疗】

原发性高尿酸血症与痛风的防治目的：①控制高尿酸血症预防尿酸盐沉积；②迅速终止急性关节炎的发作；③防止尿酸结石形成和肾功能损害。

（一）一般治疗

1. 改善生活方式　2006年欧洲抗风湿联盟（EULAR）关于痛风防治建议中，强调生活方式改变是治疗HUA的核心，包括健康饮食、戒烟、坚持运动和控制体重。已有痛风、HUA、有代谢性心血管危险因素及中老年人群，饮食应以低嘌呤食物为主，严格控制丙类食物的摄入，中等量减少乙类食物摄入，进食以甲类食物为主。各类食物的嘌呤含量见表6-3。

表6-3　各类食物的嘌呤含量

分类	嘌呤含量（mg）	具体食物（100 g）
甲类	0～15	除第二类以外的各种谷类、蔬菜、糖类、果汁类、乳类、蛋类、乳酪、茶、咖啡、巧克力、干果、红酒
乙类	50～150	肉类、熏火腿、肉汁、鱼类、贝壳类、麦片、面包、粗粮、芦笋、菜花、菠菜、蘑菇、四季豆、青豆、豌豆、菜豆、黄豆类、豆腐
丙类	150～1000	动物内脏、浓肉汁、凤尾鱼、沙丁鱼、啤酒

2. 积极治疗与血尿酸升高相关的代谢性危险因素　如高脂血症、高血压、高血糖、肥胖和吸烟等。

3. 避免应用使血尿酸升高的药物　如利尿剂（尤其噻嗪类）、糖皮质激素、胰岛素、环孢素、他克莫司、尼古丁、吡嗪酰胺、烟酸等。对于需服用利尿剂且合并HUA的患者，避免应用噻嗪类利尿剂，同时碱化尿液、多饮水，保持每日尿量在2000 ml以上。对于高血压合并HUA患者，首选噻嗪类利尿剂以外的降压药物。

（二）急性痛风性关节炎期的治疗

2006 年欧洲抗风湿联盟《关于痛风的防治建议》中指出，HUA 患者如发作痛风，应积极给予抗炎、镇痛药物治疗，但不需停用原用降尿酸药物。绝对卧床，抬高患肢，避免负重，迅速给秋水仙碱，越早用药疗效越好。

1. 秋水仙碱（Colchicine） 治疗急性痛风性关节炎的特效药物，通过抑制中性粒细胞、单核细胞释放白三烯 B_4、糖蛋白化学趋化因子、白细胞介素-1 等炎症因子，同时抑制炎症细胞的变形和趋化，从而缓解炎症。

（1）口服法 初始口服剂量为 1 mg，随后 0.5 mg/h 或 1 mg/2h，直到症状缓解，最大剂量 6～8 mg/d。90％的患者口服秋水仙碱后 48 小时内疼痛缓解。症状缓解后 0.5 mg，每天 2～3 次，维持数天后停药。不良反应为恶心、呕吐、厌食、腹胀和水样腹泻，发生率高达 40％～75％，如出现上述不良反应及时调整剂量或停药，若用到最大剂量症状无明显改善时应及时停药。该药还可以引起白细胞减少、血小板减少等骨髓抑制表现以及脱发等。因为秋水仙碱大剂量用药常难以耐受，2006 年欧洲抗风湿联盟推荐小剂量使用（0.5 mg，3 次/日），这一剂量疗效肯定，耐受性好，已被广泛接受。

（2）静脉法 秋水仙碱 1～2 mg 溶于 20 ml 生理盐水中，5～10 分钟内缓慢静脉注射；如病情需要，4～5 小时后重复注射 1 mg；24 小时不超过 4 mg。静脉注射时避免药液外漏，否则可引起剧烈疼痛和组织坏死。此外，静脉给药可产生严重的不良反应，如骨髓抑制、肾衰竭、弥散性血管内溶血、肝坏死、癫痫样发作甚至死亡，国内极少静脉给药。

2. 非甾体抗炎药 通过抑制花生四烯酸代谢中的环氧化酶活性，进而抑制前列腺素的合成而达到消炎镇痛。活动性消化性溃疡、消化道出血为禁忌证。常用药物：①吲哚美辛，初始剂量 75～100 mg，随后每次 50 mg，6～8 小时 1 次。②双氯芬酸，每次口服 50 mg，每天 2～3 次。③布洛芬，每次 0.3～0.6 g，每天 2 次。④罗非昔布 25 mg/d。症状缓解应减量，5～7 天后停用。禁止同时服用两种或多种非甾体抗炎药，否则会加重不良反应。

3. 糖皮质激素 上述药物治疗无效或不能使用秋水仙碱和非甾体抗炎药时，可考虑使用糖皮质激素或 ACTH 短程治疗。如泼尼松，起始剂量为 0.5～1 mg/（kg·d），3～7 天后迅速减量或停用，疗程不超过 2 周；促肾上腺皮质激素（ACTH）50U 溶于葡萄糖溶液中缓慢静滴。可同时口服秋水仙碱 1～2 mg/d。该类药物的特点是起效快、缓解率高，但停药后容易出现症状"反跳"。

（三）高尿酸血症的治疗

1. 排尿酸药 抑制近端肾小管对尿酸盐的重吸收 当内生肌酐清除率＜30 ml/min 时无效；已有尿酸盐结石形成，或每日尿排出尿酸盐＞3.57 mmol（600 mg）时不宜使用；用药期间应多饮水，并服碳酸氢钠 3～6 g/d；剂量应从小剂量开始逐步递增。

（1）苯溴马隆（Benzbromarone） 成人起始剂量 50 mg（1 片），1 次/日，1～3 周后根据血尿酸水平调整剂量至 50 或 100 mg/d，早餐后服用。有肾功能不全时（Cr＜60 ml/min）推荐剂量为 50 mg/d。通常情况下服用苯溴马隆 6～8 天血尿酸值达到 357 μmol/L（6 mg/dl）左右，坚持服用可维持体内血尿酸水平正常。苯溴马隆不干扰体内核酸代谢和蛋白质合成，长期服用对血细胞没有影响。注意事项：①应用时须碱化尿液，尤其已有肾功能不全，注意定期监测清晨第一次尿 pH，将尿 pH 维持在 6.2～6.9 之间。同时保证每日饮水量 1500 ml以上。②注意监测肝肾功能。③该类药物由于促进尿酸排泄，可能引起尿酸盐晶体在尿路沉积，有尿酸结石的患者属于相对禁忌证。

（2）丙磺舒（Probenecid，羧苯磺胺）　初始剂量为 0.25g，每日 2 次；两周后可逐渐增加剂量，最大剂量不超过 2g/d。约 5% 的患者可出现皮疹、发热、胃肠道刺激等不良反应。

2. 抑制尿酸生成药物　别嘌呤醇（Allopurinol）通过抑制黄嘌呤氧化酶，使尿酸的生成减少，适用于尿酸生成过多或不适合使用排尿酸药物者。用法：成人初始剂量一次 50 mg，一日 1～2 次，每周可递增 50～100 mg，至一日 200～300 mg，分 2～3 次服，一日最大量不得大于 600 mg。每 2 周测血尿酸水平，如已达正常水平，则不再增量，如仍高可再递增剂量，至血尿酸恢复到 357 μmol/l（6 mg/dl）以下，后逐渐减量，用最小有效量维持较长时间。肾功能下降时达到能耐受的最低有效剂量即可，如 C_{Cr}＜60 ml/min，别嘌呤醇推荐剂量为 50～100 mg/d，C_{Cr}＜15 ml/min 禁用。儿童治疗继发性高尿酸血症常用量：6 岁以内每次 50 mg，一日 1～3 次；6～10 岁，一次 100 mg，一日 1～3 次。剂量可酌情调整。同样需要多饮水，碱化尿液。

注意事项：别嘌呤醇常见的不良反应为过敏，常发生于用药的前 3 周，发生概率为 2%。轻度过敏者（如皮疹）可以采用脱敏治疗；重度过敏者（迟发性血管炎、剥脱性皮炎）常致死，应禁用。肾功能不全增加重度过敏的发生危险，应用时应注意监测。服用期间定期查肝肾功能、血常规，肝肾功能和血细胞进行性下降停用。严重肝功能不全和明显血细胞低下者禁用。

3. 碱性药物　碳酸氢钠有碱化尿液、增加尿酸排出和降低血尿酸的作用。可用碳酸氢钠 3～6 g/d，分 3 次口服，将尿 pH 维持在 6.2～6.9 范围最为合适，有利于尿酸盐结晶溶解和从尿液排出，尿 pH 超过 7.0 易形成草酸钙及其他类结石的形成。需注意长期大量服用可能致代谢性碱中毒，并且因钠负荷过高引起水肿。

4. 非布索坦（Febuxostat）　是一种新的非嘌呤类黄嘌呤氧化酶选择性强抑制药，已通过美国食品药物管理局（FDA）批准，可降低痛风患者高尿酸血中的尿酸浓度。在临床试验中已证明该药是安全有效的，并且在中重度肾或肝功能不全患者中无需调整剂量。不良反应有升高肝脏氨基转移酶，可能导致心血管事件的发生，因此缺血性心脏病、充血性心力衰竭患者禁用。

5. 尿酸酶　目前还没有一种尿酸酶制剂被批准应用于临床。

目前对无症状 HUA 合并多种心血管危险因素或心血管疾病时是否给予降尿酸治疗，还没有一致意见。降尿酸治疗能否成为一个降低心血管终点事件的有效措施还缺乏高质量循证证据，目前有限的研究（如 LIFE 研究和 GREACE 研究等）揭示了药物降低血尿酸水平对心血管终点事件的影响，提示 HUA 应早期发现早期干预，使血尿酸维持正常水平。《心血管疾病合并高尿酸血症诊治建议中国专家共识》对无症状 HUA 患者提出治疗建议如下：① HUA 治疗目标值：血尿酸＜357 μmol/L（6 mg/dl）。②体检时常规进行血尿酸检测，尽早发现无症状 HUA。③所有无症状 HUA 患者均需进行治疗性生活方式改变；尽可能避免应用使血尿酸升高的药物。④无症状 HUA 合并心血管危险因素或心血管疾病时（包括高血压、糖耐量异常或糖尿病、高脂血症、冠心病、脑卒中、心力衰竭或肾功能异常），血尿酸＞8 mg/dl 给予药物治疗；无心血管危险因素或心血管疾病的 HUA，血尿酸＞9 mg/dl 给予药物治疗。⑤积极控制无症状 HUA 患者并存的心血管危险因素。

痛风发作缓解期的治疗：在炎症缓解 1～2 周后再开始降尿酸治疗。为避免关节内晶体沉淀物溶解而诱发急性痛风发作，在开始使用降尿酸药物前 3～6 个月，推荐同时服用低剂量秋水仙碱（1 mg/d）或小剂量非甾体抗炎药。

（四）发作间歇期和慢性期的处理

治疗目的是维持血尿酸正常水平（见高尿酸血症治疗），较大痛风石或经皮溃破者可手术去除。

（五）其他

高尿酸血症和痛风常与代谢综合征伴发，应积极行降压、降脂、减重及改善胰岛素抵抗等综合治疗。

【预后】

高尿酸血症与痛风是一种终身性疾病，无肾功能损害及关节畸形者，经有效治疗可维持正常的生活和工作。急性关节炎和关节畸形会严重影响患者生活质量，若有肾功能损害预后不良。

（李　佳）

参考文献

1. Sundstrom J，Sullivan LD，Agostino RB，et al. Relation of serum uric acid to longitudinal blood pressure tracking and hypertension incidence. Hypertension，2005，45：28-33.

2. Bickel C，Rupprecht HJ，Blankenberg S，et al. Serum uric acid as an independent predictor of mortality in patients with angiographically proven coronary artery disease. Am J Cardiol，2002，89：12-17.

3. Feig DI，Johnson RJ. Hyperuricemia in childhood primary hypertension. Hypertension 2003. 42：247-252.

4. Nakanishi N，Tatara K，Nakamura K，et al. Risk factors for the incidence of hyperuricemia：a 6-year longitudinal study of middle-aged Japanese men. Int J Epedemiol，1999，28：888-893.

5. 张立晶，胡大一，杨进刚等. 有心血管疾病危险因素人群中高尿酸血症的发生率及其相关因素. 首都医科大学学报. 2005，26（4）：520-524.

6. Meisinger C，Koenig W，Baumert J，et al. Uric Acid levels are associated with all-cause and cardiovascular disease mortality independent of Systemic Inflammation in Men from the general population：The MONICA/KORA Cohort study. Arteriosclerosis，Thrombosis and Vascular Biology 2008，28（6）：1186-1192.

7. Bickel C，Rupprecht HJ，Blankenberg S，et al. Serum uric acid as an independent predictor of mortality in patients with angiographically proven coronary artery disease. Am J Cardiol，2002，89：12-17.

8. Chen JH，Chuang SY，Chen HJ，et al. Serum uric acid level as an independent risk factor for all-cause cardiovascular，and ischemic stroke mortality：a Chinese cohort study. Arthritis and Rheumatism，2009，61（2）：225-232.

9. Chonchol M，Shlipak MG，Katz R，et al. Relationship of uric acid with progression of kidney Disease. Am J Kidney Dis，2007，50（2）：239-247.

10. Obermayr RP，Temml C，Gutjahr G，et al. Elevated uric acid increases the risk for kidney Disease. J Am Soc Nephrol，2008，19（12）：2407-2413.

11. Richette P，Bardin T. Gout. Lancet，2010，375（9711）：318-328.

骨质疏松症的诊断与治疗

【定义与分类】

骨质疏松症（osteoporosis，OP）以骨量低下，骨微结构破坏，导致骨脆性增加，易发生骨折为特征的全身性骨病（1994 年，WHO）。分为原发性和继发性两大类。原发性骨质疏松症又分为绝经后骨质疏松症（Ⅰ型）、老年性骨质疏松症（Ⅱ型）和特发性骨质疏松（包括青少年型）3 种。

【流行病学】

我国 50 岁以上的人群患骨质疏松症已达 7000 万，约 2 亿人存在低骨量。骨质疏松症严重后果是发生骨质疏松性骨折（脆性骨折），女性一生发生骨质疏松性骨折的危险性（40%）高于乳腺癌、子宫内膜癌和卵巢癌的总和，男性一生发生骨质疏松性骨折的危险性（13%）高于前列腺癌。在中国每年引起的髋部骨折 68.7 万，直接花费为每年 3 万多人民币。20% 的患者于骨折后 1 年内死亡，大约一半的患者致残，生活不能自理。我国已进入老龄社会，还有大量骨质疏松症患者未获诊断和治疗，因此普及骨质疏松症知识，早期诊断，及时和规范治疗十分重要。

【危险因素】

1. 不可控制因素　人种（白种人和黄种人患骨质疏松的危险高于黑人）、老龄、女性绝经、母系家族史。

2. 可控制因素　低体重、性激素低下、吸烟、过度饮酒、咖啡和碳酸饮料、体力活动缺乏、饮食中钙和维生素 D 缺乏（光照少或摄入少）、有影响骨代谢的疾病和药物。

3. 如何筛查风险人群——风险评估　《2011 年中国骨质疏松新指南》推荐了几种得到国际公认的简易风险评估工具。

（1）推荐 2 种简易评估方法作为初筛工具　①国际骨质疏松症基金会（IOF）骨质疏松症风险一分钟测试题。②亚洲人骨质疏松自我筛查工具（OSTA）。

（2）骨折风险预测简易工具（FRAX）用于骨质疏松骨折风险预测　通过网址 http：//www. shef. ac. uk/FRAX/获得美国相关指南中提到髋部骨折概率≥3%，或任何重要的骨质疏松性骨折发生概率≥20%时，视为骨质疏松性骨折高危患者。尚无中国依据 FRAX 结果计算的治疗阈值，可参考其他国家的资料，根据个人情况酌情决定。风险评估中还需注意跌倒是发生骨折的重要危险因素。

【临床表现】

疼痛、脊柱变形和发生脆性骨折是最典型的临床表现，但许多骨质疏松症患者早期常无明显的自觉症状，往往在骨折发生后经 X 线或骨密度检查时才发现。

1. 疼痛　患者可有腰背酸痛或周身酸痛，负荷增加时疼痛加重或活动受限，严重时翻身、起坐及行走有困难。

2. 脊柱变形　患者可有身高缩短和驼背，锥体压缩性骨折会导致胸廓畸形，腹部受压，影响心肺功能。

3. 骨折　患者易发生脆性骨折（轻度外伤或日常活动后发生骨折），常见部位为胸、腰椎，髋部、桡、尺骨远端和肱骨近端，发生过一次脆性骨折后，再次发生骨折的风险明显增加。

4. 继发性骨质疏松有原发性疾病的表现。

【诊断与鉴别诊断】

(一) 骨质疏松症诊断

诊断的通用指标是：发生了脆性骨折及（或）骨密度低下，目前尚缺乏直接测定骨强度的临床手段。

1. 诊断线索　非外伤或轻微外伤发生的骨折，发生了脆性骨折即可诊断。

2. 诊断标准（基于骨密度测定）　骨密度是指单位体积（体积密度）或者是单位面积（面积密度）的骨量，二者能够通过无创技术对活体进行测量，是目前诊断骨质疏松、预测骨质疏松性骨折风险、监测自然病程以及评价药物干预疗效的最佳定量指标。骨密度仅能反映大约 70% 的骨强度。

（1）骨密度测定　双能 X 线吸收法（DXA）是目前国际学术界公认的骨密度检查方法，其测定值作为骨质疏松症的诊断金标准。其他骨密度检查方法如单光子（SPA）、单能 X 线（SXA）、定量计算机断层照相术（QCT）等根据条件可用于诊断参考。

（2）诊断标准　建议参照 WHO 推荐的诊断标准（表 6-4）。

骨密度通常用 T-Score（T 值）表示：

$$T 值＝（测定值-骨峰值）/正常成人骨密度标准差$$

表 6-4　骨质疏松症的诊断标准

诊断标准	骨密度（T 值）
正常	＞-1
骨量低 [骨质减少]	-1～-2.5
骨质疏松症	＜-2.5
重度骨质疏松症	＜-2.5 并伴有脆性骨折

T 值用于绝经后妇女和大于 50 岁男性的骨密度水平。

儿童、绝经前妇女以及小于 50 岁的男性，其骨密度水平建议用 Z 值表示：

$$Z 值＝（测定值-同龄人骨密度均值）/同龄人骨密度标准差$$

（3）骨密度测定临床适应证　①女性 65 岁以上和男性 70 岁以上；②女性 65 岁以下和男性 70 岁以下，有一个或多个骨质疏松危险因素；③有脆性骨折史或（和）脆性骨折家族史；④各种原因引起的性激素水平低下；⑤X 线摄片已有骨质疏松改变；⑥接受骨质疏松治疗进行疗效监测；⑦有影响骨代谢的疾病和药物史；⑧IOF 骨质疏松症一分钟测试题回答结果阳性；⑨OSTA 结果≤-1。

(二) 鉴别诊断和检查项目

1. 鉴别诊断

（1）影响骨代谢的内分泌疾病：性腺、甲状旁腺、甲状腺疾病等。

（2）类风湿关节炎等风湿免疫性疾病。

（3）影响钙和维生素 D 吸收和调节的消化道和肾脏疾病。

（4）多发性骨髓瘤等恶性疾病。

（5）长期服用糖皮质激素或其他影响骨代谢药物。

（6）各种先天和获得性骨代谢异常疾病等。

2. 基本检查项目

（1）骨骼 X 线摄片　当骨量下降 30％才在 X 片中显现出来，对早期诊断的意义不大，可协助鉴别代谢性骨病和骨肿瘤。

（2）实验室检查　血常规、尿常规、肝功能、肾功能、钙、磷、碱性磷酸酶、血清蛋白电泳等。

3. 酌情检查项目　红细胞沉降率、性腺激素、25（OH）D、1，25（OH)$_2$D、甲状旁腺激素、尿钙和磷、甲状腺功能、皮质醇、血气分析、血尿轻链、肿瘤标志物、核素骨扫描、骨髓穿刺或骨活检等检查。

4. 骨转换生化标志物（有条件的医院可选择）

（1）骨形成指标　血清碱性磷酸酶（ALP）、骨钙素（OC）、骨源性碱性磷酸酶（BALP）、1 型原胶原 C-端前肽（PICP）、1 型原胶原 N-端前肽（PINP）。

（2）骨吸收指标　空腹 2 小时的尿钙/肌酐比值，或血清抗酒石酸酸性磷酸酶（TPACP）及血清1型胶原 C-末端肽（S-CTX），尿吡啶啉（Pyr）和脱氧吡啶啉（d-Pyr），尿 I 型胶原 C 端肽（U-CTX）和 N 端肽（U-NTX）等。

国际骨质疏松基金会（IOF）推荐的敏感性相对较好指标：①1 型原胶原 N-端前肽（PINP）；②血清1型胶原 C-末端肽（S-CTX）。

骨转换生化标志物有助于判断骨转换类型、骨丢失速率、骨折风险评估、了解病情进展、干预措施的选择以及疗效监测等。

【预防与治疗】

（一）基础措施

1. 调整生活方式　富含钙、低盐和适量蛋白质的均衡膳食。注意适当户外活动，有助于骨健康的体育锻炼和康复治疗。避免嗜烟、酗酒和慎用影响骨代谢的药物等。采取防止跌倒的各种措施：如注意是否有增加跌倒危险的疾病和药物，加强自身和环境的保护措施（包括各种关节保护器）等。

2. 骨健康基本补充剂

（1）钙剂　我国营养学会推荐成人每日钙摄入量 800 mg（元素钙量），如果饮食中钙供给不足可选用钙剂补充，绝经后妇女和老年人每日钙摄入量为 1000 mg。钙摄入可减缓骨的丢失，改善骨矿化。治疗骨质疏松症时，应与其他药物联合使用。目前尚无充分证据表明单纯补钙可以替代其他抗骨质疏松药物治疗。钙剂选择要考虑安全性和有效性。

（2）维生素 D　有利于钙在胃肠道的吸收。维生素 D 缺乏可导致继发性甲状旁腺功能亢进，引起或加重骨质疏松，有条件的医院应检测 25（OH）D。成年人推荐剂量为 200 单位（5 µg）/d，老年人为 400～800 IU（10～20 µg）/d。

活性维生素 D：促进骨形成和矿化，并抑制骨吸收。对增加骨密度有益，能增加老年人肌肉力量和平衡能力，降低跌倒的危险，降低骨折风险，老年人更适合。包括 1α-羟维生素 D（α-骨化醇）0.25～0.75 µg/d 和 1，25-双羟维生素 D（骨化三醇）0.25～0.5 µg/d 两种，前者在肝功能正常时才有效，后者不受肝、肾功能的影响。

治疗骨质疏松症时，应与其他药物联合使用。注意个体差异和安全性，定期监测血钙和尿钙，酌情调整剂量。

(二) 药物治疗

1. 适应证 以下情况之一，需考虑药物治疗：

（1）骨质疏松症患者无论是否有过骨折。

（2）骨量低下患者并存在一项以上骨质疏松危险因素，无论是否有过骨折。

（3）无骨密度测定条件，具备以下情况之一，也考虑药物治疗：①已发生过脆性骨折；②OSTA 筛查为"高风险"；③FRAX 计算出髋部骨折概率≥3%或任何重要的骨质疏松性骨折概率≥20%。

2. 抗骨质疏松药物

（1）双膦酸盐类药物 与骨羟磷灰石有很强的亲合力，减少破骨细胞的形成、降低活性、并促进其凋亡，对骨吸收有强抑制作用，用于各种骨质疏松症预防和（或）治疗。包括阿仑膦酸钠、伊班膦酸、利塞膦酸钠、唑来膦酸（静脉给药的双膦酸盐制剂）。其中阿仑膦酸钠 70 mg 每周一次和利塞膦酸钠 35 mg 每周一次是目前全球最常用的双膦酸盐制剂。

口服双膦酸盐的生物利用度很低，并受食物、钙剂、铁剂、咖啡、茶和橙汁的影响。严格遵照正确的用药方法（如阿仑膦酸钠应在早晨空腹时以 200 ml 清水送服，进药后 30 分钟内不能平卧和进食）。

疗效：①阿仑膦酸钠 3 年治疗：既往发生过脊柱骨折的患者，将脊柱、髋骨和腕骨骨折发生率降低了约 50%；无脊柱骨折史的患者，将脊柱骨折发生率降低了 48%；②发生过脊柱骨折的患者，利塞膦酸钠 3 年治疗将脊柱骨折发生率降低了 41%～49%，非脊柱骨折发生率降低了 36%。③唑来膦酸静脉注射连续 3 年，可将椎骨、髋骨和非椎骨的骨折发生率分别降低 70%、41% 和 25%。

双膦酸盐可出现胃肠道不适、食管炎和消化性溃疡者慎用。静脉注射双膦酸盐可导致一过性的急性期反应如发热、肌肉骨骼疼痛等，3 天后减弱或消失。下颌骨坏死常见于接受高剂量双膦酸盐治疗的肿瘤患者中，在骨质疏松治疗中极为罕见，目前与下颌骨坏死的关系还未确定。关于心房纤颤也无大样本资料表明有相关性，非典型性骨折有少数报道，确切原因尚不清楚。

（2）降钙素类 抑制破骨细胞的生物活性和减少破骨细胞的数量。降低骨质疏松患者的椎体骨折发生率。明显缓解骨痛，更适合有疼痛症状的骨质疏松症患者。

有鲑鱼降钙素和鳗鱼降钙素类似物，鲑鱼降钙素 50IU/次，皮下或肌内注射，根据病情每周 2～5 次，鲑鱼降钙素鼻喷剂 200IU/日；鳗鱼降钙素 20IU/周，肌内注射。少数患者可有面部潮红、恶心等不良反应，偶有过敏现象。

（3）雌激素类（Estrogen）

1）适应证 60 岁以前的围绝经和绝经后妇女。

2）禁忌证 雌激素依赖性肿瘤（乳腺癌、子宫内膜癌）、血栓性疾病、不明原因阴道出血及活动性肝病和结缔组织病为绝对禁忌证。子宫肌瘤、子宫内膜异位症、有乳腺癌家族史、胆囊疾病和垂体泌乳素瘤者慎用。

3）疗效 增加腰椎和髋部骨密度、降低发生椎体及非椎体骨折风险。

4）用法 有口服、经皮和阴道用药多种制剂，个体化选择。

5）注意事项 严格掌握适应证和禁忌证，绝经早期开始用（60 岁以前），使用最低有效剂量，规范进行定期（每年）安全性检测，重点是乳腺和子宫。

建议激素补充治疗遵循以下原则：①明确的适应证和禁忌证（保证利＞弊的基础）。②

绝经早期开始用（<60岁），收益更大风险更小。③应用最低有效剂量。④治疗方案个体化。⑤局部问题局部治疗。⑥坚持定期随访和安全性监测（尤其是乳腺和子宫）。⑦是否继续用药应根据每位妇女的特点每年进行利弊评估。

（4）选择性雌激素受体调节剂（selective estrogen receptor modulator，SERMs）　有效抑制破骨细胞活性，增加骨密度，明显降低椎体骨折发生率，是预防和治疗绝经后骨质疏松症的有效药物。雷诺昔芬（Raloxifene，60 mg/d）选择性地作用于雌激素的靶器官，对乳房和子宫内膜无不良作用，能降低雌激素受体阳性浸润性乳癌的发生率，不增加子宫内膜增生及子宫内膜癌的危险。

少数患者会出现潮热和下肢痉挛症状。潮热症状严重的围绝经期妇女暂时不宜用，有静脉栓塞病史及有血栓倾向者如长期卧床和久坐期间禁用。

（5）甲状旁腺激素（PTH）　促进骨形成药物。

小剂量 rhPTH（1-34）有促进骨形成的作用，增加骨密度，降低椎体和非椎体骨折发生的危险，适用于严重骨质疏松症患者。

一定要在专业医师指导下应用，一般剂量是 20 μg/d，肌内注射，用药期间要监测血钙水平，防止高钙血症的发生。治疗时间不宜超过 2 年。

（6）锶盐　雷奈酸锶独具有抑制骨吸收和促进骨形成的双重作用。用于绝经后骨质疏松症，有高静脉血栓风险的患者慎用。

（7）维生素 K_2　用于绝经后骨质疏松症，禁用于服用华法林的患者。

（8）植物雌激素　无有力证据，日本应用相对较多，中药也缺乏大型临床研究。

（9）新药　抗硬化蛋白单克隆抗体、组织蛋白酶 K 抑制药奥达卡替（Odanacatib）等，其中抗硬化蛋白单克隆抗体可能是迄今为止促进骨形成的最有效药物。

（三）联合用药

1. 同时联合方案

（1）钙剂及维生素 D 作为基础治疗药物，可与抗骨质疏松药联合使用。

（2）不建议同时应用相同作用机制的药物来治疗骨质疏松症。

（3）同时应用双膦酸盐及甲状旁腺激素制剂，不能取得加倍的疗效。

2. 序贯联合方案酌情选择　有研究表明序贯应用骨形成促进剂和骨吸收抑制药，能较好维持疗效。

（四）疗效监测

1. 依从性　良好的依从性有助于提高抗骨质疏松药物降低骨折的疗效。

2. 骨密度　每 6～12 个月观察骨密度的变化，有助于评价药物的疗效。在判断药效时，应充分考虑骨密度测量的最小有意义的变化值。

3. 骨转换生化标志物　了解骨吸收抑制药或骨形成促进剂的作用效果。

（蒋　岚）

参考文献

1. Kanis JA，Melton LJ. The diagnosis of osteoporosis. J Bone Miner Res，1994，9：1137-1141.

2. NIH Consenus Development Panel On Osteoporosis prevention，diagnosis and therapy.

Osteoporosis prevention, diagnosis and therapy. JAMA, 2001, 285: 785-795.

3. Lau EMC, Sambrook P, Seeman E, et al. Guidelines for diagnosing, prevention and treatment of ostoporosis in Asia APLAR. J Rheumatol, 2006, 9: 24-36.

4. Koh LH, Sedrine WB, Torralba TP, et al. A simple tool to identify Asian women at increased risk of ostoporosis osteoporos Int, 2001, 12: 699-705.

5. The World Health Organization Fracture Risk Assessment Tool. www.shef.ac.uk/FRAX.

6. North American Menopause Society. Menopause, 2006, 13 (6): 862-77.

7. Kanis JA, Burlet N. Cooper C, et al. European guidance for the diagnosis and management of osteoporosis in postmenopausal women. Osteoporos Int, 2008, 19: 399-428

8. Bonura F. Prevention, screening, and management of osteoporosis: an overview of the current strategies. Postgrad Med, 2009, 121: 5-17.

9. 中华医学会骨质疏松和骨矿盐疾病分会. 原发性骨质疏松症诊治指南. 中华骨质疏松和骨矿盐疾病杂志, 2011, 4 (1): 2-17.

血脂异常的管理

近年的研究表明，我国以动脉粥样硬化为基础的缺血性心血管病（包括冠心病和缺血性脑卒中）发病率正在升高。我国的队列研究表明血清总胆固醇（total cholesterol，TC）或低密度脂蛋白胆固醇（low density lipoprotein-cholesterol，LDL-C）升高是冠心病和缺血性脑卒中的独立危险因素之一。因此对血脂异常的管理必需给予早期重视。

随着社会经济的发展，中国人民生活水平的提高和生活方式的变化，人群平均的血清TC水平正逐步升高。中国人血清脂质水平和异常率存在明显的地区差异，血清 TC 和 LDL-C 升高率的分布特点：城市显著＞农村，大城市＞中小城市，富裕农村＞贫穷农村，与社会经济发展水平密切相关；存在年龄差异：50～69 岁到高峰，70 岁以后略降低，50 岁以前男性＞女性，50 岁以后女性明显增高，甚至高于男性，提示血脂异常的管理对象主要是城市和富裕农村的中年男性和更年期以后的女性。

血脂异常作为脂质代谢异常的表现，属于代谢性疾病，但其对健康的损害主要在心血管系统，导致冠心病和其他动脉粥样硬化性疾病。

【血脂和脂蛋白】

血脂是血浆中的胆固醇、三酰甘油（triacylglycerol，TG）和类脂如磷脂等的总称。与临床密切相关的血脂主要是胆固醇和 TG，其他还有游离脂肪酸（FFA）和磷脂等。在人体内胆固醇主要以游离胆固醇及胆固醇酯形式存在。TG 是甘油分子中三个羟基被脂肪酸酯化而形成。循环血液中的胆固醇和 TG 必须与特殊的蛋白质即载脂蛋白（apolipoprotein，apo）结合形成脂蛋白，才能被运输至组织进行代谢。

【血脂检测及临床意义】

临床上检测血脂的项目较多，血脂的基本检测项目为 TC、TG、高密度脂蛋白胆固醇（high density Lipoprotein-cholesterol，HDL-C）和低密度脂蛋白胆固醇（LDL-C）。其他血脂项目如 apo A1、apo B、Lp（a）等的检测属于研究项目，不在临床基本检测项目之列。

1. TC　TC 是指血液中各脂蛋白所含胆固醇之总和。影响 TC 水平的主要因素有：①年龄与性别：TC 水平常随年龄而上升，但到 70 岁后不再上升甚或有所下降，中、青年期女性低于男性，女性绝经后 TC 水平较同年龄男性高。②饮食习惯：长期高胆固醇、高饱和脂肪酸摄入可造成 TC 升高。③遗传因素：与脂蛋白代谢相关酶或受体基因发生突变，是引起 TC 最著升高的主要原因。

2. TG　临床上所测定的 TG 是血浆中各脂蛋白所含 TG 的总和。TG 水平也受遗传和环境因素的双重影响。与 TC 不同，同一个体的 TG 水平受饮食和不同时间等因素的影响较大，所以同一个体存多次测定时，TC 值可能有较大差异。人群中血清 TC 水平呈明显的正偏态分布。

3. HDL-C　基础研究证实，HDL 能将外周组织如血管壁内胆固醇转运至肝脏进行分解代谢，提示 HDL 具有抗动脉粥样硬化作用。由于 HDL 所含成分较多，临床上目前尚无方法全面地检测 HDL 的量和功能，故通过检测其所含胆固醇的量，间接了解血浆中 HDL 的多少。

4. LDL-C　LDL 代谢相对较简单，且胆固醇占 LDL 重量的 50％左右，故目前认为，LDL-C 浓度基本能反映血液 LDL 总量。LDL-C 增高是动脉粥样硬化发生、发展的主要脂质危险因素。一般情况下，LDL-C 与 TC 相平行，但 TC 水平也受 HDL-C 水平的影响，故最好采用 LDL-C 取代 TC 作为对冠心病及其他动脉粥样硬化性疾病的危险性评估。上述影响 TC 的因素均可同样影响 LDL-C 水平。

5. 载脂蛋白（aprprotein，Apo）AI　正常人群血清 Apo AI 水平多在 12～16 g/L 范围内，女性略高于男性。HDL 颗粒的蛋白质成分（载脂蛋白）约占 50％，蛋白质中 Apo AI 占 65％～75％，其他脂蛋白极少，所以血清 Apo AI 可以反映 HDL 水平，与 HDL-C 呈明显正相关，其临床意义也大体相似。但是，HDT 是系列颗粒大小与组成不均一的脂蛋白，病理状态下 HDL 亚组分及其组成成分常会发生变化，故 Apo AI 的升、降也可能与 HDL-C 变化不完全一致。

6. Apo B　正常人群中血清 Apo B 多在 8～11 g/L 范围内。正常情况下，每一个 LDL、IDL、VLDL 和 LP（a）颗粒中均含有一分子 Apo B，因 LDL 颗粒占绝大多数，大约 90％的 Apo B 分布在 LDL 中。Apo B 有 Apo B_{48} 和 Apo B_{100} 两种，前者主要存于 CM 中，后者主要存在 LDL 中。除特殊说明外，临床常规测定的 Apo B 通常指的是 Apo B_{100}。血清 Apo B 主要反映 LDL 水平，它与血清 LDL-C 水平呈明显正相关，Apo B 水平高低的临床意义也与 LDL-C 相似。在少数情况下，可出现高 Apo B 血症而 LDL-C 浓度正常的情况，提示血液中存在较多小而致密的 LDL（small low density lipoprotein，sLDL）。

7. 脂蛋白［Lp（a）］　血清 Lp（a）浓度主要与遗传有关，基本不受性别、年龄、体重、适度体育锻炼和大多数降胆固醇药物的影响。正常人群中 Lp（a）水平呈明显偏态分布，虽然少部分人可高达 1000 mg/L 以上，但 80％的正常人在 200 mg/L 以下，文献中的平均数多在 120～180 mg/L，中位数则低于此值。通常以 300 mg/L 为重要分界，高于此水平者患冠心病的危险性明显增高。临床上用于 Lp（a）检测的方法尚未标准化。

8. sLDL　血浆中 LDL 的颗粒大小不均，每一个体都有大、中、小颗粒 LDL。已证明血浆 TG 水平与 LDL 颗粒结构有关。当 TG ＜ 1.70 mmol/L（150 mg/dl）时，大而轻的 LDL 较多，血浆电泳时 LDL 谱呈"A"型；当 TG ＞ 1.70 mmol/L 时，sLDL 水平升高，LDL 谱呈"B"型，并伴随血浆 Apo B 水平升高，HDL-C 及 Apo AI 水平降低。目前认为

sLDL具有很强的致动脉粥样硬化作用。临床上尚无简便、可靠、实用的方法检测sLDL。

上述8项血脂检测项目中，前4项即TC、TG、HDL-C和LDL-C是基本的临床实用检测项目。对于任何需要进行心血管危险性评价和给予降脂药物治疗的个体，都应进行此4项血脂检测。有研究结果提示，TC/HDL-C比值可能比单项血脂检测更具临床意义，但相关的临床研究结果报道并不多，尚需进行更多的研究，尤其是需要直接比较TC/HDL-C比值与LDL-C或HDL-C单项检测的临床预测价值。

现有研究结果证实，高胆固醇血症最主要的危害是易引起冠心病及其他动脉粥样硬化性疾病，也就是说，LDL是致动脉粥样硬化的基本因素。LDL通过血管内皮进入血管壁内，在内皮下滞留的LDL被修饰成氧化型LDL（Ox-LDL），巨噬细胞吞噬Ox-LDL后形成泡沫细胞，后者不断地增多、融合，构成了动脉粥样硬化斑块的脂质核心。大量研究提示，在动脉粥样硬化形成过程中，持续发生一系列的慢性炎症反应。有研究认为，动脉粥样硬化是一种慢性炎症性疾病。然而，LDL可能是这种慢性炎症的始动和维持的基本要素。

HDL被视为是人体内具有抗动脉粥样硬化的脂蛋白。因为HDL可将泡沫细胞中的胆固醇带出来，转运给肝脏进行分解代谢。也有研究提示，HDL还可能通过抗炎、抗氧化和保护血管内皮功能而发挥其抗动脉粥样硬化作用。大量的流行病资料表明，血清HDL-C水平与冠心病发病成负相关。流行病学资料发现血清HDL-C每增加0.40mmol/L（15mg/dl），则冠心病危险性降低2%～3%。若HDL-C>1.55mmol/L（60mg/dl）被认为是冠心病的保护性因素。HDL-C的高低也明显受遗传因素的影响。严重营养不良者，伴随血浆TC明显降低，HDL-C也低下。肥胖者HDL-C也多偏低。吸烟可使HDL-C下降；而少至中量饮酒和体力活动会升高HDL-C。糖尿病、肝炎和肝硬化等疾病状态可伴有低HDL-C。高三酰甘油血症患者往往伴有低HDL-C。

各血脂项目测定数值法定计量单位为mmol/L，有些国家用mg/dl，HDL-C、LDL-C的换算为mg/dl×0.0259=mmol/L；TG的换算为mg/dl×0.0113=mmoL/L。

【血脂异常的分类】

血脂异常通常指血浆中胆固醇和（或）TG升高，俗称高脂血症。实际上高脂血症也泛指包括低高密度脂蛋白血症在内的各种血脂异常。分类较为繁杂，归纳起来有三种。

（一）继发性或原发性高脂血症

继发性高脂血症是指由于全身系统性疾病所引起的血脂异常。可引起血脂升高的系统性疾病主要有糖尿病、肾病综合征、甲状腺功能减退症，其他疾病有肾功能衰竭、肝脏疾病、系统性红斑狼疮、多囊卵巢综合征等。此外，某些药物如利尿剂、β受体拮抗药、糖皮质激素等也可能引起继发性血脂升高。在排除了继发性高脂血症后，即可诊断为原发性高脂血症。已知部分原发性高脂血症是由于先天性基因缺陷所致，例如LDL受体基因缺陷引起家族性高胆固醇血症等；而另一部分原发性高脂血症的病因目前还不清楚。

（二）高脂蛋白血症的表型分型法

世界卫生组织（WHO）制定了高脂蛋白血症分型，共分为6型，如Ⅰ、Ⅱa、Ⅱb、Ⅲ、Ⅳ和Ⅴ型。这种分型方法对指导临床上诊断和治疗高脂血症有很大的帮助，但也存在不足之处，其最明显的缺点是过于繁杂。从实用角度出发，血脂异常可进行简易的临床分型（表6-5）。

表 6-5　血脂异常的临床分型

分型	TC	TG	HDL-C	相当于 WHO 表型
高胆固醇血症	增高			Ⅱa
高三酰甘油血症		增高		Ⅳ、Ⅰ
混合型高脂血症	增高	增高		Ⅱb、Ⅲ、Ⅳ、Ⅴ
低高密度脂蛋白血症			降低	

（三）高脂血症的基因分型法

随着分子生物学的迅速发展，人们对高脂血症的认识已逐步深入到基因水平。已发现有相当一部分高脂血症患者存在单一或多个遗传基因的缺陷。由于基因缺陷所致的高脂血症多具有家族聚积性，有明显的遗传倾向，故临床上通常称为家族性高脂血症（表 6-6）。

表 6-6　家族性高脂血症分类及血清 TC、TG 浓度

疾病名称	血清 TC 浓度	血清 TG 浓度
家族性高胆固醇血症	中至重度升高	正常或轻度升高
家族性 apo B 缺陷症	中至重度升高	正常或轻度升高
家族性混合型高脂血症	中度升高	中度升高
家族性异常 β 脂蛋白血症	中至重度升高	中至重度升高
多基因家庭性高胆固醇血症	轻至中度升高	正常或轻度升高
家族性脂蛋白（a）血症	正常或升高	正常或升高
家族性高三酰甘油血症	正常	中至重度升高

【血脂异常的检出与心血管病整体危险评估】

（一）血脂异常的检出

血脂异常及心血管病的其他危险因素主要是通过临床日常工作来检出，这不仅限于因心血管病前来就诊的患者，还应该包括前来医院就诊的所有血脂异常和心血管病易患人群。一般人群的常规健康体检是血脂异常检出的重要途径。为了及时发现和检出血脂异常，建议 20 岁以上的成年人至少每 5 年测量 1 次空腹血脂，包括 TC、LDL-C、HDL-C 和 TG 测定。对于缺血性心血管病及其高危人群，则应每 3～6 个月测定一次血脂。对于因缺血性心血管病住院治疗的患者应在入院时或 24 小时内检测血脂。

血脂检查的重点对象：①已有冠心病、脑血管病或周围动脉粥样硬化病者；②有高血压、糖尿病、肥胖、吸烟者；③有冠心病或动脉粥样硬化病家族史者，尤其是直系亲属中有早发冠心病或其他动脉粥样硬化性疾病者；④有皮肤黄色瘤者；⑤有家族性高脂血症者。

建议 40 岁以上男性和绝经期后女性每年进行血脂检查。

（二）我国人群的血脂分层标准平

我国人群的血脂水平分层标准见表 6-7。

表 6-7　血脂水平分层标准〔mmol/L（mg/dl）〕

分层	TC	LDL-C	HDL-C	TC
合适范围	＜5.18（200）	＜3.37（130）	≥1.04（40）	＜1.70（150）
边缘升高	5.18～6.19（200～239）	3.37～4.12（130～159）		1.70～2.25（150～199）
升高	≥6.22（240）	≥4.14（160）	≥1.55（60）	≥2.26（200）
降低			＜1.04（40）	

说明：新近的《血脂防治指南》（包括 2009 年加拿大和 2011 年 ESC/EAS 版）均没有既往《血脂防治指南》中（包括 2001 年 NCEP ATP Ⅲ 和 2007 年中国版）"血脂合适水平"的描述。更加强调根据危险分层指导策略。

（三）心血管病综合危险的评价

为了更加恰当地反映血脂异常对我国人群健康的潜在危害，我国学者提出用"缺血性心血管病"（冠心病和缺血性脑卒中）危险，来反映血脂异常及其他心血管病主要危险因素的综合致病危险。与仅使用冠心病发病危险相比，这一新指标使得高 TC 对我国人群心血管健康绝对危险的估计上升至原来的 3～5 倍，更恰当地显示了血清胆固醇升高对我国人群的潜在危险。因此建议按照有无冠心病、有无高血压、其他心血管危险因素的多少，结合血脂水平来综合评估心血管病的发病危险，将人群进行危险性高、低分类，此种分类也可用于指导临床开展血脂异常的干预（表 6-8）。

表 6-8　人群血脂异常危险分层方案

危险因素	危险分层〔mmol/L（mg/dl）〕	
血脂	TC 5.18～6.19（200～239） 或 LDL-C 3.37～4.12（130～159）	TC≥6.22（240） 或 LDL-C≥4.14（160）
无高血压且其他危险因素数＜3	低危	低危
高血压或其他危险因素数≥3	低危	中危
高血压且其他危险因素数≥1	中危	高危
冠心病及其等危症	高危	高危

注：其他危险因素包括：年龄（男≥45 岁，女≥55 岁），吸烟，低 HDL-C，肥胖和早发缺血性心血管病家族史（一级男性亲属发病时年龄＜55 岁，一级女性亲属发病时年龄＜65 岁）。

【血脂异常的治疗】

（一）血脂异常的治疗原则

血脂异常治疗最主要目的是防治冠心病，所以应根据是否已有冠心病或冠心病等危症以及有无心血管危险因素，结合血脂水平进行全面评价，以决定治疗措施及血脂的目标水平。

由于血脂异常与饮食和生活方式有密切关系，所以饮食治疗和改善生活方式是血脂异常治疗的基础措施。无论是否进行药物调脂治疗都必须坚持控制饮食和改善生活方式。根据血脂异常的类型及治疗需要达到的目的，选择合适的调脂药物。需要定期进行调脂疗效和药物不良反应的监测。

在决定采用药物进行调脂治疗时，需要全面了解患者患冠心病及伴随的危险因素情况。在进行调脂治疗时，应将降低 IDL-C 作为首要目标。临床上在决定开始药物调脂治疗以及拟定达到的目标值时，需要考虑患者是否同时并存其他冠心病的主要危险因素（即除 LDL-

C 以外的危险因素）。分析这些冠心病的主要危险因素将有助判断罹患冠心病的危险程度，由此决定降低 LDL-C 的目标值。不同的危险人群，开始药物治疗的 LDL-C 水平与需达到的 LDL-C 目标值有很大的不同（表 6-9）。

血清 TG 的理想水平是＜1.70 mmol/L（150 mg/dL），HDL-C≥1.04 mmoL/L（40 mg/dL）。对于特殊的血脂异常类型，如轻、中度 TG 升高 [2.26～5.63 mmoL/L（200～500 mg/dL）]，LDL-C 达标仍为主要目标，非 HDL-C 达标为次要目标，即非 HDL-C＝TC-HDL-C，其目标值为 LDL-C 目标值 ＋ 0.78 mmol/L（30 mg/dL）；而重度高三酰甘油血症 [≥5.65 mmol/L（500 mg/dL）]，为防止急性胰腺炎的发生，首先应积极降低 TC。

表 6-9　血脂异常患者开始调脂治疗的 TC 和 LDL-C 值及其目标值 [mmol/L（mg/dl）]

危险等级	治疗性生活方式改变开始	药物治疗开始	治疗目标值
低危（10 年危险性＜5%）	TC≥6.22（240） LDL-C≥4.14（160）	TC≥6.99（270） LDL-C≥4.92（190）	TC≥6.22（240） LDL-C≥4.14（160）
中危（10 年危险性 5%～10%）	TC≥5.18（200） LDL-C≥3.37（130）	TC≥6.22（240） LDL-C≥4.14（160）	TC≥5.18（200） LDL-C≥3.37（130）
高危（CHD 或 CHD 等危症，或 10 年危险性 10%～15%）	TC≥4.14（160） LDL-C≥2.59（100）	TC≥4.14（160） LDL-C≥2.59（100）	TC≥4.14（160） LDL-C≥2.59（100）
极高危（急性冠状动脉综合征或缺血性心血管病合并糖尿病）	TC≥3.11（120） LDL-C≥2.07（80）	TC≥4.14（160） LDL-C≥2.59（100）	TC≥3.11（120） LDL-C≥2.07（80）

说明：2010 年 ESC 发布的《血脂防治指南》指出，通过侵入或非侵入性检查（如冠脉造影、核医学成像、超声心动图负荷试验）诊断的脑血管疾病、陈旧性心梗、急性冠状动脉综合征、冠脉血运重建（PCI 或 CABG）、其他动脉血运重建手术、缺血性卒中、外周动脉疾病（PAD）；T2DM、T1DM 合并靶器官损害（如微量白蛋白尿）；中重度慢性肾脏疾病（GFR＜60 ml/（min·1.73m²））；SCORE 评分＞10% 均应列入极高危组。极高危人群 LDL-C 控制目标应＜70 mg/dl 或从基线下降＞50%，高危人群＜100 mg/dl。

（二）治疗性生活方式改变（therapeutic life-style change，TLC）

1. 基本原则　TLC 是控制血脂异常的基本和首要措施。近年的临床干预试验表明，恰当的生活方式改变对多数血脂异常者能起到与降脂药相近似的治疗效果，在有效控制血脂的同时可以有效减少心血管事件的发生。TLC 是针对已明确的可改变的因素如饮食、缺乏体力活动和肥胖，采取积极的生活方式改善措施，其对象和内容与一般保健不同。

2. 主要内容　见表 6-10。

（1）减少饱和脂肪酸和胆固醇的摄入。

（2）选择能够降低 LDL-C 的食物（如植物甾醇、可溶性纤维）。

（3）减轻体重。

（4）增加有规律的体力活动。

（5）采取应对其他心血管病危险因素的措施如戒烟、限盐以降低血压等。

表 6-10　治疗性生活方式改变的基本要素

要素	建议
减少使 LDL-C 增加的营养素	
饱和脂肪酸*	＜总热量的 7%
膳食胆固醇	＜200 mg/d
增加能降低 LDL-C 的膳食成分	
植物固醇	2 g/d
可溶性纤维素	10～25 g/d
总热量	调节到能够保持理想的体重或能够预防体重增加
体力活动	包括足够的中等强度锻炼,每天至少消耗 200 kcal 热量

注:反式脂肪酸也能够升高 LDL-C,不宜多摄入。

　　3. 健康生活方式的评价　饮食治疗的前 3 个月优先考虑降低 LDL-C。因此,在首诊时医生应通过询问和检查了解患者在以下几方面是否存在问题:①是否进食过多的升高 LDL-C 的食物。②是否肥胖。③是否缺少体力活动。④如肥胖或缺乏体力活动,是否有代谢综合征。

　　为了解和评价患者摄入升高 LDL-C 食物的状况,推荐使用高脂血症患者膳食评价表(表 6-11)。该表虽然不能取代营养师的系统性膳食评价,但可以帮助临床医生发现患者所进能升高 LDL-C 的食物,以便有效指导下一步的干预。

表 6-11　高脂血症患者膳食评价

项目	评分
1. 您近 1 周吃肉是否＜75 g/L:0=否,1=是	
2. 您吃肉种类:0=瘦肉,1=肥瘦肉,2=肥肉,3=内脏	
3. 您近 1 周吃蛋数量:1=0～3 个/周,2=4～7 个/周,3=7 个以上/周	
4. 您近 1 周吃煎炸食品数量(油饼、油条、炸糕等):0=未吃,1=1～4 次/周, 　 2=5～7 次/周,3=7 次以上/周	
5. 您近 1 周吃奶油糕点的次数:0=未吃,1=1～4 次/周,2=5～7 次/周	
评分总和	

注:总分＜3 为合格;总分 3～5 为轻度膳食不良;总分＞6 为严重膳食不良。

　　4. TLC 实施方案　首诊发现血脂异常时,除了进行上述的健康生活方式评价外,应立即开始必要的 TLC。如前所述,首诊开始的 TLC 主要是减少摄入饱和脂肪酸和胆固醇,也鼓励开始轻、中度的体力活动。

　　在 TLC 进行 6～8 周后,应监测患者的血脂水平,如果已达标或有明显改善,应继续进行 TLC。否则,可通过如下手段来强化降脂。首先,对膳食治疗再强化。其次,选用能降低 LDL-C 的植物固醇(但目前国内尚无上市产品)。也可以通过选择食物来增加膳食纤维的摄入。含膳食纤维高的食物主要包括:全谷类食物、水果、蔬菜、各种豆类。TLC 再进行 6～8 周后,应再次监测患者的血脂水平,如已达标,继续保持强化 TLC。如血脂继续向目标方向改善，仍应继续 TLC，不应启动药物治疗。如检测结果表明不可能仅靠 TLC 达标，应考虑加用药物治疗。

经过上述 2 个 TLC 疗程后，如果患者有代谢综合征，应开始针对代谢综合征的 TLC。代谢综合征一线治疗主要是减肥和增加体力活动。在达到满意疗效后，定期监测患者的依从性。在 TLC 的第一年，每 4～6 个月应随诊 1 次，以后每 6～12 个月随诊 1 次。对于加用药物治疗的患者，更应经常随访。

5. 降脂效果　医生对于启动和维持 TLC 均起着至关重要的作用。医生的知识、态度和说服技巧决定了 TLC 能否成功。医生需具备评价缺血性心血管病危险、评价膳食是否合理、制定和解释治疗计划的能力。应向患者说明 TLC 的多重效益，并强调说明即使使用药物仍需要 TLC。表 6-12 中列出的 TLC 降低 LDL-C 的效果说明，多种手段结合的 TLC 综合降低 LDL-C 的效果可以达到标准剂量的他汀类药物治疗效果。

表 6-12　改变膳食的 TLC 措施与 LPL-C 下降的关系

膳食成分	膳食改变	LDL-C 下降的大致情况
主要措施		
饱和脂肪酸	<7%的总能量	8%～10%
膳食胆固醇	<200 mg/d	3%～5%
减肥	减轻 4.5 kg	5%～8%
选用措施		
可溶性纤维	5～10 g/d	3%～5%
植物固醇	2 g/d	6%～15%
综合累积效果		20%～30%

（三）血脂异常的药物治疗

临床上供选用的调脂药物可分为 6 类：①他汀类；②贝特类；③烟酸类；④树脂类；⑤胆固醇吸收抑制药；⑥其他。

1. 他汀类　他汀类（Statins）也称 3 羟基 3 甲基戊二酰辅酶 A（3-hydroxy-3-methylglutaryl-coenzyme A，HMG-CoA）还原酶抑制药，具有竞争性抑制细胞内胆固醇合成早期过程中限速酶的活性，继而上调细胞表面 LDL 受体，加速血浆 LDL 的分解代谢，此外还可抑制 VLDL 的合成。因此他汀类药物能显著降低 TC、LDL-C 和 apo B，也降低 TC 水平和轻度升高 HDL-C。此外，他汀类还可能具有抗炎、保护血管内皮功能等作用，这些作用可能与冠心病事件减少有关。近 20 年来临床研究显示他汀类是当前防治高胆固醇血症和动脉粥样硬化性疾病非常重要的药物。2010 年 CTT 他汀荟萃分析显示，每降低 1 mmol/L，可降低心血管事件 20%，其获益程度与他汀的种类无关，与基础 LDL-C 水平无关，而与他汀的降脂幅度相关。

（1）降脂疗效　国内已上市的他汀类药物有：洛伐他汀（Lovastatin）、辛伐他汀（Simvastatin）、普伐他汀（Pravastatin）、氟伐他汀（Fluvastatin）和阿托伐他汀（Atorvastatin）。他汀类药物使 LDL-C 降低 18%～55%；HDL-C 升高 5%～15%；TG 降低 7%～30%。

（2）当前认为，使用他汀类药物应使 LDL-C 至少降低 30%～40%，要达到这种下降幅度所需的他汀类药物剂量见表 6-13。

表 6-13　现有他汀类药物降低 LDL-C 水平 30%～40%所需剂量（标准剂量）

药物	剂量（mg/d）	LDL-C 降低（%）
阿托伐他汀	10[b]	39
洛伐他汀	40	31
普伐他汀	40	34
辛伐他汀	20～40	35～41
氟伐他汀	40～80	25～35
瑞舒伐他汀	5～10	39～45

注：估计 LDL-C 降低数据来自各药物说明书；[b] 从标准剂量起剂量每增加 1 倍，LDL-C 水平约降低 6%。另外，国产中药血脂康胶囊中含有多种天然他汀成分，洛伐他汀为主要成分。

（3）临床应用注意事项及安全性评价　大多数人对他汀类药物的耐受性良好，不良反应通常较轻且短暂，包括头痛、失眠、抑郁以及消化不良、腹泻、腹痛、恶心等消化道症状。有 0.5%～2.0%的病例发生肝脏转氨酶如丙氨酸氨基转移酶（ALT）和天门冬氨酸氨基转移酶（AST）升高。由他汀类药物引起并进展成肝功能衰竭的情况罕见。减少他汀类药物剂量常可使升高的转氨酶回落；当再次增加剂量或选用另一种他汀类药物后，转氨酶常不一定再次升高。胆汁郁积和活动性肝病被列为他汀类药物的禁忌证。

他汀类药物可引起肌病，包括肌痛、肌炎和横纹肌溶解。肌痛表现为肌肉疼痛或无力，不伴肌酸激酶（CK）升高。肌炎有肌肉症状，并伴 CK 升高。横纹肌溶解是指有肌肉症状，伴 CK 显著升高超过正常上限的 10 倍和肌酐升高，常有褐色尿和肌红蛋白尿，这是他汀类药物最危险的不良反应，严重者可以引起死亡。接受他汀类药物治疗的患者出现严重的肌炎（以肌肉疼痛、触痛或无力，通常伴 CK 水平高于 10×ULN 为特征）可导致横纹肌溶解、肌红蛋白尿和急性肾坏死，威胁生命。肌炎最常发生于合并多种疾病和（或）使用多种药物治疗的患者。单用标准剂量的他汀类药物治疗，很少发生肌炎，但当大剂量使用或与其他药物合用时，包括环孢素、贝特类、大环内酯类抗生素、某些抗真菌药和烟酸类，肌炎的发生率增加。多数他汀类药物由肝脏细胞色素（cytochrome P-450，CYP450）进行代谢，因此，他汀类药物与其他 CYP 药物代谢系统有关的药物同用时会发生不利的药物相互作用。联合使用他汀类和贝特类有可能会增加发生肌病的危险，必须合用时要采取谨慎、合理的方法。孕妇忌用他汀类药物。

为了预防他汀类药物相关性肌病的发生，应十分注意可增加其发生危险的情况：①高龄（尤其大于 80 岁）患者（女性多见）。②体型瘦小、虚弱。③多系统疾病（如慢性肾功能不全，尤其由糖尿病引起的慢性肾功能不全）。④合用多种药物。⑤围术期。⑥合用下列特殊的药物或饮食，如贝特类（尤其是吉非贝齐）、烟酸（罕见）、环孢素、吡咯抗真菌药、红霉素、克拉霉素、HIV 蛋白酶抑制药、奈法唑酮、维拉帕米、胺碘酮和大量西柚汁及酗酒（肌病的非独立易患因素）。⑦剂量过大。

在启用他汀类药物时，要检测氨基转移酶（ALT、AST）和肌酸激酶，治疗期间定期监测复查。轻度的转氨酶升高（少于 3×ULN）并不看作是治疗的禁忌证。常见无症状的轻度肌酸激酶升高。

建议患者在服用他汀类药物期间出现肌肉不适、无力以及排褐色尿，应及时报告，并进一步检测肌酸激酶（CK）。如果发生或高度怀疑肌炎，应立即停止他汀类药物治疗。其他情况的处理如下：①如果患者报告可能的肌肉症状，应检测肌酸激酶并与治疗前水平进行对比。由于甲状腺功能减退症患者易发生肌病，因此，对于有肌肉症状的患者，还应检测促甲状腺素水平。②若患者有肌肉触痛、压痛或疼痛，伴或不伴 CK 升高，应排除常见的原因如运动和体力劳动。对于有上述症状而又联合用药的患者，建议其适度活动。③一旦患者有肌肉触痛、压痛或疼痛，CK 高于 $10 \times$ ULN，应停止他汀类药物治疗。④当患者有肌肉触痛、压痛或疼痛，CK 不升高或中度升高 $[(3 \sim 10) \times$ ULN$]$，应进行随访、每周检测 CK 水平直至排除了药物作用或症状恶化至上述严重程度（应及时停药）。如果患者有肌肉不适和（或）无力，且连续检测 CK 有进行性升高，应慎重考虑减少他汀类药物剂量或暂时停药。然后决定是否或何时再开始他汀类药物治疗。

（4）他汀类药物临床应用的具体建议　根据患者的心血管疾病和等危症、心血管危险因素、血脂水平决定是否需要用降脂治疗，如需用药，先判定治疗的目标值。根据患者血中 LDL-C 或 TC 的水平与目标值间的差距，考虑是否单用一种他汀类药物的标准剂量可以达到治疗要求，如可能，按不同他汀类药物的特点（作用强度、安全性和药物相互作用）及患者的具体条件选择合适的他汀类药物。如血 LDL-C 或 TC 水平甚高，估计单用一种他汀类药物的标准剂量不足以达到治疗要求，可以选择他汀类药物与其他降脂药合并治疗。如用他汀类药物后发生明显的不良反应，例如肌痛，CK 或 ALT、AST 超越安全限度，则停用他汀类药物，改用其他降脂药。

2. 贝特类　亦称苯氧芳酸类药物，此类药物通过激活过氧化物酶增生体活化受体 α（PPARα），刺激脂蛋白脂酶（LPL）、Apo AI 和 Apo AⅡ基因的表达，以及抑制 Apo CⅢ基因的表达，增强 LPL 的脂解活性，有利于去除血液循环中富含 TG 的脂蛋白，降低血浆 TG 和提高 HDL-C 水平，促进胆固醇的逆向转运，并使 LDL 亚型由小而密颗粒向大而疏松颗粒转变。

临床上可供选择的贝特类药物有：非诺贝特（片剂 0.1 g，3 次/日；微粒化胶囊 0.2 g，1 次/日）；苯扎贝特 0.2 g，3 次/日；吉非贝齐 0.6 g，2 次/日。贝特类药物平均可使 TC 降低 6%～15%，LDL-C 降低 5%～20%，TG 降低 20%～50%，HDL-C 升高 10%～20%。其适应证为高三酰甘油血症或以 TG 升高为主的混合型高脂血症和低高密度脂蛋白血症。

此类药物的常见不良反应为消化不良、胆石症等，也可引起肝脏血清酶升高和肌病。绝对禁忌证为严重肾病和严重肝病。吉非罗齐虽有明显的调脂疗效，但安全性不如其他贝特类药物。由于贝特类单用或与他汀类合用时也可发生肌病，应用贝特类药时也需监测氨基转移酶与肌酶，以策安全。

3. 烟酸类　烟酸属 B 族维生素，当用量超过作为维生素作用的最大剂量时，可有明显的降脂作用。烟酸的降脂作用机制尚不十分明确，可能与抑制脂肪组织中的脂肪分解和减少肝脏中 VLDL 合成、分泌有关。已知烟酸可增加 Apo AI 和 Apo AⅡ的合成。

烟酸有速释剂和缓释剂两种剂型。速释剂不良反应明显，一般难以耐受，现多已不用。缓释型烟酸片不良反应明显减轻，较易耐受。轻、中度糖尿病患者坚持服用，也未见明显不利作用（01/107）。烟酸缓释片常用量为 1～2 g，1 次/日。一般临床上建议，开始用量为 0.375～0.5 g，睡前服用；4 周后增至 1 g/d，逐渐增至最大剂量 2 g/d。烟酸可使 TC 降低 5%～20%，LDL-C 降低 5%～25%，TG 降低 20%～50%，HDL-C 升高 15%～35%。适用于高三酰甘油血症，低高密度脂蛋白血症或以 TC 升高为主的混合型高脂血症。

烟酸的常见不良反应有颜面潮红、高血糖、高尿酸血症（或痛风）、上消化道不适等。这类药物的绝对禁忌证为慢性肝病和严重痛风；相对禁忌证为溃疡病、肝毒性和高尿酸血症。缓释型制剂的不良反应轻，易耐受。

4. 胆酸螯合剂　主要为碱性阴离子交换树脂，在肠道内能与胆酸呈不可逆结合，因而阻碍胆酸的肠肝循环，促进胆酸随大便排出体外，阻断胆汁酸中胆固醇的重吸收。通过反馈机制刺激肝细胞膜表面的 LDL 受体，加速 LDL 血液中 LDL 清除，使血清 LDL-C 水平降低。

常用的胆酸螯合剂有考来烯胺（每月 4～16 g，分 3 次服用），考来替泊（5～20g/d，分 3 次服用）。胆酸螯合剂可使 TC 降低 15%～20%，LDL-C 降低 15%～30%，HDL-C 升高 3%～5%，对 TC 无降低作用、甚或稍有升高。临床试验证实这类药物能降低主要冠状动脉事件和冠心病死亡率。

胆酸螯合剂常见不良反应有胃肠不适、便秘，影响某些药物的吸收。此类药物的绝对禁忌证为异常 β 脂蛋白血症和 TG>4.52 mmol/L（400 mg/dl）；相对禁忌证为 TC>2.26 mm/L（200 mg/dl）。

5. 胆固醇吸收抑制药　胆固醇吸收抑制药依折麦布（Ezetimibe）口服后被迅速吸收。且广泛的结合成依折麦布-葡萄糖苷酸，作用于小肠细胞的刷状缘，有效地抑制胆固醇和植物固醇的吸收。由于减少胆固醇向肝脏的释放，促进肝脏 LDL 受体的合成，又加速 LDL 的代谢。

常用剂量为 10 mg/d，使 LDL-C 约降低 18%，与他汀类合用对 LDL-C、HDL-C 和 TG 的作用进一步增强，未见有临床意义的药物间药代动力学的相互作用，安全性和耐受性良好。最常见的不良反应为头痛和恶心，CK 和 ALT、AST 和 CK 升高超过 3×ULN 以上的情况仅见于极少数患者。考来烯胺可使此药的曲线下面积增大 55%，故二者不宜同时服用，必须合用时须在口服考来烯胺前 2 小时或后 4 小时服此药。环孢素可增高此药的血药浓度。

6. 其他调脂药

（1）普罗布考（01/129-122）　此药通过渗入到脂蛋白颗粒中影响脂蛋白代谢，而产生调脂作用。可使血浆 TC 降低 20%～25%，LDL-C 降低 5%～15%，而 HDL-C 也明显降低（可达 25%）。主要适应于高胆固醇血症尤其是纯合子型家族性高胆固醇血症，该药虽使 HDL-C 降低，但可使黄色瘤减轻或消退，动脉粥样硬化病变减轻，其确切作用机制来明。有些研究认为普罗布考虽然降低了 HDL-C 水平，但它改变了 HDL 的结构和代谢功能，提高了 HDL 运载胆固醇到肝脏进行代谢的能力，因此更有利于 HDL 发挥抗动脉粥样硬化的作用。普罗布考尚有抗氧化作用。常见的不良反应包括恶心、腹泻、消化不良等；亦可引起嗜酸性粒细胞增多，血浆尿酸浓度增高；最严重的不良反应是引起 Q-T 间期延长，但极为少见，因此有室性心律失常或 Q-T 间期延长者禁用。常用剂量为 0.5g，2 次/日。

（2）n-3 脂肪酸　n-3（ω-3）长链多不饱和脂肪酸：主要为二十二碳六烯酸（EPA，C20：5n-3）和二十二碳六烯酸（DHA，C22：6n-3），二者为海龟油的主要成分，制剂为其乙酯，高纯度的制剂用于临床。n-3 脂肪酸制剂降低 TG 和轻度升高 HDL-C，对 TC 和 LDL-C 无影响。当用量为 2～4g/d 时，可使 TG 下降 25%～30%。主要用于高三酰甘油血症；可以与贝特类合用治疗严重高三酰甘油血症，也可与他汀类药物合用治疗混合型高脂血症。n-3 脂肪酸还有降低血压、抑制抗血小板聚集和抗炎症的作用，改善血管反应性。该类药物的不良反应少见，有 2%～3%患者服药后出现消化道症状如恶心、消化不良、腹胀、便秘；少数病例出现氨基转移酶或 CK 轻度升高，偶见出血倾向。与他汀类药物或其他降脂药合用时，无不良的药物相互作用。n-3 脂肪酸制剂（多烯酸乙酯）中的 EPA＋DHA 含量应大于 85%，否则达不到临床调脂效果。n-3 脂肪酸制剂的常用剂量为 0.5～1 g，3 次/日。近来还发现 n-3 脂肪酸有预防心律失常和猝死的作用。

7. 调脂药物的联合应用　为了提高血脂达标率，同时降低不良反应的发生率，不同类别调脂药的联合应用是一条合理的途径。由于他汀类药物作用肯定、不良反应少、可降低总死亡率以及有降脂作用外的多效性作用，联合降脂方案多由他汀类药物与另一种降脂药组成。

（1）他汀类与依折麦布联合应用　10 mg/d 依折麦布与 10 mg/d 阿托伐他汀或辛伐他汀联合应用，降低 LDL-C 的作用与 80 mg/d 阿托伐他汀或辛伐他汀相当，使降脂达标率由单用他汀类药物的 19%提高到合用的 72%。依折麦布与其他他汀类药物合用也有同样效果。

（2）他汀类与贝特类药物联合使用　此种联合治疗适用于混合型高脂血症患者，目的为使 TG、LDL-C 和 TC 的水平明显降低，HDL-C 的水平明显升高。需要联合应用他汀与贝特类药物时应首选非诺贝特。联合应用贝特类与他汀类药物时，二者的剂量均不宜过高，采取早晨服用贝特类药物，晚上服用他汀类药物，避开两种药物的血药浓度峰值。

（3）他汀类和贝特类药物联合用药的安全性应高度重视。开始合用时宜用小剂量，采取早晨服用贝特类药物，晚上服用他汀类药物，避免血药浓度的显著升高。密切监测 ALT、AST 和 CK，如无不良反应，可逐步增加剂量。

（江　凤）

参考文献

1. 中国成人血脂异常防治指南. 中华心血管病杂志，2007，39（5）：390-419.
2. 2011 年 ESC/EAS 血脂异常管理指南精粹. 黎娜，姜红，心血管病学进展，2012，33（1）：17-20.
3. 甘油三酯增高的血脂异常防治中国专家共识. 实用糖尿病杂志，2012，8（11）：13-16.

第七章 风湿性疾病及相关诊疗技术进展

类风湿关节炎的诊断与治疗

类风湿关节炎（rheumatoid arthritis，RA）是以慢性、对称性、多关节炎为主要临床表现的全身性自身免疫性疾病。病因不明。常见症状是关节肿痛，晚期可引起关节强直、畸形和功能受损。

类风湿关节炎患者女性多于男性，各年龄组均可发病，多见于 30～50 岁人群。我国患病率为 0.2%～0.4%。

【病因和发病机制】

类风湿关节炎的病因迄今不明，研究发现类风湿关节炎与环境因素、遗传易感性和免疫紊乱有关。

目前免疫因素被认为是类风湿关节炎的主要发病机制，是以活化的 $CD4^+$ T 细胞和 MHC-Ⅱ 型阳性的抗原递呈细胞浸润滑膜关节为特点。类风湿关节炎最初和最基本的病变是滑膜炎，可能是带有某种易感基因如 HLA-DR4 的机体对某微生物或其抗原刺激机体后产生免疫反应的结果，其中既有体液免疫异常，也有细胞免疫异常。

1. 体液免疫异常　滑膜组织以免疫荧光法或组织培养法，皆可证实能大量产生免疫球蛋白，其中包括 IgM、IgG 或 IgA 类风湿因子。滑膜下的浆细胞 30%～60% 细胞浆中含与自身聚合的 IgG 类风湿因子，10%～30% 含 IgM 类风湿因子。类风湿关节炎滑膜 B 细胞系体外培养，可测出其免疫球蛋白产量远高于正常人，显示其内在的已被激活的高度免疫活性。此激活或由于外来刺激，如 EB 病毒即可能刺激多克隆抗体产生；也或由于机体的免疫调节紊乱，例如在滑膜下的某些区域，发现大量激活的 $CD4^+$ T 辅助 T 细胞与抗原递呈细胞紧密相连。此情况更有利于产生支持制造免疫球蛋白的因子。$CD8^+$ T 抑制 T 细胞或由于绝对数量减少，或由于被间隔开远离 T 辅助细胞，亦有利于该区域内抗体的过度产生。滑液中存在含 IgM 及 IgG 类风湿因子的免疫复合物，在引起炎症中占有重要地位。

2. 细胞免疫异常　未知的微生物或其抗原或内生性物质作为抗原被抗原递呈细胞呈递给活化 $CD4^+$ T 细胞，或其他 T 细胞因受抗原刺激而活化增殖，滑膜的巨噬细胞也因抗原而活化，产生过多的细胞因子如 TNF-α、IL-1、IL-6、使局部持续慢性炎症，新近发现 IL-18 在 RA 的发生和发展中也起着重要作用。

上述体液免疫和细胞免疫发病机制，在绝大多数患者可能同时存在，二者是相互影响而不是相互排斥的。

【病理】

类风湿关节炎的基本病理改变是滑膜炎。在疾病由急性转为慢性的过程中，大致可分为炎症（浸润、渗出）、增生、肉芽组织形成等阶段。早期滑膜病理改变为炎性细胞浸润和渗出，以后滑膜继续增生、肉芽组织形成，其中除增生的纤维母细胞和毛细血管使滑膜绒毛变得粗大外，并有淋巴滤泡形成及不同程度的血管炎。这些血管肉芽组织继续发展形成肉芽血管翳。血管翳释放某些水解酶如金属蛋白酶 3 等，对关节软骨、骨、韧带和肌腱的胶原基质发生侵蚀作用，最终关节破坏、脱位、强直。

【临床表现】

类风湿关节炎的临床表现与病程差异很大。有的患者病程急剧进展，全身症状重，几年内关节已严重受损，多数患者呈慢性、进行性发展，最终皆出现不同程度的关节毁损。重的关节损伤及关节外表现多见于血类风湿因子效价高的患者。

1. 全身及关节症状　类风湿关节炎的发病多缓慢，可有乏力、低热、食欲减退等全身前驱症状。虽少数患者最初症状为少数或不典型对称的关节炎，但多数患者早期为对称性的多关节红、肿、热、痛等关节炎表现。受累的关节以近端指间关节、掌指关节、腕、膝、踝部、跗骨关节、跖趾关节最为多见，其次为肘、肩、髋、颈椎、颞颌等关节。关节肿胀伴有疼痛、压痛和僵硬。关节肿或由于滑膜积液，或由于不同程度的滑膜增生肥厚。关节肿痛时局部皮温增高。近端指间关节呈梭形肿胀。由于关节肿痛后相连肌肉废用，并由于疾病本身也可侵犯肌腱，出现肌肉萎缩，肌力减弱。后期关节软骨、骨遭到破坏，韧带、腱鞘和关节囊也可受侵，肌力出现不平衡，最终发生关节脱位、畸形。最常见的是掌指关节的半脱位和手指的尺侧偏斜。近端指间关节过度伸展，可使手呈"天鹅颈"畸形。重症患者关节最终出现纤维性或骨性强直，膝、肘、腕多固定于屈曲位，严重影响患者的正常活动，甚至生活不能自理。

2. 肺　通常可表现为以下 5 种病变：最常见弥漫性肺间质病变，也可出现胸膜炎并有或不并有积液、肺内类风湿结节、类风湿尘肺即 Caplan 综合征、肺动脉高压。

弥漫性肺间质病变早期为肺间质渗出性病变，但更多为晚期弥漫性肺间质纤维化，预后不良。轻型患者症状表现不明显，晚期患者常有咳嗽、进行性呼吸困难、杵状指等。

类风湿尘肺即 Caplan 综合征最初发现于患类风湿关节炎的煤矿工人中，但从事石棉、矽尘、陶瓷、电焊等作业的工人中也可发生。肺中有多发性结节，80% 患者有高效价类风湿因子。结节病理似类风湿肉芽肿。粉尘可能有佐剂作用，刺激类风湿因子产生，同时又可能造成局部的刺激与损伤，有利于类风湿肉芽肿的形成。主要为肺功能降低，临床表现咳嗽、进行性呼吸困难。

肺动脉或肺小动脉炎引起肺动脉高压症，严重者出现发绀、右心肥大或心力衰竭。

3. 类风湿结节　出现于 20%～25% 的患者。结节多位于关节隆突部及受压处，如肘关节鹰嘴突。结节还可黏附于骨膜、肌腱或腱鞘上，或出现于内脏中。发生结节的患者类风湿因子多阳性且效价高。

4. 心　类风湿关节炎引起临床心脏病并不多见，但尸检及超声波检查发现心脏异常者并不少见。心包、心肌及心瓣膜可有似类风湿结节的肉芽组织，引起心肌炎或瓣膜闭锁不全。冠状动脉炎及栓塞可引起心肌梗死。

5. 类风湿血管炎　可引起下肢慢性溃疡、甲床皱襞片样出血、高球蛋白血症性紫癜等，少有影响内脏，引起肠穿孔、心肌梗死、脑血管意外等。血管炎多发生于关节炎表现明显、类风湿因子效价高的患者。

6. 眼　类风湿关节炎可引起巩膜外层炎、巩膜炎或穿通性巩膜软化。

7. 肾　类风湿关节炎很少引起肾损伤，有严重血管炎者肾也可累及。由类风湿关节炎引起的淀粉样变也可引起肾损伤。

8. 消化道　可表现上腹部不适、胃痛、恶心、纳差甚至黑便，常由于服用抗风湿药物引起。

9. 神经系统 主要因为滑膜炎导致神经受压而出现神经症状，也可以因为小血管炎的缺血性病变引起多发性周围神经炎。

10. 血液系统 RA 患者常出现贫血，可因 RA 慢性炎症或（和）服用非甾体抗炎药而造成胃肠长期少量出血所致。在 RA 活动的患者常出现血小板增多。贫血和血小板增多一定程度上反映了 RA 的活动。Felty 综合征：患者除类风湿关节炎外，有脾肿大及中性粒细胞减少，有时还可出现贫血及血小板减少。关节外表现和全身症状多见。

11. 干燥综合征 约 30%～40% RA 患者继发干燥综合征，随着病程延长，干燥综合征患病率增高。

12. 高黏症候群 患者除多关节炎外，几乎均有高效价类风湿因子及高丙种球蛋白血症，增加了血液的黏度。

【实验室检查】

1. 一般检查 疾病活动期一般有轻、中度贫血，白细胞多正常，血小板增多常见，红细胞沉降率增速，免疫球蛋白增高，C 反应蛋白升高。疾病缓解后可恢复正常。

2. 自身抗体 类风湿因子在 70%～80% 患者中阳性，但正常人亦有 5% 左右阳性，老年正常人阳性率更高于此。单纯类风湿因子阳性，不足以诊断类风湿关节炎，但与其他临床资料综合判断，仍有诊断意义。抗角质蛋白谱：抗核周因子（APF）、抗角质蛋白抗体（AKA）、抗环瓜氨酸肽（CCP）抗体，环瓜氨酸肽是该抗原中的主要成分，因此抗 CCP 抗体在这组抗体谱中对 RA 诊断的敏感性和特异性均高，尤其有助于早期、RF 阴性、临床表现不典型患者的诊断。最近还发现抗免疫球蛋白结合蛋白抗体（BiP）、抗修饰型瓜氨酸化波形蛋白（MCV）抗体、抗 P68 抗体、抗瓜氨酸化纤维蛋白原（ACF）抗体等多种自身抗体对 RA 诊断有价值。这些实验室检查对 RA 的诊断和预后评估有重要意义。

3. 血补体 一般不减低，有明显血管炎者，补体 C3 可降低。

4. 关节滑液 呈草黄色，白细胞增多明显，中性粒细胞为主，脓细胞常见，细菌培养阴性，黏度差，葡萄糖含量低。

【影像学检查】

1. X 线平片 对 RA 的诊断、关节病变分期、病情检测均重要。类风湿关节炎的 X 线平片表现分为 4 期：Ⅰ期（骨质疏松期）：关节处普遍性骨质疏松和软组织肿胀。Ⅱ期（破坏期）：除早期所见外，伴有骨端边缘腐蚀、软骨下囊性改变和关节间隙狭窄。Ⅲ期（严重破坏期）：除中期所见外，伴有关节严重破坏，以及骨质吸收、脱位和畸形。Ⅳ期（强直期）：关节已呈纤维性或骨性强直。

2. CT 检查 可更好地显示 X 线平片尚看不出来的骨破坏。

3. 磁共振（MRI） 对早期 RA 诊断更敏感，可发现更早期关节病变，如滑膜水肿、骨破坏病变前表现出来的骨髓水肿等。

4. 超声检查 高频超声能清晰显示关节腔、关节滑膜、滑囊、关节腔积液、关节软骨厚度及形态等，彩色多普勒血流显像（CDFI）和彩色多普勒能量图（CDE）能直观地检测关节组织内血流的分布，反映滑膜增生的情况，并具有很高的敏感性。超声检查还可以动态判断关节积液量的多少和距体表的距离，用以指导关节穿刺及治疗。

【诊断】

RA 的诊断主要依靠临床表现、实验室检查及影像学检查。典型病例按 1987 年美国风湿病学会（ACR）的分类标准诊断并不困难，但对于不典型及早期 RA 易出现漏诊。对这些患者，除 RF 和抗 CCP 抗体等检查外，还可考虑 MRI 及超声检查，以利于早期诊断。对可疑 RA 的患者要定期复查和随访。

既往 RA 的诊断沿用 ACR1978 年修订的分类标准，但由于容易漏诊早期或 RF 阴性的不典型患者。2010 年 EULAR 和 ACR 联合提出了新的分类标准——RA 分类标准。

评分算法：A～D 的项目评分相加；患者如果按下列标准评分≥6 分，明确诊断为类风湿关节炎，如果患者评分不足 6 分的不能分类为类风湿关节炎，但是他们的状态随着时间推移可能会符合标准，所以对这类患者要密切随访，再次评价。同时需排除其他疾病所致滑膜炎。

A　受累关节（指的是查体时发现的任何肿胀或压痛的关节，可通过滑膜炎的影像学证据证实。在评估中，远端指间关节，第一腕掌和第一跖趾关节除外）：1 个大关节（0 分）。2～10 大关节（1 分）（大关节指的是肩关节，肘关节，髋关节，膝关节和踝关节）。1～3 小关节（可有或没有大关节）（2 分）。4～10 小关节（可有或没有大关节）（3 分）（小关节指的是掌指关节，近端指间关节，2～5 跖趾关节，拇指指间关节和腕关节）。超过 10 个关节（至少一个小关节）（5 分）（在这一条中，至少一个受累关节必须是小关节；其他关节可以包括任何大的或额外的小关节的组合，如其他别处未特别列出的关节如颞颌关节，肩峰锁骨关节，胸锁关节）。

B　血清学（至少需要 1 项结果）（低滴度阳性是指高于正常值上限，但是低于正常值上限 3 倍。高滴度阳性指高于正常值上限 3 倍。当 RF 值只能得到阳性或阴性时，阳性结果应该被评为低滴度阳性）：RF 和抗 CCP 抗体阴性（0 分）。RF 和抗 CCP 抗体，至少有一项是低滴度阳性（2 分）。RF 和抗 CCP 抗体，至少有一项高滴度阳性（3 分）。

C　急性期反应物（至少需要 1 项结果，正常或异常根据当地实验室标准确定）：CRP 和 ESR 均正常（0 分）；CRP 或 ESR 异常（1 分）。

D　症状持续时间（症状持续时间指的是评估时，患者自己报告的受累关节滑膜炎体征或症状如疼痛、肿胀、触痛的持续时间，不论是否经过治疗）：<6 周（0 分）；≥6 周（1 分）。

注：在 A～D 项内，取患者符合条件的最高分。例如，患者有 5 个小关节和 4 个大关节受累，评分为 3 分。

病情判断：判断 RA 活动性的指标包括疲劳的程度、晨僵持续的时间、关节疼痛和肿胀的数目和程度以及炎性指标（如 ESR、CRP）等。临床上可采用 DAS28 等标准判断病情活动程度。此外，RA 患者就诊时应对影响其预后的因素进行分析。这些因素包括病程、躯体功能障碍（如 HAQ 评分）、关节外表现、血清中自身抗体和 HLA-DR1/DR4 是否阳性，以及早期出现 X 线提示的骨破坏等。

病情缓解标准：判断 RA 的缓解标准有多种。ACR 提出的 RA 临床缓解的标准，但有活动性血管炎、心包炎、胸膜炎、肌炎和近期因 RA 所致的体质量下降或发热，则不能认为临床缓解。符合以下 6 项中 5 项或 5 项以上并至少连续 2 个月者考虑为临床缓解：①晨僵时间低于 15 分钟；②无疲劳感；③无关节疼痛；④无关节压痛或活动时无关节痛；⑤无关节或腱鞘肿胀；⑥ESR（魏氏法）女性<30 mm/1 h，男性<20 mm/1 h。

【鉴别诊断】

类风湿关节炎应与以下疾病相鉴别：

1. **骨关节炎**（osteoarthritis，OA）　本病是退行性骨关节疾病。鉴别点为本病发病年龄多在 45 岁以上，愈年老者愈多见；患者一般营养状况好、无全身症状；多为负重关节受累，如膝、髋、脊柱和远端指间关节等，活动后疼痛加重，关节多无红肿，关节畸形和肌肉萎缩不多见；X 线示关节边缘呈唇样增生或骨刺形成，关节周围骨质有钙质沉着；红细胞沉降率正常，类风湿因子和抗 CCP 抗体阴性。

2. 强直性脊柱炎（ankylosing spondylitis，AS）　本病主要侵犯骶髂关节和脊柱，周围关节也可被累及。强直性脊柱炎多见于青少年，有明显家族史，多数患者 HLA-B$_{27}$ 阳性，类风湿因子和抗 CCP 抗体阴性，多侵犯少数或单个下肢大关节，分布不对称，几乎所有患者皆有骶髂关节影像学改变，临床脊柱症状多表现为下腰部休息后疼痛、活动后缓解。

3. 银屑病性关节炎（psoriatic arthritis，PsA）　多发生于皮肤银屑病后多年，主要累及远端指间关节处，表现为关节的附着端炎和手指炎，RF 因子和抗 CCP 抗体阴性。

4. 痛风（gout）　慢性痛风性关节炎有时与类风湿关节炎相似，痛风性关节炎主要见于中老年男性，常呈反复发作，好发部位为单侧第一跖趾关节或跗关节，也可侵犯膝、踝、肘、腕及手关节，慢性痛风性关节炎可在关节和耳廓等部位出现痛风石。

5. 系统性红斑狼疮（systemic lupus erythematosus，SLE）　部分 SLE 首先表现为多关节肿痛、RF 因子阳性，但 SLE 关节炎常较轻，为非侵蚀性，且常有颧部红斑、口腔溃疡、蛋白尿等，血清 ANA 抗体、抗 dsDNA 抗体等自身抗体阳性。

6. 其他　对不典型的以单个或少关节起病的类风湿关节炎要与感染性关节炎（包括结核感染）、反应性关节炎和风湿热相鉴别。

【治疗】

RA 治疗的目的在于控制病情，改善关节功能和预后。强调早期、联合使用改善病情药物治疗、个体化治疗的原则，尽快达标治疗即达到临床缓解或低疾病活动度。治疗方法包括一般治疗、药物治疗和外科手术和其他治疗等。

（一）一般治疗

强调患者教育及整体和规范治疗的理念。适当的休息、理疗、体疗、外用药、正确的关节活动和肌肉锻炼等对于缓解症状、改善关节功能具有重要作用。

（二）药物治疗

1. 非甾体抗炎药（nonsteroidal anti-inflammatory drugs，NSAIDs）　这类药物主要通过抑制环氧化酶（COX）活性，减少前列腺素合成而具有抗炎、止痛、退热及减轻关节肿胀的作用，是最常用的 RA 治疗药物。NSAIDs 对缓解患者的关节肿痛，改善全身症状有重要作用。其主要不良反应包括胃肠道症状、肝和肾功能损害以及可能增加的心血管不良事件。NSAIDs 使用中应注意以下几点：①注重 NSAIDs 的种类、剂量和剂型的个体化；②尽可能用最低有效量、短疗程；③一般先选用一种 NSAID，应用数日至 1 周无明显疗效时应加到足量，如仍然无效则再换用另一种制剂，避免同时服用 2 种或 2 种以上 NSAIDs；④对有消化性溃疡病史者，宜用选择性 COX-2 抑制剂或其他 NSAID 加质子泵抑制剂；⑤老年人可选用半衰期短或较小剂量的 NSAID；⑥心血管高危人群应谨慎选用 NSAID，如需使NSAIDs 用，建议选用对乙酰氨基酚或萘普生；⑦肾功能不全者应慎用 NSAIDs；⑧注意血常规和肝肾功能的定期监测。NSAIDs 的外用制剂及植物药膏剂等对缓解关节肿痛有一定作用。

2. 改善病情抗风湿药（disease modifying antirheumatic drugs，DMARDs）　该类药物

较 NSAIDs 发挥作用慢，大约需 2～6 个月，故又称慢作用抗风湿药，这些药物不具备明显的止痛和抗炎作用，但可延缓或控制病情的进展。

（1）甲氨蝶呤（Methotrexate，MTX） 可口服或肌内注射，每周给药 1 次。可与其他 DMARDs 联用。常用剂量为 7.5～20 mg/w。常见的不良反应有恶心、口腔炎、脱发及肝损害。偶见肺间质病变。服药第二天应适当补充叶酸，定期查血常规和肝功能。

（2）柳氮磺吡啶（Sulfasalazine） 可单用于病程较短及轻症 RA，或与其他 DMARDs 联合治疗病程较长和中度及重症患者。可每日两次，每次 1g。如疗效不明显可增至每日 3g。主要不良反应为胃肠不良反应，偶有血细胞减少，对磺胺过敏者慎用。

（3）来氟米特（Leflunomide，LEF） 剂量为 10～20 mg/d，口服。主要用于病程较长、病情重及有预后不良因素的患者。主要不良反应有腹泻、瘙痒、高血压、肝酶增高、皮疹、脱发和白细胞下降等。因有致畸作用，故孕妇禁服。服药期间应定期查血常规和肝功能。

（4）抗疟药（Antimalarials） 包括羟氯喹和氯喹两种。可单用于病程较短、病情较轻的患者。对于重症或有预后不良因素者应与其他 DMARDs 合用。用法为羟氯喹 200 mg，每天 2 次，3 个月后减为每天 1 次。氯喹 250 mg，每天 1 次。主要不良反应是视网膜损害。用药前和治疗期间应注意检查眼底。

（5）青霉胺（D-penicillamine，D-pen） 250～500 mg，口服。一般用于病情较轻的患者，或与其他 DMARDs 联合应用于重症 RA。不良反应有恶心、口腔溃疡、肝肾损害等。治疗期间应定期查血、尿常规和肝和肾功能。

（6）硫唑嘌呤（azathioprine，AZA） 常用剂量为 100～150 mg/d。主要用于病情较重的 RA 患者。不良反应有恶心、呕吐、脱发，皮疹、肝损害、骨髓抑制。服药期间应定期查血常规和肝功能。

（7）环孢素（Cyclosporin A，CsA） 较少用于 RA。与其他免疫抑制剂相比，Cs A 的主要优点为很少有骨髓抑制，可用于病情较重或病程长及有预后不良因素的 RA 患者。常用剂量 1～3mg/（kg·d）。主要不良反应有高血压、肝肾毒性、胃肠道反应、齿龈增生及多毛等。服药期间应查血常规、血肌酐和血压等。

（8）环磷酰胺（Cyclophosphamide，CTX） 较少用于 RA。对于重症患者，在多种药物治疗难以缓解时可用。主要的不良反应有胃肠道反应、脱发、骨髓抑制、肝损害、出血性膀胱炎、性腺抑制等。

对于 RA 患者应强调早期应用 DMARDs。病情较重、有多关节受累、伴有关节外表现或早期出现关节破坏等预后不良因素者应考虑 2 种或 2 种以上 DMARDs 的联合应用。主要联合用药方法包括 MTX、LEF、HCQ 及 SASP 中任意 2 种或 3 种联合，MTX 常为首选。

3. 生物制剂 可治疗 RA 的生物制剂主要包括肿瘤坏死因子（TNF）拮抗药、IL-1 和 IL-6 拮抗药、抗 CD20 单抗以及 T 细胞共刺激信号抑制剂等。

（1）TNF-α 拮抗药 该类制剂主要包括依那西普（Etanercept）、英夫利西单抗（Infliximab）和阿达木单抗（Adalimumab）。与传统 DMARDs 相比，TNF-α 拮抗剂的主要特点是起效快、抑制骨破坏的作用明显、患者总体耐受性好。依那西普的推荐剂量和用法是 25 mg/次，皮下注射，每周 2 次，或 50 mg/次，每周 1 次。英夫利西单抗治疗 RA 的推荐剂量为每次 3 mg/kg，第 0、2、6 周各 1 次，之后每 4～8 周 1 次。阿达木单抗治疗 RA 的剂量是 40mg/次，皮下注射，每2周1次。这类制剂可有注射部位反应或输液反应，可能有增加感染和肿瘤的风险，偶有药物诱导的狼疮样综合征以及脱髓鞘病变等。用药前应进行结核筛查，除外活动性感染和肿瘤。

（2）IL-6拮抗药（Tocilizumab） 主要用于中重度RA，对TNF-α拮抗药反应欠佳的患者可能有效。推荐的用法是4～10mg/kg，静脉输注，每4周给药1次。常见的不良反应是感染、胃肠道症状、皮疹和头痛等。

（3）IL-1拮抗剂 阿那白滞素（Anakinra）是目前唯一被批准用于治疗RA的IL-1拮抗剂。推荐剂量为100mg/d，皮下注射。其主要不良反应是与剂量相关的注射部位反应及可能增加感染概率等。

（4）抗CD20单抗 利妥昔单抗（Rituximab）的推荐剂量和用法是：第一疗程可先予静脉输注500～1000mg，2周后重复1次。根据病情可在6～12个月后接受第2个疗程。利妥昔单抗主要用于TNF-α拮抗药疗效欠佳的活动性RA。常见的不良反应是输液反应。其他不良反应包括高血压、皮疹、发热、恶心、关节痛等，可能增加感染概率。

（5）CTLA4-Ig 阿巴西普（Abatacept）用于治疗病情较重或TNF-a拮抗药反应欠佳的患者。根据患者体质量不同，推荐剂量分别是：500mg（<60kg）、750mg（60～100kg）、1000mg（>100kg），分别在第0、2、4周经静脉给药，每4周注射1次。主要的不良反应是头痛、恶心，可能增加感染和肿瘤的发生率。

4. 糖皮质激素 糖皮质激素能迅速改善关节肿痛和全身症状。在重症RA伴有心、血管、肺或神经系统等受累的患者，可短期给予较大剂量激素，其剂量依病情严重程度而定。针对关节病变，通常为小剂量激素（泼尼松≤7.5mg）。激素可用于以下几种情况：①伴有血管炎等关节外表现的重症RA。②不能耐受或对NSAIDs治疗效果差的RA患者作为"桥梁"治疗。③有局部激素治疗适应证（如关节腔内注射）。激素治疗RA的原则是小剂量、短疗程。使用激素必须同时应用DMARDs。在激素治疗过程中，应补充钙剂和维生素D。但最近激素类药物的治疗价值已提升到了早期治疗上，小剂量激素既有抗炎止痛的作用又有改善病情的作用，所以用药时间可延长些。关节腔注射激素有利于减轻关节炎症状，但过频的关节腔穿刺可能增加感染风险，并可发生类固醇晶体性关节炎。

5. 植物药制剂

（1）雷公藤 对缓解关节肿痛有效，是否减缓关节破坏尚乏研究。一般给予雷公藤多苷30～60mg/d，分3次饭后服用。主要不良反应是性腺抑制，导致男性不育和女性闭经。一般不用于生育期患者。其他不良反应包括脱发、恶心、腹痛、腹泻、肝酶升高和血肌酐升高等。

（2）白芍总苷 常用剂量为600mg，每日2～3次。对减轻关节肿痛有效。其不良反应较少，主要有腹泻。

（3）青藤碱 每次20～60mg，饭前口服，每日3次，可减轻关节肿痛。主要不良反应有皮肤瘙痒、皮疹和白细胞减少等。

（三）外科治疗

RA患者经过积极内科正规治疗，病情仍不能控制，为纠正畸形，改善生活质量可考虑手术治疗。但手术并不能根治RA，故术后仍需药物治疗。常用的手术主要有滑膜切除术、人工关节置换术、关节融合术以及软组织修复术。

1. 滑膜切除术 对于经积极正规的内科治疗仍有明显关节肿胀及滑膜增厚而关节间隙

未消失或无明显狭窄者，可考虑滑膜切除术。术后仍需规范的内科治疗。

2. 人工关节置换术　对于关节畸形明显影响功能，经内科治疗无效，X 线显示关节间隙消失或明显狭窄者，可考虑人工关节置换术。术前、术后均应有规范的药物治疗以避免复发。

3. 关节融合术　随着人工关节置换术的成功应用，近年来关节融合术已很少使用，但对于晚期关节炎患者、关节破坏严重、关节不稳者可行关节融合术。此外，关节融合术还可作为关节置换术失败的挽救手术。

4. 软组织手术　RA 患者除关节畸形外，关节囊和周围的肌肉、肌腱的萎缩也是造成关节畸形的原因。因此，可通过关节囊剥离术、关节囊切开术、肌腱松解或延长术等改善关节功能。

（四）其他治疗

除上述治疗方法外，对于少数经规范用药疗效欠佳，血清中有高滴度自身抗体、免疫球蛋白明显增高者可考虑免疫净化，如血浆置换或免疫吸附等治疗。但临床上应强调严格掌握适应证以及联用 DMARDs 等治疗原则。此外，自体干细胞移植、T 细胞疫苗以及间充质干细胞治疗对 RA 的缓解可能有效，但仅适用于少数患者，仍需进一步的临床研究。

【预后】

RA 患者的预后与病程长短、病情轻重及治疗有关。对具有多关节受累、关节外表现重、血清中有高滴度自身抗体和 HLA-DRI/DR4 阳性，以及早期出现骨破坏的患者应给予积极的治疗。大多数 RA 患者经规范内科治疗可以临床缓解。

（李发菊　何成松）

参考文献

1. 蒋明，Dvid YU，林孝义，等. 中华风湿病学，北京：华夏出版社，2004：1391-1460.
2. Gary S. Firestein, Ralph C. Budd，Edward D. Harris, et al. Kelley's Textbook of Rheumatology. Singapore：Elsevier Pte Ltd and Peking University Medical Press，2011：1309-1381.
3. American College of Rheumatology：Guideline for the management of rheumatology of rheumatoid arthritis：2002 update. Arhritis Rheum，2002，46（2）：328-346.
4. Ggigor C，Capell H，Stirling A，et al. Effect of a treatment strategy of tight control for rheumatoid arthritis（the TICORA study）：A single-blind randomised controlled trial. Lancet，2004，364（9430）：263-269.
5. Bathon JM，Martin RW，Fleischmann RM，et al. A comparison of etanercept and methotrexate in patients with early rheumatoid arthritis. N Engl J Med，2000，343（22）：1586-1593.
6. 中华医学会风湿病学分会. 类风湿关节炎诊断及治疗指南. 中华风湿病学杂志，2010，14（4）：265-270.

系统性红斑狼疮的诊断与治疗

系统性红斑狼疮（systemic lupus erythematosus，SLE）是一种累及多系统、多器官，临床表现复杂，病程迁延反复的自身免疫性疾病。多见于年轻女性，男女发病之比约为 1：5～10。

【病因及发病机制】

系统性红斑狼疮的病因及发病机制不明。现在越来越多的学者认为系统性红斑狼疮不是一个单一的疾病，而是不同病因引起的一个综合征。多年来的大量研究提示系统性红斑狼疮的发病可能与遗传、免疫紊乱、内分泌异常及环境因素有关。

（一）遗传

通过对动物狼疮模型的研究、人种比较及家族分析，揭示出红斑狼疮有很强的遗传倾向。

自 1959 年发现狼疮鼠模型以来，目前研究广泛的狼疮鼠模型有 5 种。其中 NZB/NZW 的第一代杂交鼠是与人类狼疮最相似的模型。该鼠 B 细胞和 T 细胞均有异常，可产生高滴度的抗 DNA 抗体，最终导致肾小球肾炎。提示遗传因素在鼠狼疮的发病中起决定作用。

美国的一个统计资料表明在年轻的黑人女性中，狼疮发病率可达 1/245，而欧美一般人群的发病率约为 1.8～50.8/10 万。据初步流行病学调查，我国系统性红斑狼疮的患病率约为 75.4/10 万。在日本普通人群中系统性红斑狼疮的患病率为 6.6～8.5/10 万，而在系统性红斑狼疮家族内可高达 0.4％～3.4％。在单卵孪生子中患病一致率可达 50％以上，而双卵孪生子中为 10％左右。说明系统性红斑狼疮的患病率因人种、民族的不同而异。

近来的研究发现系统性红斑狼疮与 HLA 抗原相关，如 A1、B8、DR2、DR3 等在系统性红斑狼疮患者中的频率增高，其中 HLA-DR2 与系统性红斑狼疮关系密切，特别是在患狼疮肾炎患者中。在中国南部及日本人群中，HLA-DR2 阳性者患病的相对危险性为 2.4。另外 HLA Ⅱ类 DQA1＊0102、0501 及 DQB1＊0201、0602 的频率在系统性红斑狼疮患者中升高，且后者在高滴度抗 ds-DNA 抗体阳性患者中可达 90％。此外，还发现先天性补体（C2、C4）缺乏的人群中，系统性红斑狼疮发病率增高。目前已知 C4 的结构基因 C4A 和 C4B 位于 HLA-B 与 HLA-D 之间。几个研究报道指出，C4A 缺失的频率在系统性红斑狼疮患者中为 30％，在对照人群中为 15％。纯合子 C4A 基因缺失在系统性红斑狼疮中为 10％，对照组则只有 1％，而在 HLA-DR3 阳性的系统性红斑狼疮患者中可有一半表现为 C4A 基因缺失。由此推测系统性红斑狼疮致病基因可能位于 MHC 区域，与 HLA I 类或 E 类基因呈连锁不平衡，但系统性红斑狼疮的遗传不遵从孟德尔遗传法则，因此认为系统性红斑狼疮可能是多基因相互作用的结果。

（二）免疫功能紊乱

1. T 淋巴细胞　狼疮患者的淋巴细胞总数和 T 淋巴细胞数目减少，通常认为是抗淋巴细胞抗体所致，现在发现活化诱导的细胞死亡也是其原因之一。$CD4^+$ 与 $CD8^+$ 细胞的比值各报道不尽相同。比上述两种异常更重要的是细胞功能的减低。T 淋巴细胞对丝裂原和回忆抗原的增殖反应减低，在狼疮活动期减低更甚。如果在培养液中加入 IL-2，增殖反应可增强，而狼疮患者的 T 淋巴细胞分泌 IL-2 减少，所以这部分的细胞功能受损。但 T 辅助细胞对 IL-2 依赖性很少，它分泌 IL-4，向 B 细胞提供辅助，使体液免疫反应增强。T 抑制细胞的功能很难测定，各报告结论不一。但一般认为 T 抑制细胞可抑制分泌 IL-2 的 T 细胞功能，而不抑制向 B 细胞提供辅助的 T 细胞功能。此外，T 细胞活化后，正常情况下辅助 T 细胞短暂地表达 CD40L。但活动期系统性红斑狼疮患者的 T 细胞可测到 CD40L 的表达，系统性红斑狼疮患者的 T 细胞在体外被活化后，CD40L 表达持续时间延长，CD40L 与 B 细胞表面的 CD40 结合，可促进 B 细胞的活化。

2. B 细胞　系统性红斑狼疮的 B 细胞在无刺激情况下体外培养可自发产生免疫球蛋白，然而同样的 B 细胞对外源性刺激反应性却降低，推测这种 B 细胞已在体内被活化。但这种活化过程是 B 细胞本身异常，还是 T 抑制细胞作用减弱所致仍不得而知。

3. 抗核抗体　与自身抗原结合后，形成免疫复合物，沉积于某些特定部位，造成相应的组织损害。近来的研究表明，自身抗体能够穿透细胞膜进入活细胞内与细胞核或细胞浆内相应抗原结合，干扰细胞功能，引起细胞凋亡。而细胞凋亡后释放的核小体 DNA 则进一步刺激自身抗体的产生。如抗-RNP 抗体进入具有 IgG Fc 受体的 T 细胞后，T 细胞的抑制功能消失，从而影响机体的免疫调节作用，而抗 ds-DNA 抗体穿透肾小球细胞后，可引起肾小球足突细胞融合，造成蛋白尿及肾小球系膜细胞增生。

4. 细胞凋亡　最近越来越多的研究表明狼疮患者体内细胞凋亡异常，提示细胞凋亡过程参与了狼疮的发病。Mysler 等人发现 Fas 在外周血 T 细胞和 B 细胞上的表达较正常对照高两倍。狼疮患者的淋巴细胞在体外的凋亡速度增加，伴之而来的是许多凋亡小体被释放出来。另一方面，有证据表明狼疮患者的单核-吞噬细胞系统吞噬功能降低。这两种因素都将导致凋亡小体不能被迅速清除，进而导致凋亡小体膜破裂，核小体释放入血，刺激机体产生抗 DNA 抗体、抗组蛋白抗体等多种自身抗体、引起狼疮的产生或加重狼疮的病情。

（三）内分泌异常

Nasi 和 Kalsow 分析了 317 例幼年发病的系统性红斑狼疮和 1177 例成年发病的系统性红斑狼疮患者，发现男女发病率之比从幼年（1∶2）到成年（1∶6）逐渐增加，至 40 岁左右达最高峰（1∶8），然后随年龄增加而减少，至 60 岁时为 1∶2.3。另一方面，临床常见到因妊娠、流产或服用孕激素避孕药使系统性红斑狼疮症状恶化。上述事实说明系统性红斑狼疮与性激素有关。狼疮患者由于雌激素代谢异常，16α-羟基雌酮和雌二醇增高，雄激素水平降低。雌激素会减低 T 细胞的活性并显著降低 NK 细胞的功能，还可直接刺激 B 细胞，使之活化，并使 CD5⁺B 细胞增加，从而使自身抗体分泌增多。

（四）环境因素

病毒感染曾被认为是系统性红斑狼疮发病的重要因素。病毒本身有 B 细胞活化因子的作用，也可通过损伤抑制性 T 细胞，引起 B 细胞活化；还可能借助分子模拟机制或改变宿主抗原结构而刺激自身抗体的产生。但多年的研究仍未发现系统性红斑狼疮与任何病毒有确定的关联。某些超抗原可激活特定的 T 细胞而产生大量的细胞因子，导致系统性红斑狼疮活动。紫外线可使 DNA 变性从而刺激机体产生自身抗体。有研究发现，紫外线可刺激机体的角质细胞产生 IL-1、IL-3、IL-6、TNF 等细胞因子。磺胺衍生物、四环素及灰黄霉素可诱发皮肤的光过敏。药物在某些系统性红斑狼疮病例中可能具有一定作用，以普鲁卡因胺、肼屈嗪、异烟肼所致系统性红斑狼疮最多见。其成分中的联胺基团及某些巯基可能是诱导自身免疫所必须的。另外，饮食中的蘑菇、烟草及某些化妆品与系统性红斑狼疮发病也可能有一定关系。

【临床表现】

系统性红斑狼疮是一个有多脏器受累的炎症性疾病，大多数患者起病缓慢，但也有急性发病者。临床可为全身症状及各器官受累的相应表现。各种临床表现的发生率见表7-1。

表7-1 系统性红斑狼疮主要症状的发生率

症状	发生率	症状	发生率
疲劳	80%～100%	胃肠道病变	38%
发热	＞80%	呼吸道病变	90%～98%
消瘦	＞60%	心血管损害	46%
关节痛	～95%	淋巴系统损害	～50%
皮肤损害	＞80%	中枢神经系统症状	25%～75%
肾脏病变	～50%		

（引自 Kelley W. Textbook of Rheumatology. Philadelphia：WB Saunders，1989.）

（一）全身症状

患者可出现疲劳。在某些患者，乏力可能是早期疾病活动的唯一指标，这时除血清补体有降低外，往往没有其他血清学或临床证据表明病情活动。80%以上的患者出现发热，以高热多见。约60%的患者可能有体重下降，而患者体重增加则意味着可能伴有肾脏损害。患者的发热、乏力和体重减轻与一般感染症状无区别，临床上要注意鉴别。

（二）皮肤、黏膜损害

系统性红斑狼疮的皮肤损害包括特异性损害和非特异性损害，特异性损害有蝶形红斑、盘状红斑和亚急性皮肤性红斑；非特异性损害有大疱性皮损、脂膜炎、脱发、血管炎、荨麻疹样血管炎、网状青斑、雷诺现象、光过敏、口腔溃疡和指甲改变等。

1. 蝶形红斑 最典型的是面部蝶形红斑，可见于半数以上的病例，是位于两颊及鼻根部的轻微水肿型损害，但一般不累及鼻唇沟部位。往往由于日晒而诱发或加重。

2. 盘状红斑 可见于20%的患者，且可先于系统症状数十年出现。常见于光过敏部位，如前额、鼻、耳及躯干部。是界限清楚的浸润性硬红斑，红斑表皮萎缩，毛细血管扩张，上覆鳞屑，鳞屑与下面皮肤紧贴，揭掉鳞屑后，可见毛囊栓塞。

3. 血管炎 血管炎的表现随受累血管所处的层次和炎症轻重程度而异。累及真皮乳突上层小动脉和小静脉的血管炎表现为红斑和瘀点，严重者可有上皮坏死；真皮乳突深层和真皮网状层血管炎表现为紫癜样病变，严重者真皮和表皮连接处被破坏，可形成大疱和（或）溃疡；肌肉动脉受累可产生炎性结节，严重者可有深部溃疡；皮下组织血管受累可产生深部结节。其他血管炎表现有 Osler 结节、下肢紫癜等。

4. 脱发 脱发多见，表现为毛发稀疏、干枯、易折，疾病活动时明显，一般在治疗后可再生。

5. 狼疮脂膜炎 狼疮脂膜炎是不常见的症状，累及2%的狼疮患者，多见于20～45岁的女性。好发部位为前臂、臀部、头、颈和大腿。病变坚实，可有压痛，约3 cm大小，表皮可有萎缩、溃疡、红斑或皮肤异色，病变消散后可遗留凹陷性瘢痕。

6. 雷诺现象 约有30%的患者出现雷诺现象，表现为甲床、手指、足趾等发作性的苍白，可能伴随疼痛，由中小动脉痉挛造成。常在寒冷、吸烟、紧张等情况下发生。

7. 光过敏 光过敏多见于暴露部位的皮肤，可以多次复发。对许多系统性红斑狼疮患者来说，光过敏不仅是局部现象，可能是更重要的系统性损害的证据。

8. 黏膜损害 系统性红斑狼疮的黏膜损害中以口腔溃疡最有意义，表现为多发性、复发性。有时类似于 aphtha 溃疡。

9. 其他 各种非特异的指甲改变可见于约 1/3 的患者，病变包括指甲凹陷、水平和纵向翘起，白甲病、甲脱离及甲皱毛细血管扩张和萎缩。

（三）关节及肌肉表现

系统性红斑狼疮中关节炎和关节痛可达 95％以上，可先于其他系统损害几个月至几年出现，有时甚至被误诊为类风湿关节炎。近端指间关节炎（痛）见于 82％的患者，常为对称性、游走性，多关节受累，其疼痛程度往往超过关节的客观所见。其他易受累关节依次为膝、腕、掌指关节、踝、肘、肩、跖趾关节、髋关节、远端指间关节受累较少见。关节畸形虽不常见，但典型的天鹅颈畸形、尺侧偏斜和软组织松弛确有发生。如有关节积液，多为清亮至微混的渗出液，其白细胞计数一般低于 $3 \times 10^9/L$，以单核细胞为主，补体降低，抗核抗体常阳性。X 线示无关节间隙狭窄或侵蚀性改变，但可有骨质疏松和关节半脱位。有 30％的患者出现肌痛、肌无力、肌酶谱增高，类似肌炎的表现。肌活检可见血管周围淋巴细胞及浆细胞浸润，很少见肌细胞坏死。这类肌痛对激素反应较好。

（四）肾脏

肾脏是系统性红斑狼疮中最常见的受累脏器，肾小球、肾小管及肾血管均可受累。在五年之内，临床出现肾脏受累可达 75％，而肾活检证实近 100％的患者有肾脏损害。有肾脏受累者预后不良，Wallace 等报道无肾脏受累者 10 年的病死率为 11％，而有肾脏受累者 10 年的病死率为 29％。

狼疮性肾炎是一个慢性过程，时有加重和缓解。临床表现与肾小球肾炎类似，从隐匿性狼疮肾炎到尿毒症均能见到。轻型可无症状，或有高血压和夜尿增多，血尿、蛋白尿多为间歇性的。肾病综合征型可有大量蛋白尿、低蛋白血症和水肿，也可有高血压和肾功能损害。急性进展性肾小球肾炎少见。患者在短时间内出现少尿性肾衰，病理呈新月体肾炎，常在严重弥散性增殖性肾小球肾炎的基础上发展而来。

狼疮性肾炎一般认为是循环免疫复合物或原位形成的免疫复合物所致，患者单核-吞噬细胞系统清除免疫复合物能力及纤维溶解能力降低、血小板活化、抗磷脂抗体等对狼疮肾炎形成也有促进作用。

狼疮性肾炎的病情和预后是多因素决定的，因此在进行评估时要综合考虑临床、实验室及组织病理等各种参数。一般认为肾功能的测定（24 小时尿蛋白定量、肌酐清除率测定）对狼疮性肾炎的总体评估很有用处，而补体降低、抗 DNA 抗体升高与肾炎的严重程度和活动性密切相关。肾脏病理类型对判定病情及预后尤为重要，2003 年国际肾病学会和肾脏病理学会对狼疮肾炎分型进行了修订（表 7-2）。其中，Ⅰ型及Ⅱ型狼疮肾炎临床表现轻微，病死率低，往往死于肾外并发症，如狼疮脑病或严重的感染等，但少数患者可发展为更严重的病理类型，继而出现肾功能不全。Ⅲ型患者临床症状则较Ⅰ、Ⅱ型为重，慢性肾功能不全是其主要的死亡原因。Ⅳ型狼疮肾炎预后更差。Ⅴ型狼疮肾炎预后与原发性膜性肾病一样，单纯膜性狼疮肾炎较伴节段性硬化者预后佳。如组织病理学显示有肾小球细胞浸润、白细胞渗出、纤维蛋白样坏死、细胞新月体形成、透明栓塞和肾小管间质炎症，则可认为该肾炎处于活动期，如显示有肾小球硬化、纤维新月体形成、肾小管萎缩和间质炎症，则可认为该肾炎处于慢性期。

表 7-2 国际肾病学会和肾脏病理学会狼疮肾炎分型（2003）

分型	具体内容
Ⅰ型	轻度系膜性狼疮肾炎：光镜下肾小球正常，但免疫荧光法测定系膜有免疫复合物沉积
Ⅱ型	系膜增殖性狼疮肾炎：光镜下仅有程度不同的膜细胞或系膜基质增多，系膜区可见免疫复合物沉积；免疫荧光法可见少量孤立的上皮下和内皮下免疫复合物沉积，但光镜下正常
Ⅲ型	局灶性狼疮肾炎：活动性或非活动性局灶性、节段性或球性毛细血管内或毛细血管外肾小球肾炎，受累肾小球＜全部肾小球的 50%。典型病理为局灶性上皮下免疫复合物沉积，有或无系膜病变
Ⅲ型（A）	活动病变：局灶增殖性狼疮肾炎
Ⅲ型（A/C）	活动性和慢性病变：局灶增殖性和硬化性狼疮肾炎
Ⅲ型（C）	慢性非活动性病变伴肾小球瘢痕形成：硬化性狼疮肾炎
Ⅳ型	弥漫性狼疮肾炎：活动性或非活动性弥漫性、节段性或球性毛细血管内或毛细血管外肾小球肾炎，受累肾小球≥全部肾小球的 50%。典型病理为弥漫性内皮下免疫复合物沉积，有或无系膜病变。该型分为：弥漫性节段性肾小球肾炎（IV-S），此型中，≥50% 的受累肾小球有节段性病变；弥漫性球性肾小球肾炎（IV-G），此型中，≥50% 的受累肾小球有球性病变。节段性定义为肾小球病变范围小于肾小球毛细血管袢的一半，这一型包括有弥漫性白金耳沉积，但无或仅有轻微肾小球增殖性改变
Ⅳ-S（A）	活动性病变：弥漫节段性增殖性狼疮肾炎
Ⅳ-G（A）	活动性病变：弥漫球性增殖性狼疮肾炎
Ⅳ-S（A/C）	活动性和慢性病变：弥漫节段性增殖性和硬化性狼疮肾炎
Ⅳ-G（A/C）	活动性和慢性病变：弥漫球性增殖性和硬化性狼疮肾炎
Ⅳ-S（C）	慢性非活动性伴瘢痕形成：弥漫节段性硬化性狼疮肾炎
Ⅳ-G（C）	慢性非活动性伴瘢痕形成：弥漫球性硬化性狼疮肾炎
Ⅴ型	膜性狼疮肾炎：在光镜、荧光显微镜或电镜下可见球性或节段性上皮下免疫复合物沉积或它们的形态学上的痕迹，有或无系膜区病变 Ⅴ型可与Ⅲ型或Ⅳ型并存，这时两型都应诊断。Ⅴ型可表现晚期硬化性狼疮肾炎
Ⅵ型	晚期硬化性狼疮肾炎：≥90% 的肾小球呈现球性硬化，无活动性指标

（五）呼吸系统表现

呼吸系统受累的频率各家报道不一。Carr DT 对 1000 例系统性红斑狼疮进行的前瞻性研究显示，临床症状明显的胸膜受累为 36%，肺受累为 7%。最常见的为胸膜炎，其他尚有急性狼疮肺炎、慢性间质性肺病合并纤维化、肺泡出血、呼吸肌及膈肌功能不良、肺不张、闭塞性细支气管炎、肺动脉高压和肺血栓。

1. 胸膜疾病　在呼吸系统中，胸膜受累最为常见。约 45%～60% 的患者有胸痛，16%～50% 的患者有胸腔积液，有时可能是狼疮的首发症状。积液可为双侧或单侧性的，多为中小量，大量积液少见。积液可为多种病因所致，为鉴别诊断，胸腔穿刺是必要的。胸腔积液外观为浆液或浆液血性，明显血性胸水少见。胸腔积液为渗出液，蛋白、乳酸脱氢酶浓度较血清中高；白细胞（0.23～15）×10^9/L，急性期多形核白细胞为主，1～2 周后淋巴细胞比例增高；胸腔积液葡萄糖水平减低，但通常不低于 50 mg/dl；胸水中补体降低、免疫复合物升高，可检出狼疮细胞，ANA抗体比血清中滴度低。

急性狼疮肺炎可见于1％～4％的狼疮患者。急性起病，表现为发热、胸痛、咳嗽、咳痰、偶有咯血、进行性呼吸困难、发绀。双肺底常闻广泛湿啰音，血气测定示低氧血症和低二氧化碳症，胸部X片示单侧或双侧肺浸润，以下肺野为明显。肺膨胀不全、膈肌抬高和胸腔积液可同时存在。这些临床和X线表现均非特异性的，因此常需通过培养支气管灌洗液、经支气管肺活检等检查手段进行鉴别诊断。

2. **慢性间质性肺病**　常见于类风湿关节炎、硬皮病、多发性肌炎/皮肌炎及混合性结缔组织病，也可见于系统性红斑狼疮。表现为进行性气短、干咳、啰音。胸片示弥散性网状或网状结节阴影，以两下肺野为明显。肺功能检查呈限制性通气功能障碍，肺总量、用力肺活量、肺一氧化碳弥散量减低。

3. **肺动脉高压**　肺动脉高压是少见但预后不良的并发症。并发肺动脉高压的狼疮患者一般年纪较轻，多为女性，有雷诺现象、肾受累，类风湿因子及循环狼疮抗凝物常阳性。临床表现各种各样，但通常起病隐袭，早期不易发觉，以后可出现气促、心悸、疲乏和胸痛。体检可发现肺动脉瓣区第二心音亢进，右心衰竭时可有三尖瓣关闭不全的杂音和出现右室奔马律。胸片示右心室扩大，肺动脉段突出而肺野清晰。超声心动图检查能敏感地评估右心室和肺动脉的压力，也可发现其他心室或瓣膜的异常。

（六）神经系统表现

系统性红斑狼疮可累及中枢和（或）周围神经系统，患者可表现弥散、局灶或两者结合的症状，从轻微的认知障碍到严重的危及生命的症状均可出现，又称神经精神狼疮。神经精神狼疮的损害表现为两大类型。一类是精神症状，患者可表现为认知障碍，近记忆和远记忆受损，判断理解、抽象思维、计算能力及其他高级精神功能紊乱，注意力不集中，定向力丧失，躁动不安；也可表现为思维混乱、怪异意念、妄想、幻觉、行为异常、抑郁、焦虑、惊恐、狂躁、木僵等。另一类是神经系统的定位表现，表现为动眼神经、展神经麻痹，三叉神经痛，脑血栓或脑出血，偏瘫，失语或发生癫痫，高颅压，头痛，横贯性脊髓炎等。而有些患者可出现周围神经病变，表现为感觉障碍、肌无力、腕或足下垂。神经精神狼疮发病机制不明，一般认为是多因素造成的。弥散性症状常为暂时的、可逆的，被认为是由于电冲动或神经递质受干扰所致，而局灶性症状常突然出现，持续存在，被认为是血管病变所致。将抗神经原抗体注入实验动物的脑室可引起神经症状，如癫痫或记忆受损，提示针对脑的抗体可引起某些神经精神表现。研究者发现75％以上的神经精神狼疮患者抗神经原抗体或抗淋巴细胞抗体升高，后者与脑组织有交叉反应。神经精神狼疮患者脑脊液中IgG类抗神经原抗体的检出率（90％以上）比无中枢神经系统受累的狼疮患者（10％）高，且脑脊液中IgG抗神经原抗体水平比同一患者血清中的高，该抗体的存在及其水平与弥散性症状密切相关。抗体可能是在中枢神经系统局部生成的，也可能是由于血管闭塞、血脑屏障破坏，抗神经原抗体从血清中进入到脑脊液。尸解证实神经精神狼疮患者的脑组织的大小血管有多种梗死和出血。引起这些改变的可能原因有：免疫介导的血管炎，抗磷脂抗体，补体来源的过敏毒素C3a、C5a激活炎性细胞，导致白色血栓等。

（七）心血管系统表现

以心包炎最常见，可有心包积液，但心包填塞或缩窄性心包炎非常少见。心包受累可无临床症状，大部分经超声心动图、胸部X线摄片或尸检才发现心包肥厚或积液。临床表现为胸骨后疼痛，严重者可有呼吸困难、心动过速等症状。8％～25％的患者可有心肌炎，表现为休息时也有心动过速，且与体温不成比例，另有心电图异常、心脏肥大等。狼疮患者心肌梗死的发生率也比正常人群高。心肌梗死可由动脉硬化、冠状动脉炎、抗磷脂抗体或原位血栓形成等因素所诱发。部分患者可能出现内脏 Raynaud 症，即遇冷时可引起短暂的肺动脉高压。

（八）消化系统表现

非特异性表现有食欲不振、恶心、呕吐。狼疮性肠系膜血管炎可致腹痛、腹泻、血便，这时应与肠道炎症和菌群紊乱相区别，大便培养一般无致病菌生长，大便涂片显示无菌群紊乱，肠镜检查可见肠黏膜下血管。血管炎严重时可致肠穿孔，甚至死亡。此外，腹膜炎、腹水、肝功能异常、胰腺炎也时有发生。需要注意的是，有些病例的消化系统表现是由于治疗用药引起的。

（九）血液系统表现

1. 贫血　常见，可累及 50%～80% 的患者。慢性炎症、尿毒症引起的骨髓造血不良是贫血最常见的原因。贫血为正细胞正色素性，网织红细胞相对较低，血清铁较低，骨髓铁含量正常，骨髓细胞对铁利用有障碍。溶血性贫血见于 10%～40% 的患者，它以网织红细胞增多，珠蛋白减低，Coombs 试验阳性为特征。其他原因如营养不良、失血、药物等均可引起贫血。

2. 白细胞减少　见于 17% 的患者，常为疾病活动的证据。白细胞减少可由免疫机制、药物和骨髓功能不良所致。免疫机制所致白细胞减少，经细胞毒药物治疗，常可使白细胞增多。淋巴细胞减少常伴有抗淋巴细胞抗体，有些抗体是针对 T 淋巴细胞的，可影响淋巴细胞功能。

3. 血小板减少　见于 20%～50% 的患者，可由骨髓增殖不良、无效血小板生成、血小板分布异常和血小板破坏过度等因素所致。血小板减少特别是免疫机制所介导的血小板减少可为狼疮的首发症状，几年以后狼疮的其他症状才出现。血小板减少会有出血倾向，但除非血小板少于 $50×10^9/L$ 或同时伴有凝血异常，自发出血少见。

4. 淋巴结肿大　疾病活动期可有全身淋巴结肿大，常见于颈部、腋部及腹股沟。一般较软，无压痛。部分患者可出现轻度肝、脾肿大。

上述症状可在疾病的进展中相继或同时出现，也可能反复出现。故系统性红斑狼疮需综合多个临床表现，并结合实验室检查才能作出诊断。

【实验室检查】

免疫功能异常、自身抗体阳性、炎症指标改变及相关脏器功能障碍等发现对诊断系统性红斑狼疮十分重要。

淋巴细胞亚群异常，淋巴细胞计数减少，免疫球蛋白增高，抗核抗体及各种自身抗体存在表明体内免疫功能紊乱。其中抗 ds-DNA 及抗 Sm 抗体被认为是系统性红斑狼疮的特异性抗体。自身免疫形成的抗原抗体复合物激活补体，造成细胞溶解，导致组织损伤，此时血清补体水平下降。红细胞沉降率增快，C 反应蛋白升高，蛋白电泳异常，也表明存在炎症过程。肝、肾功能检查，24 小时尿蛋白定量及肌酐清除率测定，肾穿刺活检，心电图及超声波检查，胸部 X 线摄片，肺功能测定，头颅 CT 或 MRI，骨髓穿刺涂片等检查可了解各相关脏器是否受累及损害的程度。但是 ANA 滴度与病情严重程度不呈平行关系。

【诊断】

系统性红斑狼疮是一个累及多器官的慢性炎症性疾病，从表 7-1 可看出症状是多种多样的，这些症状可同期出现，也可间隔很长时间相继出现。典型病例诊断较容易，而非典型病例诊断上往往较困难，所以需要根据临床症状和检查所见综合考虑。目前通常采用美国风湿病学会（ARA）1982 年修订的分类标准（表 7-3）。临床上，如果某个患者具有上述 11 项标准中的 4 项或 4 项以上表现，不论先后或同时出现，均可诊断为系统性红斑狼疮。

据日本厚生省免疫性疾病调查组的临床检验，该标准的敏感性为 97%，特异性为 89%。此外还发现：①如阳性项目增加到 5、6 或 7 项，其特异性将分别达到 97.4%、99.6% 及 100%；②初诊时只具备 3 项标准，但伴有低补体血症时，亦应怀疑系统性红斑狼疮；③如抗核抗体阴性基本可排除系统性红斑狼疮。

表 7-3　1997 年美国风湿病协会修订的系统性红斑狼疮分类标准

病变	具体内容
1. 颧部红斑	颧部扁平或高出皮肤的固定性红斑，常不累及鼻唇沟部位
2. 盘状红斑	隆起的红斑上覆有角质性鳞屑和毛囊栓塞，旧病灶可有萎缩性瘢痕
3. 光过敏	从病史中得知或医生观察到由于对日光异常反应，引起皮疹
4. 口腔溃疡	经医生观察到的口腔或鼻咽部溃疡，一般为无痛性
5. 关节炎	非侵蚀性关节炎，累及 2 个或 2 个以上的周围关节，以关节压痛、肿胀或渗出为特征
6. 浆膜炎	①胸膜炎：病史中有胸痛或经医生证实有胸膜摩擦音或存在胸腔积液； ②心包炎：心电图异常或心包摩擦音或心包渗液
7. 肾脏病变	①蛋白尿，定量 $>0.5g/24h$，或定性 $>3+$； ②管型：可为红细胞、血红蛋白、颗粒管型或混合性管型
8. 神经系统异常	①抽搐：非药物或代谢紊乱，如尿毒症、酮症酸中毒或电解质紊乱所致， ②精神病：非药物或代谢紊乱，如尿毒症、酮症酸中毒或电解质紊乱所致
9. 血液学异常	①溶血性贫血伴网织红细胞增多； ②白细胞减少：两次或两次以上检测 $<4.0×10^9/L$； ③淋巴细胞减少：两次或两次以上检测 $<1.5×10^9/L$； ④血小板减少：$<100×10^9/L$，但非药物所致
10. 免疫学异常	①抗 DNA 抗体：抗 ds-DNA 抗体滴度异常； ②抗 Sm 抗体：存在抗 Sm 核抗原的抗体； ③APL 阳性，基于：a. 血清中 IgM 或 IgG 型 ACL 的水平异常；b. 用标准方法测定狼疮抗凝物结果阳性；c. 梅毒血清学实验假阳性至少 6 个月，并经过梅毒螺旋体固定术或荧光螺旋体抗体吸收试验证实
11. 抗核抗体	用免疫荧光法或其他相当的测定方法测出某个时间的抗核抗体滴度异常，并除外"药物性狼疮"综合征

在实际工作中，虽然要首先考虑对分类标准的满足程度，但也应注意是否存在其他症状，这些症状虽然未包括在诊断标准中，但在系统性红斑狼疮中较常见，如脱发、Raynaud 现象等。另外还要除外其他疾病。

诊断成立后，从治疗和预后角度考虑，可将系统性红斑狼疮粗略地分为只有发热、皮疹、关节炎、雷诺现象、少量浆膜腔积液、无明显的系统性损害的轻型，同时伴有一个或数个脏器受累，如狼疮肾炎、狼疮脑病、急性血管炎、间质性肺炎、溶血性贫血、血小板减少性紫癜、大量浆膜腔积液等的重型。系统性红斑狼疮的疾病活动指数详见表 7-4。

表 7-4　狼疮疾病活动指数

项目	说明	记分
癫痫	近期出现，除外代谢、感染和药物等原因	8
精神病	因严重认知障碍，导致活动能力改变，包括幻觉；思维不连贯；思维内容贫乏，无条理，行为怪异、混乱或精神紧张等，除外尿毒症及药物引起	8
器质性脑病综合征	定向力、记忆力或其他智力差意识模糊精神不集中，至少有下列两项感知异常：语言不连贯，失眠或白天困倦，精神运动减低或亢进	8
视力障碍	狼疮视网膜病变，细胞体，视网膜出血，脉络膜浆液渗出或出血，视神经炎（非高血压、药物或感染所致）	8
脑神经受损	新出现的知觉或运动神经病，涉及脑神经	8
狼疮性头痛	严重持续性头痛，可为偏头痛，麻醉性止痛剂无效	8
脑血管意外	新出现，除外动脉粥样硬化	8
血管炎	溃疡，坏疽，压痛性手指结节，甲周梗死，线状出血，活检和血管造影证实为血管炎	8
关节炎	至少两个关节痛并有炎症征象，如压痛、水肿或积液	4
肌炎	肢端肌痛或无力并伴有 CPK 升高，肌电图改变或活检证实有肌炎	4
管型尿	血红蛋白、颗粒管型或红细胞管型	4
血尿	>5 个红细胞/高倍视野，除外其他原因（结石、感染）	4
蛋白尿	>0.5g/24h，新出现或近期增加 0.5g/24h 以上	4
脓尿>	5 个白细胞（高倍视野），除外感染	4
颧部皮疹	新出现或反复出现的炎性皮疹	2
脱发	新出现或反复出现的斑秃或弥散性脱发	2
黏膜溃疡	新出现或反复出现的口或鼻黏膜溃疡	2
胸膜炎	胸膜性胸痛，并有摩擦音或积液或胸膜肥厚	2
心包炎	心包痛伴心包摩擦音和（或）积液（心电图或超声证实）	2
低补体血症	CH50、C3、C4 下降（低于正常值的最低限）	2
DNA 抗体阳性	滴度增高	2
发热	>38℃（除外感染）	1
血小板减少	$<100 \times 10^9/L$	1
白细胞减少	$<100 \times 10^9/L$（非药物所致）	1

注：一般而言，5 分以下为稳定；6～10 分为轻度活动；11～20 分为中度活动；20 分以上为重度活动。

【治疗】

因系统性红斑狼疮病因不明故目前尚无病因疗法，但应掌握表 7-5 所列的基本原则。

表 7-5　系统性红斑狼疮的治疗原则

1. 早发现，早治疗
2. 脏器受损程度的评估
3. 初次彻底治疗，使之不再复发
4. 制定观察疗效的指标、活动性指标及脏器功能改善的指标
5. 治疗方案及药物剂量必须个体化，监测药物的毒副作用
6. 定期全面检查，维持治疗
7. 恢复社会活动及提高生活质量

　　早发现、早治疗非常重要。了解脏器受累的范围、程度及疾病的活动性，对系统性红斑狼疮预后的判断和治疗方法的选择同样重要。

　　治疗可从以下四个方面着手：①去除诱因，包括避免日晒、停用可疑药物及预防感染等；②纠正免疫异常，如使用各种免疫抑制剂、血浆置换；③抑制过敏反应及炎症，可使用非甾体抗炎药、糖皮质激素；④对脏器功能的代偿疗法，对肾衰竭者进行血液透析，循环功能障碍则给予前列腺素等。而其中最重要的就是纠正免疫异常，减轻自身免疫反应所造成的组织损伤。表 7-6 列举了系统性红斑狼疮的治疗方法，有些尚处于研究试用阶段。

表 7-6　系统性红斑狼疮的治疗方法

(1) 非甾体抗炎药物

(2) 抗疟药：羟氯喹 400 mg/d；氯喹 250 mg/d

(3) 糖皮质激素：①泼尼松：小剂量<20 mg/d，中剂量 20～40 mg/d，大剂量 40～120 mg/d；②甲泼尼龙静脉冲击量 500～1000 mg/d，连续 3 天

(4) 免疫抑制剂：①硫唑嘌呤 1～2.5 mg/(kg·d)；②环磷酰胺 1～2.5 mg/(kg·d)，环磷酰胺静脉冲击剂量 0.5～1.0 g/m^2 体表面积，每隔 l 或 3 个月 1 次；③甲氨蝶呤静脉或肌内注射 10～20 mg/次，每周 1 次；④雷公藤多苷 10～20 mg/次，每日 3 次；⑤环孢素 3～5 mg/(kg·d)；⑥长春新碱[*] 2 mg/m^2 体表面积，每周 1 次，静脉注射

(5) 大剂量免疫球蛋白静脉注射：300～400 mg/(kg·d)，连续 3～5 天，必要时可每月重复一次

(6) 血浆处理：双膜滤过法，冷却过滤法，免疫吸附法

(7) 全身淋巴结照射疗法

(8) 生物制剂：抗肿瘤坏死因子单克隆抗体，肿瘤坏死因子游离受体-IgG Fc 融合蛋白，抗 CD20 单克隆抗体 B 细胞耐受原（LJP-934），抗 B 淋巴细胞刺激因子单克隆抗体，CTLA-4Ig-IgG Fc 融合蛋白

(9) 干细胞移植

(10) 基因治疗[**]

　[*]：主要治疗系统性红斑狼疮伴顽固性血小板减少性紫癜。[**]：尚处于研究阶段。

　　1. 非甾体类消炎止痛药（nonsteroidal anti-inflammatory drugs，NSAIDs）　各种 NSAIDs 被广泛用来治疗轻症患者。虽然所有的 NSAIDs 的主要作用机制都是抑制前列腺素的生成，但每个药物之间以及各患者之间均有差异，因此，NSAIDs 的选择需个体化。NSAIDs 的主要不良反应为消化性溃疡、肝肾功能损害等。新近上市的选择性抑制 COX-2 的 NSAIDs 可能会减少这方面的不良反应。

2. 抗疟药　请参阅本节"亚急性皮肤型红斑狼疮"。

3. 糖皮质激素　糖皮质激素是迄今为止治疗系统性红斑狼疮的最主要药物，有强大的抗炎及免疫抑制作用。对 NSAIDs 反应不良的轻症患者可予中小剂量泼尼松（5～20 mg/d 为小剂量，20～40 mg/d 为中剂量）治疗。对重症患者可予泼尼松 60 mg/d，有时可用到 100 mg/d，必要时，可以使用大剂量激素冲击疗法，即将 500～1000 mg 甲泼尼龙加入 100～200 ml 生理盐水中，于 1 小时内静脉滴注，连续 3 日为一个疗程。冲击疗法可获迅速而显著的近期疗效，包括退热，缓解关节痛，消除皮疹，减轻血管炎，挽救重要脏器功能，特别是合并狼疮脑病、急性狼疮肾炎的情况时，有时可挽救患者生命。但其远期疗效尚待观察。冲击治疗后，可口服中等剂量激素维持治疗。

口服糖皮质激素的临床效果无明显差别，但一般倾向使用泼尼松，因为它的半衰期较短。通常早晨一次口服，如病情无改善，可将每日泼尼松量分 2～3 次服用，或增加每日剂量。最大剂量一般不超过 60 mg/d，而且服用这个剂量不超过 6～8 周。在这个剂量下，患者反应不佳，首先要检查有无其他并发症存在，如无其他原因可寻，可改用其他治疗方法。

为避免激素不良反应，病情基本控制后，可开始逐渐减量，轻症患者这段时间可为 1～2 周，重症患者一般需 4～6 周。口服剂量为 40 mg/d 以上时，每 2 周可减 10%，待接近维持量时，减量速度渐慢，间隔 4～8 周为宜。所谓维持量，是抑制疾病活动，维持临床状况持续稳定所需的最小剂量。每个患者以及同一患者的不同时期，维持量可能不同，因此需个体化。一般有肾炎、血小板减少、间质肺炎等重要脏器受累的患者，往往需要 10～15 mg/d 的维持量。轻症患者有进一步减量的可能，如减至 5～7.5 mg/d 仍能长期维持缓解，可试着进一步减量，直至不用激素。

每次减量前都要根据患者主诉、临床症状和实验室检查结果对狼疮的活动性重新评估。临床症状要特别注意微热、倦怠、皮疹、肌痛、关节痛等变化，实验室检查中注意补体、抗ds-DNA 抗体、蛋白尿、血象的变化。如疑有复发的可能，应停止减量，密切观察。如临床活动性较明显，可增加日服量的 10%～20%，观察活动性有无改善。如有明显复发，则按初治方法重新开始治疗，复治时所需激素用量可能较初治时为大。糖皮质激素治疗有较多的不良反应，最重要的是并发感染，尤以大剂量冲击治疗时为著。可以出现细菌感染（尤要警惕结核感染）、病毒及真菌感染等。但一般认为除非有陈旧性结核或高度怀疑真菌、细菌感染，可不给预防性抗生素。其他的不良反应尚有类固醇性糖尿病，主张以胰岛素治疗为好。如出现高血压、青光眼、股骨头坏死等需给予相应治疗。

4. 免疫抑制剂　当激素疗效不佳或因不良反应不能继续使用时，应使用免疫抑制剂。特别是近年来认为长期使用激素会引起肾小球硬化，早期使用免疫抑制剂可阻止或延缓肾炎转为慢性，因此主张尽早合用免疫抑制剂，二者合用较单用效果好。

（1）国内认为以激素与环磷酰胺合用治疗狼疮肾炎为好，国外有些学者主张以激素与甲氨蝶呤合用效果好。硫唑嘌呤对肺受累的病例效果较好。雷公藤多苷是我国独有的药物，它有双重作用，一是抗炎作用，用后 1 周左右即显效，一是免疫抑制作用，与其他免疫抑制剂显效时间类似，约 1 个月以上。免疫抑制剂的疗程一般认为至少要持续 1 年以上。雷公藤多苷剂量为 10～20 mg，每日 3 次，甲氨蝶呤为 7.5～15 mg，每周 1 次，硫唑嘌呤、环磷酰胺为 50 mg，每日 2 次，也可将环磷酰胺 500～1000 mg 加入 5% 葡萄糖溶液 250 ml 中静脉滴注，每 1～3 个月一次。

免疫抑制剂一方面非特异性地抑制免疫功能，同时也抑制异常克隆免疫细胞的增殖，有助于恢复建立正常的免疫网络。

免疫抑制剂的毒副作用很大，最常见的是消化道反应，包括恶心、呕吐、肝功异常等，但对患者威胁最大的可能是骨髓抑制和继发感染，这种感染往往起病隐袭，进展迅速，临床工作中需严密观察。

（2）环孢素（CsA）是从真菌代谢产物纯化而来的中性小分子环形多肽，可抑制 IL-2、IL-3 及 IFN-γ 的基因转录，抑制原癌基因的表达，是一种选择性作用于 T 细胞的免疫抑制剂。其治疗剂量为每日 3～5 mg/kg，一个月后可根据病情改善程度开始减量，维持量为每日 2～3 mg/kg，分 1～2 次服用。其不良反应发生率较高，依其严重程度和发生频率，分别为肾、肝毒性、神经系统损害及高血压等，目前主要用于其他药物治疗无效的系统性红斑狼疮患者。

5. 静脉注射免疫球蛋白（intravenous immunoglobulin，IVIG）　大剂量免疫球蛋白静脉注射疗法近年来逐渐用于治疗系统性红斑狼疮。许多研究显示，IVIG 可通过独特型网络抑制自身抗体的产生；可结合活化的补体，阻止其与靶细胞结合，从而避免组织损伤和破坏。同时可以提高患者对感染的抵抗力。IVIG 对系统性红斑狼疮的皮肤损害、血细胞及血小板减少、狼疮脑病均有益，且有助于减少激素的用量。常用量为每日 300～400 mg/kg，连用 5 天，以后每月一次维持治疗。主要禁忌证为 IgA 缺乏症。不良反应常发生在用药过程中或用药后很短时间内，包括发热、寒战、肌痛、腹痛和胸痛，真正的过敏反应不多见。

6. 性激素　许多证据提示性激素在狼疮的发病机制中其重要作用，但迄今为止，大部分改变性激素水平的治疗措施都没有显示出对病程有明显的临床作用。

试验和临床提示用多巴胺受体激动药（Dopamine Receptor Agonist）溴隐亭（Bromocriptine）可能是有益的。最近研究显示在轻中度活动期的患者中，普拉睾酮（prasterone）减低疾病的总体活动性，减低蛋白尿和皮质类固醇的需要量。达那唑（Danazol）具有轻度雄激素和类孕激素的作用，可抑制卵泡刺激素和黄体生成素，并对免疫和单核-吞噬细胞系统有作用，适用于血小板减少，对盘状狼疮可能有效。用药期间应密切观察药物的不良反应。

7. 血浆处理　最早采用的是血浆交换法，即将部分分离出的患者血浆弃去，并补充一定量的正常人血浆或血浆代用品，从而达到除去体内可溶性免疫复合物、抗基底膜抗体及其他免疫活性物质的目的。但由于它同时将血浆中的许多有用成分也弃去，输入他人的血浆又容易带来传染病，所以目前主要采用下列更好的方法进行血浆处理：①血浆双膜过滤：通过第一层膜时将血细胞与血浆分离，通过第二层膜时将血浆中的免疫复合物等高分子物质去除，滤后的血浆与血细胞一起返回体内。②冷却过滤法：将分离的血浆通过冷却槽，去除冷球蛋白，然后复温至体温，返回体内。③吸附法：用生物学或非生物学的固相免疫吸附剂，选择性地将免疫复合物或抗体去除。血浆处理适用于伴有狼疮肾炎或中枢神经系统损害的急性进展性系统性红斑狼疮、难治性病例、因药物不良反应而停药的病例、免疫复合物浓度高的病例。据报道，该疗法对红斑、雷诺现象、持续性蛋白尿、多发性神经炎等症状较为有效。抗体去除后，自身抗体生成细胞会反应性增殖，这些细胞对环磷酰胺的细胞毒作用较为敏感，因而继用环磷酰胺冲击治疗能有利于疗效的巩固。

8. 全身淋巴结放射治疗　全身淋巴结放射治疗可使细胞免疫和体液免疫显著而长久地受到抑制，更能使 CD4+T 淋巴细胞耗尽。可试用于大剂量激素及免疫抑制剂治疗无效的病例，但确切疗效尚不明了。国内少用。

9. 治疗新进展

（1）生物制剂 自 20 世纪 90 年代起，应用生物制剂治疗风湿性疾病渐成热点。目前已有不少与 SLE 相关的生物制剂进入实验研究和临床试验阶段。它们是：①利妥昔单抗：作用于 B 淋巴细胞表面的 CD20 抗原，选择性耗尽 B 淋巴细胞，效果满意且无严重不良反应，但有部分患者产生人抗嵌合体抗体（HACAs），影响治疗效果。②B 细胞耐受原（LJP-934）：人工合成分子，能结合 B 淋巴细胞表面和循环中的抗 ds-DNA 抗体，并可与 B 淋巴细胞表面受体（BCR）结合启动信号传导系统使 B 细胞失活或凋亡。临床研究证实可以降低患者体内抗 ds-DNA 抗体的滴度，延缓狼疮肾炎的复发。目前多中心的临床Ⅲ期试验正在进行中。③抗 B 淋巴细胞刺激因子（抗 BLyS）抗体：BLyS 受体表达于 B 细胞表面。带有 BlyS 的转基因动物可以发展为狼疮样疾病；而无 BlyS 基因的狼疮动物疾病得到缓解。抗 BlyS 抗体最初用于狼疮动物模型，结果可以提高生存率。Ⅱ期临床试验证实抗 BlyS 抗体可以减少狼疮患者外周血 B 淋巴细胞数目，改善临床症状。④CTLA-4Ig：为一种可以阻断 T 淋巴细胞和 B 淋巴细胞间协同刺激途径的融合蛋白，已被美国 FDA 批准治疗类风湿关节炎。在狼疮动物模型中被证实可以减少尿蛋白并延长生存期。Ⅰ期临床试验正在进行。

（2）造血干细胞移植（hematopoietic stem cell transplantation，HSCT） 最早用于治疗恶性血液病，以后扩展到治疗遗传性疾病、自身免疫性疾病和某些实体瘤等。自 1997 年意大利学者 Marmont 等首先报告自体骨髓干细胞移植（ABMSCT）治疗 1 例长期严重的 SLE 患者，并获显著疗效以来，HSCT 治疗 SLE 已有很多报道。HSCT 通过预处理、自体干细胞分选以及回输或者异基因干细胞移植等措施，可以最大限度地去除自身激活的细胞，使免疫细胞对自身抗原产生免疫耐受性，达到新的免疫平衡。目前，全世界有 100 多例 SLE 患者接受 HSCT，5 年缓解率约 60%～70%。但 HSCT 也面临包括消化道反应、感染、出血、溶血性贫血、继发恶性肿瘤等在内的移植相关并发症及移植后复发等诸多问题，有待进一步研究。

【附】

亚急性皮肤型红斑狼疮

1979 年 Sontheimer 等正式提出亚急性皮肤型红斑狼疮（subacute cutaneous lupus erythematosus）是红斑狼疮的一个特殊类型。这种皮肤病变介于活动狼疮的短暂性颧部红斑与慢性盘状狼疮之间，是一种非固定性的无瘢痕形成的复发和缓解交替出现的皮损。该病多见于女性，平均发病年龄为 40 岁。约 30%～50% 的患者有系统病变，满足 ACR 对系统性红斑狼疮的诊断标准。

【发病机制】

目前亚急性皮肤型红斑狼疮的发病机制不明。但观察到：①存在以 T 细胞为主的炎性细胞浸润；②常与抗 SS-A 抗体并存；③新生儿狼疮中常存在亚急性皮肤型红斑狼疮，因此推测可能是由抗体依赖性细胞毒机制所致。

【临床表现】

亚急性皮肤型红斑狼疮的皮肤病变有两种形式，一种为丘疹鳞屑形，另一种为环形、多环形病变。病变开始为红色丘疹或小斑片，常带有鳞屑，以后可进一步发展成丘疹鳞屑型，类似银屑病或扁平苔藓，也可发展为多环的环形皮疹，类似离心性环形红斑（erythema an-nulare centrifugum）。皮疹在曝光部位易出现，如肩、前臂伸侧、上背和上胸部。面部和头皮偶见，腰以下部位更少见。事实上光过敏是亚急性皮肤型红斑狼疮的一个特征，一些患者注意到长波紫外线可诱发或加重他们的皮肤病变。

亚急性皮肤型红斑狼疮可有系统性表现，但临床表现较轻，肾脏受累、关节炎或关节痛、浆膜炎少见。约70％患者有抗 SS-A 抗体，但抗 ds-DNA 抗体、抗 Sm 抗体、抗 U1RNP 抗体均为阴性。亚急性皮肤型红斑狼疮与 HLA-DR3 强相关。临床表现与盘状狼疮不同，皮损通常是非硬结性的，无毛细血管扩张或毛囊角栓，很少形成瘢痕，但可引起永久性的色素改变。组织病理上与盘状狼疮相似。然而亚急性皮肤型红斑狼疮角质层增生和毛囊栓塞较少，上皮萎缩常见，基底细胞液化变性很显著，炎性浸润与盘状狼疮不同，弥散在真皮网状层（reticular dermis），与盘状狼疮相同的是浸润均由活化的 T 细胞构成。

患者总体预后一般较系统性红斑狼疮好。

【治疗】

治疗包括一般防护、外用激素、皮损内注射激素和抗疟物。

1. 一般防护　嘱患者避免日光照射，穿长袖衣物，戴遮阳帽，抹广谱防晒霜。

2. 局部外用糖皮质激素　为避免皮肤萎缩，根据不同部位选用不同强度的糖皮质激素制剂。面部用低强度的，躯干和四肢用中等强度的，手掌和足部可用高强度的。推荐用0.05％丙酸氯倍他松（Clobetasol Propionate）软膏或0.05％二丙酸倍他米松（Betamethasone Dipropionate）软膏，每日2次，用2周，休2周，或0.1％曲安奈德（Triamcinolone Acetonide）软膏治疗面部皮损，用2周，休1周。

局部应用激素对亚急性皮肤型红斑狼疮作用有限，因为如果皮损面积大，使用太多会有全身性不良反应。

3. 抗疟药　抗疟药在治疗许多狼疮皮肤损害中很有效，它还对骨骼、肌肉症状，轻微全身症状如发热、疲乏有效，因此常为首选药物。

常用制剂是硫酸羟氯喹及氯喹。服用前者6周可达到血浆稳态浓度，服用后者4周可达到稳态浓度。组织中浓度是血浆浓度的20 000倍，停药后5年仍可测得相当的浓度。抗疟药一般均可耐受，不良反应少。对视网膜可能有不良反应，但当羟氯喹在每天6 mg/kg 以下，氯喹在每天4 mg/kg 以下时，临床很少有明显后遗症出现。治疗前及治疗后每6个月应进行一次眼科检查（包括视力、裂隙灯、眼底、视野等检查），以便发现早期可逆性视网膜病变。皮肤不良反应较轻微，但应告知患者曝光部位皮肤可能变成蓝黑色，浅色头发可能变白。偶尔会出现苔藓样药疹，这时应及时处理，因为它很可能是严重骨髓中毒的信号。抗疟药极少诱发神经病变，但在鉴别诊断中也应考虑到。

（1）氯喹　每日服500 mg，通常一个月内可起效。此后减为每天250 mg，再服一个月，然后隔日250 mg。服用氯喹期间应每3个月进行一两次眼科检查。对氯喹反应良好者，应改服羟氯喹，以减少不良反应（不可逆视网膜病、皮肤色素沉着、神经肌肉病和溶血）。

（2）羟氯喹　每天服600～800 mg，在4周内可起效，由于其对视网膜的毒性，服用这个剂量不能超过6周。病情控制后，剂量应减为200～400 mg/d。

4. 维甲酸　对抗疟药或激素反应不好的亚急性皮肤型红斑狼疮，用维甲酸（Tretinoin）治疗可能奏效，但停药后易复发，需长期维持治疗。这样就增加了该药的不良反应。常见的不良反应包括皮肤、黏膜干燥、瘙痒、日光性唇炎、脱发及光过敏加重，减量后可缓解。合成维甲酸可诱发肝炎和高三酰甘油血症，应定期检查肝功能和血脂。维甲酸有致畸作用，服前作妊娠试验，服药间及停药后 1～2 年内采用避孕措施是必要的。

5. 沙利度胺　沙利度胺（Thalidomide）是一种抗麻风制剂。最近研究显示，它可选择性抑制肿瘤坏死因子的生成，减少周围血中淋巴细胞的数目。对治疗亚急性皮肤型红斑狼疮有效。一般每天服 100～200 mg，2 周内显效，1～2 个月可完全缓解。停药后易复发，故需维持治疗，维持量为 25～50 mg/d。尽管它有较好疗效，但有明显致畸作用。另一主要不良反应为非剂量依赖性多神经病，其他不良反应有疲乏、眩晕、体重减轻、口干等。

6. 氨苯砜　氨苯砜（Dapsone）用于治疗各种狼疮皮肤病，包括盘状狼疮、亚急性皮肤型、大疱型和狼疮脂膜炎病变。起始剂量为 50 mg/d，逐渐增至最大量 150 mg/d。血液不良反应常见，需密切观察。在大部分患者中有剂量依赖性溶血性贫血，高铁血红蛋白血症伴乏力、心悸、恶心、头痛和腹痛均可出现。

7. 细胞毒类药物　常用来治疗有内脏受累的系统性红斑狼疮，用于亚急性皮肤型红斑狼疮要权衡益处、风险，但在其他药物无效时可试用。

8. 体外光化学疗法　体外光化学疗法（extra corporeal photochemotherapy）是指在患者服用光敏药物甲氧沙林（Methoxsalen）后，体外低能量 UVA 照射循环白细胞。最近显示它是有效的免疫调节方法。每个月连续 2 天，6 个月后每 4 个月治疗 2 天，连续 12 个月。可使头发新生，皮肤免疫荧光消失，系统病变活动减少，但实验室指标不变，最常见的不良反应为恶心，阳光照射后可加重光过敏。

【附】

药物性狼疮

药物性狼疮（drug-induced lupus）是指服用某种药物后所致的狼疮样疾病。1945 年 Hoffmann 首先报道了一个 19 岁的男孩，服用磺胺嘧啶后出现发热、皮疹、肌痛、肾炎和红细胞沉降率增快等狼疮样症状。1952 年肼屈嗪问世不久，Morrow 等注意到在服用该药的患者中，7% 最终会出现狼疮样疾病。至 1975 年，文献报道的肼屈嗪诱导的狼疮已超过 180 例。1955 年发现青霉素可引起狼疮样疾病。1957 年发现抗癫痫药物可引起药物性狼疮，1962 年报道了第一例普鲁卡因胺诱导的狼疮。1966 年首次发现异烟肼可引起药物性狼疮，此后又发现它可使 25% 的患者出现抗核抗体（ANA）阳性。至今已发现 80 多种药物可引起狼疮样疾病，或加重业已存在的狼疮，其中相关性较强的药物有氯丙嗪、肼屈嗪、异烟肼、甲基多巴、青霉胺、普鲁卡因胺和奎尼丁。但上述药物有些已不再常用，最近米诺霉素、COL-3（基质金属蛋白酶抑制剂）、辛伐他汀、胺碘酮、赖诺普利（Lisinopril）、扎鲁司特（Zafirlukast），特别是生物制剂依那西普（Etanercept）、英利昔单抗（Infliximab）等诱导狼疮样疾病的报道不断增多。随着新药物的出现，引起狼疮样疾病的药物数目可能会进一步增加。

【发病机制】

药物性狼疮的发病机制不明。它的出现与所用药物、遗传素质和免疫异常等多种因素有关。

1. 乙酰化表型　人对药物反应的差异是由遗传决定的。根据对肼屈嗪、普鲁卡因胺、异烟肼的代谢快慢不同，人群可分为快乙酰化和慢乙酰化两个表现型。慢乙酰化的基因型是乙酰转位酶隐性基因的纯合子。慢乙酰化者在白种人中占 $50\%\sim60\%$，在黄种人中占 $5\%\sim20\%$。虽然肼屈嗪、普鲁卡因胺诱导的药物性狼疮在两种表现型中均可见到，但慢乙酰化者出现 ANA 及药物性狼疮更快，所需药物累积剂量更低，所以大部分药物性狼疮患者是慢乙酰化者。

2. DNA 低甲基化（DNA-hypomethylation）　研究显示 T 细胞 DNA 甲基化在调节基因表达和细胞分化中起关键作用。通常 DNA 调节序列的甲基化伴随基因抑制，而低甲基化伴随基因表达。普鲁卡因胺或肼屈嗪可抑制 T 细胞 DNA 的甲基化，在体外活化的人 CD4$^+$ T 细胞用普鲁卡因胺或肼屈嗪处理后可变成自我反应细胞。阿扎胞苷（Azacitidine）是一个有效的 DNA 甲基化抑制剂，它对 T 细胞也有同样作用。自我反应 T 细胞可杀伤自身吞噬细胞，分泌 IL-4 和 IL-6，促使 B 细胞分化成抗体分泌细胞，提示药物修饰的 T 细胞在诱发药物性狼疮中起重要作用。

3. 补体　经典补体途径在清除免疫复合物中起重要作用。肼屈嗪、青霉胺、异烟肼、普鲁卡因胺的代谢物均可抑制补体 C4 与 C2 的共价结合，从而抑制补体 C3 的活化，导致免疫复合物清除障碍。有报道药物性狼疮患者的循环免疫复合物增加。

4. 药物-DNA 相互作用　肼屈嗪与 DNA-组蛋白复合物相互作用，使得组蛋白不易被蛋白酶消化，因而能保持其抗原性。与这一假说相一致的是：组蛋白的核心部分正是药物狼疮自身抗体所识别的对象。

5. 其他　近期资料表明，当活化的中性粒细胞的髓过氧化物酶把药物或其代谢物转换成活化产物时，这种产物可直接通过细胞毒作用引起免疫紊乱，导致药物性狼疮的组织受损。

【临床表现】

1. 一般症状　半数患者可有发热和体重减轻。发热无特殊热型，可高达 41℃。体重减轻各不相同，但可以很严重。

2. 皮肤　盘状狼疮、蝶形红斑及其他非特异性斑疹和斑丘疹均可出现，但不如系统性红斑狼疮常见。口腔溃疡、雷诺现象和严重脱发也较系统性红斑狼疮少见。

3. 肌肉骨骼系统　很常见，可影响 80% 的患者。药物性狼疮的关节炎与系统性红斑狼疮相似。通常为非畸形性的，累及多个关节，呈对称分布。单关节炎不常见。手的小关节最易受累，其次为腕、肘关节，肩、膝、踝关节受累较少。明显关节渗出不常见。滑液通常为非炎症性的（WBC$<2\times10^9$/L），偶可发现狼疮细胞（LE 细胞）。

肌痛见于 50% 的药物性狼疮，可以很严重。肌痛常为弥散性的，影响近端和远端肌群。长期服用普鲁卡因胺的患者可有肌无力，而无药物性狼疮的其他表现。

4. 胸膜炎　胸膜炎和胸腔积液常见。LE 细胞和 ANA 可在胸腔积液中测到，有诊断价值。肺浸润和肺实质病变在普鲁卡因胺诱导的狼疮中比在肼屈嗪诱导的狼疮和系统性红斑狼疮中多见。

5. 心包炎　心包受累在普鲁卡因胺诱导的狼疮中比在肼屈嗪诱导的狼疮中多见，通常症状较轻，但缩窄性心包炎、大量心包渗出、心包填塞也有报道。在某些病例中 LE 细胞可在心包积液中检出。

6. 肾脏　肾脏受累不常见，但轻度血尿或蛋白尿并不少见。在极少情况下可有明显肾功能受损。肾活检的病理发现与系统性红斑狼疮无区别。局灶型、膜型和伴有或不伴有新月体形成的增殖性肾小球肾炎可见到。补体、免疫复合物沉积亦可见到。

【实验室检查】

血液异常较系统性红斑狼疮中少见。可有轻度贫血、白细胞减少，偶见血小板减少。普鲁卡因胺、甲基多巴和氯丙嗪诱导的狼疮中可有 Coombs 试验阳性，但明显溶血少见。

均质型 ANA 阳性是最常见的血清异常。抗 Sm 抗体、抗 ds-DNA 抗体较系统性红斑狼疮少见。

药物性狼疮中的 ANA 主要针对组蛋白，但抗组蛋白抗体对药物性狼疮不是特异性的，50%～80% 的系统性红斑狼疮中有抗组蛋白抗体，类风湿关节炎、Felty 综合征，幼年类风湿关节炎和未分化结缔组织病中也可检出抗组蛋白抗体。

系统性红斑狼疮中抗组蛋白抗体可针对所有的组蛋白，主要针对 HI 和 H2B。不同药物诱导的狼疮抗组蛋白抗体的特异性也不同。普鲁卡因胺诱导的狼疮中的抗组蛋白主要是 IgG，针对（H2A-H2B）-DNA 复合物和染色质。服普鲁卡因胺而无症状的患者的抗组蛋白抗体为 IgM，针对无 DNA 的 H2A-H2B 二聚体。肼屈嗪诱导的狼疮的抗组蛋白抗体针对更广泛的表位，这些抗体常常针对无 DNA 的组蛋白，包括 H3 和 H4，还有 H3-H4、H2A-H2B 和 Hl。在青霉胺、奎尼丁、柳氮磺吡啶诱导的狼疮中可测定（H2A-H2B）-DNA 抗体。

【诊断和鉴别诊断】

目前无特异的诊断标准，如患者过去无系统性红斑狼疮，在服某种药物的过程中出现狼疮的临床和血清表现，停药后临床症状很快缓解，血清异常也缓慢好转，则可诊断为药物性狼疮。

药物狼疮与系统性红斑狼疮相似，但有很大区别，主要表现在：①药物性狼疮不一定满足 ACR 的狼疮诊断标准。②药物性狼疮患者有其他疾病的表现，为治疗该疾病，患者正在服用某种药物，如类风湿关节炎患者服用青霉胺，高血压患者服用肼屈嗪或甲基多巴。③药物性狼疮患者的年龄较系统性红斑狼疮患者年龄大。④在药物性狼疮患者中无女性占优势的现象。⑤药物性狼疮的症状较轻，以全身症状、关节炎、胸膜炎、心包炎为主，与老年性系统性红斑狼疮相似。这些症状是可逆性的，停药后逐渐消失。⑥药物性狼疮和系统性狼疮均可有 ANA、LE 细胞阳性，但抗 ds-DNA 抗体、抗 Sm 抗体在药物性狼疮中少见。

在有其他风湿病的患者中，药物性狼疮的症状可被误认为是原发病加重，从而加强原发病的治疗力度，使病情更加严重。因此，在鉴别诊断中应考虑到该病。

【治疗】

治疗的原则是早诊断，及时停用诱发狼疮的药物。但血清 ANA 从阴性转为阳性不是停药的适应证，因为其中只有一小部分患者出现临床症状发展成药物性狼疮。自身免疫性疾病患者在服用致狼疮药物的过程中若出现 ANA 或抗组蛋白抗体，因为药物性狼疮的症状与原先的自身免疫病症状不易区别，这时应立即停止可疑药物。一旦停用致病药物，大部分药物性狼疮的症状是自限性的，无需特殊治疗。

肌肉骨骼症状可用非甾体消炎止痛药控制。对难治病例或易出现肾、胃肠不良反应的老年人，可采用短程低剂量（5～10 mg/d）泼尼松治疗。通常浆膜炎可用非甾体消炎止痛药治疗。但对严重的心包渗出，需要大剂量泼尼松（20～60 mg/d）治疗。肾受累轻微，一般不需要治疗，但在少数情况下，肾功能进行性坏死，活检证实有狼疮肾炎，则治疗应与系统性红斑狼疮相同。

某些药物诱导的狼疮缓解后，再用该药物可引起狼疮复发。因此医生应选择其他药物。

一般认为，系统性红斑狼疮患者应尽量避免使用易诱发药物性狼疮的药物，但鉴于至今发现可引起药物性狼疮的药物有 70 多种，药物作用涵盖各个方面，如全面禁用，则几乎无药可用。一般的做法是，当需要时这些药物仍可使用，因为出现药物性狼疮的毕竟是极少数。

（何成松　陈　洁）

参考文献

1. 蒋明，Dvid YU，林孝义等. 中华风湿病学，北京：华夏出版社，2004：1391-1460.
2. Gary S. Firestein, Ralph C. Budd, Edward D. et al. Kelley's Textbook of Rheumatology. Singapore：Elsevier Pte Ltd and Peking University Medical Press, 2011：1309-1381.
3. Gross AJ, Hochberg D, Rand WM, et al. EBV and systemic lupus erythematosis：A new perspective. J Immunol, 2005, 174 (11)：6599-6607.
4. Kyttaris VC, Krishnan S, Tsokos GC. Systems biology in systemic lupus erythematosus：integrating genes, biology and immune function. Autoimmunity, 2006, 39 (8)：705-709.
5. Ginzler EM, Dooley MA, Aranow C, et al. Mycophenolate mofetil or intravenous cyclophosphamide for lupus nephritis. N Engl J Med, 2005, 353 (21)：2219-2228.
6. Contreras G, Pardo V, Leclercq B, et al. Sequential therapies for proliferative lupus nephritis. N Engl J Med, 2004, 350 (24)：2518-2520.
7. Smith KG, Jones RB, Burns SM, et al. Long-term comparison of rituximab treatment for refractory systemic lupus erythematosus and vasculitis：Remission, relapse, and retreatment. Arthritis Rheum, 2006, 54 (9)：2970-2982.

强直性脊柱炎的诊断与治疗

强直性脊柱炎（ankylosing spondylitis，AS）是一种慢性炎症性疾病，主要侵犯骶髂关节、脊柱骨突、脊柱旁软组织及外周关节，并可伴发关节外表现，严重者可发生脊柱畸形和强直。本病是脊柱关节病（spondyloarthropathies，SpA）的原型，多见于青少年。

【流行病学】

AS 的患病率在各国报道不一，日本本土人为 0.05%～0.2%，我国患病率初步调查为 0.3%左右，这意味着我国 13 亿多人口中有 400 多万强直性脊柱炎患者。本病男女之比约为 2～3：1，女性发病较缓慢且病情较轻。发病年龄通常在 13～31 岁，高峰为 20～30 岁。40 岁以后及 8 岁以前发病者少见。

【病因和发病机制】

迄今未明。从流行病学调查发现，遗传、免疫和环境因素在本病的发病中发挥作用。

（一）遗传因素

1. 主要组织相容性复合体（major histocompatibility complex，MHC）基因　AS 是一

种具高度遗传性的疾病。已证实，AS 的发病和人类白细胞抗原（HLA）-B27 密切相关。并有明显家族聚集倾向。全基因扫描证实 AS 是以 HLA-B27 为主要易感基因的多基因遗传病。HLA 是由人类第 6 对染色体控制的一系列淋巴细胞抗原，HLA-B27 是 HLA B 位点上 27 等位基因，位于人的第 6 号染色体的短臂上，编码分子质量 44×10^3 U 的糖蛋白，由 2 条多肽链（α 链与 β 链）组成的二聚体。健康人群的 HLA-B27 阳性率因种族和地区不同差别很大，如欧洲的白种人为 4%～13%，我国为 2%～7%，可是 AS 患者的 HLA-B27 的阳性率在我国患者高达 90% 左右。迄今已有 70 多种 HLA-B27 亚型。目前已知的 HLA-B27 亚型中，与疾病相关的亚型最多见的是 HLA-B*2702，HLA-B*2704，HLA-B*2705，HLA-B*2707，而 HLA-B*2706 和 HLA-B*2709 被认为是与 AS 无关的亚型。

目前 HLA-B27 参与 AS 发病机制方面主要存在以下几种假说：①连锁不平衡假说：认为 HLA-B27 不是致病基因，仅是与真正的致病基因处于连锁不平衡状态，仅为遗传标志。②分子模拟假说：普遍认为 HLA-B27 分子或 HLA-B27 相连肽段与某些病原肽段相似，因此成为一些抗体和（或）CD8$^+$T 细胞攻击的靶标。③免疫应答基因学说：认为人的 Ir 基因包含在 HLA Ⅱ 类基因群中，特定的 Ⅱ 类基因型可能导致特定的异常免疫应答，从而表现为易感某种疾病。④受体学说：认为 HLA 抗原可能是微生物或其他病原物质的一个受体，两者结合而导致组织损伤。⑤关节源性肽假说：认为关节源性肽只存在于关节组织中，由 HLA-B27 特异性地提呈，正常情况下，其递呈水平太低，致使细胞毒性 T 淋巴细胞（CTL）在胸腺发育过程中经历阳性和阴性选择后，既不能诱导克隆删除，又不能激发免疫应答。当带有某些具有结构同源性的蛋白的病毒或细菌感染时，致敏耐受的 T 细胞，识别关节源肽，引起自身免疫反应而损伤组织，组织损伤所释放的自身抗原又可进一步扩大这种自身免疫。⑥T 细胞受体库和超抗原假说：认为 AS 的发病取决于 T 细胞受体接纳人类白细胞抗原多肽复合物的能力，引起 AS 的 T 细胞受限于某种人类白细胞抗原分子即 HLA-B27。⑦自身转换假说：认为抗原结合槽中的不成对的 Cys 67 因被氧化而发生电荷的变化进而引起 HLA-B27 结构的变化，将两个重链以二硫键相连接形成二聚体。结构变化的 HLA-B27 被免疫系统识别，引起强烈的免疫反应。⑧未折叠蛋白应答假说：认为 AS 的发病是由 HLA-B27 相关的细胞内质网（ER）中未折叠蛋白应答（UPR）导致的信息传递导演引起的。以上假说均有一定的实验依据，涉及 HLA-B27 的抗原递呈作用和非抗原递呈作用，但都不能完整解释其致病机制，也未找到致病的靶抗原。故 HLA-B27 的致病机制仍在探索中。

2. 非 MHC 基因　近年研究发现多个非 MHC 基因对 AS 的易感性也具有重要作用。目前认为比较相关的有白介素（IL）-23 受体、ERAP1 基因、基因沙漠中的 2p15 和 21q22。还有一些基因（如 IL-1R2、ANTXR2、TRADD、TNFSF15、CARD9、肿瘤坏死因子受体 1 等）被提出可能与 AS 发病相关，但它们之间的关系尚未明确。

（二）免疫因素

研究发现，AS 患者骨、关节及滑膜组织内有大量炎性 T 细胞、单核-巨噬细胞浸润；存在 T 细胞应答和 Th1/Th2 细胞因子平衡偏移；细胞因子如肿瘤坏死因子（TNF）-α、IL-8、IL-23 和 IL-17 等的过度表达。

（三）环境因素

60% 以上的 AS 患者出现亚临床炎症改变，血清 IgA 抗体水平明显升高，且血清浓度与反应蛋白水平显著相关。研究发现提出的与 AS 发病可能相关的有泌尿生殖道沙眼衣原体、某些肠道革兰阴性菌如沙门菌、耶尔森菌、大肠埃希菌、变形杆菌、肺炎克雷伯菌等。推测这些病原体激发了机体的炎症应答和免疫应答，造成了组织损伤而引起疾病。但目前为止，没有肯定的证据表明 AS 的启动与致病菌有关，微生物在 AS 中的作用尚不清楚。

另外，在 AS 致病过程中，有软骨的侵蚀和最终的骨性融合。原位杂交及免疫组化结果显示：活动期 AS 患者椎旁及骶髂关节部位的纤维母细胞对多种成骨因子的表达呈强阳性，而非 AS 患者椎旁成纤维细胞对成骨因子的表达呈阴性，说明成骨因子参与并导致了 AS 椎间病理骨性融合的过程。

【病理】

主要病理改变包括滑膜炎和肌腱端病。

AS 的病理性标志和早期表现之一为骶髂关节炎，晚期的典型表现为骶髂、脊柱关节强直。骶髂关节炎的早期病理变化包括软骨下肉芽组织形成，组织学上可见滑膜增生和淋巴样细胞及浆细胞聚集、淋巴样滤泡形成以及含有 IgG、IgA 和 IgM 的浆细胞。骨骼的侵蚀和软骨的破坏随之发生，然后逐渐被退变的纤维软骨替代，最终发生骨性强直。脊柱的最初损害是椎间盘纤维环和椎骨边缘连接处的肉芽组织形成。纤维环外层可能最终被骨替代，形成韧带骨赘，进一步发展将形成 X 线所见的"竹节样"脊柱（图 7-1）。脊柱的其他损伤包括弥漫性骨质疏松、邻近椎间盘边缘的椎体破坏、椎体方形变及椎间盘硬化。

AS 的周围关节病理显示滑膜增生、淋巴样浸润和血管翳形成，但没有类风湿关节炎常见的滑膜绒毛增殖、纤维原沉积和溃疡形成。在 AS，软骨下肉芽组织增生常引起软骨破坏。

肌腱端病（enthesopathy）指肌腱、韧带、关节囊等附着于骨的部位炎症、纤维化以至骨化，为本病的特征之一。多见于骶髂关节、椎间盘、椎体周围韧带、跟腱、跖筋膜、胸肋连接等部位。初期表现淋巴细胞、浆细胞及少数多核白细胞浸润。炎症过程引起附着点侵蚀、附近骨髓炎症、水肿乃至造血细胞消失，进而肉芽组织形成，最后受累部位钙化、新骨形成。在此基础上又发生新的肌腱端炎症、修复，如此多次反复，出现椎体方形变、韧带钙化、脊柱"竹节样"变、胸廓活动受限等临床表现。研究表明，强直性脊柱炎的软骨破坏主要从软骨下骨、肌腱与骨结合部的炎症开始逐步向软骨发展（由内向外），而类风湿关节炎则主要由滑膜炎开始，逐步出现软骨及软骨下骨的破坏（由外向内发展）。

虹膜炎不少见，主动脉根炎较少见。淀粉样变性和骨折属继发性病变。肺纤维化、心肌及传导系统病变、前列腺炎等与本病关系尚不肯定。

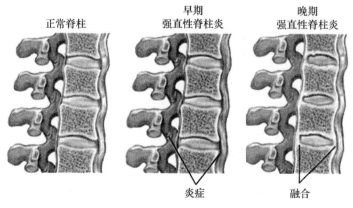

图 7-1　正常脊柱与早、晚期强直性脊柱炎时脊柱的比较

【临床表现】

本病发病隐袭。男性多见，且一般较女性严重。16 岁以前发病者称幼年型 AS，45～50 岁以后发病者称晚起病 AS，临床表现常不典型。

（一）症状

1. 关节表现

（1）骶髂关节　患者逐渐出现腰背部或骶髂部疼痛和（或）晨僵，半夜痛醒。翻身困难，晨起或久坐后起立时腰部晨僵明显，但活动后减轻。部分患者有臀部钝痛或骶髂部剧痛。偶尔向周边放射。咳嗽、打喷嚏、突然扭动腰部疼痛可加重。疾病早期臀部疼痛多为一侧呈间断性或交替性疼痛，数月后疼痛多为双侧呈持续性。夜间腰痛可影响睡眠，严重者可在睡眠中痛醒，需下床活动后方能重新入睡。

（2）脊柱　多数患者随病情进展由腰椎向胸、颈部脊椎发展，则出现相应部位疼痛、活动受限或脊柱畸形。晚期病例常伴严重骨质疏松，易发生骨折。颈椎骨折常可致死。

（3）外周关节　24%～75%的 AS 患者在病初或病程中出现髋关节和外周关节病变，其中膝、踝和肩关节居多，肘及手、足小关节偶有受累。外周关节病变多为非对称性，常只累及少数关节或单关节，下肢大关节的关节炎为本病外周关节炎的特征之一。髋关节、膝关节以及其他关节的关节炎或关节痛多出现在发病早期，较少或几乎不引起关节破坏和残疾。髋关节受累占 38%～66%，表现为局部疼痛、活动受限、屈曲挛缩及关节强直，其中大多数为双侧，而且 94%的髋部症状起于发病后前 5 年内。发病年龄较小及以外周关节起病者易发生髋关节病变。

关节外或关节附近骨压痛可以是本病的早期特点，也可以是部分患者的主要表现。这是由肌腱端炎症所致。常发生肌腱端炎症的部位有胸肋关节、脊柱棘突、肩胛骨、髂骨翼、股骨大转子、坐骨结节、胫骨粗隆或足跟。胸椎受累，包括肋脊、横突关节及胸肋区，胸骨柄胸骨关节的肌腱端炎症可引起胸痛并在咳嗽或打喷嚏时加重，有些患者诉吸气时不能完全扩胸。颈椎发僵、疼痛和棘突压痛常在起病数年后才出现，但部分患者早期就可出现这些症状。跖底筋膜炎、跟腱炎和其他部位的肌腱端病在本病常见。

2. 关节外表现　本病的全身表现轻微，少数重症者有发热、疲倦、消瘦、贫血或其他器官受累。

（1）眼　1/4 的患者在病程中发生眼色素膜炎，单侧或双侧交替，可反复发作甚至可致视力障碍。

（2）神经系统　症状来自压迫性脊神经炎或坐骨神经痛、椎骨骨折或不全脱位以及马尾综合征，后者可引起阳痿、夜间尿失禁、膀胱和直肠感觉迟钝、踝反射消失。

（3）肺　极少数患者出现肺上叶纤维化，有时伴有空洞形成而被误认为结核，也可因并发真菌感染而使病情加剧。

（4）心血管　主动脉瓣闭锁不全及传导障碍见于 3.5%～10%的患者。偶有心包炎及心肌炎。可有胸闷、憋气等症状。

（5）肾　AS 可并发 IgA 肾病和淀粉样变性。

（二）体征

骶髂关节和椎旁肌肉压痛为本病早期的阳性体征。随病情进展可见腰椎前凸变平。脊柱各个方向活动受限，胸廓扩展范围缩小，颈椎后突。以下几种方法可用于检查骶髂关节压痛或脊柱病变进展情况：

1. **枕壁试验**　健康人在立正姿势双足跟紧贴墙根时，后枕部应贴近墙壁而无间隙，而颈强直和（或）胸椎段畸形后凸者该间隙增大至几厘米以上，致使枕部不能贴壁（图7-2）。

2. **胸廓扩展**　在第4肋间隙水平测量深吸气和深呼气时胸廓扩展范围，两者之差的正常值不小于2.5 cm，而有肋骨和脊椎广泛受累者则胸廓扩展减少（图7-3）。

3. **Schober 试验**　于双髂后上棘连线中点上方垂直距离10 cm处作出标记，然后嘱患者弯腰（保持双膝直立位）测量脊柱最大前屈度，正常移动增加距离在5 cm以上，脊柱受累者则增加距离<4 cm（图7-4）。

4. **骨盆按压**　患者侧卧，从另一侧按压骨盆可引起骶髂关节疼痛（图7-5）。

5. **Patrick 试验（下肢"4"字试验）**　患者仰卧，一侧膝屈曲并将足跟放置到对侧伸直的膝上。检查者用一只手下压屈曲的膝（此时髋关节在屈曲、外展和外旋位），并用另一只手压对侧骨盆，可引出对侧骶髂关节疼痛则视为阳性。有膝关节或髋关节病变者也不能完成"4"字试验（图7-6）。

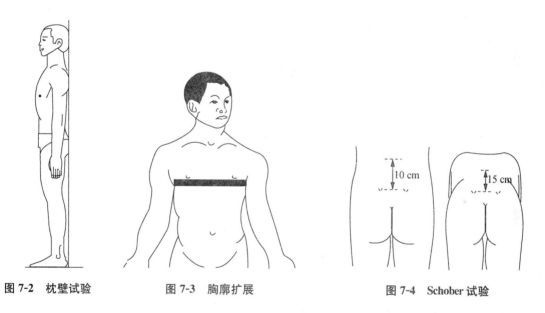

图 7-2　枕壁试验　　　图 7-3　胸廓扩展　　　图 7-4　Schober 试验

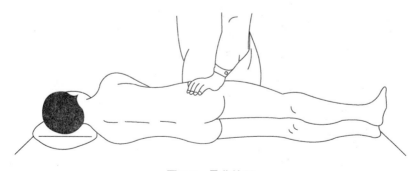

图 7-5　骨盆按压

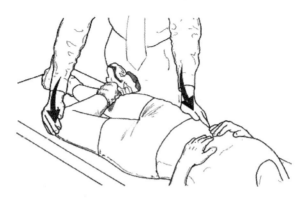

图 7-6　Patrick 试验（下肢"4"字试验）

【实验室和影像学检查】

（一）实验室检查

活动期患者可见红细胞沉降率（ESR）增快，C 反应蛋白（CRP）增高。轻度贫血和免疫球蛋白（尤其是 IgA）轻度升可高。类风湿因子（RF）多为阴性，但 RF 阳性并不排除 AS 的诊断。虽然 AS 患者 HLA-B27 阳性率达 90％ 左右，但无诊断特异性。因为健康人也有阳性。HLA-B27 阴性患者只要临床表现和影像学检查符合诊断标准，也不能排除 AS 可能。

（二）影像学检查

1. X 线片　AS 最早的变化发生在骶髂关节。X 线片显示骶髂关节软骨下骨缘模糊，骨质糜烂，关节间隙模糊，骨密度增高及关节融合。通常按 X 线片骶髂关节炎的病变程度分为 5 级：0 级：正常。Ⅰ级：可疑。Ⅱ级：有轻度骶髂关节炎。Ⅲ级：有中度骶髂关节炎。Ⅳ级：关节融合强直。脊柱的 X 线片表现有椎体骨质疏松和方形变，椎小关节模糊，椎旁韧带钙化以及骨桥形成（图 7-7、图 7-8）。晚期广泛而严重的骨化性骨桥表现称为"竹节样脊柱"（图 7-9）。耻骨联合、坐骨结节和肌腱附着点（如跟骨）的骨质糜烂，伴邻近骨质的反应性硬化及绒毛状改变，可出现新骨形成。传统 X 线平片经济简便，是临床常规的重要的检测手段，但并不能达到协助早期诊断的目的。

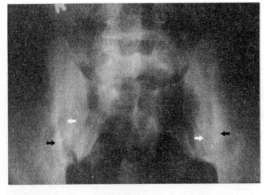

图 7-7　中度骶髂关节炎（AS-Ⅲ级）

骶髂关节下 2/3 关节面明显模糊，髂骨侧关节面明显不规则且见骨侵蚀、硬化和关节间隙变窄

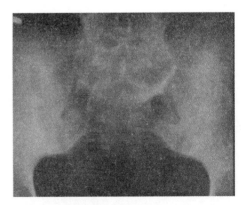

图 7-8　骶髂关节融合强直（AS-Ⅳ级）

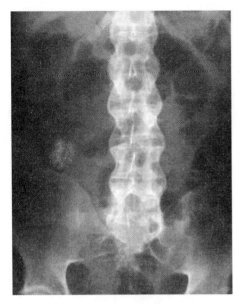

图 7-9　"竹节样脊柱"

2. 骶髂关节 CT 检查　通常采用仰卧位半冠状切面行骶髂关节的 CT 检查，该切面可清晰显示关节软骨面以及韧带附着点。CT 下早期的骶髂关节病变主要发生在骶髂关节前下滑膜部，髂骨侧较为严重，表现为髂骨关节面模糊，局灶性骨质疏松，继而出现微小虫蚀状骨质破坏，皮质白线中断，或增宽、模糊、密度降低，白质下松质骨密度增高，骨小梁结构分辨不清，骶髂关节髂骨面局限性骨质硬化，关节面下骨质小囊状改变，病程进一步发展可见关节间隙改变与关节强直（图 7-10、图 7-11）。而关节间隙狭窄或者假性增宽的出现被认为是诊断骶髂关节炎有意义的病变。脊柱在 CT 下也可呈类似的病变。CT 能够显示常规 X 线平片难以显示的早期关节下骨质侵蚀、硬化情况，以及观察关节间隙的改变，因此 CT 更有利于发现骶髂关节的早期病变，有较好的敏感度和特异度。但受到高辐射量的限制。

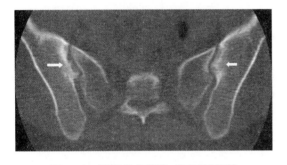

**图 7-10　骶髂关节模糊，可见局限性
硬化、骨侵蚀、囊性变**

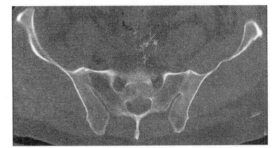

图 7-11　骶髂关节融合强直

3. 磁共振成像（MRI）检查　MRI 是目前唯一可以同时检测包括骶髂关节和脊柱在内的活动性炎症性病变以及结构性病变的影像学检查，并且没有辐射暴露，因此在早期诊断中有重要价值。MRI 下骶髂关节炎（BMO）、骨炎已经被纳入 ASAS 的 SpA 分类标准中重要的诊断指标。MRI 下活动性炎症性病变包括骨髓水肿（BMO）、骨炎、滑囊炎、滑膜炎以及附着点炎；骶髂关节和脊柱的结构性病变包括骨质侵蚀、骨质硬化、脂肪沉积、骨桥形成和关节强直（图 7-12）。

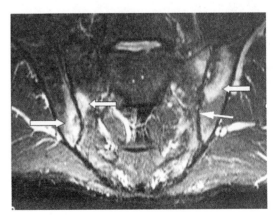

图 7-12　骶髂关节磁共振脂肪抑制图像（冠状位）

粗箭头：软骨下骨髓炎症。细箭头：关节腔

（三）关节活检

单从诊断出发毋需行脊柱病变的活检，但对可疑病例在 CT 导引下进行骶髂关节或外周关节穿刺活检术可能有助于强直性脊柱炎的诊断。

【诊断】

（一）诊断要点

1. 临床诊断线索　对本病诊断的主要线索基于患者的症状、体征、关节外表现和家族史。AS 最常见的和特征性的早期主诉为下腰背晨僵和疼痛。由于腰背痛是普通人群中极为常见的一种症状，但大多数为机械性非炎性背痛，而本病则为炎性疼痛。2009 年国际 AS 评估工作组（ASAS）炎性背痛（IBP）专家推荐诊断炎性背痛标准为：以下 5 项中至少满足 4 项：①发病年龄＜40 岁；②隐匿起病；③症状活动后好转；④休息时加重；⑤夜间痛（起床后好转）。符合上述 5 项指标中的 4 项，诊断 AS 炎性背痛。其敏感性为 79.6%，特异性为 72.4%。

2. 体格检查　骶髂关节和椎旁肌肉压痛。①枕壁试验（＋）；②胸廓扩展范围小于 2.5 cm；③Schober 试验（＋）；④骨盆按压（＋）；⑤Patrick 试验（下肢"4"字试验）（＋）。

3. 影像学检查　X 线变化具有确定诊断意义。对于临床早期或可疑病例，可选择 CT 或 MRI 检查，由于 CT 的辐射较普通 X 线大，应仅作为诊断使用，不应反复检查。

4. 实验室检查　红细胞沉降率（ESR）增快，C 反应蛋白增高。

（二）诊断标准

近年来较多用 1984 年修订的 AS 纽约标准。对一些暂时不符合上述标准者，可参考有关脊柱关节病（SpA）的诊断标准，主要包括 Amor、欧洲脊柱关节病研究组（ESSG）和 2009 年 ASAS 推荐的中轴型 SpA 的分类标准，后两者分述如下。

1. 1984 年修订的 AS 纽约标准　①下腰背痛持续至少 3 个月，疼痛随活动改善，但休息不减轻；②腰椎在前后和侧屈方向活动受限；③胸廓扩展范围小于同年龄和性别的正常值；④双侧骶髂关节炎Ⅱ～Ⅳ级，或单侧骶髂关节炎Ⅲ～Ⅳ级。如患者具备④并分别附加①～③条中的任何 1 条可确诊为 AS。

2. ESSG 诊断标准　炎性脊柱痛或非对称性以下肢关节为主的滑膜炎，并附加以下任何 1 项，即：①阳性家族史；②银屑病；③炎性肠病；④关节炎前 1 个月内的尿道炎、宫颈炎或急性腹泻；⑤双侧臀部交替疼痛；⑥肌腱端病；⑦骶髂关节炎。符合者可列入此类进行诊断和治疗，并随访观察。

3. 2009 年 ASAS 推荐的中轴型 SpA 的分类标准　起病年龄＜45 岁和腰背痛≥3 个月的患者，加上符合下述中 1 种标准：①影像学提示骶髂关节炎加上≥1 个下述的 SpA 特征；②HLA-B27 阳性加上≥2 个下述的其他 SpA 特征。其中影像学提示骶髂关节炎指的是：①MRI 提示骶髂关节活动性（急性）炎症，高度提示与 SpA 相关的骶髂关节炎；②明确的骶髂关节炎影像学改变（根据 1984 年修订的纽约标准）。SpA 特征包括：①炎性背痛；②关节炎；③起止点炎（跟腱）；④眼葡萄膜炎；⑤指（趾）炎；⑥银屑病；⑦克罗恩病，溃疡性结肠炎；⑧对非甾体抗炎药（NSAIDs）反应良好；⑨SpA 家族史；⑩HLA-B27 阳性；⑪CRP 升高。标准敏感性为 82.9%，特异性为 84.4%。新标准在临床研究中能可靠分类患者，利于有慢性腰背疼痛的中轴 SpA 患者的诊断。

【疾病评价】

（一）AS 疾病活动性评价

1. BASDAI　采用 VAS 评分法对以下项目进行评分：①颈部、背部或髋关节的整体疼痛程度；②除颈部、背部或髋关节外，其他关节疼痛或肿胀的整体程度；③身体的触痛或压痛部位的整体不适程度；④起床时腰背部的整体僵硬程度；⑤从起床开始计算，腰背部僵硬的持续时间。每项以完全没有为 0 分，非常严重为 10 分，让患者根据自身情况按 0～10 分评价，最后结果为 5 项得分的平均值。

2. AS 疾病活动度评分（ASDAS）　ASDAS 是 ASAS 最近推荐的复合评分系统，分为含 CRP 与含 ESR 两种。含 CRP 的公式为：$ASDAS=0.121×腰背痛+0.058×晨僵持续时间+0.110×患者总体不适程度+0.073×外周关节疼痛或肿胀程度+0.579×\ln（CRP+1）$。含 ESR 的公式为：$ASDAS=0.079×腰背痛+0.069×晨僵持续时间+0.113×患者总体不适程度+0.086×外周关节疼痛或肿胀程度+0.293×\sqrt{ESR}$。其中腰背痛、患者总体评价、晨僵持续时间、外周关节疼痛或肿胀及疲倦的评分均使用 VAS 法。含 CRP 的 ASDAS 是专家推荐的首选方法，而含 ESR 的 ASDAS 是当 CRP 无法获得时的替代。

（二）强直性脊柱炎功能指数（BASFI）

BASFI 是 Bath AS Function Index 的简写。用来评价 AS 患者的综合功能状况。采用 10 cm VAS 法进行记录，每个问题得 0～10 分，共以下 10 个问题，最高得 100 分，总得分越高，功能越差。在临床试验中，BASFI 可在短期内发生明显的变化，是用来评价药物治疗对患者功能改善程度的敏感指标。①无需借助帮忙而能穿上袜子或紧身衣；②能自己弯腰从地上拾起钢笔；③无需借助帮助而能触及比自己高的地方；④不用手支撑或借助帮助而能从无扶手的椅子上站起来；⑤躺在地板上，无需他人帮助而能站起来；⑥独立站立 10 分钟无不适感；⑦不扶栏杆也不依靠工具而能爬 12～15 级楼梯（每步一梯级）；⑧不转动躯干即能望向检查者的肩部；⑨能进行体能活动，如物理训练、散步或其他体育运动；⑩做家务活或上班，均能完成一整天的活动。

【鉴别诊断】

1. 椎间盘突出　引起腰背痛的常见原因之一。该病限于脊柱，无疲劳感、消瘦、发热等全身表现，多为急性发病，多只限于腰部疼痛。活动后加重，休息缓解；站立时常有侧曲。触诊在脊柱骨突有 1～2 个触痛扳机点。所有实验室检查均正常。它和 AS 的主要区别可通过 CT、MRI 或椎管造影检查得到确诊。腰部 X 线椎间隙狭窄、前窄后宽或前后等宽；椎体缘后上或下角屑样增生或有游离小骨块；CT 可证实。

2. 弥漫性特发性骨肥厚（DISH）综合征　发病多在 50 岁以上男性，也有脊椎痛、僵硬感以及逐渐加重的脊柱运动受限。其临床表现和 X 线所见常与 AS 相似。但是，该病 X 线可见韧带钙化，常累及颈椎和低位胸椎，经常可见连接至少 4 节椎体前外侧的流注形钙化与骨化，而骶髂关节和脊椎骨突关节无侵蚀，晨起僵硬感不加重，ESR 正常及 HLA-B27 阴性。

3. 髂骨致密性骨炎　多见于中、青年女性，尤其是有多次怀孕、分娩史或长期从事站立工作的女性。主要表现为慢性腰骶部疼痛，劳累后加重，有自限性。临床检查除腰部肌肉紧张外无其他异常。诊断主要依靠前后位 X 线片，典型表现为在髂骨沿骶髂关节之中下 2/3 部位有明显的骨硬化区，呈三角形者尖端向上，密度均匀，不侵犯骶髂关节面，无关节狭窄或糜烂，界限清楚，骶骨侧骨质及关节间隙正常。

4. 其他 AS 是 SpA 的原型，在诊断时必须与骶髂关节炎相关的其他 SpA 如银屑病关节炎、肠病性关节炎或赖特综合征等相鉴别。此外，脊柱骨关节炎、RA 和结核累及骶髂关节或脊柱时，需进一步根据相关的其他临床特征加以鉴别。

【治疗目标、方案及原则】

（一）AS 患者治疗目标

①缓解症状和体征：消除或尽可能最大程度地减轻症状，如背痛、晨僵和疲劳。②恢复功能：最大程度地恢复患者身体功能。如脊柱活动度、社会活动能力和工作能力。③防止关节损伤：要防止累及髋、肩、中轴和外周关节的患者的新骨形成、骨质破坏、骨性强直和脊柱变形。④提高患者生活质量：包括社会经济学因素、工作、病退、退休等。⑤防止脊柱疾病的并发症：防止脊柱骨折、屈曲性挛缩，特别是颈椎。

（二）治疗方案及原则

AS 尚无根治方法。但是患者如能及时诊断及合理治疗，可以达到控制症状并改善预后。应通过非药物、药物和手术等综合治疗，缓解疼痛和僵硬，控制或减轻炎症，保持良好的姿势，防止脊柱或关节变形，必要时矫正畸形关节，以达到改善和提高患者生活质量的目的。

（三）非药物治疗

①对患者及其家属进行疾病知识的教育是整个治疗计划中不可缺少的一部分，有助于患者主动参与治疗并与医师合作。长期计划还应包括患者的社会心理和康复的需要。②劝导患者要合理和坚持进行体育锻炼，以取得和维持脊柱关节的最好位置，增强椎旁肌肉和增加肺活量，游泳是很好的有效辅助治疗方法之一。③站立时应尽量保持挺胸、收腹和双眼平视前方的姿势。坐位也应保持胸部直立。应睡硬板床，多取仰卧位，避免促进屈曲畸形的体位。枕头要低，一旦出现上胸或颈椎受累应停用枕头。④对疼痛或炎性关节或软组织给予必要的物理治疗。⑤建议吸烟者戒烟，患者吸烟是功能预后不良危险因素之一。定期测量身高，保持身高记录是防止不易发现的早期脊柱弯曲的一个好措施。减少或避免引起持续性疼痛的体力活动。

（四）药物治疗

1. NSAIDs 是传统的治疗 AS 的主要对症药物之一，这类药通过抑制环氧化酶的活性阻止前列腺素的合成，进而产生抗炎的效应，迅速改善患者腰背部疼痛和晨僵，减轻关节肿胀和疼痛及增加活动范围，对早期或晚期 AS 患者的症状治疗都是首选的。其种类繁多。对 AS 的疗效大致相当。NSAIDs 不良反应中较多见的是胃肠不适，少数可引起溃疡；其他较少见的有心血管疾病如高血压等，可伴头痛、头晕、肝、肾损伤，血细胞减少、水肿及过敏反应等。医师应针对每例患者的具体情况选用一种 NSAIDs 药物。同时使用≥2 种的 NSAIDs 不仅不会增加疗效，反而会增加药物不良反应，甚至带来严重后果。不管使用何种 NSAIDs，不仅为了达到改善症状的目的，同时希望延缓或控制病情进展，通常建议较长时间持续在相应的药物治疗剂量下使用。要评估某个特定 NSAIDs 是否有效，应持续规则使用同样剂量至少 2 周。如 1 种药物治疗 2～4 周疗效不明显，应改用其他不同类别的 NSAIDs。在用药过程中应监测药物不良反应并及时调整。

2. 生物制剂 抗肿瘤坏死因子（TNF）-α 拮抗药包括依那西普（Etanercept）、英利昔单抗（Infliximab）和阿达木单抗（Adalimumab）。其治疗 AS 已经过多项随机双盲安慰剂对照试验评估，总有效率达 50%～75%。应用方法：依那西普的推荐剂量和用法是 25 mg/次，皮下注射，每周2次或50 mg/次，每周1次。英夫利西单抗的推荐剂量为每次5 mg/kg，第0、2、6周各1次，之后每6周1次。阿达木单抗的推荐剂量为40 mg/次，皮下注射，每2周1次。TNF-α拮抗药治疗6～12周有效者建议可继续使用。1种TNF-α拮抗剂疗效不满意或不能耐受的患者可能对另1种制剂有较好的疗效。但其长期疗效及对AS中轴关节X线病变的影响，尚待继续研究。研究提示最初的反应好的患者似乎可持续至少2年疗效。使用TNF-α拮抗药也可以减少葡萄膜炎的复发频率。虽然建议TNF-α拮抗药应用于按照分类标准"诊断明确"的AS患者，有研究提示对于临床缺乏放射学典型改变，符合AS分类标准中"可能"或SpA标准的患者，下列情况下也可选用：已应用NSAIDs治疗，但仍有中重度的活动性脊柱病变；尽管使用NSAIDs和1种其他病情控制药仍有中重度的活动性外周关节炎。TNF-α拮抗药最主要的不良反应为输液反应或注射点反应，从恶心、头痛、瘙痒、眩晕到低血压、呼吸困难、胸痛均可见。其他的不良反应有感染机会增加，包括常见的呼吸道感染和机会感染（如结核），但与安慰剂对比差异无统计学意义。治疗前筛查结核可明显减少TNF-α拮抗药治疗相关的结核发病率，现已成为常规。脱髓鞘病、狼疮样综合征以及充血性心力衰竭的加重也有报道，但发生率很低。用药期间要定期复查血常规、尿常规、肝功能、肾功能等。

3. 柳氮磺吡啶　可改善AS的关节疼痛、肿胀和发僵，并可降低血清IgA水平及其他实验室活动性指标，特别适用于改善AS患者的外周关节炎。至今，本品对AS的中轴关节病变的治疗作用及改善疾病预后的作用均缺乏证据。通常推荐用量为每日2.0 g，分2～3次口服。剂量增至3.0 g/d，疗效虽可增加，但不良反应也明显增多。本品起效较慢，通常在用药后4～6周。为了增加患者的耐受性。一般以0.25 g，每日3次开始，以后每周递增0.25 g。直至1.0 g，每日2次，也可根据病情或患者对治疗的反应调整剂量和疗程，维持1～3年。为了弥补柳氮磺吡啶起效较慢及抗炎作用欠强的缺点，通常选用1种起效快的NSAIDs与其并用。本品的不良反应包括消化系统症状、皮疹、血细胞减少、头痛、头晕以及男性精子减少及形态异常（停药可恢复）。磺胺过敏者禁用。

4. 糖皮质激素　一般不主张口服或静脉全身应用皮质激素治疗AS。因其不良反应大，且不能阻止AS的病程。顽固性肌腱端病和持续性滑膜炎可能对局部皮质激素治疗反应好。眼前色素膜炎可以通过扩瞳和激素点眼得到较好控制。对难治性虹膜炎可能需要全身用激素或免疫抑制剂治疗。对全身用药效果不佳的顽固性外周关节炎积液可行关节腔内注射糖皮质激素治疗，重复注射应间隔3～4周，一般不超过2～3次/年。同样，对顽固性的骶髂关节痛患者，可选择CT引导下的骶髂关节内注射糖皮质激素。类似足跟痛样的肌腱端病也可局部注射糖皮质激素来进行治疗。

5. 其他药物　部分男性难治性AS患者应用沙利度胺（Thalidomide）后，临床症状、ESR及CRP均明显改善。初始剂量50 mg/d，晚上服用，每10～14天递增50 mg，至150～200 mg/d维持，国外有用300 mg/d维持。用量不足则疗效不佳，停药后症状易迅速复发。本品的不良反应有嗜睡、口渴、血细胞下降、肝酶增高、镜下血尿及指端麻刺感等。因此在用药初期应定期查血常规、尿常规和肝功能、肾功能。对长期用药者应定期做神经系统检查，以便及时发现可能出现的外周神经炎。对上述治疗缺乏疗效的患者，AS外周关节受累者可使用甲氨蝶呤和抗风湿植物药等，但它们对中轴关节病变的疗效不确定，还需进一步研究。甲氨蝶呤（methotrexate，MTX）：口服、肌内注射、关节腔内或静脉注射均有效，每周给药1次。常用剂量为7.5～20 mg/周。常见的不良反应有恶心、口腔炎、腹泻、脱发、皮疹及肝损害，少数出现骨髓抑制。偶见肺间质病变。是否引起流产、畸胎和影响生育能力尚无定论。服药期间应适当补充叶酸，定期查血常规和肝功能。抗风湿植物药包括雷公藤多苷、白芍总苷、青藤碱等。

6. 外科治疗 髋关节受累引起的关节间隙狭窄、强直和畸形是本病致残的主要原因。人工全髋关节置换术是最佳选择，置换术后绝大多数患者的关节痛得到控制，部分患者的功能恢复正常或接近正常，置入关节的寿命90％达10年以上。

【疗效评价】

1. 疗效评价核心指标 AS 的疗效评价主要包括物理治疗、DMARD、控制抗风湿治疗和日常的临床记录4个方面。ASAS推荐的 AS 疗效评价核心指标及其相应评价方法如下：①生理功能，采用 BASFI 或 Dougados 功能指数评价；②疼痛，采用 VAS 法评价最近1周有 AS 所致的夜间脊柱疼痛和 AS 所致的疼痛（不论昼夜）；③脊柱活动度，应用胸廓扩展度和改良Schober 试验以及枕壁试验评价；④患者总体评价，使用 VAS 评价最近1周疼痛程度；⑤僵硬，记录过去一周脊柱晨僵时间；⑥外周关节和（或）附着点病，记录44个外周关节的肿胀关节数，以及经验证的附着点指数；⑦急性期反应，以 ESR 为代表；⑧脊柱 X 线片，包括前后位和侧位的腰椎、侧位的颈椎和骨盆片；⑨髋关节 X 线片，包括骶髂关节和髋关节的骨盆片；⑩疲劳，评价参照 BASDAI 关于疲劳部分。对控制病情抗风湿治疗应观察所有10项。对于 DMARD 或物理治疗，应观察前5项。作为临床记录，则应观察前7项。

2. AS 病情改善和部分缓解评价标准 ASAS 20 改善指 BASFI、晨僵、患者整体评估、疼痛中3项至少有20％及10单位的改善，另1项无20％和10单位以上的恶化。ASAS 40 改善指 BASFI、晨僵、患者整体评估、疼痛4项中3项至少有40％及20单位的改善，另1项无任何加重。ASAS 5/6 改善指 BASFI、晨僵、患者整体评估、疼痛、急性时相反应物、脊柱活动度中有5项至少改善20％。ASAS 分缓解指 ASAS20 改善标准4项均在20单位以下。

【病程和预后】

应强调指出的是，本病在临床上表现的轻重程度差异较大，有的患者病情反复，有的长期处于相对稳定状态。仅局部受累的轻度 AS 患者可以保持几乎全部的功能和就业能力。然而，部分患者会发展成严重的骨骼活动受限或危及生命的肌肉骨骼外并发症。疾病活动度通常存在个体差异。症状通常持续几十年。少数可出现疾病活动的"平息（burnout）"期，并随后达到长期缓解。一项由美国、加拿大和欧洲10个国家 AS 患者参与的问卷调查评价了AS 活动性与妊娠的关系，没有发现疾病活动性对生育、妊娠结局或新生儿有不利影响。AS 罹患淋巴瘤的风险似乎没有显著增加。研究证明有多个指标对判断 AS 的预后有参考价值，包括：髋关节炎；腊肠样指或趾；NSAIDs 疗效差；ESR 升高（>30 mm/h）；腰椎活动度受限；寡关节炎和发病年龄<16岁。其他一些因素也可能与 AS 患者预后不良相关，如吸烟、进行性加重的放射学改变、活动性病变（由疾病活动指数评定）、功能障碍（自我报告评估）、受教育程度较低、存在其他与 SpA 相关的疾病（例如银屑病、炎症性肠病）、男性、有葡萄膜炎病史和各种涉及动柔度（能够快速、反复弯曲、扭转和伸展）或身体震动的职业活动（如驾驶卡车或操作重型设备）。另外诊断延迟、治疗不及时和不合理，以及不坚持长期功能锻炼者预后差。应强调应在专科医师指导下长期随诊。

（陈　洁　何成松）

参考文献

1. 中华医学会风湿病学分会. 强直性脊柱炎诊断及治疗指南. 中华风湿病学杂志，2010，14（8）：557-559.

2. 蒋明，余得恩，林孝义，等. 中华风湿病学. 北京：华夏出版社，2004：1010-1025.

3. 吕青，林智明，许漫龙. 强直性脊柱炎和脊柱关节病的诊断参数、诊断和评价方法摘录. 新医学，2011，42（3）：193-195，202.

4. Firestein G S，Budd R C，Kelley W N，et al. Kelley's Textbook of Rheumatology. Washington：Saunders/Elsevier，2008：1039-1054.

5. Sieper J，Rudwaleit M，Baraliakos X，et al. The Assessment of SpondyloArthritis international Society（ASAS）handbook：a guide to assess spondyloarthritis. Annals of the rheumatic diseases，2009，68（Suppl 2）：1-44.

6. Rudwaleit M，Jurik AG，Hermann KGA，et al. Defining active sacroiliitis on magnetic resonance imaging（MRI）for classification of axial spondyloarthritis：a consensual approach by the ASAS/OMERACT MRI group. Annals of the rheumatic diseases，2009，68（10）：1520-1527.

7. Dougados M，Baeten D. Spondyloarthritis. The Lancet，2011，377（9783）：2127-2137.

8. Ambarus C，Yeremenko N，Tak PP，et al. Pathogenesis of spondyloarthritis：autoimmune or autoinflammatory? Current Opinion in Rheumatology，2012，24（4）：351-358.

多发性肌炎和皮肌炎的诊断与治疗

特发性炎性肌病（idiopathic inflammatory myopathies，IIM）是一组以四肢近端肌肉受累为突出表现的异质性疾病。其中以多发性肌炎（polymyositis，PM）和皮肌炎（dermatomyositis，DM）最为常见，两者都是横纹肌非化脓性炎症过程。临床上以对称性肢带肌、颈肌及咽肌无力为特征，常累及多种脏器，亦可伴发肿瘤和其他结缔组织病。我国 PM 和 DM 的发病率尚不十分清楚，国外报告的发病率约为 $0.6/10\,000 \sim 1/10\,000$，女性多于男性，DM 比 PM 更多见。

【病因】

本病的确切病因尚不清楚，一般认为与遗传和病毒感染有关。

（一）遗传因素

多发性肌炎和皮肌炎的发病有明显种族差异。在美国成年人中，日裔美国人发病率最低，非裔美国人发病率最高，黑人与白人的发病比例为 3～4：1。儿童皮肌炎的发病率亚非较欧美高。本病在同卵孪生子和一级亲属中出现也提示它有遗传倾向性。

对 HLA Ⅱ类抗原的研究显示，携带 HLA-DR3 的个体易患多发性肌炎和幼年皮肌炎。在白人中 HLA-DQAI * 0501，在黑人中 HLA-DQAI * 0501 和 HLA-DQAI * 0401 与多发性肌炎相关。在包涵体肌炎患者中，HLA-DR1 的检出率比对照组高 3 倍。HLA 与炎性肌病的自身抗体关联更为紧密。有抗 Jo-1 抗体的患者的 HLA-DRw52 检出率明显增高，几乎所有抗 PM-Scl 抗体阳性的患者都携带 HLA-DR3 或 HLA-DRw52 抗原。

(二) 感染因素

不同亚型的炎性肌病发病季节不同（前半年抗合成酶综合征，后半年具有抗 SRP 抗体的亚型发病），间接提示病毒感染可能在发病中起作用。某些微小核糖核酸病毒可作为氨酰基-tRNA 合成酶的底物，并且可和相应氨基酸结合。进一步研究发现，在大肠杆菌组氨酰基-tRNA 合成酶活性部位附近、肌肉蛋白和脑心肌炎病毒（encephalomy-ocarditis virus）的衣壳之间，存在着类似的氨基酸序列。尽管人和大肠杆菌的组氨酰基-tRNA 合成酶之间没有相似之处，但起初针对病毒或病毒-酶复合物的抗体可与人的类似部位起反应，通过分子模拟产生自身抗体。还有一些证据支持病毒引起特发性肌炎这一假说，某些病毒，如柯萨奇病毒 A9，可从肌肉培养中获得，能够引起肌炎；在某些幼年皮肌炎患者的血清中，抗柯萨奇病毒抗体滴度增高；在包涵体肌炎患者的肌肉中可检出腮腺病毒抗原；在多发性肌炎、皮肌炎患者的肌肉中可检出肠病毒基因组。动物模型为特发性肌炎的病毒致病学说提供了有力的证据，给新生 Swiss 小鼠注射柯萨奇病毒 B_1 或给成年 BALB/c 小鼠注射脑心肌炎病毒 221A，小鼠会产生一种慢性肌炎，在组织中已经测不出病毒后，这种肌炎仍存在很长时间。

【发病机制】

用免疫技术对肌活检标本进行检查，结果显示细胞免疫和体液免疫在肌肉的破坏中起着重要作用。以皮肌炎为一方，以多发性肌炎和包涵体肌炎为另一方，两者的免疫病理不同，提示两者可能是不同病因引起的不同疾病。

多发性肌炎和包涵体肌炎可能由细胞介导的抗原特异性细胞毒所致。免疫病理检查可见到 CD8 单个核细胞包围和侵入肌肉纤维，其中大部分为细胞毒性 T 细胞，它与抑制性 T 细胞的比例为 3:1。肌肉中所有淋巴细胞的三分之一携带有活化标志的 HLA-DR，侵入肌肉纤维的淋巴细胞携带 HLA-DR 的比例更高，达二分之一。B 细胞和自然杀伤细胞在多发性肌炎和包涵体肌炎的发病中似乎并不重要。

在多发性肌炎和包涵体肌炎中，肌纤维表达细胞间黏附分子-1（intercellular adhesion-molecule-1，ICAM-1），而 $CD8^+$ T 淋巴细胞表达相应的淋巴功能性抗原-1（lymphocyte function antigen-1，LFA-1）。此外，肌纤维 HLA I 类抗原的表达也上调。这就为细胞毒性 T 细胞攻击肌细胞提供了必要的条件。

肌肉中的淋巴细胞表达 CD45 RO，说明它们已经过抗原预处理（antigen-primed）。浸润和侵入肌肉的淋巴细胞有 αβT 细胞受体利用的限制，提示这些细胞亚群被某种未知抗原驱动而扩增。大约 10% 的浸润淋巴细胞携带 Ki-67 核抗原，提示一部分淋巴细胞是在原位增殖的。

在电子显微镜下可见到 $CD8^+$ T 淋巴细胞黏附在肌纤维上，伸出触突穿过外表正常的肌内膜（endomysium），提示这些细胞黏附在肌肉膜（sarcolemma）的特殊抗原上。

引起肌细胞死亡的原因不明，可能是细胞凋亡或渗透性溶解（osmotic lysis）。发现 $CD8^+$ T 淋巴细胞内有穿孔素和颗粒酶而且这些颗粒偏向与肌细胞接触的一边。此外，T 细胞上有 Fas 配体，肌纤维上表达 Fas 抗原，具备细胞凋亡的必备条件。但细胞膜上未发现穿孔素引起的孔样结构，也没有找到细胞凋亡的证据。

与上述相反，体液免疫似乎在皮肌炎的发病中起更大的作用。细胞浸润主要在血管周围，浸润细胞为 B 细胞和 $CD4^+$ T 细胞，$CD8^+$ T 细胞、活化 T 细胞和穿孔素颗粒少见。肌细胞表面表达 HLA II 类抗原。

这些发现提示在皮肌炎中，抗原所驱动 CD4$^+$ T 细胞辅助 B 细胞产生抗体，抗体在补体的参与下损伤微血管。在皮肌炎中，可能首先出现毛细血管损伤，继而导致肌束膜萎缩。血管的细胞间黏附分子-1 和血管黏附分子-1 表达上调，炎性细胞浸润，有免疫球蛋白和膜攻击复合体（C5～C9）的沉着。

在炎性肌病中，肌无力是肌坏死、肌纤维化的结果，但在一些患者中，组织检查未发现炎性细胞浸润或肌肉坏死，也有肌无力，提示肌肉收缩或细胞膜缺陷可能是肌无力的原因之一。肌肉收缩和细胞膜完整性的维持都是依赖能量的过程，能量代谢紊乱可能会引起肌无力。用核磁波谱分析法（magnetic resonance spectroscopy）研究显示，与正常对照相比，炎性肌病患者的 ATP 耗竭得快，恢复得慢，有效治疗后这些参数可以改善，这些研究结果为上述假说提供了有利的证据。

【临床表现】

PM 主要见于成人，儿童罕见。DM 可见于成人和儿童。PM/DM 常呈亚急性起病。在数周至数月内出现对称性的四肢近端肌肉无力，仅少数患者（特别是 DM）可急性起病。PM/DM 常伴有全身性的表现，如乏力、厌食、体重下降和发热等。

（一）骨骼肌受累的表现

对称性四肢近端肌无力是 PM 或 DM 的特征性表现，肌无力程度的判断有 5 级。0 级：完全瘫痪。1 级：肌肉能轻微收缩不能产生动作。2 级：肢体能做平面移动，但不能抬起。3 级：肢体能抬离床面（抗地心吸引力）。4 级：能抗阻力。5 级：正常肌力。约 50% 的患者可同时伴有肌痛或肌压痛。上肢近端肌肉受累时，可出现抬臂困难，不能梳头和穿衣。下肢近端肌受累时，常表现为上楼梯和上台阶困难，蹲下或从座椅上站起困难。PM 或 DM 患者远端肌无力不常见。但在整个病程中患者可有不同程度的远端肌无力表现。随着病程的延长，可出现肌萎缩。约一半的患者有颈屈肌无力，表现为平卧时抬头困难，头常后仰。眼轮匝肌和面肌受累罕见，这有助于与重症肌无力鉴别。

（二）皮肤受累的表现

DM 除了肌肉受累外，还有特征性的皮肤受累表现。皮肤病变可出现在肌肉受累之前，也可与肌炎同时或在肌炎之后出现。DM 常见的皮肤病变包括：①眶周皮疹（heliotrope rash）：这是 DM 特征性的皮肤损害。发生率约为 60%～80%。表现为上眼睑或眶周的水肿性紫红色皮疹，可为一侧或双侧，光照加重。这种皮疹还可出现在两颊部、鼻梁、颈部、前胸 V 形区和肩背部（称为披肩征）。②Gottron 征：出现在关节的伸面，特别是掌指关节、指间关节或肘关节伸面的红色或紫红色斑丘疹，边缘不整或融合成片，常伴有皮肤萎缩、毛细血管扩张和色素沉着或减退，偶有皮肤破溃，发生率约 80%，此类皮损亦可出现在膝关节伸面及内踝等处，表面常覆有鳞屑或有局部水肿：这是 DM 另一特征性的皮肤损害。③甲周病变：甲根皱襞处可见毛细血管扩张性红斑或瘀点，甲皱及甲床有不规则增厚，局部出现色素沉着或色素脱失。④"技工手"：在手指的掌面和侧面皮肤过多角化、裂纹及粗糙，类似于长期从事手工作业的技术工人手，故名"技工手"。还可出现足跟部的皮肤表皮增厚，粗糙和过度角化，此类患者常常血清抗 Mi-2 抗体阳性。⑤其他皮肤、黏膜改变：皮肤血管炎和脂膜炎也是 DM 较常见的皮肤损害；另外还可有手指的雷诺现象、手指溃疡及口腔黏膜红斑。部分患者还可出现肌肉硬结、皮下小结或皮下钙化等改变。

（三）皮肤和骨骼肌外受累的表现

1. 肺部受累　间质性肺炎、肺纤维化、胸膜炎是 PM 或 DM 最常见的肺部表现，可在病程中的任何时候出现。表现为胸闷、气短、咳嗽、咯痰、呼吸困难和发绀等。少数患者有少量胸腔积液,大量胸腔积液少见,喉部肌肉无力可造成发音困难和声嘶等。膈肌受累时可表现为呼吸表浅、呼吸困难或引起急性呼吸功能不全。肺部受累是影响 PM 或 DM 预后的重要因素之一。

2. 消化道受累　PM 或 DM 累及咽、食管上端横纹肌较常见,表现为吞咽困难,饮水发生呛咳、液体从鼻孔流出。食管下段和小肠蠕动减弱与扩张可引起反酸、食管炎、咽下困难、上腹胀痛和吸收障碍等,这些症状同硬皮病的消化道受累相似。

3. 心脏受累　PM 或 DM 心脏受累的发生率为 6%～75%,但有明显临床症状者较少见,最常见的表现是心律不齐和传导阻滞。较少见的严重表现是充血性心力衰竭和心包填塞,这也是患者死亡的重要原因之一。

4. 肾受累　少数 PM 或 DM 可有肾受累的表现,如蛋白尿、血尿、管型尿。罕见的暴发型 PM 可表现为横纹肌溶解、肌红蛋白尿及肾功能衰竭。

5. 关节表现　部分 PM 或 DM 可出现关节痛或关节炎表现,通常见于疾病的早期,可表现为 RA 样关节症状,但一般较轻,重叠综合征者关节症状较多见。儿童 DM 关节症状也相对较多见。

【辅助检查】

(一) 一般检查

患者可有轻度贫血、白细胞增多,约 50% 的 PM 患者红细胞沉降率(ESR)和 C 反应蛋白可以正常,只有 20% 的 PM 患者活动期 ESR>50 mm/h。因此,ESR 和 C 反应蛋白的水平与 PM/DM 疾病的活动程度并不平行。血清免疫球蛋白、免疫复合物以及 α_2 和 γ-球蛋白可增高。补体 C3、C4 可减少。急性肌炎患者血中肌红蛋白含量增加,血清肌红蛋白含量的高低可估测疾病的急性活动程度。加重时增高,缓解时下降。当有急性广泛的肌肉损害时,患者可出现肌红蛋白尿。还可出现血尿、蛋白尿、管型尿,提示有肾脏损害。

(二) 肌酶谱检查

PM 或 DM 患者急性期血清肌酶明显增高如肌酸磷酸激酶(CK)、醛缩酶、天门冬氨酸氨基转移酶(AST)、丙氨酸氨基转氨酶(ALT)及乳酸脱氢酶(LDH)等,其中临床最常用的是 CK,它的改变对肌炎最为敏感,升高的程度与肌肉损伤的程度平行。PM、DM 血清 CK 值可高达正常上限的 50 倍,但很少超过正常上限的 100 倍。肌酶改变先于肌力和肌电图的改变,肌力常滞后于肌酶改变 3～10 周,相反,在疾病好转时,CK 降至正常或接近正常几周后才出现肌力改善。少数患者可先有 AST,ALT 升高,以后才出现 CK 升高。少数患者在肌力完全恢复正常时 CK 仍然升高,这可能与病变引起的肌细胞膜"漏"有关。相反,少数患者活动期 CK 水平可以正常,这种情况 DM 比 PM 更常见。CK 正常的 PM 或 DM 患者应做仔细的鉴别诊断,一般而言肌炎活动期,特别是 PM 患者其 CK 水平总是升高的,否则诊断的准确性值得怀疑。

(三) 自身抗体

1. 肌炎特异性抗体　PM、DM 的抗体可分为肌炎特异性自身抗体(myositis-specific autoantibodies,MSAs)和肌炎相关性抗体 2 大类。MSAs 主要包括抗氨基酰 tRNA 合成酶(aminoacyl-tRNA synthetase,ARS)抗体、抗信号识别颗粒(signal recognition particle,SRP)抗体和抗 Mi-2 抗体 3 大类。目前发现的抗 ARS 抗体有针对组氨酸(Jo-1)、苏氨酸、丙氨酸、氨基乙酰等氨酰基合成酶的抗体 10 余种,其中抗 Jo-1 抗体最常见也最具临床意义。抗 Jo-1 抗体在 PM、DM 中阳性率为 $10\%\sim30\%$。抗 ARS 抗体阳性的患者常有发热、肺间质病变、关节炎、雷诺现象和"技工手"等临床表现而被称为"抗合成酶综合征（anti-synthetase syndrome，ASS）"。但部分 ASS 并不会出现上述所有症状，也有的 ASS 可以无肌炎的表现。

抗 SRP 抗体主要见于 PM，阳性率约为 $4\%\sim5\%$。以往认为抗 SRP 抗体阳性者常在秋冬季发病。表现为急性发作的严重肌炎，且常伴有心脏受累，无肺间质病变和关节炎，对激素及免疫抑制剂治疗反应差，预后较差。但最近不少研究证明抗 SRP 阳性的患者发病并无明显季节性，心脏受累也不明显，临床表现呈异质性。可有肺间质病变，也可见于 DM 患者，预后及生存率与抗 SRP 阴性患者相比也无明显差别（甚至好于阴性患者）。因此抗 SRP 阳性患者确切的临床特点及预后尚需要更大样本的观察分析。但抗 SRP 阳性患者的病理特点常较一致，表现为明显的肌纤维坏死。但常无炎性细胞的浸润。肌细胞表达主要组织相容性复合物（MHC）I 分子也不明显，这种表现非常类似免疫介导的坏死性肌炎。抗 SRP 还可偶见于非 IIM 的萎缩性肌病患者。

抗 Mi-2 抗体在 PM、DM 患者中的阳性率约 $4\%\sim20\%$。多见于 DM，而 PM 中较少见，故有人认为这是 DM 的特异性抗体，与 DM 患者的皮疹有关。

2. 肌炎相关性抗体　PM、DM 还存在一些非特异性的肌炎相关抗体。约 $60\%\sim80\%$ 的患者可出现抗核抗体（ANA）。约 20% 的患者类风湿因子（RF）可阳性，但滴度较低。另外部分患者血清中还可检测出针对肌红蛋白、肌球蛋白、肌钙蛋白或原肌球蛋白等抗原的非特异性抗体。抗 Scl-70 抗体常出现在伴发系统性硬化病（SSc）的 DM 患者中；抗 SSA 抗体和抗 SSB 抗体见于伴发干燥综合征（SS）或系统性红斑狼疮（SLE）的患者中；抗 PM-Scl 抗体见于 10% 的肌炎患者，其中一半合并有硬皮病。另外，约 1/3 的患者可出现抗 Ku 抗体。

（四）肌电图

肌电图检查对 PM 和 DM 而言是一项敏感但非特异性的指标。90% 的活动性患者可出现肌电图异常，约 50% 的患者可表现为典型三联征改变：①时限短的小型多相运动电位。②纤颤电位，正弦波，多见于急性进展期或活动期，经过激素治疗后这种自发电位常消失；③插入性激惹和异常的高频放电，这可能为肌纤维膜的弥漫性损害所致。另有 $10\%\sim15\%$ 的患者肌电图检查可无明显异常，少数患者即使有广泛的肌无力，而肌电图检查也只提示有脊柱旁肌肉的异常。另外，晚期患者可出现神经源性损害的表现，呈神经源性和肌源性损害混合相表现。

（五）肌肉病理

1. PM 的病理学特征　肌活检病理是 PM、DM 诊断和鉴别诊断的重要依据。PM 肌活检标本的普通苏木素-伊红（HE）染色常表现为肌纤维大小不一、变性、坏死和再生，以及炎性细胞的浸润。这种表现并不具有特异性，可见于各种原因引起的肌肉病变。不能用之将 PM 与其他肌病相鉴别，免疫组织化学检测可见肌细胞表达 MHC I 分子，浸润的炎性细胞主要为 $CD8^+$ T 细胞，呈多灶状分布在肌纤维周围及肌纤维内，这是 PM 较特征性的表现，也是诊断 PM 最重要的病理标准。因为可以用它区分药物性、代谢性等非特发性炎性肌病。这些非特发性炎性肌病主要表现为巨噬细胞而非 $CD8^+$ T 细胞的浸润，且肌细胞不表达 MHC I 分子。

2. DM 的病理学特征　DM 的肌肉病理特点是炎症分布位于血管周围或在束间隔及其周围，而不在肌束内。浸润的炎性细胞以 B 细胞和 $CD4^+$ T 细胞为主。与 PM 有明显的不同。

但肌纤维表达 MHCⅠ分子也明显上调。肌内毛细血管密度减低但剩余的毛细血管管腔明显扩张。肌纤维损伤和坏死通常涉及部分肌束或束周而导致束周萎缩。束周萎缩是 DM 的特征性表现，有学者认为如果肌活检见有束周萎缩的表现，即使未见明显的炎症表现也可诊断 DM。

【诊断】

（一）Bohan 和 Peter 建议的 PD、DM 诊断标准

1. 诊断标准　目前临床上大多数医生对 PM 或 DM 的诊断仍然采用 1975 年 Bohan 和 Peter 建议的诊断标准（简称 B/P 标准），具体内容见表 7-7。

表 7-7　Bohan 和 Peter 建议的 PM、DM 诊断标准

1. 对称性近端肌无力表现：肩胛带肌和颈前伸肌对对称无力，持续数周至数月。伴或不伴食管或呼吸道肌肉受累
2. 肌肉活检异常：肌纤维变性、坏死，细胞吞噬、再生，嗜碱变性，核膜变大，核仁明显，筋膜周围结构萎缩，纤维大小不一，伴炎性渗出
3. 血清肌酶升高：血清肌酶升高，如 CK、醛缩酶、ALT、AST 和 LDH
4. 肌电图示肌源性损害：肌电图有三联征改变：即时限短、小型的多相运动电位；纤颤电位，正弦波，插入性激惹和异常的高频放电
5. 典型的皮肤损害：①眶周皮疹：眼睑呈淡紫色，眶周水肿；②Gottron 征：掌指及近端指间关节背面的红斑性鳞屑疹；③膝、肘、踝关节、面部、颈部和上半身出现的红斑性皮疹

2. 判定标准　确诊 PM 应符合 1～4 条中的任何 3 条标准；可疑 PM 符合 1～4 条中的任何 2 条标准。确诊 DM 应符合第 5 条加 1～4 条中的任何 3 条；拟诊 DM 应符合第 5 条及 1～4 条中的任何 2 条；可疑 DM 应符合第 5 条及 1～4 条中的任何 1 条标准。

（二）ENMC 的分类诊断标准

Bohan 和 Peter 标准会导致对 PM 的过度诊断，它不能将 PM 与包涵体肌炎（IBM）等其他炎性肌病相鉴别。因此欧洲神经肌肉疾病中心和美国肌肉研究协作组（ENMC）在 2004 年提出了另一种 IIM 分类诊断标准。该标准与 Bohan 和 Peter 标准最大的不同是：①将 IIM 分为 5 类：PM、DM、包涵体肌炎（IBM）、非特异性肌炎（non-specificity myositis，NSM）和免疫介导的坏死性肌炎（immune-mediated necrotizing myopathy，IMNM），其中 NSM 和 IMNM 是首次被明确定义。②对无肌病性皮肌炎（amyopathic dermatomyositis，ADM）提出了较明确的诊断标准。但应注意的是 ADM 并不是固定不变的。部分患者经过一段时间可发展成典型的 DM。另外，AMD 可出现严重的肺间质病变及食管病变，也可伴发肿瘤性疾病。

1. 诊断要求

（1）临床标准

1）包含标准　①常＞18 岁发作，非特异性肌炎及 DM 可在儿童期发作。②亚急性或隐匿性发作。③肌无力：对称性近端＞远端，颈屈肌＞颈伸肌。④DM 典型的皮疹：眶周水肿性紫色皮疹；Gottron 征，颈部 V 型征，披肩征。

2）排除标准　①IBM 的临床表现：非对称性肌无力。腕、手屈肌与三角肌同样无力或更差，伸膝和（或）踝背屈与屈髋同样无力或更差。②眼肌无力，特发性发音困难，颈伸＞颈屈无力。③药物中毒性肌病，内分泌疾病（甲状腺功能亢进症、甲状旁腺功能亢进症、甲

状腺功能减退症），淀粉样变．家族性肌营养不良病或近端运动神经病。

（2）血清 CK 水平升高。

（3）其他实验室标准

1）肌电图检查　①包含标准：a. 纤颤电位的插入性和自发性活动增加，正相波或复合的重复放电；b. 形态测定分析显示存在短时限，小幅多相性运动单位动作电位（MUAPs）。②排除标准：a. 肌强直性放电提示近端肌强直性营养不良或其他传导通道性病变；b. 形态分析显示为长时限，大幅多相性 MuAPs；c. 用力收缩所募集的 MUAP 类型减少。

2）磁共振成像（MRI）　STIR 显示肌组织内弥漫或片状信号增强（水肿）。

3）肌炎特异性抗体。

（4）肌活检标准　①炎性细胞（T 细胞）包绕和浸润至非坏死肌内膜。②CD8$^+$ T 细胞包绕非坏死肌内膜但浸润至非坏死肌内膜不确定，或明显的 MHC-Ⅰ分子表达。③束周萎缩。④小血管膜攻击复合物（MAC）沉积。或毛细血管密度降低，或光镜见内皮细胞中有管状包涵体，或束周纤维 MHC-I 表达。⑤血管周围，肌束膜有炎性细胞浸润。⑥肌内膜散在的 CD8$^+$ T 细胞浸润，但是否包绕或浸润至肌纤维不肯定。⑦大量的肌纤维坏死为突出表现，炎性细胞不明显或只有少量散布在血管周，肌束膜浸润不明显。⑧MAC 沉积于小血管或 EM 见烟斗柄状毛细管，但内皮细胞中是否有管状包涵体不确定。⑨可能是 IBM 表现：镶边空泡，碎片性红纤维，细胞色素过氧化物酶染色阴性。⑩MAC 沉积于非坏死肌纤维内膜，及其他提示免疫病理有关的肌营养不良。

2. 诊断标准

（1）多发性肌炎（PM）

1）确诊 PM　①符合所有临床标准，除外皮疹。②血清 CK 升高。③肌活检包括 A，除外 C、D、H、I。

2）拟诊 PM　①符合所有临床标准，除外皮疹。②血清 CK 升高。③其他实验室标准中的 1/3 条。④肌活检标准包括 B，除外 C、D、H、I。

（2）皮肌炎（DM）

1）确诊 DM　①符合所有临床标准。②肌活检包括 C。

2）拟诊 DM　①符合所有临床标准。②肌活检标准包括 D、E 或 CK 升高，或其他实验室指标的 1/3 条。

（3）无肌病性皮肌炎　①DM 典型的皮疹：眶周皮疹或水肿，Gottron 征，V 型征，披肩征。②皮肤活检证明毛细血管密度降低，沿真皮、表皮交界处 MAC 沉积，MAC 周伴大量角化细胞。③没有客观的肌无力。④CK 正常。⑤EMG 正常。⑥如果做肌活检。无典型的 DM 表现。

（4）可疑无皮炎性皮肌炎（possible DM sine dermatitis）　①符合所有临床标准，除外皮疹。②血清 CK 升高。③其他实验室指标的 1/3 条。④肌活检标准中符合 C 或 D。

（5）非特异性肌炎　①符合所有临床标准，除外皮疹。②血清 CK 升高。③其他实验室指标的 1/3 条。④肌活检包括 E 或 F，并除外所有其他表现。

（6）免疫介导的坏死性肌病　①符合所有临床标准，除外皮疹。②血清 CK 升高。③其他实验室指标的 1/3 条。④肌活检标准包括 G，除外所有其他表现。

【鉴别诊断】

多种疾病可引起皮肤及肌肉病变。如果有典型的皮疹和肌无力的表现，DM 一般不难诊断。临床上最容易误诊的是 PM，它需要与多种类型的肌病作鉴别。PM 应鉴别的肌病类型主要包括：

1. 运动创伤性肌病 急性的高强度的运动锻炼可引起肌肉损伤，临床上表现为急性发作的肌痛、肌无力和血清 CK 的升高，肌活检病理可见到肌纤维的变性、坏死以及炎性细胞的浸润，但免疫组织化学检查无 PM 特征性的免疫病理改变。因此详细的病史调查及肌肉免疫组化病理检查是鉴别运动创伤性肌病还是 PM 的重要依据。

2. 感染相关性肌病 多种病毒，真菌，细菌及寄生虫感染均可诱发肌病的发生，其中以病毒感染最常见，主要包括人免疫缺陷病毒（human immunodeficiency virus，HIV）、人 T 淋巴细胞病毒、腺病毒、柯萨奇病毒、巨细胞病毒、EB 病毒、乙型肝炎病毒、流感病毒、腮腺炎病毒、风疹病毒和带状疱疹病毒等。约 30% 的 HIV 感染者可发生 HIV 相关性肌病，而且少数以肌病为首发表现，容易误诊为 PM，因此拟诊 PM、DM 的患者，均应检测血清 HIV 抗体。HIV 肌病可表现出与 PM 十分相似的临床症状；肌电图检查可为肌原性损害；患者病变的肌组织中一般不能检测到 HIV 病毒的存在，肌活检常表现为肌细胞的变性和坏死，以及炎性细胞的浸润；免疫组化染色可见大量的 $CD8^+$ T 细胞浸润，但 $CD4^+$ T 细胞浸润很少见，同时肌细胞表达 MHC I 分子也明显上调，这些表现与 PM 的病理改变十分相似，但 HIV 肌病可见有大量的巨噬细胞的浸润，这与 PM 不同，PM 中巨噬细胞的浸润并不明显。另有部分 HIV 肌病患者肌活检并无明显的肌细胞的变性和坏死，炎性浸润也不明显，但可见到类似线粒体肌病中的特征性的碎片性红纤维（ragged red fibers，RRF）。

3. IBM 临床上最易被误诊为 PM 的肌病是 IBM。但在病理学上 IBM 除了与 PM 有类似的表现以外，在肌细胞胞浆和（或）核内还可见到包涵体，这是本病的特征性改变。光镜下，在肌纤维内可见刚果红染色阳性的淀粉样镶边小泡（rimmed vacuoles）。免疫组化染色在有小泡的肌纤维内可见 β-淀粉样蛋白等沉积。电镜显示在肌细胞胞浆或胞核内有 15～18nm 的管状或丝状包涵体，这是确诊 IBM 的主要依据。IBM 多见于老年人，是年龄＞50 岁患者最常见的肌病，男性多见。隐袭起病，进展缓慢，病程＞6 个月，常同时累及四肢的近端和远端肌肉，且具备以下特点：①手指屈肌无力、萎缩；②腕屈肌无力比腕伸肌无力更明显；③股四头肌萎缩无力明显；④血清 CK 只有轻度升高，一般在正常上限的 5 倍左右，很少超过正常上限的 10 倍。IBM 被认为是最难治疗的一类肌病，激素及免疫抑制剂治疗常无效。

4. 离子代谢紊乱相关性肌病 多种离子代谢紊乱均可诱发肌病，临床上最常见的是低钾性肌病，可表现为明显的肌无力，下肢更为多见，同时血清 CK 可明显增高。低钾纠正后 CK 可快速恢复正常，但肌力恢复相对滞后。因此临床上所有拟诊 PM、DM 的患者均应检测血清离子的浓度。

5. 甲状腺相关性肌病 约 10%～32% 的 PM 患者可合并甲状腺病变，病变的类型主要包括：①甲状腺功能减退症（简称甲减）；②甲状腺功能亢进症（简称甲亢）；③甲状旁腺功能亢进症三种类型，其中最常见的是合并甲减，因此临床上拟诊 PM 的患者还应同时检查甲状腺功能。甲减本身可出现甲减性肌病，表现为肌肉无力，以近端肌无力明显，伴有肌肉疼痛、痉挛和肌酶的升高，肌肉的表现可以是甲减患者的主要临床症状之一。甲减患者即使骨骼肌的症状不严重也会出现 CK 升高（两者不平行），其升高的程度大多在 5000U/L 以下。甲减性肌病与 PM 在临床上不易区别，甲减性肌病的肌电图可呈肌源性损害；肌肉活检也可见肌纤维的变性、萎缩和坏死以及炎性细胞的浸润。即使用甲状腺素替代治疗后，临床症状与肌酶指标均已恢复正常，但肌活检的异常仍可以持续较长时间。但单纯的甲减性肌病在免疫病理学上无 PM 的特征性表现，可以依此鉴别。

6. **药物性肌病**　多种药物可引起肌痛肌无力的表现，常见的药物包括：他汀类降脂药、秋水仙碱、青霉胺、胺碘酮、阿司匹林、西咪替丁、雷尼替丁、环孢素、达那唑、依那普利、羟氯喹、酮康唑、青霉素和利福平等。随着近年来降脂药应用的增多，他汀类药物相关的肌病发生率明显增加，应当引起足够的重视。

7. **激素性肌病**　PM、DM 长期使用激素可引起激素性肌病，常呈隐匿性发病，主要表现为下肢的肌无力加重，但血清 CK 正常或与以前比无明显变化。在 PM、DM 的治疗过程中，有时很难区别肌无力加重是激素诱导性肌病还是疾病活动或其他系统性疾病所致。分析患者近 1~2 个月的情况可能提供一定的帮助，如患者近 1~2 个月内 CK 增加，但无新的明显的激素不良反应出现，以及无新的其他系统病变或感染发生，此时肌无力加重很可能是疾病活动所致而需要加大激素的剂量或出现了激素抵抗。少数患者如果疾病加重，其颈屈肌无力加重，而激素诱导型肌病一般无此表现。肌电图显示自发性活动增加也提示疾病的活动。激素性肌病主要见于大剂量长期使用激素的患者，有报道约 10% 的使用地塞米松的患者在第 9~12 周间可出现激素肌病。肌活检普通 HE 染色对鉴别激素性肌病价值不大，激素性肌病也可出现类似 PM 的改变。但油红 O 染色和 ATP 酶染色可以提供有价值的依据：主要表现为Ⅰ型肌纤维内见脂肪小滴聚集及Ⅱ型肌纤维的萎缩。需要注意的是激素性肌病并不常见。如果临床上不能肯定是肌病复发还是出现激素性肌病，可通过增加或减少激素的治疗剂量治疗 2~8 周，观察临床表现及血清学的变化再作判定，如果是激素性肌病，激素减量后肌力应有改善。

8. **肌营养不良症（muscular dystrophy）**　肌营养不良症是一组原发于肌肉的遗传性疾病。主要临床特征为缓慢进行的对称性骨骼肌肉无力和萎缩。根据遗传方式、发病年龄、萎缩肌肉的分布可主要分为下述三种。①Duchenne 肌营养不良症（duchenne muscular dystrophy）：是一种 X 性连隐性遗传病，患者多为男孩，女孩罕见。幼时即患病，3~5 岁出现明显肌无力，一般在 15 岁以前丧失独立行走能力，多数在 25~30 岁以前死于呼吸道感染、心力衰竭或消耗性疾病。②Becker 肌营养不良症（Becker muscular dystrophy）：也是 X 性连隐性遗传，抗肌萎缩蛋白（dystrophin）基因突变所引起，但影响较轻，也称良性假肥大性肌营养不良症（benign form of pseudohypertrophic muscular dystrophy）。多在 5~15 岁发病，25~30 岁左右不能行走，50~60 岁死亡。③肢带型肌营养不良症（limb-girdle dystrophy）较复杂，常为非单一疾病，有的呈常染色体隐性遗传，两性均可患病。发病年龄为 10~40 岁，平均发病 20 年后丧失活动能力。辅助检查显示肌酸激酶升高；肌电图为肌原性损害；光学显微镜下肌肉呈灶性坏死、肌纤维粗细不均、肌膜核内移、纤维内横纹消失、空泡形成或有淀粉颗粒沉积，肌细胞间质内大量脂肪和结缔组织增生。电镜下可见肌细胞膜锯齿状变，线粒体肿胀、变性，肌质网内有散在淀粉颗粒。假肥大型肌营养不良的肌活检标本用免疫组化染色可见抗肌萎缩蛋白大量缺失，对诊断有决定性意义。

9. **嗜酸性粒细胞增多性肌炎**　常呈亚急性发病，可有近端肌无力和肌痛，血清 CK 水平升高，肌电图呈肌原性损害，组织病理学除有肌肉炎性改变外，嗜酸性粒细胞浸润是其特点。该病可有几种不同的亚型：①肌痛综合征（嗜酸性粒细胞增多）；②嗜酸性筋膜炎；③复发性嗜酸性粒细胞增多性肌炎。

10. **恶性肿瘤相关性肌病**　老年 DM 患者，伴发恶性肿瘤的危险性明显增加，以卵巢癌和胃癌最常见，其他肿瘤亦可出现，如肺癌、乳腺癌、消化道肿瘤、血液系统恶性肿瘤、甲状腺癌、鼻咽癌、肾癌等。肌病可出现在肿瘤被确诊之前，也可发生在肿瘤之后。对于老年肌炎患者，应首先排除肿瘤性疾病的可能。

11. 重症肌无力 重症肌无力有肌肉乏力的症状，但它常有眼外肌运动障碍、球麻痹症状、面肌无力等，注射新斯的明可使肌无力症状得到暂时好转，血清 CK、AST 正常，以及重复电刺激试验也与炎性肌病不同，可资鉴别。

12. 风湿性多肌痛 风湿性多肌痛多见于 50 岁以上的老人，红细胞沉降率大于 50 mm/h，血清 CK，AST 正常，肌肉活检显示正常或有 II 型纤维萎缩，可资鉴别。

【病情评估】

确诊之后，应对疾病的基础值有一个全面的了解，它有助于判定疗效、监测不良反应及调整治疗方案。这些基础值应包括以下几个方面：

1. 监测肌力 已有几个关于肌力严重程度的分级方法（表 7-8、表 7-9）。Rose 及 Walton 的方法适于评定患者的整体功能，简便易行，表 7-10 的方法从不同侧面测定患者肌力，可操作性好，但若患者病情严重，不能行走，前两法就失去作用。

表 7-8 肌力分级（Rose 及 Walton 评分法）

分级	内容
1 级	检查无异常
2 级	检查无异常，但易疲劳，出现运动耐力下降
3 级	一个或多个肌群萎缩，但无功能损害
4 级	蹒跚步态，不能跑步，但可以爬楼且无需借助臂托
5 级	明显的蹒跚步态，严重脊柱前凸；不借助臂托不能上楼梯或从座椅上站起来
6 级	无帮助不能行走

表 7-9 肌力分级（国内常用方法）

分级	内容
0 级	完全瘫痪
1 级	肌肉能轻微收缩不能产生动作
2 级	肢体能做平面移动，但不能抬起
3 级	肢体能抬离床面（抗地心吸引力）
4 级	能抗阻力
5 级	正常肌力

表 7-10 肌肉功能评分表

1. 从卧位坐起	6. 穿衣
2. 从坐位站起	穿上衣
3. 行走	穿裤子
4. 登楼梯	7. 伸臂将物体举过肩
上楼梯	从事轻家务劳动
下楼梯	从事重家务劳动
5. 梳头、刷牙、洗脸	

注：评分标准：0 分：不能做。1 分：能做，但需要别人帮助。2 分：虽不需别人帮助，但自己做有困难，需使用辅助物，如手杖、栏杆、机械装置等。3 分：能独立做，无困难。共 10 项，最高积分为 30 分。

2. 监测有关实验室指标 用来监测肌病活动性的肌酶有：CK、ALD、AST 和 ALT，特别是前两者更为常用。有的患者先有 AST 和 ALT 升高，稍后出现 CK 增高，并伴有疾病发作的临床表现。还有一些指标，比如血常规、肝功能、血糖等用来监测药物的不良反应，也应获得基线值。

3. 其他检查 除肌肉以外，了解其他脏器受累的范围和程度，必要时做相关检查如 X 线胸片、肺功能、钡餐造影、心电图等。

【治疗】

PM、DM 是一组异质性疾病。临床表现多种多样且因人而异，治疗方案也应遵循个体化的原则。

（一）糖皮质激素

到目前为止，糖皮质激素仍然是治疗 PM 和 DM 的首选药物。但激素的用法尚无统一标准，一般开始剂量为泼尼松 $1\sim2\,mg/$（kg·d）（$60\sim100\,mg/d$）或等效剂量的其他糖皮质激素。常在用药 $1\sim2$ 个月后症状开始改善，然后开始逐渐减量。激素的减量应遵循个体化原则，减药过快出现病情复发，则需重新加大剂量控制病情。对于严重的肌病患者或伴严重吞咽困难、心肌受累或进展性肺间质病变的患者，可加用甲泼尼龙冲击治疗，方法是甲泼尼龙每日 $500\sim1000\,mg$，静脉滴注，连用 3 天。对激素治疗无效的患者首先应考虑诊断是否正确。诊断正确者应加用免疫抑制剂治疗；另外，还应考虑是否初始治疗时间过短或减药太快所致；是否出现了激素性肌病。

（二）免疫抑制剂

1. 甲氨蝶呤（MTX） MTX 是治疗 PM、DM 最常用的二线药。MTX 不仅对控制肌肉的炎症有帮助，而且对改善皮肤症状也有益处。且起效比硫唑嘌呤（AZA）快。常用的剂量 $7.5\sim20\,mg$ 口服，每周 1 次。

2. 硫唑嘌呤（AZA） AZA 治疗 PM、DM 的剂量为口服 $1\sim2\,mg/$（kg·d）。AZA 起效时间较慢，通常应在用药 6 个月后才能判断是否对 PM、DM 有明显的治疗效果。

3. 环孢素（CsA） 目前环孢素用于 PM、DM 的治疗逐渐增多。主要用于 MTX 或 AZA 治疗无效的难治性病例。环孢素起效时间比 AZA 快。常用的剂量为 $3\sim5\,mg/$（kg·d）。用药期间主要应监测血压及肾功能，当血清肌酐增加 $>30\%$ 时应停药。

4. 环磷酰胺（CTX） CTX 在治疗肌炎中不如 MTX 和 AZA 常用，且单独对控制肌肉炎症无效，主要用于伴有肺间质病变的病例。用法为口服 $2\sim2.5\,mg/$（kg·d），或每月静脉滴注 $0.5\sim1.0\,g/m^2$，后者更为常用。

5. 抗疟药 对 DM 的皮肤病变有效，但对肌肉病变无明显作用。治疗剂量为羟氯喹 $300\sim400\,mg/d$。应注意的是抗疟药可诱导肌病的发生，患者出现进行性肌无力，易与肌炎进展混淆。此时肌肉活检有助于肌病的鉴别。

（三）静脉注射免疫球蛋白（IVIg）

对于复发性和难治性的病例，可考虑加用 IVIg。常规治疗剂量是 $0.4\,g/$（kg·d），每月用 5 天，连续用 $3\sim6$ 个月以维持疗效。对于 DM 难治性的皮疹加用小剂量的 IVIg［$0.1\,g/$（kg·d），每月连用 5 天，共 3 个月］可取得明显效果。总的来说 IVIg 不良反应较少，但可有头痛、寒战、胸部不适等表现，对于有免疫球蛋白缺陷的患者应禁用 IVIg。

（四）生物制剂

近年来有不少用抗肿瘤坏死因子单抗、抗 B 细胞抗体或抗补体 C5 治疗难治性的 PM 或

DM 可能有效。但大部分研究都是小样本或个案报告。确切的疗效有待于进一步的大样本研究。

（五）血浆置换疗法

有研究表明血浆置换治疗对 PM、DM 治疗无明显效果，可能只有"生化的改善"，即短暂的肌酶下降而对整体病程无明显的作用。

（六）免疫抑制剂的联合应用

2 种或 2 种以上免疫抑制剂联合疗法主要用于复发性或难治性 PM、DM 病例，但目前只见于个案报道，无系统性临床研究结果。有报道 MTX＋CsA 联合治疗激素抵抗型肌病有效；CYC＋CsA 治疗 DM 的肺间质病变有效；激素＋CsA＋IVIg 联合比激素＋CsA 治疗更易维持肌病的缓解状态。

【预后】

随着免疫抑制治疗的出现，特发性炎性肌病的预后不断改善。近几年 5 年生存率为 80%。中日友好医院风湿免疫科用通信方式对 1986～1998 年的 59 例特发性炎性肌病患者进行了随访，一年生存率为 90%，2～5 年生存率为 80%。前 5 年死亡原因可能为肺内感染、肺纤维化、肿瘤等。发病前 3 年病情较重，激素用量大，激素减量或停用时病情易复发；发病 5 年后病情趋于稳定，有三分之一的患者脱离激素，病情仍保持稳定。除使用免疫抑制剂外，早诊断早治疗，以及有效控制并发症也有助于预后的改善。

（陈　洁　何成松）

参考文献

1. 中华医学会风湿病学分会. 多发性肌炎和皮肌炎诊断及治疗指南. 中华风湿病学杂志，2010，14（12）：828-831.
2. 蒋明，余得恩，林孝义，等. 中华风湿病学. 北京：华夏出版社，2004：1090-1105.
3. Firestein G S, Budd R C, Kelley W N, et al. Kelley's Textbook of Rheumatology. Washington：Saunders/Elsevier，2008：1273-1298.
4. Limaye V S, Blumbergs P, Roberts Thomson P J. Idiopathic inflammatory myopathies. Internal medicine journal，2009，39（3）：179-190.

干燥综合征的诊断与治疗

干燥综合征（Sjögren syndrome，SS）是一种主要累及外分泌腺体的慢性炎症性自身免疫病。由于其免疫性炎症反应主要表现在外分泌腺体的上皮细胞，故又名自身免疫性外分泌腺体上皮细胞炎或自身免疫性外分泌病。临床除有涎腺和泪腺受损功能下降而出现口干、眼干外，尚有其他外分泌腺及腺体外其他器官受累而出现多系统损害的症状。其血清中存在多种自身抗体和高免疫球蛋白。

本病分为原发性和继发性两类，前者指不具另一诊断明确的结缔组织病（CTD）的 SS。后者是指发生于另一诊断明确的 CTD，如系统性红斑狼疮（SLE）、类风湿关节炎（RA）、系统性硬化（SSc）、皮肌炎（DM）、混合性结缔组织病（MCTD）等的干燥综合征。本文叙述原发性干燥综合征（pSS）。pSS 属全球性疾病，用不同的诊断标准在我国人群的患病率为 0.29%～0.77%。在老年人群中患病率为 3%～4%。本病女性多见，男女比为 1：9～1：20。发病年龄多在 40～50 岁，也见于儿童。因此，pSS 的诊治应引起人们的高度重视。

【病因和发病机制】

确切的病因和发病机制尚不明确。一般认为是个体在遗传易感基础上，由环境因素触发。在遗传、病毒感染和性激素异常等多种因素共同作用下，导致机体细胞免疫和体液免疫的异常反应，通过各种细胞因子和炎症介质造成组织损伤。

1. 遗传因素　流行病学调查显示 pSS 具有明显的家族聚集倾向，该病患者的亲属易发生自身免疫性疾病。一级亲属中确定和可能患有 pSS 的占 4.4%，患者均为老年女性。其家族成员大多数呈现某种自身抗体阳性。临床发现人类白细胞抗原（HLA）基因与 pSS 患者产生自身抗体以及病情严重程度相关，如具有 HLA-DQ 的患者有高滴度的 SSA/SSB 抗体，这些区别可能与 HLA-DQA1 本身存在 DR3 和 DR5 的连锁不平衡有关。另外还发现 Fas 基因 670 处核苷酸的多态与 SS 显著相关，Ro52 基因本身第 3 内含子 C/T 基因型和 TAP2＊Bky2 基因型也与抗 Ro52 抗体相关。此外，Caspase3 基因、Cathepsin 基因、Ly-6C 基因、Mel-14 基因的多态性也可能与 SS 相关。研究证实，HLA 位点以外的其他基因也可增加 pSS 发病的危险性，如 IL-10 启动子的多形性与 pSS 相关；IL-10 的分泌可影响 T 辅助细胞的平衡，导致细胞免疫损伤，引起外分泌腺破坏。总之，SS 的易感性是由多基因组成的。

2. 环境因素　病毒感染可能诱发本病。Epstein-Barr 病毒（EB 病毒）、丙型肝炎病毒（HCV）、人类免疫缺陷病毒（HIV）和人类 T 淋巴细胞白血病病毒（HTLV-1）可能与 SS 发病相关。其致病机制可能为病毒直接感染人的淋巴细胞，将病毒 DNA 整合到宿主的染色体上而持续存在，诱导 T 细胞功能失调，缺乏识别正常组织的能力，或因外来病毒与自身抗原相似，出现分子模拟和交叉反应而导致自身免疫反应。

3. 性激素　由于 SS 多发于女性，故雌激素水平高可能参与了 SS 的发生和病情进展。近年来的研究提示，雌激素能活化多克隆 B 淋巴细胞，同时增加血清催乳素水平，增加免疫活性，加快自身免疫反应的进展。

4. 免疫系统异常　在 T 辅助细胞的作用下，B 淋巴细胞功能异常，产生多种自身抗体（如抗 SSA、抗 SSB、抗 α-胞衬蛋白、抗毒蕈碱受体 3 抗体等）、多克隆免疫球蛋白以及免疫复合物，使唾液腺和泪腺等组织发生炎症和破坏性病变。同时 NK 细胞功能下降，导致机体细胞免疫和体液免疫的异常反应，进一步通过各种细胞因子和炎症介质造成组织损伤。此外，局部产生的细胞因子、自身抗体和金属蛋白酶等通过影响水通道蛋白转运，造成残余腺体分泌功能障碍。干燥综合征的发病可分为两部分：①在易感基因的背景下，外部因素（如病毒等）的参与导致外分泌腺上皮细胞过度凋亡并表达自身抗原；②自身抗原吸引淋巴细胞侵入靶器官导致器官明显和持久的损伤。SS 患者体内有许多免疫异常表现，以体液免疫异常为主。

【病理】

本病有两类主要的病理改变：①受累腺体间淋巴细胞的进行性浸润，腺体上皮先增生，随后萎缩，被增生的纤维组织所取代；②血管炎。

淋巴细胞浸润最常受累的是唾液腺和泪腺等外分泌腺，并可累及肺、肾、肝以及血管等多个脏器。浸润灶由单核细胞聚集形成，起始与于管周围，并向整个小叶发展。随着淋巴细胞的浸润，唾液腺导管上皮增生，导致腺体增生。常见的病理改变在柱状上皮细胞组成的外分泌腺体间有大量淋巴细胞、浆细胞以及单核细胞浸润，并形成淋巴滤泡样结构。腺体导管的上皮细胞增生和肥大，形成外肌上皮岛，即在充满大量炎性细胞的基质中导管肌上皮细胞增生形成岛状，成为 pSS 特征性病理改变。其他病变包括腺管狭窄、扩张、萎缩和纤维化。后期炎症细胞浸润不明显。这种病理改变可影响中小血管形成血管炎，如白细胞型或淋巴细胞型血管炎、急性坏死性血管炎和闭塞性血管炎等，是本病出现肾脏损害、神经系统病变、皮疹、雷诺现象及皮肤溃疡等病理基础。免疫组化研究发现，在疾病初期，主要为唾液腺的 T 淋巴细胞浸润，大约 75% 的细胞为 T 淋巴细胞，其中 2/3 为 CD4$^+$ 辅助 T 淋巴细胞，1/3 为 CD8$^+$ 细胞毒细胞，即主要为辅助/诱导（CD4）亚型以及表达黏附分子 LFA-1 的亚型。唾液腺上皮细胞可能是在局部表达针对 CD4$^+$ T 细胞及 HLA-II 型分子的上皮细胞。在淋巴细胞浸润明显的组织可见到 HLA-DR 和 B7 共刺激分子表达增强。

【临床表现】

本病起病多隐匿。大多数患者很难说出明确的起病时间，临床表现多样，病情轻重差异较大。

（一）局部表现

1. 口干燥症　因涎腺病变，使涎液黏蛋白缺少而引起下述常见症状：①有 70%～80% 患者诉有口干，但不一定都是首症或主诉，严重者因口腔黏膜、牙齿和舌发粘以致在讲话时需频频饮水，进固体食物时必需伴水或流食送下，有时夜间需起床饮水等。②猖獗性龋齿是本病的特征之一。约 50% 的患者出现多个难以控制发展的龋齿，表现为牙齿逐渐变黑，继而小片脱落，最终只留残根。③腮腺炎，50% 患者表现有间歇性交替性腮腺肿痛，累及单侧或双侧。大部分在 10 天左右可以自行消退，但有时持续性肿大。少数有颌下腺肿大，舌下腺肿大较少。有的伴有发热。对部分有腮腺持续性肿大者应警惕有恶性淋巴瘤的可能。④舌部表现为舌痛。舌面干、裂，舌乳头萎缩而光滑。⑤口腔黏膜出现溃疡或继发感染。

2. 干燥性角结膜炎　因泪腺分泌的黏蛋白减少而出现眼干涩、异物感、泪少等症状，严重者痛哭无泪。部分患者有眼睑缘反复化脓性感染、结膜炎、角膜炎等。

3. 其他浅表部位　如鼻、硬腭、气管及其分支、消化道黏膜、阴道黏膜的外分泌腺体均可受累，使其分泌较少而出现相应症状。

（二）系统表现

除口眼干燥表现外，患者还可出现全身症状如乏力、发热等。约有 2/3 患者出现系统损害。

1. 皮肤　皮肤病变的病理基础为局部血管炎。有下列表现：①过敏性紫癜样皮疹：多见于下肢，为米粒大小边界清楚的红丘疹，压之不褪色，分批出现。每批持续时间约为 10 天，可自行消退而遗有褐色色素沉着。②结节红斑较为少见。③雷诺现象：多不严重，不引起指端溃疡或相应组织萎缩。

2. 骨骼肌肉　关节痛较为常见。仅小部分表现有关节肿胀，但多不严重，且呈一过性。关节结构的破坏非本病的特点。肌炎见于约 5% 的患者。

3. 肾　国内报道约有 30%～50% 患者有肾损害，主要累及远端肾小管，表现为因 I 型肾小管酸中毒而引起的低血钾性肌肉麻痹，严重者出现肾钙化、肾结石及软骨病。表现为多饮、多尿的肾性尿崩亦常出现于肾小管酸中毒患者。通过氯化铵负荷试验可以看到约 50% 患者有亚临床型肾小管酸中毒。近端肾小管损害较少见。对肾小管酸中毒的患者在有条件的情况下最好做肾脏病理检查，以了解肾脏病变。包括肾小管和肾小球受损的程度，是以细胞浸润为主还是纤维化硬化为主，通过对病理的了解可以正确地指导治疗。在这些患者中，小部分出现较明显的肾小球损害，临床表现为大量蛋白尿、低白蛋白血症甚至肾功能不全。

4. 肺 大部分患者无呼吸道症状。轻度受累者出现干咳，重者出现气短。肺部的主要病理为间质性病变，部分出现弥漫性肺间质纤维化。少数人可因此导致呼吸功能衰竭而死亡。早期肺间质病变在胸部 X 线片上并不明显，只有高分辨率胸部 CT 方能发现。另有小部分患者出现肺动脉高压。有肺纤维化及重度肺动脉高压者预后不佳。

5. 消化系统 胃肠道可因黏膜层的外分泌腺体病变而出现萎缩性胃炎、胃酸减少、消化不良等非特异性症状。约 20％患者有肝脏损害，特别是部分患者合并自身免疫性肝炎或原发性胆汁性肝硬化。肝脏病理呈多样，以肝内小胆管壁及其周围淋巴细胞浸润、界板破坏等慢性活动性肝炎的改变较为突出。慢性胰腺炎亦非罕见。

6. 神经系统 累及神经系统的发生率约为 5％。以周围神经损害为多见，不论是中枢或周围神经损害均与血管炎有关。表现为多灶、复发、进展性神经系统疾病，如轻偏瘫、横断性脊髓病、轻度感觉缺失、癫痫发作等，亦有无菌性脑膜炎和多发性硬化的报道。

7. 血液系统 本病可出现白细胞减少或（和）血小板减少，血小板低下严重者可伴出血现象。本病淋巴肿瘤的发生率约为健康人群的 44 倍。国内已有 pSS 患者出现血管免疫母细胞性淋巴结病（伴巨球蛋白血症）、非霍奇金淋巴瘤、多发性骨髓瘤等报道。

【辅助检查】

（一）血、尿常规及其他常规检查

血常规变化不特异，20％患者出现贫血，多为正细胞正色素型，16％出现白细胞减低，13％出现血小板减少。通过氯化铵负荷试验可见到约 50％患者有亚临床型肾小管性酸中毒。60％～70％患者红细胞沉降率增快，只有 6％患者 C 反应蛋白增高。

（二）免疫学检查

1. 自身抗体 本病多种自身抗体阳性（大多为颗粒型）。45.7％的患者抗核抗体滴度升高，抗 SSA、抗 SSB 抗体的阳性率分别为 70％和 40％。抗 U1RNP 抗体和抗着丝点抗体的阳性率均约为 5％～10％。43％患者 RF 阳性，约 20％的患者抗心磷脂抗体阳性。抗 SSA 及抗 SSB 抗体对本病诊断有意义，前者对本病的诊断敏感性高，后者则诊断特异性较强，尤其在有系统性损害的患者，两者阳性率更高。近年来有测定抗胞衬蛋白抗体，协助诊断可疑患者，但少数 SLE 继发 SS 患者亦可出现。抗毒蕈碱受体 3（M3）抗体是诊断 pSS 和继发性 SS 的新抗体，可能参与 pSS 眼干燥症发生。

2. 高球蛋白血症 90％以上的患者有高免疫球蛋白血症，其特点是多克隆性，三种主要免疫球蛋白皆可增高，以 IgG 最明显，可引起皮肤紫癜、红细胞沉降率加快等症状。少数患者出现巨球蛋白血症或单克隆性高免疫球蛋白血症，出现这些情况需警惕淋巴瘤的可能。

3. 器官特异性抗体 抗唾液腺导管上皮细胞抗体的阳性率在原发性干燥综合征患者中为 25％，在干燥综合征合并类风湿关节炎的患者中高达 70％～80％。抗甲状腺球蛋白抗体和抗胃壁细胞抗体阳性率各为 30％，抗线粒体抗体和 Coombs 试验（抗人球蛋白抗体试验）的阳性率各为 10％。

（三）唾液腺检查

1. 唾液流量测定　是测定口干燥症的敏感指标。方法一：此法最常用。置小杯于腮腺导管口，在舌的边缘滴数滴柠檬汁，5 分钟后分别收集两侧腮腺分泌液。一侧腺体于 10 分钟内分泌少于 5 ml 为阳性结果。方法二：含糖试验。即将蔗糖压成片，每片 800 mg，放在舌背中央，记录完全溶解时间，≥30 分钟为阳性。

2. 腮腺造影　于腮腺导管内注入造影剂（40％碘油），可见各级导管不规则，有不同程度的狭窄和扩张，碘液可淤积于腺体末端呈葡萄状。有人将本病的 X 线造影分为肿大型、感染型、占位型和向心性萎缩型四类，反映腮腺病变情况。给予酸性物质刺激后可了解腮腺功能情况。

3. 腮腺闪烁扫描和放射性核素测定　常用放射性核素为^{99m}Tc，静脉注射后做腮腺正位扫描，可了解腮腺病变程度。同时由于唾液腺能浓缩^{99m}Tc 至唾液内，收集唾液标本测定其放射性计数，可反映腮腺功能。

4. 腮腺活检　此法敏感而且特异。由于小的唾液腺如唇、硬腭、鼻黏膜等处的腺体与腮腺、颌下腺相似，因此前者的活检能反映后者的情况。取表面正常、至少包含四个腺体小叶的唇黏膜活检，有病变者可见成簇的淋巴细胞、浆细胞浸润。记录腺泡组织内淋巴细胞聚集程度：细胞数在 50 以上为一个病灶，若在 4 mm^2 内能见到 1 个以上病灶即为阳性。此外尚可见到腺体萎缩和导管狭窄等。

5. 唾液蛋白检查　血清和唾液中 β$_2$-微球蛋白（β$_2$-M）水平增高，后者更高。而且两者均与唾液腺病变程度和疾病活动度呈正相关，可作为监测指标。

（四）泪腺检查

1. Schirmer 试验（滤纸试验）　本试验假阳性和假阴性颇多。用 5×35 mm 滤纸 1 片，距一端 5 mm 处折成直角，将该端置入眼睑结膜囊内，5 分钟后取下滤纸，自折叠处测量潮湿程度，少于 10 mm 为阳性。

2. 角膜染色试验　用 1‰玫瑰红溶液滴入双侧结膜囊内，随即用生理盐水洗去检查角膜和球结膜，染色点≥10 个者表示有损坏的角膜和结膜细胞。本试验对诊断干燥性角膜炎价值较高。

3. 泪膜破碎时间测定（BUT 试验）　凡短于 10 秒者为阳性。

4. 结膜活检　与腮腺活组织检查类似，凡结膜组织中出现灶性淋巴细胞浸润者为异常。

【诊断】

（一）症状及体征

1. 口腔症状　①持续 3 个月以上每日感到口干，需频频饮水、半夜起床饮水等；②成人期后有腮腺反复或持续性肿大；③吞咽干性食物有困难，必须用水辅助；④有猖獗性龋齿，舌干裂，口腔往往继发有真菌感染。

2. 眼部症状　①持续 3 个月以上的每日不能忍受的眼干；②感到反复的"砂子"吹进眼内的感觉或磨砂感；③每日需用人工泪液 3 次或 3 次以上；④其他有阴道干涩、皮肤干痒、临床或亚临床型肾小管酸中毒或上述其他系统症状。

（二）辅助检查

1. 眼部　①Schirmer（滤纸）试验（＋）：即≤5 mm/5 min（健康人为＞5 mm/5 min）；②角膜染色（＋）：双眼各自的染点＞10 个；③泪膜破碎时间（＋）：即≤10 s（健康人＞10 s）。

2. 口腔　①涎液流率（4－）：即 15 分钟内收集到自然流出涎液≤1.5 ml（健康人涎液＞

1.5 ml)；②腮腺造影（＋）：即可见末端腺体造影剂外溢呈点状、球状的阴影；③涎腺核素检查（＋）：即涎腺吸收、浓聚、排出核素功能差；④唇腺活检组织学检查（＋）：即在 4 mm² 组织内有 50 个淋巴细胞聚集则称为 1 个灶，淋巴细胞灶≥1 者为（＋）。

3. 尿　尿 pH 多次＞6 则有必要进一步检查肾小管酸中毒相关指标。

4. 周围血检测　可以发现血小板低下，或偶有的溶血性贫血。

5. 血清免疫学检查　①抗 SSA 抗体：是本病中最常见的自身抗体，约见于 70％的患者。②抗 SSB 抗体：有称是本病的标记抗体，约见于 45％的患者。③类风湿因子：约见于 70％～80％的患者，且滴度较高常伴有高球蛋白血症。④高免疫球蛋白血症，均为多克隆性，约见于 90％患者。

6. 其他　如肺影像学，肝、肾功能测定可以发现有相应系统损害的患者。

（三）诊断标准

1. 2002 年干燥综合征国际分类（诊断）标准见表 7-11、表 7-12。

表 7-11　2002 年干燥综合征国际分类诊断标准

Ⅰ. 口腔症状：3 项中有 1 项或 1 项以上
　1. 每日感口干持续 3 个月以上
　2. 成年后腮腺反复或持续肿大
　3. 吞咽干性食物时需用水帮助
Ⅱ. 眼部症状：3 项中有 1 项或 1 项以上
　1. 每日感到不能忍受的眼干持续 3 个月以上
　2. 有反复的砂子进眼或砂磨感觉
　3. 每日需用人工泪液 3 次或 3 次以上
Ⅲ. 眼部体征：下述检查有 1 项或 1 项以上阳性
　1. Schirmer I 试验（＋）（≤5 mm/5 min）
　2. 角膜染色（＋）（＞4van Bijsterveld 计分法）
Ⅳ. 组织学检查：下唇腺病理示淋巴细胞灶≥1（指 4 mm² 组织内至少有 50 个淋巴细胞聚集于唇腺间质者为 1 灶）
Ⅴ. 涎腺受损：下述检查有 1 项或 1 项以上阳性
　1. 涎液流率（＋）（≤1.5 ml/15 min）
　2. 腮腺造影（＋）
　3. 涎腺放射性核素检查（＋）
Ⅵ. 自身抗体：抗 SSA 抗体或抗 SSB 抗体（＋）（双扩散法）

表 7-12　2002 年干燥综合征国际分类诊断标准的具体分类

1. 原发性干燥综合征：无任何潜在疾病的情况下，有下述 2 条则可诊断：
　a. 符合表 7-12 中 4 条或 4 条以上，但必须含有条目Ⅳ（组织学检查）和（或）条目Ⅵ（自身抗体）
　b. 条目Ⅲ、Ⅳ、Ⅴ、Ⅵ4 条中任 3 条阳性
2. 继发性干燥综合征：患者有潜在的疾病（如任一结缔组织病），而符合表 7-12 的Ⅰ和Ⅱ中任 1 条，同时符合条目Ⅲ、Ⅳ、Ⅴ中任 2 条
3. 必须除外：颈头面部放疗史，丙型肝炎病毒感染，艾滋病，淋巴瘤，结节病，格雷夫斯病，抗乙酰胆碱药的应用（如阿托品、莨菪碱、溴丙胺太林、颠茄等）

【鉴别诊断】

1. SLE　pSS 多见于中老年妇女，发热，尤其是高热的不多见，无颧部皮疹，口眼干明显，肾小管酸中毒为其常见而主要的肾损害，高球蛋白血症明显，低补体血症少见，预后良好。

2. RA　pSS 的关节炎症状远不如 RA 明显和严重，极少有关节骨破坏、畸形和功能受限。RA 者很少出现抗 SSA 抗体和抗 SSB 抗体。

3. 非自身免疫病的口干　如老年性外分泌腺体功能下降、糖尿病性或药物性口干则有赖于病史及各个病的自身特点以鉴别。

【治疗】

目前对 pSS 的治疗目的主要是缓解患者症状。阻止疾病的发展和延长患者的生存期。尚无可以根治疾病的方法。

对 pSS 的理想治疗不但是要缓解患者口、眼干燥的症状，更重要的是终止或抑制患者体内发生的异常免疫反应，保护患者脏器功能，并减少淋巴瘤的发生。pSS 的治疗包括 3 个层次：①涎液和泪液的替代治疗以改善症状；②增强 pSS 外分泌腺的残余功能，刺激涎液和泪液分泌；③系统用药改变 pSS 的免疫病理过程，最终保护患者的外分泌腺体和脏器功能。

（一）对症治疗

1. 口干燥症　减轻口干较为困难，人工涎液的效果很不理想，实用的措施是保持口腔清洁，勤漱口，减少龋齿和口腔继发感染的可能，并且停止吸烟、饮酒及避免服用引起口干的药物如阿托品等。人工涎液有多种制剂，含羧甲基纤维素、黏液素、聚丙烯酸、黄胶原或亚麻仁聚多糖等成分。人工涎液作用时间短，口感较差。一般在夜间使用。另外患者还可以使用含氟的漱口液漱口，以减少龋齿的发生。

2. 干燥性角结膜炎　予人工泪液滴眼可以减轻眼干症状，预防角膜损伤，减少眼部并发症。人工泪液，有多种非处方制剂。黏度不同，有的含有透明质酸。应鼓励患者根据自己的情况使用，最大限度地缓解症状。另外在夜间患者还可以使用含甲基纤维素的润滑眼膏，以保护角、结膜。国外有人以自体的血清经处理后滴眼。含有皮质激素的眼药水对眼干疗效不佳且能引起角结膜上皮细胞的变性和穿孔，故不宜应用。某些药物如利尿剂、抗高血压药、雷公藤可以加重口、眼干燥，应尽量避免使用。

3. 肾小管酸中毒合并低钾血症　钾盐的代替疗法用于肾小管酸中毒合并有低钾血症者，有低血钾性瘫痪者宜静脉补充氯化钾，缓解期可口服枸橼酸钾或缓释钾片，大部分患者需终身服用。多数患者低血钾纠正后尚可正常生活和工作。

4. 肌肉、关节痛　可用非甾体抗炎镇痛药，如布洛芬、吲哚美辛等治疗，由于侵蚀性关节病变罕见，所以没有必要常规使用改善疾病的抗风湿药物，但羟氯喹 $6\sim7$ mg/（kg·d），每天最大剂量≤400 mg，可用于缓解 pSS 患者的疲劳、关节痛和肌痛等症状，在少见的情况下，可能需要短程使用小剂量糖皮质激素（例如泼尼松 $5\sim10$ mg/d）以缓解关节剧痛等症状。

（二）改善外分泌腺体功能的治疗

当使用涎液或泪液替代治疗效果不满意时，可使用毒蕈碱胆碱能受体激动剂刺激外分泌腺分泌。目前常用的药物有毛果芸香碱（匹罗卡品，Pilocarpine）和 Cevimeline（目前尚无中文名称）。毛果芸香碱是乙酰胆碱类似物，可刺激胆碱能受体，对 M3 受体作用较强。毛果芸香碱 5 mg，每日 3 次（每日剂量 $10\sim20$ mg）可以增加涎液流率。不良反应包括出汗、频繁排尿、肠激惹，对消化道溃疡、哮喘和闭角性青光眼的患者禁用。在临床使用的剂量范围内，患者的不良反应并不多，耐受性良好。Cevimeline 较毛果芸香碱更特异地作用于外分泌腺体中的 M3 受体。Cevimeline 20～30 mg，每日 3 次，治疗 SS 的口、眼干燥症效果良好，不良反应与毛果芸香碱相似。此外，环戊硫酮片（正瑞）、溴己新片（必嗽平）和盐酸氨溴索片（沐舒坦）等也可以增加外分泌腺的分泌功能。

（三）免疫抑制和免疫调节治疗

系统损害者应根据受损器官及严重程度进行相应治疗。对于有重要脏器受累的患者，应使用糖皮质激素治疗，对于病情进展迅速者可合用免疫抑制剂如环磷酰胺、硫唑嘌呤等。出现恶性淋巴瘤者宜积极、及时地进行联合化疗。

pSS疾病早期以B细胞增生为主，因此高免疫球蛋白血症是pSS免疫学异常的一个重要特点，pSS中高免疫球蛋白血症常提示疾病可能处在活动进展期，所以很多医师认为对于高免疫球蛋白血症，而无系统损伤的患者同样应给予全身积极的免疫抑制治疗，包括糖皮质激素和免疫抑制剂的治疗，以免疾病进展出现系统受损。但是血清免疫球蛋白达到什么样的水平才给予治疗无法达成一致。

1. 糖皮质激素　对合并有神经系统、肾小球肾炎、肺间质性病变、肝脏损害、血细胞减少尤其是血小板减低、肌炎等要给予糖皮质激素治疗，糖皮质激素剂量应根据病情轻重决定。剂量与其他结缔组织病治疗用法相同。肾小管酸中毒的患者主要是替代疗法，但是如果是新发病例，或者是肾脏病理显示为小管及其周围以炎性病变为主的，也可以考虑激素疗法或加免疫抑制剂的治疗，以泼尼松为例剂量 $0.5\sim1\,mg/$（$kg\cdot d$）。

2. 羟氯喹　羟氯喹 $200\sim400\,mg/d$ ［$6\sim7\,mg/$（$kg\cdot d$）］，可以降低SS患者免疫球蛋白水平。在一些研究中也可以改善涎腺功能。根据目前的临床资料，当患者除口眼干的症状外，还出现关节肌肉疼痛、乏力以及低热等全身症状时，羟氯喹是一个合理的治疗选择。

3. 其他免疫抑制剂和免疫调节剂　对合并有重要脏器损害者，宜在应用糖皮质激素的同时加用免疫抑制剂，常用的免疫抑制剂包括甲氨蝶呤 $0.2\sim3\,mg/$（$kg\cdot w$），硫唑嘌呤 $1\sim2\,mg/$（$kg\cdot d$），环孢素 $2.5\sim5\,mg/$（$kg\cdot d$），环磷酰胺 $1\sim2\,mg/$（$kg\cdot d$）或 $0.5\sim1\,g/$（$m^2\cdot4w$），其中环磷酰胺最常用。对于出现神经系统受累或血小板减少的患者可静脉用大剂量免疫球蛋白（IVIG）$0.4\,g/$（$kg\cdot d$），连用 $3\sim5$ 天，需要时可以重复使用。如果出现由pSS导致的中枢神经系统病变，应该采用大剂量糖皮质激素静脉冲击治疗，同时应用环磷酰胺。对于合并原发性胆汁性肝硬化的患者应使用熊去氧胆酸治疗。

除上述治疗外，局部用环孢素乳化剂滴眼和口腔含服小剂量干扰素，口干和眼干症状均有缓解，而没有出现明显的不良反应，目前国内尚未得到应用，需要进一步研究。

（四）生物制剂

自身反应性B细胞的异常激活是SS发病的重要因素之一。目前有越来越多的临床试验表明，使用抗CD20和抗CD22抗体进行B细胞清除治疗可以改善SS病情。

利妥昔单抗（Rituximab）最早被用于B细胞淋巴瘤的治疗，后在自身免疫病治疗中也取得了一定的疗效。它对pSS常规治疗效果不佳的患者，且有严重的关节炎、严重的血细胞减少、周围神经病变以及相关的淋巴瘤均有较好的疗效。研究报道，利妥昔单抗 $375\,mg/m^2$，每周1次治疗SS患者，12周后患者主观症状显著缓解，涎腺有残余功能的患者涎液流率也有明显增加。SS患者使用利妥昔单抗发生血清病样不良反应的概率较高，同时使用较大剂量的糖皮质激素有可能减少这种不良反应的发生。

利妥昔单抗能否最终改变SS病程，消除SS外分泌腺体中的异常免疫反应，还需要更长时间、更大样本的观察。根据SS发病机制有针对性地采用新的生物制剂、免疫治疗以及基因治疗，将为SS的治疗带来希望。

【预后】

本病预后较好，有内脏损害者经恰当治疗后大多可以控制病情达到缓解，但停止治疗又可复发。内脏损害中出现进行性肺纤维化、中枢神经病变、肾小球受损伴肾功能不全、恶性淋巴瘤者预后较差，其余系统损害者经恰当治疗大多病情缓解，甚至恢复日常生活和工作。

（陈　洁　何成松）

参考文献

1. 中华医学会风湿病学分会. 干燥综合征诊断及治疗指南. 中华风湿病学杂志，2010，14（11）：766-768.
2. 蒋明，余得恩，林孝义，等. 中华风湿病学. 北京：华夏出版社，2004：840-854.
3. Firestein GS, Budd RC, Kelley WN, et al. Kelley's Textbook of Rheumatology. Washington：Saunders/Elsevier，2008：1027-1038.
4. Saraux A. The point on the ongoing B-cell depleting trials currently in progress over the world in primary Sjögren's syndrome. Autoimmunity reviews，2010，9（9）：609-614.
5. Fox R，Saito I. Sjögren's syndrome. Autoimmune Diseases of the Skin，2005：261-289.

成人斯蒂尔病的诊断与治疗

斯蒂尔病本是指系统型起病的幼年型慢性关节炎，但相似的疾病也可发生于成年人，称为成人斯蒂尔病（adult onset Still's disease，AOSD）。本病曾称为"变应性亚败血症"，1987 年以后统一称为 AOSD。临床特征为发热、关节痛和（或）关节炎、皮疹、中性粒细胞增多，严重者可伴系统损害。由于无特异性的诊断方法和标准，诊断及鉴别诊断较为困难。诸多资料证明某些疾病的早期阶段，如肿瘤、感染性疾病、类风湿关节炎（RA）、强直性脊柱炎（AS）、系统性红斑狼疮（SLE）、皮肌炎/多肌炎（PM/DM）、干燥综合征（SS）等风湿性疾病，酷似 AOSD 样的特征。故需排除肿瘤、感染以及其他结缔组织病后才考虑其诊断。某些患者即便诊断为 AOSD，也需要在治疗中密切随诊，以进一步除外上述疾病的可能。本病男女患病率相近，散布世界各地，无地域差异。好发年龄为 16～35 岁，亦可见到高龄发病。

【病因与发病机制】

本病的确切病因和发病机制尚不完全清楚。一般认为与感染、遗传和免疫异常有关。

（一）感染

由于本病的临床征象类似于感染性疾病，因而推测其病因可能与感染因素相关。有作者发现，多数患者（约占 63%）发病前有上呼吸道感染病史，发病时有咽炎或牙龈炎，血清抗"O"滴度升高，咽拭子培养有链球菌生长，Fanconi 还从患者感染齿槽中培养出链球菌，并将其制备成疫苗做自身注射后而获痊愈，提示成人斯蒂尔病与链球菌感染有关。另外，有人在部分患者血清检测到抗肠耶尔森菌、流产布鲁菌、风疹病毒、腮腺炎病毒、柯萨奇病毒、埃可病毒、副流感病毒、EB 病毒、巨细胞病毒、乙型肝炎病毒、丙型肝炎病毒、细小病毒、肺炎支原体或鼠弓形体的抗体，部分患者血清中存在葡萄球菌 A 免疫复合物，故认为成人斯蒂尔病的发病与这些微生物的感染有一定关系。本病患者外周血白细胞及中性粒细胞增高并见核左移现象，骨髓象粒细胞增生活跃，细胞内见中毒颗粒，均提示本病的发生与细菌感染有密切关系。但除咽拭子培养外，在其他病变组织中从未分离出细菌和病毒，且至今不能确认特定的感染因子，也未见有集体发病及家族性发病的报道，故尚不能确定感染在发病中的作用。

（二）遗传

据报告成人斯蒂尔病与人类白细胞抗原 I 类抗原和 II 类抗原有关，包括 HLA-B8、Bw35、B44、DR4、DR5 和 DR7 等，提示本病与遗传有关，但上述 HLA 阳性位点与临床表现及诊断的相关性均缺乏资料。

（三）免疫异常

有研究认为，成人斯蒂尔病患者存在细胞免疫和体液免疫异常。①病变滑膜中有淋巴细胞和浆细胞浸润伴滤泡形成，滑膜内层有 IgG、IgM、RF 和补体的存在，滑液中有可溶性抗原抗体复合物存在伴有补体减少。滑液中白细胞增高而无细菌存在，高度提示免疫反应。②活动期患者血清 TNF-α、IL-1、IL-2、sIL-2R 及 IL-6 水平升高，缓解期 sIL-2R 和 IL-6 水平仍高于正常，说明缓解期仍有 T、B 细胞的活化。③T 辅助（Th1）细胞减少，T 抑制（Th2）细胞增高，Th1 型免疫应答主要以 IL-2、IFN-γ 和 TNF-α 等细胞因子的水平升高为标志，Th2 型免疫应答则表现为 IL-4、IL-5 和 IL-10 等细胞因子的水平升高；Th1 型免疫反应的异常提示单核-巨噬细胞系统可能参与 AOSD 发病机制的中心环节；T 淋巴细胞总数减少，淋巴细胞转化率、E-玫瑰花结试验和 OT 试验反应下降。疾病活动时，T 细胞受体-γδ 表型阳性的 T 淋巴细胞（TCRγδ-gamma delta T cells）升高，并与血清铁蛋白和 C 反应蛋白密切相关。T 细胞受体-γδ 型阳性的 T 淋巴细胞是一种新发现的 T 细胞亚群，具有分泌多种细胞因子的功能和细胞毒活性。④疾病活动时部分患者存在一些自身抗体，如抗组蛋白抗体和抗心磷脂抗体等，还有部分患者存在抗红细胞抗体和抗血小板抗体等。⑤血清总补体、C3 和以可降低。⑥血清循环免疫复合物可升高。在疾病活动时，血清中免疫球蛋白 IgG、IgA、IgM 和（或）IgE 升高，并出现高球蛋白血症。⑦细胞间黏附分子（intercellular adhesion molecular，ICAM）-1 表达上调。

以上研究提示成人斯蒂尔病可能是由于易感个体对某些外来抗原如病毒或细菌感染的过度免疫反应，造成机体细胞和体液免疫调节异常，从而引发发热、皮疹和关节炎等一系列临床表现。

【病理】

本病无特异性病理改变，诊断价值不大。滑膜表现为非特异性滑膜炎，滑膜细胞轻度到中度增生，血管充血，淋巴细胞和浆细胞浸润伴滤泡形成，滑膜内层细胞 IgG、IgM 和类风湿因子染色阳性。淋巴结为非特异性炎症，部分淋巴结显示 T 淋巴细胞瘤样免疫原性增生，有时有淋巴结坏死。皮肤表现为真皮出现轻度或中度的毛细血管周围多形核白细胞或单核细胞浸润，胶原纤维水肿，极个别为非特异性脂膜炎。肌肉呈水肿及非特异性炎症。肝活检多为门脉区的炎性浸润，主要由淋巴细胞和浆细胞组成，少数病例显示为轻度间质性肝炎、局灶性肝炎样坏死或淀粉样变。心脏表现为间质性心肌炎、纤维素渗出性心包炎和心瓣膜的炎性病变。肾脏活检显示肾小球基底膜增厚，肾小管萎缩和间质炎细胞浸润，少数有淀粉样变性。

【临床表现】

根据病程特点可分为 3 种类型：单周期型或自限型，此类患者发作一次后不再复发；多周期型，此类患者在多次发作后可达到完全缓解；慢性过程型，此类患者病情处于持续活动的状态，多导致关节破坏。

1. 发热　是本病最常见、最早出现的症状。80％以上的患者呈典型的弛张热，体温常达 39℃以上。

2. 皮疹　是本病的另一主要表现，约见于 85％以上患者，典型皮疹为橘红色斑疹或斑丘疹。有时皮疹形态多变，可呈荨麻疹样皮疹，也有水疱、脓疱等不典型皮疹。皮疹主要分布于躯干、四肢，也可见于面部。本病皮疹的特征是常与发热伴行，常在傍晚开始发热时出现，次日晨热退后皮疹亦消失。

3. 关节及肌肉症状　几乎 100％患者有关节疼痛，关节炎在 90％以上。膝、腕关节最常累及，其次为踝、肩、肘关节，近端指间关节、掌指关节及远端指间关节亦可受累。发病早期受累关节少，以后可增多呈多关节炎。不少患者受累关节的软骨及骨组织可出现侵蚀破坏，故晚期有可能出现关节僵直、畸形。肌肉疼痛常见，约占 80％以上。多数患者发热时出现不同程度肌肉酸痛，部分患者出现肌无力及肌酶轻度增高。

4. 咽痛　多数患者在疾病早期有咽痛，有时存在于整个病程中，发热时咽痛出现或加重，退热后缓解。可有咽部充血，咽后壁淋巴滤泡增生及扁桃体肿大，咽拭子培养阴性，抗生素治疗无效。

5. 其他临床表现　可出现周围淋巴结肿大、肝脾大、腹痛（少数似急腹症）、胸膜炎、心包积液、心肌炎和肺炎。较少见的有肾脏损害、中枢神经系统异常、周围神经系统损害。少数患者可出现急性呼吸衰竭、充血性心力衰竭、心包填塞、缩窄性心包炎、弥散性血管内凝血、噬血细胞综合征（haemophagocytic syndmme，HS）、严重贫血、鼻中隔穿孔、暴发性肝功能衰竭及坏死性淋巴结病。

【辅助检查】

（一）实验室检查

1. 血常规及红细胞沉降率　在疾病活动期，90％以上患者中性粒细胞增高，80％左右的患者血白细胞计数≥15×10^9/L。约 50％患者血小板计数升高，嗜酸粒细胞无改变。可合并正细胞正色素性贫血。几乎 100％患者红细胞沉降率（ESR）增快。

2. 氨基转移酶　部分患者氨基转移酶轻度增高。

3. 血液细菌培养　阴性。

4. 类风湿因子（RF）和抗核抗体（ANA）　阴性，仅少数患者可呈低滴度阳性。血补体水平正常或偏高。

5. 血清铁蛋白（serum ferritin，SF）和糖化铁蛋白（glycosylated ferritin，GF）　SF升高和糖化铁蛋白比值下降对诊断 AOSD 有重要意义。本病 SF 水平增高，且其水平与病情活动呈正相关。因此 SF 不仅有助于本病诊断，而且对判断病情是否活动及评价治疗效果有一定意义。糖化铁蛋白比值下降是本病的另一个实验室特征，比 SF 更具特异性。为了防止铁蛋白被蛋白水解酶降解，健康人铁蛋白的 50％～80％被糖基化，本病由于糖基化的饱和作用使糖化铁蛋白下降至＜20％，但是糖化铁蛋白不能作为评价疾病活动和疗效的指标，因为它在疾病缓解很多个月后仍然是减低的。GF≤20％且 SF 高于正常值上限对 AOSD 诊断的敏感性达 70.5%，特异性达 83.2%；GF≤20% 且 SF 高于正常值 5 倍对 AOSD 诊断的敏感性达 43.2%，特异性达 92.9%。

6. 滑液和浆膜腔积液　白细胞增高，呈炎性改变，其中以中性粒细胞增高为主。

（二）放射学表现

在关节炎者可有关节周围软组织肿胀，关节骨端骨质疏松。随病情发展，关节软骨可破坏，关节间隙变窄，此在腕关节最易见到这种改变。软骨下骨也可破坏，最终可致关节僵直、畸形。

【诊断与鉴别诊断】

（一）诊断标准

本病无特异性诊断方法，是建立在排除性诊断的基础上，所以目前本病的误诊率仍然比较高。国内外曾制定了许多诊断或分类标准，但至今仍未有公认的统一标准。推荐应用较多的是美国 Cush 标准和日本标准（即 Yamaguch 标准）。

1. Cush 标准　必备条件：①发热≥39℃；②关节痛或关节炎；③RF＜1∶80；④ANA＜1∶100。另需具备下列任何 2 项：①血白细胞≥15×10⁹g/L；②皮疹；③胸膜炎或心包炎；④肝大或脾大或淋巴结肿大。

2. 日本标准　主要条件：①发热≥39℃并持续 1 周以上；②关节痛持续 2 周以上；③典型皮疹；④血白细胞≥15×10⁹/L。

次要条件：①咽痛；②淋巴结和（或）脾肿大；③肝功能异常；④RF 和 ANA 阴性。

此标准需排除：感染性疾病、恶性肿瘤、其他风湿性疾病。符合 5 项或更多条件（至少含 2 项主要条件），可做出诊断。

（二）诊断要点

如出现下列临床表现及阳性的实验室检查结果，应疑及本病。①发热是本病最突出的症状，出现也最早，典型的热型呈弛张热，一般每日 1 次。②皮疹于躯干及四肢多见，也可见于面部，呈橘红色斑疹或斑丘疹，通常与发热伴行，呈一过性。③通常有关节痛和（或）关节炎，早期呈少关节炎，也可发展为多关节炎。肌痛症状也很常见。④外周血白细胞显著增高，主要为中性粒细胞增高，血培养阴性。⑤血清学检查：多数患者 RF 和 ANA 均阴性。⑥多种抗生素治疗无效，而糖皮质激素治疗有效。

（三）鉴别诊断

在诊断 AOSD 之前应注意排除下列疾病。

1. 恶性肿瘤　白血病、淋巴瘤、恶性组织细胞病等血液系统肿瘤。AOSD 患者 65% 可出现淋巴结病。骨髓穿刺检查及淋巴结活检虽然在 AOSD 中无特异性，但本病诊断需排除其他疾病，对于反复发作、治疗效果不明显者，一定要多次行骨髓穿刺及淋巴结活检，以减少误诊、漏诊。尤其应注意淋巴瘤。还有随访报道支气管肺癌、纵隔肉瘤样癌、腹膜后网织细胞肉瘤等。常规体检基础上可予胸部 X 线片、腹部及妇科超声、胸腹部 CT、肿瘤标志物等筛查肿瘤，骨髓穿刺、骨扫描是排除肿瘤的有效手段，必要时辅以胃镜及肠镜等内窥镜、正电子发射计算机断层扫描（PET）、淋巴结活检及皮肤活检等病理组织检查。

2. 感染性疾病　在感染性疾病中要特别注意败血症、组织器官的脓肿和某些病毒感染。病毒感染（乙型肝炎病毒、风疹病毒、微小病毒、柯萨奇病毒、EB 病毒、巨细胞病毒、人类免疫缺陷病毒等），亚急性细菌性心内膜炎，脑膜炎双球菌菌血症，淋球菌菌血症及其他细菌引起的菌血症或败血症，结核病，莱姆病（Lyme 病），布鲁菌病，梅毒和风湿热等。

3. 其他结缔组织病 类风湿关节炎（RA）、SLE、原发性 SS、PM、混合性结缔组织病等，还有血管炎：如结节性多动脉炎、韦格纳肉芽肿病、血栓性血小板减少性紫癜、大动脉炎等。这些疾病有各自特点，对于持续有关节炎症状的患者，定期行 X 线摄片，类风湿因子（RF）、抗核周因子（APF）、抗角蛋白抗体（AKA）、抗环瓜氨酸肽（CCP）抗体等自身抗体检查除外 RA，并观察 AOSD 是否向 RA 转化，抗核抗体谱（ANAs）、抗中性粒细胞胞质抗体（ANCA）等自身抗体的检查有助于鉴别诊断。到目前为止尚未发现 AOSD 有相对特异的自身抗体出现，这对于与其他结缔组织病鉴别极为重要。

【治疗】

本病尚无根治方法，但如能及早诊断、合理治疗，可以控制发作、防止复发。急性发热炎症期的治疗可首先单独使用非甾类抗炎药（NSAIDs）；对单用 NSAIDs 不缓解，加用糖皮质激素，常用泼尼松 0.5~1 mg/（kg·d）；仍不缓解或激素减量复发，加用改变病情抗风湿药物（DMARDs），首选甲氨蝶呤（Methotrexate，MTX）；病情控制不满意，在 MTX 基础上，联合其他 DMARDs。部分难治或重症患者，可配合糖皮质激素冲击治疗，必要时予生物制剂。缓解后逐个减停 DMARDs，到予 MTX 维持，同时减激素用量，过渡到仅予 NSAIDs，然后停药观察。

1. NSAIDs 急性发热炎症期的治疗可首先单独使用，约有 1/4 AOSD 患者，经合理使用 NSAIDs 可以控制症状，使病情缓解，通常这类患者预后良好。一般 NSAIDs 需用较大剂量，病情缓解后应继续使用 1~3 个月，再逐渐减量。定期复查肝功能、肾功能及血常规，注意不良反应。

2. 糖皮质激素 对单用 NSAIDs 无效，症状控制不好，常用泼尼松 0.5~1 mg/（kg·d），待症状控制、病情稳定 1~3 个月以后可逐渐减量，然后以最小有效量维持。有系统损害、病情较重者应使用中到大量糖皮质激素。病情严重者如顽固发热、重要脏器损害、严重血管炎、ESR 极快、常规 DMARDs 联合治疗半年以上效果差，需用大剂量激素［泼尼松≥1 mg/（kg·d）］，也可用甲泼尼龙冲击治疗，通常剂量每次 500~1000 mg，缓慢静脉滴注，可连用 3 天。必要时 1~3 周后可重复使用，间隔期和冲击后继续口服泼尼松。长期服用激素者应注意感染、骨质疏松症等并发症。及时补充防治骨质疏松的相关药物，如抑制破骨细胞的双膦酸盐、活性维生素 D。

3. DMARDs 激素仍不能控制发热或激素减量即复发者，或关节炎表现明显者，应尽早加用 DMARDs。使用 DMARDs 时首选 MTX；单用 MTX 仍不缓解，或转入以关节炎为主要表现的慢性期时，在此基础上，采用联合其他 DMARDs 策略。如患者对 MTX 不能耐受或疗效不佳可改用或联合使用来氟米特（Leflunomide，LEF），在使用 LEF 基础上还可与其他 DMARDs 联合。常用的 DMARDs 如下。

（1）MTX 口服、肌内注射或静脉注射均有效。口服 60% 吸收，每日给药可导致明显的骨髓抑制和毒性作用。临床多采用每周 1 次给药。常用剂量为 7.5~20 mg/w，个别重症患者可以酌情加大剂量。常见的不良反应有恶心、口腔炎、腹泻、脱发、皮疹，少数出现骨髓抑制、肝功能受损和肺间质病变，也可引起流产、畸胎和影响生育能力。服药期间，应定期查血常规和肝功能。

（2）LEF 剂量为 10~20 mg/d。主要不良反应有腹泻、瘙痒、高血压、肝酶增高、皮疹、脱发和一过性白细胞、血小板下降等。也有引起间质性肺炎的报道，服药期间应定期查肝功能和血常规。因有致畸作用，故孕妇禁服。

（3）抗疟药（Antimalarials）：有氯喹（每片 250 mg）和羟氯喹（每片 100 mg 或 200 mg）

两种。该药起效慢，服用后 3～4 个月疗效达高峰，至少连服 6 个月后才能宣布无效，有效后可减量维持。用法为：氯喹 250 mg/d，羟氯喹 200～400 mg/d。本药有蓄积作用，服药半年左右应查眼底。另外，为防止心肌损害，用药前应常规查心电图，有窦房结功能不全、心率缓慢、传导阻滞等心脏病患者应禁用。其他不良反应有头晕、头痛、皮疹、瘙痒和耳鸣等。国外报道羟氯喹安全性较氯喹明显提高。

（4）硫唑嘌呤（Azathioprine，AZA） 口服后约 50% 吸收。常用剂量 1～2 mg/（kg·d），一般 100 mg/d，维持量为 50 mg/d。不良反应有脱发、皮疹、骨髓抑制（包括白细胞及血小板减少、贫血）。胃肠道反应有恶心、呕吐，可有肝损害等。服药期间应定期查血常规和肝功能等，用药最初前 8 周，应每周至少复查全血细胞计数 1 次。

（5）柳氮磺吡啶（Sulfasalazine，SASP） 一般服用 4～8 周后起效。从小剂量逐渐加量有助于减少不良反应。使用方法：每日 250～500 mg 开始，之后每周增加 500 mg，直至每日 2.0 g，如疗效不明显可增至每日 3.0 g，如 4 个月内无明显疗效，应改变治疗方案。主要不良反应有恶心、呕吐、厌食、消化不良、腹痛、腹泻、皮疹、无症状性转氨酶增高和可逆性精子减少，偶有白细胞、血小板减少，对磺胺过敏者禁用。服药期间应定期查血常规和肝功能。

（6）环孢素 口服起始量为 3～5 mg/（kg·d），维持量为 2～3 mg/（kg·d）。常见的不良反应包括：高血压、肝毒性、肾毒性、神经系统损害、继发感染及胃肠道反应等。

此外，重症患者还可使用环磷酰胺（Cyclophosphamide，CTX）治疗。CTX 有冲击疗法及小剂量用法，两者相比较，冲击疗法不良反应较小。冲击疗法为 500～1000 mg/m² 体表面积，每 3～4 周 1 次，均经静脉滴注。小剂量为 1～2 mg/（kg·d），一般 100 mg/d，维持量为 50 mg/d。常见的不良反应包括：恶心呕吐、骨髓抑制、出血性膀胱炎及膀胱癌（我国较少见）、肝损害及黄疸、脱发、感染、致畸和性腺抑制。

DMARDs 用药过程中，应密切观察所用药物的不良反应，如定期观察血常规、ESR、肝功能、肾功能。还可定期观察血清铁蛋白，如临床症状和体征消失，血常规正常，ESR 正常，血清铁蛋白降至正常水平，则提示病情缓解。病情缓解后首先要将激素减量，但为继续控制病情，防止复发，DMARDs 应继续应用较长时间，剂量可酌减。

4. 生物制剂 是难治、复发、重症和高度活动的 AOSD 的治疗新途径，抗肿瘤坏死因子-α、抗白细胞介素（IL）-1 受体制剂和抗 IL-6 受体制剂等国外已开始用于治疗 AOSD。

5. 其他 部分植物制剂，如雷公藤多甙、青藤碱、白芍总苷已应用于多种风湿性疾病的治疗。在本病慢性期，以关节炎为主要表现时亦可使用。国外也有应用血浆置换或干细胞移植治疗的激素抵抗的、反复发作的、严重的、急进性的 AOSD 成功的报道。

【AOSD 与妊娠】

早在 1971 年，Bywaters 就认识到雌激素与 AOSD 的易感性有着密切的关系。近年有学者分析了 17 例 AOSD 患者共 22 次的妊娠，发现首发表现多出现在妊娠第 5～6 个月，这些表现包括发热、关节炎和（或）痛、皮疹、咽痛、淋巴结肿大、肝脾肿大、肌痛、浆膜炎等。病情加重多发生在分娩后或自发性流产后 3 天～5 个月。同一次妊娠中多次病情加重并不多见。多数患者对单用 NSAIDs 无效，而经中等剂量泼尼松龙［≤0.5 mg/（kg·d）］及大剂量泼尼松龙［1 mg/（kg·d）］治疗后获得完全或部分缓解。甲泼尼龙冲击、静脉用人免疫球蛋白、静脉用环磷酰胺（终止妊娠后）也是有效的。羟氯喹、金制剂、MTX、硫唑嘌呤等改善病情药用于分娩后的维持治疗。总之，妊娠可能导致 AOSD 病情加重，终止妊娠也不能缓解病情，糖皮质激素的治疗是安全有效的，长期的资料有待进一步研究和随访。

【预后】

AOSD 患者的病情、病程呈多样性，少部分患者 1 次发作缓解后不再发作，有自限倾向。而多数患者缓解后易反复发作。还有慢性持续活动的类型，最终表现为慢性关节炎，出现软骨和骨质破坏，酷似 RA。早期即出现多关节炎者，或累及肩、髋关节者，幼年即有斯蒂尔病且需糖皮质激素治疗超过两年者，皆提示慢性病程。需强调指出的是 AOSD 是一种排除性诊断的疾病，至今仍无特定的统一诊断标准。即使在确诊后，仍要在治疗、随访过程中随时调整药物，以改善预后；且长期观察随访，注意转化为诸如肿瘤、感染和其他疾病等，从而修订诊断，改变治疗方案。

（陈　洁　何成松）

参考文献

1. 中华医学会风湿病学分会. 成人斯蒂尔病诊断及治疗指南. 2010，14（7）：487-489.
2. 黄轩，赵东宝，戴生明. 成人斯蒂尔病发病机制的研究进展. 中华风湿病学杂志，2008，12（4）：269-271.
3. 蒋明，余得恩，林孝义，等. 中华风湿病学. 北京：华夏出版社，2004：828-839.
4. Kontzias A，Efthimiou P. Adult-Onset Stills Disease：Pathogenesis，Clinical Manifestations and Therapeutic Advances. Drugs，2008，68（3）：319-337.
5. Bagnari V，Colina M，Ciancio G，et al. Adult-onset Still's disease. Rheumatology international，2010，30（7）：855-862.

混合性结缔组织病的诊断与治疗

混合性结缔组织病（mixed connective tissue disease，MCTD）是一种血清中有高滴度的斑点型抗核抗体（ANA）和抗 U1RNP（nRNP）抗体，临床上有雷诺现象、双手肿胀、多关节痛或关节炎、肢端硬化、肌炎、食管运动功能障碍、肺动脉高压等特征的临床综合征。部分患者随疾病的进展可成为某种确定的弥漫性结缔组织病，如系统性硬化病（SSc）、系统性红斑狼疮（SLE）、多发性肌炎/皮肌炎（PM/DM）、类风湿关节炎（RA）。MCTD 发病年龄为 4~80 岁，大多数患者在 30~40 岁左右出现症状，平均年龄 37 岁。女性多见约占 80%。我国发病率不明，但并非少见。

【病因及发病机制】

该病病因及发病机制至今尚不明确。目前认为与遗传、免疫功能异常和环境因素相关。

（一）遗传因素

很多研究发现，MCTD 与 HLA 基因密切相关。主要和结缔组织病相关的 HLA 抗原存在于 6 号染色体上的部分基因。这些基因分别是 HLA-DR4，HLA-DR3、HLA-DR5、HLA-DR2，它们分别同 RA，PM/DM，SSc 和 SLE 相关。多数研究提示 MCTD 中 HLA-DR4 占优势，另外 HLA-DRBl＊04/＊15 的遗传学相关因素参与 MCTD 发病。据报道，HLA-DR5 的 MCTD 患者容易进展为 SSc，而 MCTD 患者的肺纤维化和 DR3 有关。HLA-

DR 基因可能与自身抗体反应的特异性相关，而不是与疾病的分类相关。换言之，尽管目前还不清楚 MHC 以何种形式与疾病的进展相关，MHC 相关性似乎代表的是抗原的选择，而不是疾病的选择。

据推测 T 细胞受体和 HLA 分子同抗体的生成相关。有一种假说认为具有抗原性的多肽能呈递给同源 T 细胞受体，这体现了 HLA 亚型在发病机制中是一种特异性基因。许多研究指出 68kD 的抗 U1RNP 生成与 HLA-DR4、HLA-DR2 表型相关。MCTD 患者中 HLA 类型有 DRB1 * 0401、DRB4 * 0101、DQA1 * 0103、DQB1 * 0301，而 SLE 患者为 DRB1 * 1501、DRB5 * 0101、DQA1 * 0102、D2B1 * 0602。基因的 DNA 序列提示 DR2 和 DR4 阳性的患者在氨基酸 β 链上 26、28、30、31、32、70、73 位点上有共同序列，因此可形成一个抗原结合位点的"口袋"。U1RNA 本身也是一自身抗原，68kD 的多肽有几个不同的表位，最常见的序列是 KDK DRD RKR RSS RSR，这一区域优先针对 MCTD 而不是 SLE。另一个针对 MCTD 的自身抗原是剪接体颗粒 33kD hnRNP-A2，针对这一蛋白的抗体是抗 RA33 抗体。

（二）免疫功能异常

MCTD 是一种免疫功能紊乱的疾病，MCTD 患者的体液免疫和细胞免疫均出现异常。目前认为 B 细胞的高反应性导致高滴度的抗 U1RNP 抗体及抗 U1-70000 抗体，外周血中抗 U1-70000 反应性 T 细胞的存在及 T 细胞的活化。U1-70000 抗原的凋亡修饰和针对修饰抗原的自身免疫参与了发病。另外，研究表明，MCTD 中抑制性 T 细胞缺陷，Th 接受 Ts 细胞的抑制信号减少，或抗 U1RNP 抗体通过 Fc 受体穿透单核细胞，造成 Ts 细胞缺陷。MCTD 患者有循环 Ts 细胞数目减少和抑制功能降低，而 NK 细胞功能正常，IL-1、IL-2、B 细胞生长因子和分化因子升高或正常。与 SLE 相比，多数 MCTD 患者的网状内皮系统的清除免疫复合物功能正常。滑膜、小肠、心脏、肝、肌肉、唾液腺、肺等组织均有淋巴细胞和浆细胞浸润。缺陷性细胞凋亡导致的自身反应性淋巴细胞的延期存活是免疫活化和产生抗体（包括 snRNP 抗体）的原因，但目前并无证据提示 MCTD 有缺陷性细胞凋亡。此外，MCTD 患者存在高丙球蛋白血症，高滴度的抗 U1RNP 抗体，可检测出循环及肾脏免疫复合物，有抗淋巴细胞毒抗体，组织活检可发现血管壁、肌纤维内、肾小球基底膜和表皮真皮交接处有 IgG 和补体沉积。

（三）环境因素和分子模拟

环境诱发因子是产生免疫反应的启始因子，这些环境诱发因子不一定持续存在，但是分子模拟使得免疫反应得以继续。感染是最常见的环境诱发因子。例如，如果一种病毒具有类似于自体蛋白的氨基酸序列，就可能诱发自身免疫反应。已有报道，许多感染相关的表位可以模拟不同剪接体颗粒的多肽域。小鼠的逆转录 P30^{GAG} 抗原、人类流感 B 病毒和 U1-snRNP 的 68kD 多肽具有同源性；EB 病毒抗体（抗 EBNA-1），Ⅱ型腺病毒的 72kD 表位抗体和 hn-RNP 有交叉反应，Ⅰ型人类免疫缺陷病毒（HIV-1）的 P35^{GAG}、P24^{GAG} 蛋白刺激产生的抗体和 U-RNP 有交叉反应。HIV 糖蛋白 p120/41 的 B3 环和 68kD 的表位有 33% 的同源性。由于分子模拟的作用，一旦针对某种感染因子的免疫反应产生，蛋白上其他的表位即可以因为表位播散而产生抗原性，从而使诱发的免疫反应得以持续。

【病理】

MCTD 主要组织病理改变是广泛的增殖性血管病变，包括动脉和小动脉内膜的增殖和中层肥厚，导致大中血管如主动脉肺动脉、肾动脉、冠状动脉和许多脏器小血管的狭窄但无明显炎症细胞浸润。5%～25%有肾脏受累，儿童较成年人多见。受累肾的病理变化也具有混合病变的特点，肾小球肾血管及肾间质均可出现病变。肾小球病变表现为细胞增生局灶性基底膜增厚，系膜增生，可有系膜增生型、局灶增生型、膜型、膜增殖型肾小球肾炎的表现；有小动脉显著内膜增生及闭塞，有血管炎病变；肾间质常见淋巴细胞、单核细胞和浆细胞大片浸润。皮肤组织学无特征性改变、真皮层胶原成分增多，但很少有真正硬皮样改变，另外可显示小血管炎，有些患者在表皮 T 真皮交界处有免疫球蛋白沉积；肌活检有肌纤维退化性变，血管周围和间质有浆细胞和淋巴细胞浸润；唇腺活检显示淋巴及浆细胞浸润。

【临床表现】

患者可表现出组成本疾病的各种结缔组织病（SLE、SSc、PM/DM 或 RA）的临床症状。然而 MCTD 具有的多种临床表现并非同时出现，重叠的特征可以相继出现，不同的患者表现亦不尽相同。在该病早期与抗 U1RNP 抗体相关的常见临床表现是双手肿胀、关节炎、雷诺现象、炎性肌病和指端硬化等，典型的临床表现是多关节炎、雷诺现象、手指肿胀或硬化、肺部炎性改变、肌病和肌无力、食管功能障碍、淋巴结肿大、脱发、颧部皮疹以及浆膜炎等。

1. 早期症状 大多数患者有易疲劳、肌痛、关节痛和雷诺现象。若患者出现手或手指肿胀、高滴度斑点型 ANA 时，应仔细随诊。未分化结缔组织病（UCTD）患者若出现高滴度抗 U1RNP 抗体预示以后可能进展为 MCTD；急性起病的 MCTD 较少见，表现包括 PM、急性关节炎、无菌性脑膜炎、指（趾）坏疽、高热、急性腹痛和三叉神经病。

2. 发热 不明原因发热可能是 MCTD 最显著的临床表现和首发症状。发热常同时伴有肌炎、无菌性脑膜炎、浆膜炎等。

3. 关节 关节疼痛和僵硬几乎是所有患者的早期症状之一。60%患者最终发展成典型的关节炎。常易受累的关节为掌指关节，伴有与 RA 相似的畸形，如尺侧偏斜、天鹅颈和纽扣花畸形。放射学检查缺乏严重的骨侵蚀性病变，但有些患者也可见关节边缘侵蚀和关节破坏。50%～70%患者的类风湿因子（RF）阳性。

4. 皮肤、黏膜 大多数患者在病程中出现皮肤黏膜病变。雷诺现象是 MCTD 最常见和最早期的表现之一，常伴有手指肿胀或全手肿胀。手指皮肤紧缩、变厚，但不发生挛缩。有些患者表现为狼疮样皮疹，尤其是面颊红斑和盘状红斑。约25%的患者有脱发、指（趾）硬化、色素减退、光过敏、荨麻疹，面部和甲周毛细血管扩张。面部皮肤可有硬皮样改变，但真正硬皮病面容则少见。少数 MCTD 患者可有典型的皮肌炎皮肤改变，如紫红色眼睑，指、肘和膝关节处出现红斑。黏膜损害包括颊黏膜溃疡，干燥性复合性口、生殖器溃疡，青斑血管炎，皮下结节和鼻中隔穿孔。前臂屈肌，手、足伸肌和跟腱可出现腱鞘周围及皮下结节。

5. 肌肉病变 肌痛是 MCTD 常见的症状，但大多数患者没有明确的肌无力、肌电图异常或肌酶的改变。MCTD 相关的炎性肌病在临床和组织学方面与特发性炎性肌病（IIM）相似，兼有累及血管的皮肌炎（DM）和细胞介导的多发性肌炎（PM）病变特点。大多数患者的肌炎往往在全身疾病活动的背景下急性发作，这些患者对短疗程大剂量糖皮质激素治疗反应良好。而轻症炎性肌病者常隐匿起病，对糖皮质激素治疗的反应较差。一些伴发 MCTD 相关多发性肌炎的患者可出现高热。

6. 心脏 心脏全层均可受累。20%的患者心电图（ECG）不正常，最常见的改变是右心室肥厚、右心房扩大和心脏传导异常。心包炎是心脏受累最常见的临床表现，见于10%～30%的患者，出现心包填塞少见。心肌受累日益受到重视，一些患者的心肌受累是继发于肺动脉高压，而肺动脉高压在早期阶段常无症状。对存在劳累性呼吸困难的患者，应注意筛查肺动脉高压。多普勒超声估测右室收缩压能检测到亚临床的肺动脉高压，下列6条标准中如果具备4条或更多，则可诊断肺动脉高压：①劳累性呼吸困难；②胸骨左缘收缩期的搏动；③肺动脉区第一心音增强；④胸片示肺动脉增宽；⑤心电图示右心室肥厚；⑥超声心动图示右室增大。确定诊断需要通过右心导管显示休息时平均舒张期肺动脉压>25 mmHg（1 mmHg=0.133 kPa）。

7. 肺　75%的患者有肺部受累，早期通常没有症状。30%～50%的患者可发生间质性肺病，早期症状有干咳、呼吸困难、胸膜炎性胸痛。高分辨率CT（HRCT）是诊断间质性肺病最敏感的检查方法，^{99m}Tc-二乙烯三胺戊乙酸（DTPA）肺扫描用于筛查和观察疗效。HRCT的最常见早期征象是小叶间隔增厚、周边和下肺叶为主的磨砂玻璃样改变。未经治疗的间质性肺病通常会进展，4年随访中25%的患者可发展为严重肺间质纤维化。如前所述。肺动脉高压是MCTD最严重的肺并发症，常常是MCTD死亡的主要原因之一。不同于硬皮病，在MCTD中肺动脉高压通常是继发于肺间质纤维化，是由于肺小动脉内膜增生和中膜肥大所致。

8. 肾　25%患者有肾脏损害。高滴度的抗U1RNP抗体对弥漫性肾小球肾炎的进展有相对保护作用。弥漫性肾小球肾炎和实质间质性病变很少发生，通常为膜性肾小球肾炎，有时也可引起肾病综合征，但大多数患者没有症状。有些患者出现肾血管性高血压危象，与硬皮病肾危象类似。长期肾脏病变可引起淀粉样变和肾功能不全。

9. 消化系统　胃肠道受累见于60%～80%患者。表现为上消化道运动异常，食管上段和下段括约肌压力降低，食管远端2/3蠕动减弱，进食后发噎和吞咽困难。并可有腹腔出血、胆道出血、十二指肠出血、巨结肠、胰腺炎、腹腔积液、蛋白丢失性肠病、原发性胆汁性肝硬化、自身免疫性肝炎、吸收不良综合征等。腹痛可能是由于肠蠕动减退、浆膜炎、肠系膜血管炎、结肠穿孔或胰腺炎等所致。

10. 神经系统　中枢神经系统病变并不是本病显著的临床特征。与SSc一样最常见的是三叉神经病。头痛是常见症状，多数可能是血管性头痛。有些患者头痛伴发热、肌痛。有些表现类似病毒感染综合征。这些患者中有些出现脑膜刺激征，脑脊液检查显示无菌性脑膜炎。无菌性脑膜炎也可能是一种对非甾类抗炎药（尤其是舒林酸和布洛芬）的超敏反应。一种新的但非常罕见的与抗U1RNP抗体相关的中枢系统疾病是脑出血。其他神经系统受累包括癫痫样发作、器质性精神综合征、多发性周围神经病变、脑栓塞和脑出血等。

11. 血管　雷诺现象几乎是所有患者的一个早期临床特征。中小血管内膜轻度增生和中层肥厚是MCTD特征性的血管病变，也是本病肺动脉高压和肾血管危象的特征性病理改变。血管造影显示MCTD患者中等大小血管闭塞的发生率高，且大多数患者的甲襞毛细血管显微镜检查血管襻扩张和缺失的模式与SSc患者的表现相同，是MCTD与SLE的特征性区别。73%患者可见"灌木丛型"（bushy pattern）的形态。45%患者抗内皮细胞抗体阳性，携带此抗体的患者易发生肺部病变和自发流产。抗U1RNP抗体可诱导内皮细胞释放致炎细胞因子，在血管病变中起致病作用。

12. 血液系统　75%的患者有贫血。60%的患者Coombs试验阳性。但溶血性贫血并不常见。75%的患者可有以淋巴细胞系为主的白细胞减少，这与疾病活动有关。血小板减少、血栓性血小板减少性紫癜、红细胞发育不全相对少见，低补体血症可见于部分病例。50%患者RF阳性，尤其是同时伴有抗-A2/RA33抗体存在者，常与严重的关节炎相关。抗心磷脂抗体（ACL）或狼疮抗凝物均有报道。大多数患者有高丙球蛋白血症，33%的IgG分子有抗 U1RNP 的特异性。

13. 其他　患者可有干燥综合征（SS）、慢性淋巴细胞性甲状腺炎（桥本甲状腺炎）和持久的声音嘶哑。1/3 患者有发热、全身淋巴结肿大、肝脾肿大。

【辅助检查】

1. 一般检查　部分患者有贫血、白细胞减少及血小板减少，红细胞沉降率增快，Coombs 直接试验可阳性。约 3/4 患者有高 γ-球蛋白血症。活动期患者可有肌酸磷酸激酶、醛缩酶、乳酸脱氢酶及转氨酶显著升高。肾脏受累时可见蛋白尿、血尿、肾病综合征或不同程度肾功能不全的改变。

2. 血清免疫学异常　大多数患者的抗 U1RNP 抗体在早期出现，并贯穿病程始终。有时抗体出现较晚，其抗体滴度可以波动，但和病情活动无关。另外还可有抗单链 DNA 抗体、抗组蛋白抗体、抗心磷脂抗体、抗内皮细胞抗体等，大约 30％的患者 RF 和抗 RA33 抗体阳性。15％MCTD 患者的抗心磷脂抗体和狼疮抗凝物阳性，但与 SLE 不同，其抗心磷脂抗体是非 β_2-GP1 依赖性的，这或许可解释为何 MCTD 患者很少有高凝现象。

3. 影像学　伴有关节炎的患者其关节 X 线检查可发现有类风湿关节炎样表现，关节局部的 CT 或 MRI 能发现更早期更细微的关节结构改变。对 MCTD 患者的肺部无论是否合并感染，都要进行常规 X 线或 CT 扫描，力争及时发现肺部病变如肺间质病变等，以便尽早进行免疫干预治疗及尽早对疾病进行预后判断。有消化道症状患者应进行食管钡餐透视或内镜检查，判断患者的吞咽肌群、食管及十二指肠、胃部是否有蠕动异常存在。

4. 肌电图　MCTD 伴有肌炎者，除了血清中的肌酶可检测到升高以外，少数患者的肌电图亦可出现典型的肌源性损害表现，可出现多相波、纤颤波及肌肉收缩时限变短、重度收缩呈现干扰相等改变。

5. 组织病理学　虽然 MCTD 患者常出现皮疹、硬皮病样改变、肌肉疼痛无力及肌肉压痛，但皮肤肌肉的病理检查常无特征性改变。皮肤可表现有真皮胶原成分增多，肌活检有肌纤维变性，血管周围和间质有浆细胞和淋巴细胞浸润，均可见免疫球蛋白的沉积。

6. 超声心动图　约 20％患者超声心动图有异常表现，可见右心室肥厚、右房增大、二尖瓣前叶可出现疣状增厚、肺动脉收缩压力增高等表现。

7. 肺功能　当患者出现肺间质病变时，应及时进行肺功能检测。MCTD 合并肺间质病变患者，肺功能检查指标中最易出现一氧化碳（CO）弥散能力的下降，部分患者可出现潮气量受损。

【诊断及鉴别诊断】

（一）诊断及标准

对有雷诺现象、关节痛或关节炎、肌痛、手肿胀的患者，如果有高滴度斑点型 ANA 和高滴度抗 U1RNP 抗体阳性，而抗 Sm 抗体阴性者，要考虑 MCTD 的可能，高滴度抗 U1RNP 抗体是诊断 MCTD 必不可少的条件。如果抗 Sm 抗体阳性，应首先考虑 SLE。目前尚无 MCTD 的美国风湿病学会（ACR）诊断标准，1986 年在日本东京举行的 MCTD 会议上，Sharp、Kasnkawa 和 Alarcon-Segovia 宣布了各自的诊断标准，1991 年 Kahn 提出了新的标准。然而至今在世界范围内还没有统一的诊断标准，以下 4 种均被广泛应用，但对照研究显示：Alarcon-Segovia 标准和 Kahn 标准敏感性和特异性最高（分别为 62.5％～81.3％和 86.2％）。部分患者起病时倾向 MCTD 诊断，进一步发展的临床表现更符合 SLE 或 RA；在长期随诊中仍有 50％以上的患者符合 MCTD 的诊断标准表 7-13、表 7-14、表 7-15、表 7-16。

表 7-13　结缔组织病 Alarcon-Segovia 标准（墨西哥）

项目	标准
血清学标准	抗 U1RNP≥1∶1600（血凝法）
临床标准	①手肿胀；②滑膜炎；③肌炎（生物学或组织学证实）；④雷诺现象；⑤肢端硬化
确诊标准	血清学标准及至少 3 条临床标准，必须包括滑膜炎或肌炎

表 7-14　结缔组织病 Kahn 标准（法国）

项目	标准
血清学标准	存在高滴度 U1RNP 抗体，相应斑点型 ANA 滴度≥1∶1200
临床标准	①手肿胀；②滑膜炎；③肌炎；④雷诺现象
确诊标准	血清学标准及至少 3 条临床标准，必须包括滑膜炎或肌炎

表 7-15　结缔组织病 Sharp 标准（美国）

项目	标准
主要标准	①严重肌炎；②肺受累，CO 弥散能力＜正常的 70% 和（或）肺动脉高压和（或）肺活检提示血管增殖性损害；③雷诺现象或食管功能障碍；④手肿胀或指端硬化；⑤高滴度的抗 ENA 抗体滴度＞1∶10000（血凝法）和抗 U1RNP 抗体阳性，而抗 Sm 抗体阴性
次要标准	①脱发；②白细胞减少；③贫血；④胸膜炎；⑤心包炎；⑥关节炎；⑦三叉神经病变；⑧颊部红斑；⑨血小板减少；⑩轻度肌炎；⑪手肿胀

肯定诊断：4 条主要指标，同时抗 U1RNP 抗体滴度＞1∶4000（血凝法）而抗 Sm 抗体阴性。可能诊断：符合 3 条主要标准而抗 Sm 抗体阴性；或 2 条主要标准和 1 条次要标准，并伴有抗 U1RNP 抗体滴度＞1∶1000（血凝法）。可疑诊断：符合 3 条主要标准，但抗 U1RNP 抗体阴性；或 2 条主要标准，或 1 条主要标准和 3 条次要标准，伴有抗 U1RNP 抗体滴度＞1∶100。

表 7-16　结缔组织病 Kasukawa 标准（日本）

项目	标准
常见症状 抗 snRNP 抗体阳性	①雷诺现象；②手指或手肿胀
混合症状	（1）SLE 样表现：①多关节炎；②淋巴结病变；③面部红斑；④心包炎或胸膜炎；⑤白细胞或血小板减少 （2）SSc 样表现：①指端硬化；②肺纤维化，限制性通气障碍或弥散功能；③食管蠕动减少或食管扩张 （3）PM 样表现：①肌肉无力；②血清肌酶水平升高（CPK）；③肌电图（EMG）示肌源性损害
确诊标准	至少 2 条常见症状中的 1 条阳性，抗 snRNP 抗体阳性及 3 种混合表现中，任何 2 种内各具有 1 条以上的症状。

（二）鉴别诊断

MCTD 首先应与 SLE、SSc、PM、DM、RA、SS6 种弥漫性结缔组织病鉴别。依据 ACR 或传统分类标准，对典型的弥漫性结缔组织病诊断并不困难。MCTD 患者存在高滴度斑点型 ANA 和抗 U1RNP 抗体，并有雷诺现象、滑膜炎或肌炎、手肿胀，可与弥漫性结缔组织病鉴别。把临床上具有 SLE，SSc，PM、DM 等重叠症状，无肾损害，血清学检查有高滴度斑点型 ANA 及高滴度抗 U1RNP 抗体的，且又不能诊断为某一明确的结缔组织病患者从那些尚未分化为典型的、表现得十分混杂的结缔组织病中区分出来，有着一定的临床意义。此外，MCTD 可能在某一时期以 SLE 样症状为主要表现，在另一时期又以 SSc 或 PM、DM，RA 样症状为主要表现，或最终转为某一特定的结缔组织病。因此，即使对已确诊为 MCTD 的患者，仍要密切观察病情发展。

MCTD 还应与其他重叠综合征鉴别，如未分化结缔组织病（UCTD）、硬皮病重叠综合征、肌炎重叠综合征。结缔组织病早期阶段仅表现出 1～2 个可疑的临床和实验室特征，如有雷诺现象，伴有或不伴有不可解释的多关节痛和 ANA 阳性。通常不足以诊断一种明确的弥漫性结缔组织病和 MCTD，在这种情况下，诊断为 UCTD 较为适当。硬皮病重叠综合征存在 SSc（可发生在没有明显皮肤受累的患者或局限型 SSc）与其他结缔组织病的重叠表现和 SSc 相关自身抗体。肌炎重叠综合征则具有符合炎性肌病加至少 1 种或多种如多关节炎、雷诺现象、指端硬化、近掌指关节硬化、手指典型 SSc 型钙质沉着、食管下端或小肠运动减弱等疾病特征或特异性自身抗体（包括抗合成酶抗体和硬皮病相关自身抗体）。

【治疗】

本病的治疗以 SLE，PM、DM，RA 和 SSc 的治疗原则为基础。

1. 疲劳、关节和肌肉痛　可应用非甾体抗炎药、抗疟药、小剂量泼尼松（<10 mg/d）。

2. 以关节炎为主要表现　轻者可应用非甾体抗炎药，重症者加用抗疟药、甲氨蝶呤或肿瘤坏死因子（TNF）抑制剂。

3. 雷诺现象　注意保暖，避免手指外伤，避免使用振动性工具工作和使用 β 受体阻滞药、戒烟等。应用抗血小板聚集药物如阿司匹林，应用二氢吡啶类钙通道阻滞剂，如硝苯地平（Nifedipine），每日 30 mg；α 受体阻滞药，如哌唑嗪（Prazosin）。局部可试用前列环素软膏。如出现指端溃疡或坏死，可使用静脉扩血管药物（如前列环素）。

4. 急性起病的指坏疽　局部药物性交感神经阻断［受累指（趾）基部利多卡因浸润］、抗凝、局部应用硝酸盐类药物；输注前列环素；可使用内皮素受体拮抗剂，如波生坦（Bosentan）。

5. 肌炎　以肌炎为主要表现者，选用糖皮质激素和免疫抑制剂治疗。给予泼尼松 1～1.5 mg/（kg·d），难治者加用甲氨蝶呤、静脉滴注免疫球蛋白（IVIG）治疗。

6. 肺动脉高压　肺动脉高压是 MCTD 患者致死的主要原因，应该早期、积极治疗原发病。无症状的肺动脉高压：试用糖皮质激素和环磷酰胺、小剂量阿司匹林和血管紧张素转换酶抑制剂（ACEI）如卡托普利 12.5～25 mg，每日 2～3 次；酌情使用内皮素受体拮抗药，口服波生坦。伴有症状的肺动脉高压：静脉注射前列环素、应用 ACEI、抗凝、内皮素受体拮抗药，口服波生坦；酌情使用西地那非。

7. 膜性肾小球肾病　轻型不需要处理；进展性蛋白尿者试用 ACEI 或小剂量阿司匹林联合双嘧达莫；严重者酌情使用泼尼松 15～60 mg/d，加环磷酰胺冲击治疗每个月 1 次或苯丁酸氮芥（Chlorambucil）每日给药。肾病综合征：单独应用肾上腺皮质激素通常效果不佳；小剂量阿司匹林联合双嘧达莫预防血栓形成并发症；ACEI 减少蛋白丢失；试用泼尼松

15～60 mg/d，加环磷酰胺冲击治疗每个月 1 次或苯丁酸氮芥每日给药。必要时可进行透析。

8. 食管功能障碍者，吞咽困难 轻者无需治疗；伴反流者应用质子泵抑制剂，严重者使用抑酸与促动药联和治疗；内科治疗无效者，可采取手术治疗。肠蠕动减退：使用胃肠促动药，如甲氧氯普胺。小肠细菌过度繁殖可应用四环素、琥乙红霉素。胃灼热、消化不良：升高床的头部、戒烟、减轻体质量、避免咖啡因；应用 H_2 受体阻断药、质子泵抑制剂；酌情使用甲氧氯普胺和抗幽门螺杆菌药物。

9. 心肌炎 试用糖皮质激素和环磷酰胺，避免应用地高辛。不完全心传导阻滞：避免应用氯喹。

在治疗过程中，无菌性脑膜炎、肌炎、浆膜炎、心包炎和心肌炎对糖皮质激素反应好，而肾病综合征、雷诺现象、毁损型关节病变（指端硬化和外周神经病变对激素反应差）。为减少激素的不良反应，应加用免疫抑制剂如抗疟药、甲氨蝶呤和环磷酰胺等。在使用上述药物时应定期查血、尿常规，肝、肾功能，避免不良反应。

【MCTD 与妊娠】

1. MCTD 对妊娠的影响 本病患者多为生育期女性，因此妊娠问题越来越受到重视。文献报道 MCTD 患者的生育能力并未因疾病而降低，与正常对照比较，总的胎儿丢失（包括自然流产、死胎、死产和治疗性流产）增加 2～3 倍，早产、胎儿生长受限（FGR）发生率分别高达 37％及 63％。

2. 妊娠对 MCTD 的影响 国外学者回顾性分析认为，妊娠不会导致 MCTD 的恶化，47％的患者会经历孕期短暂的病情发作，一般较轻，多数未出现母体并发症。但有个案报道控制良好的 MCTD，在妊娠期间有发展为进行性肺动脉高压的可能性。伴随病情恶化，个别患者会发生妊娠期高血压疾病，但部分患者可能为 MCTD 肺动脉高压同时存在的肾脏间质增生，导致继发性高血压，但 MCTD 患者较普通人群发生子痫前期或子痫的概率并未显著升高。妊娠 32～34 周、分娩期、产后 3 天是孕产妇血容量和血流动力学变化最为剧烈的时期。这段时期，如果孕产妇合并肺动脉高压，这些变化无疑将加重肺动脉高压所致右心功能不全。因此上述三个阶段是 MCTD 继发肺动脉高压患者在妊娠期最易发生心衰、严重心律失常和猝死的危险时段。

3. 孕前准备 孕前已经明确诊断的 MCTD 患者，准备妊娠时，应经风湿免疫专科医生系统检查，全面评估。经治疗病情平稳，肾上腺糖皮质激素泼尼松治疗量已经降至等于或少于 10 mg/d，免疫系统各项指标均在基本正常范围内，各重要脏器功能正常，尤其是心血管系统经超声心动图检查和肺功能、肾功能检查，无明显受累时，可以慎重怀孕。

【预后和转归】

既往认为 MCTD 预后相对良好且对皮质激素治疗显效。目前已明确，携带高滴度抗 U1RNP 抗体者较少发生严重肾脏并发症和危及生命的神经系统病变；由此而言，MCTD 比 SLE 预后良好。但进展性肺动脉高压和心脏并发症是 MCTD 患者死亡的主要原因。心肌炎、肾血管性高血压、脑出血亦可导致死亡。Sharp 研究组随访 47 例 MCTD 患者 29 年，62％的患者预后良好，38％的患者疾病持续活动，死亡的 11 例（23％）患者中 9 例与肺动脉高压相关，2 例与 MCTD 无关。显示，大多数 MCTD 患者预后相对良好，与早期诊断、早期治疗有关，重要脏器受累者预后差。

国内随诊 50 例 MCTD 患者，5 年生存率为 80％。其中 13 例（26.0％）发展为其他结缔组织病，包括 7 例 SLE，6 例 SSc。23 例符合 Sharp 标准的 MCTD 患者中 1 例（4.3％）

发展为 SSc，23 例符合 Kasukawa 标准的患者中 7 例（30.4%）发展为其他结缔组织病，27 例符合 Alarcon-Segovia 标准的患者中 12 例（44.4%）发展为其他结缔组织病。

（陈　洁　何成松）

参考文献

1. 中华医学会风湿病学分会. 混合性结缔组织病诊断及治疗指南. 中华风湿病学杂志，2011，15（1）：42-45.
2. 蒋明，余得恩，林孝义，等. 中华风湿病学. 北京：华夏出版社，2004：1074-1080.
3. Firestein G S, Budd R C, Kelley W N, et al. Kelley's Textbook of Rheumatology. Washington：Saunders/Elsevier, 2008：1241-1260.
4. Venables P J W. Mixed connective tissue disease. Lupus, 2006，15（3）：132-137.
5. Hoffman R W. Mixed connective tissue disease. A Clinician's Pearls and Myths in Rheumatology，2010：169-172.

重叠综合征的诊断与治疗

目前已确定有 6 种弥漫性结缔组织病（diffuse connective tissue diseases，DCTDs），包括系统性红斑狼疮（SLE）、系统性硬化病（SSc）、多发性肌炎（PM）、皮肌炎（DM）、类风湿关节炎（RA）、干燥综合征（SS）。这些病都是描述性综合征，尚缺乏诊断的金标准。典型的 DCTD 容易诊断，但在疾病早期阶段，常存在一些非特异性共同表现，如雷诺现象、关节痛、肌痛、食管功能失调和抗核抗体（ANA）阳性等，通常称为未分化结缔组织病（undifferentiated connective tissue disease，UCTD），其中只有 35% 进展为某种 DCTD。某些情况下，一种 DCTD 亦可转变为另一种 DCTD。而疾病向典型的 DCTD 或持续性重叠状态发展的倾向常与某些特征性自身抗体和主要组织相容性复合物（MHC）连锁相关联。因此，联合分析临床特征和血清学特征，将有助于对这一类高度异质的综合征及时准确的诊断、治疗和判断预后。重叠综合征包括 UCTD、硬皮病重叠综合征、肌炎重叠综合征和 MCTD，其临床表现各异，并常随病情的发展而变化。因此，应定期重新评价诊断和调整治疗策略。

一、未分化结缔组织病

结缔组织病患者在疾病的早期阶段，可能仅表现出 1、2 个可疑的临床和实验室特征，通常不足以确诊。如许多患者有雷诺现象，伴有或不伴有不可解释的多关节痛和 ANA 阳性。在这种情况下，诊断为 UCTD 较为适当。1 项对 665 例 UCTD 患者的 5 年随访研究报道，只有 34 例患者发展为确诊的 CTD，其中 RA 13.1%、SS 6.8%、SLE 4.2%、MCTD 4.0%、硬皮病 2.8%、系统性血管炎 3.3% 和 PM/DM 0.5%；在起病的最初 2 年内发展为确诊的 CTD 的概率最高。症状完全缓解者达 12.3%。

诊断 UCTD 应首先排除骨关节炎（OA）、滑囊炎/腱鞘炎、肌筋膜痛和纤维肌痛综合征。出现持续性关节炎者，需与 RA、脊柱关节病（SpA）、风湿热、SLE/MCTD 等鉴别；

具有一过性关节炎者，需与痛风、焦磷酸盐关节病、感染性关节炎、莱姆病等鉴别；若有肌痛、肌无力和雷诺现象者则需分别与炎性肌病、血管炎、代谢性肌病等和原发性雷诺病、SSc、MCTD、SLE、CREST 等鉴别。

UCTD 出现某些复合特征常预示疾病有向某种 DCTD 发展的可能。如多关节炎加抗 U1RNP 抗体预示 MCTD，干燥症状加抗 SSA/SSB 抗体预示 SS，雷诺现象加核仁型 ANA 预示硬皮病，多关节炎加高滴度类风湿因子（RF）预示 RA，发热或浆膜炎加均质型 ANA 或抗双链 DNA（dsDNA）抗体则预示可能进展为 SLE。

二、硬皮病重叠综合征

SSc 的临床表现有很大的异质性，从预后较差的弥漫性皮肤病变到预后良好的局限性皮肤病变。一些患者与其他结缔组织病还有重叠表现。许多病例中，这些重叠综合征发生在没有明显皮肤受累的患者或局限性硬皮病，如 CREST（C：钙质沉着；R：雷诺现象；E：食管运动障碍；S：指端硬化；T：毛细血管扩张）或不完全 CREST 综合征。大约 90％ 的 SSc 患者 ANA 阳性。SSc 相关抗体包括针对拓扑异构酶 1（Scl-70）、着丝点、hnRNP-1、RA33、p23、p25、RNA 聚合酶-1（RNAP-1）、RNAP-Ⅲ、U1RNP、PM-Scl、核仁纤维蛋白、组蛋白、Ku、内皮细胞和 Th/To 等的自身抗体。

特异性抗体类型与疾病的发病率、病死率相关。抗着丝点抗体（ACA）、抗 U3 snRNP 抗体和抗 Th/To 抗体阳性的患者易患局限性硬皮病。而抗 Scl-70 抗体、ACA、抗 RNAP 抗体阳性与弥漫性皮肤受累和系统性疾病相关。携带抗 PM-Scl 抗体的患者可有肌炎、硬皮病重叠并易患间质性肺病。大约 60％ 硬皮病患者有明显的滑膜炎，35％RF 阳性。导致侵蚀性关节炎者与抗 RA33 抗体相关；SSc 血管病变的特征是内膜增生，坏死性血管炎罕见。

局限性 SSc 常与原发性胆汁性肝硬化（primary biliary cirrhosis，PBC）重叠，称 Reynold 综合征，其特异性抗体是抗线粒体抗体（AMA）。反之，10％～29％ PBC 患者 ACA 阳性，其中几乎一半患者具有 CREST 综合征的临床表现。

50％～80％ 的患者可有轻度肌肉受累。患者可有 PM-Scl 抗体阳性、PM/DM 表现和双手致畸形性关节炎，具有慢性和良性的病程，多数对激素敏感。SSc/SLE 重叠综合征相对少见，但 SSc 出现 ANA 阳性的概率较 ACA 和抗 Scl-70 抗体要高。一般研究中，25％ SLE 患者出现抗 Scl-70 抗体阳性。

三、肌炎重叠综合征

PM、DM 包括包涵体肌炎（IBM）是经典的特发性炎性肌病（IIM），相同的临床和血清学特征亦可出现在 SLE、SSc、MCTD 和 SS 患者。肌炎重叠综合征特别是与 SSc 的重叠较典型的 PM 更常见，相关的特异性自身抗体包括抗 PM-Scl 抗体、抗 Ku 抗体和抗 U1RNP 抗体、抗 Jo-1 抗体、抗信号识别蛋白（SRP）和抗氨酰基转移酶 RNA 合成酶（ARS）抗体。与 PM 相关的关节病易形成关节半脱位畸形（尤其是远端指/趾间关节），仅伴随轻度侵蚀性病变。另一种肌炎重叠综合征出现在 ARS 抗体阳性患者，病情反复缓解和加重，临床表现包括炎性肌炎、发热（80％）、雷诺现象和皮肤病变（70％有技工手），50％～90％ 的患者有关节病，50％～80％ 的患者有间质性肺病。间质性肺病可能是 ARS 抗体阳性患者的特征性临床表现，并可在病程晚些时候出现肌病。肌炎与抗 U1RNP 抗体关联通常见于 MCTD，但是，一些患者表现炎性肌病，没有雷诺现象，却有抗 U1RNP 抗体联合间质性肺病、关节病和神经系统症状。抗 SRP 抗体阳性患者通常有严重、迅速进展的肌炎伴有显著的肌纤维坏死，而炎细胞浸润却不明显。

肌炎重叠综合征的诊断，应符合炎性肌病加至少 1 种或多种下列疾病特征或特异性自身抗体。疾病特征包括：多关节炎、雷诺现象、指端硬化、近掌指关节硬化、手指典型 SSc 型钙质沉着、食管下端或小肠运动减弱、肺一氧化碳弥散量（DLCO）低于正常预计值的 70%、胸部 X 线片或 CT 显示间质性肺病、盘状狼疮、抗 dsDNA 抗体加低补体血症、美国风湿病学会（ACR）的 SLE 诊断标准 11 条中 4 条或 4 条以上特征、抗磷脂综合征。特异性自身抗体包括抗合成酶（Jo-1、PL-7、PL-12、OJ、EJ、KS）抗体，硬皮病相关自身抗体（硬皮病特异性自身抗体：ACA、抗 Scl-70、RNA 聚合酶 I 或 III、Th 抗体；硬皮病重叠相关自身抗体：抗 U1RNP、U2RNP、U3RNP、U5RNP、PM-Scl、Ku 和 SRP、核孔蛋白抗体）。区别典型的 PM 和 DM 与重叠综合征在判断疾病预后和治疗上有重要意义。典型的 PM 常呈慢性病程。50% 患者对糖皮质激素治疗无效。单纯的 DM 几乎（92%）都是慢性病程，但 87% 的患者对糖皮质激素治疗有效。肌炎重叠综合征（通常伴有硬皮病特征）几乎都对糖皮质激素有应答（约 90% 重叠综合征可根据自身抗体分亚型：抗合成酶抗体、SRP 和抗核孔蛋白抗体标志对治疗抵抗的肌炎，而抗 U1RNP、PM-Scl 或 Ku 则标志对糖皮质激素有应答）。

（陈　洁　何成松）

参考文献

1. 中华医学会风湿病学分会. 混合性结缔组织病诊断及治疗指南. 中华风湿病学杂志，2011，15（1）：42-45.

2. 蒋明，余得恩，林孝义，等. 中华风湿病学. 北京：华夏出版社，2004：1081-1082.

3. Firestein GS，Budd RC，Kelley WN，et al. Kelley's Textbook of Rheumatology. Saunders/Elsevier，2008.

4. Floreani A，Rizzotto ER，Ferrara F，et al. Clinical course and outcome of autoimmune hepatitis/primary sclerosing cholangitis overlap syndrome. The American journal of gastroenterology，2005，100（7）：1516-1522.

5. Marie I，Levesque H，Tranvouez JL，et al. Autoimmune hepatitis and systemic sclerosis：a new overlap syndrome？Rheumatology，2001，40（1）：102-106.

6. Suzuki Y，Arase Y，Ikeda K，et al. Clinical and pathological characteristics of the autoimmune hepatitis and primary biliary cirrhosis overlap syndrome. Journal of gastroenterology and hepatology，2004，19（6）：699-706.

7. Maddison PJ. Mixed connective tissue disease：overlap syndromes. Best Practice & Research Clinical Rheumatology，2000，14（1）：111-124.

附录1 抗菌药物的临床应用概述

抗菌药物是临床应用最为广泛的一类药物，自青霉素应用于临床以来，抗菌药物在治疗感染性疾病方面发挥了重要作用，然而，如何合理使用抗菌药物一直是人们普遍谈论的问题和关注的焦点。

一、抗菌药物的发展简史

1877年Pasteur和Jouburt发现空气中的一些普通细菌，可以抑制炭疽杆菌的生长；Fleming1928年9月发现青霉菌，1929年6月发表研究论文《关于真菌培养的杀菌作用》；Domagk于1935年首次报告第一个合成的磺胺药——百浪多息（Prontosil）的治疗效果，本品的应用使A组β溶血性链球菌所致的产褥热的病死率显著下降；1940年Florey和Chain等发明了可供人体注射的青霉素；1945年青霉素进入大规模生产；国产青霉素于1953年在上海试制成功。在青霉素扩大生产的同时，世界各地在土壤中进行了大量筛选工作，以发现产生新的抗菌药物。

二、常用的基本概念

1. 抗感染药物（anti-infective agents） 包括用以治疗各种病原体（病毒、衣原体、支原体、立克次体、细菌、螺旋体、真菌、原虫、蠕虫）所致感染的各种药物。

2. 抗微生物药物（anti-microbial agents） 是用于治疗病原微生物感染性疾病的药物，能抑制或杀灭病原微生物，包括抗菌药、抗真菌药和抗病毒药。

3. 抗生素（antibiotics） 在高稀释度下对一些特异微生物有杀灭或抑制作用的微生物产物。

4. 抗菌药物（antibacterial agents） 是指对细菌具有杀灭或抑制作用的各种抗生素和人工合成药物。

5. 化学治疗药物（chemotherapeutic agents） 是应用于临床一切具有化学结构的药物的统称。包括抗微生物药、抗寄生虫药和抗肿瘤药。

6. 化学治疗（chemotherapy） 对病原体（微生物、寄生虫、恶性肿瘤细胞）所致疾病的药物治疗统称为化学治疗。

7. 抗菌谱（antibacterial spectrum） 抗菌药物的抗菌范围。

8. 抑菌药（bacteriostatic drugs） 抑制细菌生长繁殖的药物。

9. 杀菌药（bactericidal drugs） 不仅能抑制细菌生长繁殖，而且能杀灭细菌的药物。

10. 最小抑菌浓度（minimum inhibitory concentration，MIC） 在特定环境下孵育24小时，可抑制某种微生物出现明显增长的最低药物浓度。用于定量测定体外抗菌活性。

11. 最小杀菌浓度（minimum bactericidal concentration，MBC） 杀死99.9%的供试微生物所需的最低药物浓度。如果受试药物对供试微生物的MBC大于或等于32倍的MIC，可判定耐药。

12. 亚MIC效应 当细菌暴露于低MIC水平时，细菌生长受到暂时抑制的现象。

13. 抗菌药物后效应（post antibiotic effect，PAE） 细菌与抗生素短暂接触，当清除药物后，细菌生长仍然受到持续抑制的效应。

14. 防突变浓度（mutant prevention concentration，MPC） 是指防止耐药突变菌株被选择性富集扩增所需的最低抗菌药物浓度。用于评价抗菌药物抗菌活性，反映药物抑制耐药突变菌株选择的能力。

15. 选择指数（selection index，SI） MPC 与 MIC 之比。用于比较抗菌药物选择耐药突变菌株的能力，指数越小，抑制耐药突变菌株选择的能力越强。

16. 突变选择窗（mutant selection window，MSW） MIC 与 MPC 之间的浓度范围。MIC、MPC、MSW 三者的关系见附图 1。

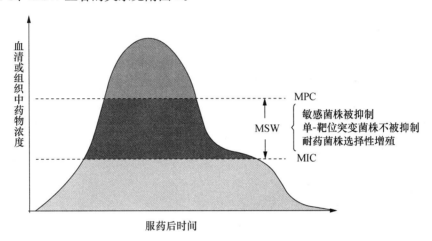

附图 1 MIC、MPC、MSW 的关系

17. 时间依赖性杀菌效应 药物的杀菌作用与浓度关系不大，只要感染部位的药物浓度高于 MIC 即可发挥杀菌作用。主张一日多次给药，代表药物：β-内酰胺类。

18. 浓度依赖性杀菌效应 杀菌效应的增强与药物浓度升高有关。主张一日一次给药，代表药物：喹诺酮类、氨基糖苷类。

19. β-内酰胺酶 由细菌产生，是一大类能够破坏具有 β-内酰胺类抗生素的钝化酶的总称，其活性能被克拉维酸等酶抑制剂抑制。

20. β-内酰胺酶抑制剂 能抑制 β-内酰胺酶的抗生素，是一类新的 β-内酰胺类药物，但对头孢菌素酶（AmpC 酶）及金属 β-内酰胺酶无抑制作用。目前主要有克拉维酸、舒巴坦、他唑巴坦。克拉维酸是从链霉菌的培养液中分离得到，并于 1977 年完成了全合成。克拉维酸为广谱酶抑制剂，不但能抑制 Ⅱ、Ⅲ、Ⅳ 和 Ⅴ 型 β-内酰胺酶，保护抗生素，而且能作用于细菌细胞膜上的特定部位，与低浓度的抗生素共同影响细菌生长。舒巴坦为半合成 β-内酰胺酶抑制剂，其抑酶谱比克拉维酸广，但作用较弱。20 世纪 80 年代日本大鹏公司合成了他唑巴坦，它是在舒巴坦的结构上引进了一个三氮唑环而得，三唑巴坦的抑酶谱与舒巴坦相似，但其抑酶作用明显较舒巴坦强。

21. 耐药性 耐药性又称抗药性，一般指病原体对药物反应降低的一种状态。是由于长期使用抗菌药物，应用剂量不足时，病原体通过产生使药物失活的酶，改变膜通透性阻滞药物进入，改变靶结构或改变原有代谢过程而产生的。耐药性严重者可使多种抗菌药物失效。

22. 多重耐药性（multiple drug resistance，MDR） 为一种微生物对三类（比如氨基糖苷类、红霉素、β-内酰胺类）或三类以上抗生素同时耐药，而不是同一类抗生素中的三种。

23. **泛耐药（pan drug resistance，PDR）**　是指对除多黏菌素外的所有临床上可获得的抗生素均耐药的非发酵菌，对几乎所有类抗生素耐药。比如泛耐不动杆菌，对氨基糖苷、青霉素、头孢菌素、碳氢酶系、四环素类、氟奎诺酮及磺胺类等耐药。

24. **抗生素选择压力（selective pressure）**　较长期使用某种抗生素，抑制了正常菌群中敏感的细菌，促进耐药菌大量繁殖或从一个敏感菌群中选择出一个耐药亚群细菌，这种由于使用某种抗生素而选择出来的耐药性细菌常能导致机体菌群失调。

25. **序贯疗法**　序贯疗法通常是指抗菌药物治疗中重度感染性疾病时，初期采用胃肠外给药（一般为静脉内给药），当患者的病情一旦改善（通常在用药后 3～7 天），迅速转换为口服抗菌药物的一种给药方法。

26. **药品不良反应（adverse drug reaction，ADR）**　我国对药物不良反应的定义为药物在正常用法和用量时所产生的与用药目的无关或意外的有害反应。它不包括无意或故意超剂量用药引起的反应以及用药不当引起的反应。

27. **药品不良事件**　药品不良事件和药品不良反应含义不同。一般来说，药品不良反应是指因果关系已经确定的反应，而药品不良事件是指因果关系尚未确定的反应。国际上给药品不良事件下的定义为：是指药物治疗过程中出现的不良临床事件，它不一定与该药有明确的因果关系。

三、目前感染性疾病的特点

1. 感染性疾病起病急，病情重，原发病灶不明确，并发症多，老年人临床症状、体征不典型，有效药物选择具有一定困难。

2. 细菌耐药性高，混合感染多见，使感染的控制更为困难。

3. 不断有新发现的感染性疾病：如严重急性呼吸综合征（severe acute respiratory syndromes），禽流感等，危害极大。

4. 目前临床上检出率增高并治疗困难的病原菌，如 MRSA、肠球菌属、嗜麦芽窄食单胞菌、黄杆菌属等。近年来提到的"超级细菌"，更为科学的称谓应该是"产 NDM-1 耐药细菌"，即携带有 NDM-1 基因，能够编码 I 型新德里金属 β-内酰胺酶，对绝大多数抗生素（替加环素、多黏菌素除外）不再敏感的细菌。

四、人体正常菌群和临床常见致病菌

（一）人体不同部位的正常菌群

1. **皮肤**　葡萄球菌属、八叠球菌、JK 群棒状杆菌、铜绿假单胞杆菌、痤疮丙酸杆菌、厌氧 G+C 等。

2. **口腔**　表皮葡萄球菌、溶血链球菌、肺炎球菌、肠球菌、卡他球菌、大肠杆菌、流感嗜血杆菌、乳杆菌、类白喉杆菌、真杆菌、厌氧 G+C、厌氧 G-C 等。

3. **鼻咽腔**　葡萄球菌属、溶血链球菌、肺炎球菌、流感嗜血杆菌、大肠杆菌、变形杆菌、白念珠菌、厌氧 C 等。

4. **眼结膜**　表皮葡萄球菌、JK 群棒状杆菌、丙酸杆菌等。

5. **阴道**　乳杆菌、JK 群棒状杆菌、大肠杆菌、类杆菌、肠球菌、奈瑟球菌、厌氧球菌等。

6. **肠道**　大肠杆菌、产气杆菌、变形杆菌、绿脓杆菌、葡萄球菌属、肠球菌、消化球菌、产气荚膜杆菌、类杆菌、白念珠菌、艾柯病毒、腺病毒等。

7. 前尿道 表皮葡萄球菌、JK 群棒状杆菌、非致病抗酸酐菌、肠球菌等。

（二）临床常见的致病菌

1. 革兰阳性需氧球菌 金黄色葡萄球菌、表皮葡萄球菌、α-溶血链球菌、β-溶血链球菌、非溶血链球菌、肺炎球菌、肠球菌等。

2. 革兰阴性需氧球菌 脑膜炎双球菌、淋球菌、卡他莫拉菌等。

3. 革兰阴性需氧杆菌 不动杆菌属、假单胞菌属、军团菌属等。

4. 革兰阴性兼性厌氧菌 肠杆菌科（大肠杆菌、肺炎杆菌、伤寒杆菌、变形杆菌、沙门菌属、志贺菌属等）、流感杆菌等。

5. 革兰阳性杆菌 单核细胞增多性李斯特菌

6. 厌氧菌 脆弱拟杆菌、艰难梭菌、产气荚膜杆菌等。

7. 其他 结核杆菌、真菌、支原体、衣原体等。

五、常用抗菌药物及其特点

（一）β-内酰胺类抗菌药物

β-内酰胺类抗菌药物是指其化学结构中具有 β-内酰胺环的一大类抗菌药物，包括青霉素类、头孢菌素类、头霉素类、单环 β-内酰胺类、碳青霉烯类、头孢烯类、β-内酰胺酶抑制剂的复合剂等。该类药物均为杀菌剂，属于时间-依赖性抗菌药物。

1. 青霉素类

（1）分类 ①天然青霉素：如青霉素钠盐或钾盐。②耐青霉素酶青霉素：主要有甲氧西林、苯唑西林、氯唑西林（邻氯西林）、双氯西林等。③广谱氨基青霉素：如氨苄西林、阿莫西林。④广谱羟苄青霉素：如羟苄西林、替卡西林。⑤广谱磺基青霉素：如磺苄西林。⑥广谱酰脲类青霉素：如呋布西林、阿洛西林、哌拉西林、美洛西林。

（2）特点 ①属于繁殖期杀菌剂。②作用机制：抑制细菌细胞壁的合成，人的细胞无细胞壁，对人类的不良反应小。③易引起变态反应，甚至可发生致死性的过敏性休克。④易被 β-内酰胺酶水解、灭活。

（3）青霉素类抗菌药物的合理应用 ①对静止期细菌几无抑制作用，一般不宜与抑菌剂合用；②用药前应常规做皮试；③时间依赖性杀菌剂。

2. 头孢菌素类 是一类广谱半合成抗生素，其母核为由头孢菌素 C 裂解而获得的 7-氨基头孢烷酸。

（1）根据药物研发时间、抗菌谱、抗菌作用及药理作用特点等，将头孢菌素类药物分为：①第一代头孢菌素类：如头孢唑啉、头孢拉定等。②第二代头孢菌素类：如头孢呋辛、头孢替安等。③第三代头孢菌素类：如头孢他啶、头孢哌酮、头孢曲松等。④第四代头孢菌素类：主要有头孢吡肟、头孢匹罗。

（2）头孢菌素类的特点 ①头孢菌素类为杀菌剂；②对 β-内酰胺酶稳定性比青霉素类高，抗菌谱比青霉素类广，作用也比青霉素类强。

（3）第一代头孢菌素的特点 ①对革兰阳性细菌作用优于第二代与第三代头孢菌素；②抗阴性杆菌作用较弱；③对铜绿假单胞杆菌与厌氧菌无效；④某些一代品种有不同程度的肾毒性，不易透过血脑屏障。

（4）第二代头孢菌素的特点 ①第二代头孢菌素的抗菌谱较第一代有所扩大，抗阴性杆菌活性加强；②对革兰阳性菌稍逊于第一代头孢菌素，而比第三代头孢菌素强，但肠球菌属耐药；③对厌氧菌有一定作用；④对绿脓杆菌无效；⑤肾毒性比第一代头孢菌素低，血脑屏障穿透性亦较第一代头孢菌素好。

（5）第三代头孢菌素特点 ①广谱抗菌谱，有强大抗阴性杆菌作用，明显超过第一代与第二代头菌素；②对革兰阳性球菌作用不如第一代和某些第二代头孢菌素；③对革兰阳性杆菌与厌氧菌有不同程度抗菌作用；④体内分布较广，组织通透性较好。

（6）第四代头孢菌素特点 ①抗菌谱比第三代头孢菌素更广，对革兰阳性菌的杀菌活性明显地强于第三代头孢菌素；②对 β-内酰胺酶比第三代头孢菌素更稳定；③对厌氧菌和耐甲氧西林的金黄色葡萄球菌（MRSA）的作用仍不理想；④第四代头孢菌素主要用于多重耐药革兰阴性杆菌所致医院感染和免疫缺陷者感染，但不宜用于上述细菌中产 ESBLs 株所致感染。

（7）第一～四代头孢菌素抗菌活性比较 见附表 1。

附表 1 第一～四代头孢菌素抗菌活性比较

头孢菌素分类	抗菌活性	
	对革兰阳性菌	对革兰阴性菌
第一代	++++	+
第二代	+++	++
第三代	+	+++
第四代	++	++++

（8）第一～四代头孢菌素酶稳定性的比较 见附表 2。

附表 2 第一～四代头孢菌素酶稳定性的比较

头孢菌素分类	对 β-内酰胺酶的稳定性	
	金葡菌	革兰阴性杆菌
第一代	+++	+
第二代	++	++
第三代	+	+++
第四代	++	+++

（9）头孢菌素类的不良反应 ①变态反应。②胃肠道反应，二重感染，维生素 K 族缺乏。③肝毒性：使 ALT、ALP、BIL 升高，较轻，停药后多数可恢复正常。④肾毒性：偶见蛋白尿和 BUN、Cr 升高。⑤凝血功能障碍。⑥造血系统毒性。⑦双硫仑反应。

（10）头孢菌素类药物的注意事项 ①防止过敏反应：与青霉素类药物有交叉过敏现象（10% 左右），对头孢菌素过敏者中 90% 对青霉素过敏；对青霉素过敏者中 5%～10% 对头孢菌素过敏。因此，用药前应作皮试，对青霉素过敏者应慎用；②可能引起二重感染，用药期间出现腹泻，考虑伪膜性肠炎之可能，须及时停药，并给予相应的治疗；③注射溶液要现配现用，不能与 NaHCO$_3$ 等碱性液体混装在一个容器内。

3. 非典型β-内酰胺类

（1）碳青霉烯类 目前在临床应用者有亚胺培南/西司他丁（泰能）、美罗培南（美平）、帕尼培南/倍他米隆（克倍宁）和厄他培南；其中亚胺培南/西司他丁（泰能）在我国应用相对较早，其特点为：①抗菌谱极广，抗菌活性极强，对绝大多数酶都稳定；②主要适用于医院内获得性重度耐药菌感染，尤其是免疫缺陷患者或需氧菌与厌氧菌混合感染者；③与青霉素和头孢菌素之间有一定的交叉过敏反应，对β-内酰胺类药物过敏者慎用；④老年人、中枢神经系统感染、肾功能不全或伴有其他可诱发癫痫因素的患者慎用。肾功能减退，应调整剂量；⑤严格掌握应用适应证，以减少和延缓细菌耐药性的增加。

（2）单环β-内酰胺类 代表药物为氨曲南（君刻单），抗菌谱狭窄，仅对大多数需氧革兰阴性菌有很强的抗菌活性，对于病原菌未明的严重感染，不能排除革兰阳性菌或厌氧菌混合感染时，联合应用，不宜单独用作肺炎的经验疗法；不良反应少而轻微，无出血反应、无神经系统反应，也无肾脏毒性，本品与青霉素和头孢菌素类药物无交叉过敏反应，二重感染发生率明显地低于第二～四代头孢菌素。

（3）头霉素类 头孢西丁、头孢美唑。其抗菌谱和抗菌活性与第二代头孢菌素类似，并可用于需氧菌与厌氧菌的混合感染。

（4）头孢烯类 氟氧头孢、拉氧头孢。其抗菌谱和抗菌活性与第三代头孢菌素类似。但拉氧头孢可引起凝血功能障碍和出血现象，可同时合用维生素K。

（5）β-内酰胺酶抑制剂的复合剂 主要有羟氨苄西林/棒酸、替卡西林/棒酸、氨苄西林/舒巴坦、头孢哌酮/舒巴坦、哌拉西林/他唑巴坦等。可保护β-内酰胺类抗生素免受酶的攻击而使原来的耐药菌转呈敏感，治疗各种由产酶细菌引起的感染。

（二）喹诺酮类药物

1. 喹诺酮类药物是化学合成抗菌药，它抑制细菌的DNA旋转酶，使DNA不能控制mRNA和蛋白质的合成，属于杀菌剂。关于喹诺酮类药物的分类，目前存在一定的争议：①第一代喹诺酮类药物：抗菌谱窄，口服吸收差，不良反应多。如萘啶酸、西诺沙星。②第二代喹诺酮类药物：与第一代喹诺酮类药物相比，第二代喹诺酮类药物抗菌谱扩大、活性更强。包括环丙沙星、依诺沙星、洛美沙星、诺氟沙星和氧氟沙星，其中环丙沙星对铜绿假单胞菌的活性是喹诺酮中最强者。③第三代喹诺酮类药物：本组药物对革兰阳性菌的抗菌谱更宽，本组药物包括有左氧氟沙星、加替沙星、莫西沙星、司帕沙星。④第四代喹诺酮类药物：曲伐沙星，本品不仅保持了第三代喹诺酮类药物对革兰阳性菌和革兰阴性菌的优秀活性，而且对厌氧菌也有较强活性。

2. 使用喹诺酮类药物的注意事项：①不宜用于孕妇、哺乳期妇女、儿童（18岁以下）；②不宜应用于既往有中枢神经系统疾病患者，尤其是有癫痫史的患者；③避免与茶碱类、咖啡因和口服抗凝药（华法林）等药物同时应用；④不宜与阿的平和H_2受体阻滞剂合用；⑤不宜与制酸剂同时应用，不宜与含镁和铝盐的抗酸剂和非皮质激素类抗炎剂合用。

3. 喹诺酮类的不良反应：①胃肠道反应；②中枢神经反应：头痛、兴奋、抽搐、诱发癫痫；③变态反应；④光敏反应：用药期间应避免皮肤直接暴露在阳光下照射；⑤影响软骨发育；⑥一过性WBC减少，ALT、BUN、Cr升高等。

（三）大环内酯类抗生素

1. 大环内酯类抗生素因同具有大环内酯环基本结构而命名，按其化学结构，可分为14元环：红霉素、克拉霉素、罗红霉素、地红霉素等。15元环：阿奇霉素。16元环：麦迪霉素、螺旋霉素、交沙霉素等。

2. 大环内酯类抗生素的作用机制：作用于细菌细胞核糖体 50S 亚单位，阻碍细菌蛋白质的合成；

3. 是快效抑菌剂，抗菌谱窄，但比青霉素略广，主要为革兰阳性菌，对革兰阴性菌作用较差，易形成耐药性。

4. 治疗支原体和衣原体感染，是治疗军团菌感染的首选药物；克拉霉素可与其他药物联合应用用于幽门螺杆菌感染。

5. 不良反应：①肝毒性：主要表现为胆汁淤积、肝酶升高等，一般停药后可恢复；②局部刺激、不宜肌内注射，静脉滴注可引起静脉炎，故滴注液宜稀（＜0.1％），滴入速度不宜过快；③胃肠道反应；④可抑制茶碱的代谢，联合应用，可致茶碱中毒，甚至死亡。

（四）氨基糖苷类抗生素

1. 抗菌机制：主要为通过阻止 mRNA 与核糖体的结合，阻断敏感菌蛋白质的合成。

2. 抗菌谱主要革兰阴性菌，对多数需氧革兰阴性杆菌和少数耐药的金葡菌有较强的抗菌活性，部分品种对结核分枝杆菌及其他分枝杆菌属也有较好的抗菌活性。

3. 浓度依赖性抗感染药物，杀菌作用与药物的峰浓度有关，具有首次接触效应和抗生素后效应，可每日给药 1 次。

4. 变态反应发生率较低，但部分药物用药前应常规作皮试。

5. 与 β-内酰胺类抗生素联合应用常常获得协同作用：青霉素和头孢菌素类作用于细菌细胞壁，使氨基糖苷类易于进入细菌体内，与核糖体结合而发挥其抗菌作用。

6. 耳、肾毒性较大，对神经肌肉有阻滞作用，能通过血脑屏障，易透过胎盘，不宜用于老年人、婴幼儿和孕妇。

7. 与强利尿药（如呋塞米等）联用可加强耳毒性。

8. 与其他有耳毒性的药物（如红霉素等）联合应用，耳中毒的可能加强。

9. 与头孢菌素类第 1～2 代联合应用，可致肾毒性加强；右旋糖酐可加强本类药物的肾毒性。

10. 本类药物与碱性药（如碳酸氢钠、氨茶碱等）联合应用，抗菌效能可增强，但同时毒性也相应增强，必须慎重。

11. 耐药菌株已有明显增多。

（五）肽类抗生素

1. 糖肽类抗生素被认为是治疗 MRSA 感染的唯一有肯定疗效的抗感染药物。

2. 万古霉素、去甲万古霉素、替考拉宁属于多肽类抗生素。

3. 属于杀菌剂，抗菌谱窄、抗菌作用强，临床疗效确切，但肾毒性明显，因此临床上一般不作为首选药物，只有当敏感菌引起严重感染，特别是对其他药物耐药时才考虑应用。

（六）抗真菌药物

治疗深部真菌感染的药物主要有多烯类、氟胞嘧啶、吡咯类和棘白菌素类。

1. 两性霉素 B

（1）抗真菌作用　属多烯类，对隐球菌、念珠菌、皮炎芽生菌、孢子丝菌、曲菌均具良好抗菌活性。

（2）药代特点　广泛分布于肾、肝、肺、心等组织，脑脊液浓度约为血浓度的 2％～4％。

（3）不良反应　本品具有肾、肝、心、血液系统损害，过敏反应等。

（4）适应证　念珠菌、隐球菌、曲菌等真菌引起的呼吸道、尿路、肠道、中枢神经系统等感染。

（5）剂量　应用本品时开始需小剂量并同时加用激素，隐球菌脑膜炎患者需同时予以两性霉素 B 鞘内注射。

2. 氟康唑

（1）抗真菌作用　属吡咯类，对白念珠菌、隐球菌具较高抗菌活性，其他念珠菌属、曲菌作用差，体外抗菌作用略逊于酮康唑，体内作用强。

（2）药代特点　口服吸收完全，血浓度高，体内分布广，组织浓度高，脑脊液可达到血浓度 $50\%\sim60\%$。

（3）不良反应　半数消化道，其次皮疹，少数出现头痛、头晕、失眠等，一过性 ALT 上升，患者可耐受长程治疗。

3. 卡泊芬净

（1）抗真菌作用　属棘白菌素类，具有广谱抗真菌活性，但对隐球菌属作用差，口服不吸收，需要静脉给药。

（2）不良反应　寒战、发热、静脉炎、恶心、呕吐、皮疹等。

六、抗菌药物的合理应用

合理应用抗菌药物系指在明确适应证下选用适宜的抗菌药物，并采用适当的给药途径、剂量和疗程，最大限度的发挥抗菌药物的治疗和预防作用，以达到杀灭病原体和（或）控制感染的目的；同时采用各种相应措施防止和减少各种不良反应的发生。

（一）抗菌药物不合理使用的状况

1. 无适应证使用抗菌药物。

2. 手术预防用药使用不当。

3. 选择错误。

4. 给药途径、用药剂量、用药时间错误。

5. 疗程错误。

6. 不必要联合用药。

7. 不重视病原菌及药敏结果。

8. 不注意药物配伍禁忌。

9. 患者自作主张不合理使用。

10. 发生严重不良反应时继续用药。

（二）抗菌药物合理使用的原则

1. 严格掌握使用适应证，预防应用也应有明确的适应证。

2. 及早确定病原学，根据病原种类及细菌药物敏感试验结果选用抗菌药物。

3. 熟悉选用药物的适应证、抗菌谱、药动学、不良反应。

4. 根据患者的生理、病理状态用药。

5. 选用适当的给药方案、剂量、途径、疗程

（1）品种选择　根据病原菌种类及药敏结果选用抗菌药物。

（2）给药剂量　按各种抗菌药物的治疗剂量范围给药。治疗重症感染（如败血症、感染性心内膜炎等）和抗菌药物不易达到的部位的感染（如中枢神经系统感染等），抗菌药物剂

量宜较大（治疗剂量范围高限）；而治疗单纯性下尿路感染时，由于多数药物尿药浓度远高于血药浓度，则可应用较小剂量（治疗剂量范围低限）。

（3）给药途径　轻症感染可接受口服给药者；重症感染、全身性感染患者初始治疗应予静脉给药，以确保药效。尽量避免局部应用抗菌药物。

（4）给药次数　应根据药代动力学和药效学相结合的原则给药。

（5）疗程　抗菌药物疗程因感染不同而异，一般宜用至体温正常、症状消退后 72～96 小时，特殊情况，妥善处理。但是，败血症、感染性心内膜炎、化脓性脑膜炎、溶血性链球菌咽炎和扁桃体炎、深部真菌病等需较长的疗程。

6. 联合应用抗菌药物必须有明确的适应证，仅在下列情况时有适应证联合用药：

（1）原菌尚未查明的严重感染，包括免疫缺陷者的严重感染。

（2）单一抗菌药物不能控制的需氧菌及厌氧菌混合感染，2 种或 2 种以上病原菌感染。

（3）单一抗菌药物不能有效控制的感染性心内膜炎或败血症等重症感染。

（4）需长程治疗，但病原菌易对某些抗菌药物产生耐药性的感染，如结核病、深部真菌病。

（5）联合用药时宜选用具有协同或相加抗菌作用的药物联合；将毒性大的抗菌药物剂量减少；必须注意联合用药后药物不良反应将增多。

7. 强调综合治疗的重要性　在应用抗菌药物治疗细菌感染的过程中，必须充分认识到人体免疫功能的重要性，尽最大努力使人体全身状况有所改善，各种综合性措施如纠正水、电解质和酸碱平衡失调，改善患者营养状态，纠正低蛋白血症等，均不可忽视。

（三）抗菌药物在特殊情况下的应用

1. 抗菌药物在老年感染患者中的应用

（1）由于老年人免疫功能减退，人体寄殖细菌增多，因而发生感染的机会增多，感染一旦发生，其发展多较迅速，病情可急剧恶化，严重者可危及生命，故应尽早、准确、合理地选用抗生素，及时控制感染，一般主张联合用药；应尽可能使用杀菌剂，常用 β-内酰胺类。

（2）用药时间相对延长，有慢性阻塞性肺部疾病者，因肺供血不足，应将抗生素用量稍大一些。

（3）因老年人肾功能处于临界水平，要注意药物的肾毒性。

（4）老年人使用下列药物时，应作相应监测，经验用药时酌情控制剂量，以免发生毒副作用，如氨苄青霉素、多数头孢菌素、庆大霉素、妥布霉素、甲硝唑、万古霉素、氟胞嘧啶及部分磺胺类药物，避免使用呋喃妥因、萘啶酸、头孢噻啶及四环素类（多西环素除外）。

（5）注意肝损害，老年人由于肝脏酶活力下降，药物在体内积蓄往往比青壮年人多。

（6）老年人应用氯霉素、利福平、红霉素酯化物、氨苄西林酯化物、异烟肼、两性霉素 B、四环素类、磺胺类、酮康唑、咪康唑、氟康唑等药物时，均应严密监测肝功能，必要时更换其他不损伤肝的抗感染药物。

（7）注意不良反应，老年人应用抗感染药物时易产生不良反应，且其临床表现往往不易被发现，如耳聋、神经系统表现等。

（8）防止二重感染，老年人机体免疫功能不全，基础病变多，加上抗感染药物的应用易发生二重感染。

（9）注意药物之间的相互作用，老年人多同时患有多种疾病，需要同时应用多种药物治疗，认识和避免药物之间的相互作用。

2. 抗菌药物在肾功能减退患者中的应用

（1）尽量避免使用肾毒性药物。

（2）根据病原菌药敏选用肾毒性低或无毒的抗菌药物。

（3）根据肾功能减退的程度调整给药方法和剂量。

3. 抗菌药物在肝功能减退患者中的应用

（1）主要由肝脏清除的药物：肝功能减退时其消除明显减少，但并无明显毒性反应发生，故肝功能减退患者仍可应用，但需慎用，必要是减量给药。属此类情况者有红霉素（不包括其酯化物）、林可霉素、克林霉素等。

（2）主要经肝脏或有相当量经肝清除或代谢的药物：肝功能减退时药物清除及代谢减少，并可导致毒性反应发生，此类药物在肝功能减退患者宜避免使用。属此种情况者有氯霉素、利福平、红霉素酯化物、氨苄西林酯化物、异烟肼、四环素类、磺胺药、酮康唑、咪康唑、两性霉素 B 等。

（3）经肝、肾两种途径清除的抗菌药物：肝功能减退时血药浓度将升高，如同时有肾功能减退则血药浓度升高更加显著，此类药物在严重肝功能减退的患者需减量应用。属此种情况者有美洛西林、阿洛西林、哌拉西林等，以及头孢哌酮、头孢曲松、头孢噻腭、头孢噻吩等。

（4）主要经肾脏排泄的药物：肝功能减退时不需调整剂量。如庆大霉素、妥布霉素、阿米卡星等氨基糖苷类、青霉素、头孢唑啉、头孢他啶、万古（去甲万古）霉素、多黏菌素 B 等均属此类。

4. 抗菌药物在孕妇中的应用

（1）对胎儿有致畸或明显毒性作用者，妊娠期间不可应用。属此类者有四环素类、磺胺药、甲氧苄啶和乙胺嘧啶、氯霉素、甲硝唑、利福平、金刚烷胺、碘苷和阿糖腺苷等。

（2）药物对母体和胎儿有一定毒性或影响，应避免在妊娠全过程中应用，但其中某些抗菌药物如确有应用适应证时也可在充分权衡利弊后慎用。属此类者有氨基糖苷类药物、万古霉素、去甲万古霉素，但孕妇患者必须应用该类药物时需同时进行血药浓度监测，据以调整给药剂量。如孕妇患者已有肾功能减退，则禁用该类药物。避免应用喹诺酮类、异烟肼（确有应用适应证时合用维生素 B_6）、氟胞嘧啶、呋喃妥因。

（3）药物毒性低，对胎儿无明显影响，也无致畸作用，妊娠期患者可以应用的药物如青霉素类、头孢菌素类、其他 β-内酰胺类、大环内酯类（除外酯化物及克拉霉素）、磷霉素等。

（4）美国食品药品管理局（FDA）根据药物在动物和人类中研究的结果，对妊娠期药物的应用分为以下 5 类：

A 类：在妊娠妇女中进行过研究，无危险性；但令人遗憾的是，目前尚无 A 类抗菌药物可供临床使用。

B 类：实验动物中无危险性，但在人类中无足够的研究资料；或动物中有毒性，而人类研究资料未显示危险性。

C 类：动物实验研究有毒性，人类研究资料不充分，但应用药物后可能利大于弊。

D 类：已证实对人类的危险性，但应用该药物后仍可获益。

X 类：人类中可致胎儿异常，危险性大于受益。

（四）抗菌药物的分级管理

1. 分级原则　抗菌药物临床应用实行分级管理。根据安全性、疗效、细菌耐药性、价格等因素，将抗菌药物分为三级：非限制使用级、限制使用级与特殊使用级。具体划分标准如下：

（1）非限制使用级抗菌药物　是指经长期临床应用证明安全、有效，对细菌耐药性影响较小，价格相对较低的抗菌药物。

（2）限制使用级抗菌药物　是指经长期临床应用证明安全、有效，对细菌耐药性影响较大，或者价格相对较高的抗菌药物。

（3）特殊使用级抗菌药物　是指具有以下情形之一的抗菌药物：①具有明显或者严重不良反应，不宜随意使用的抗菌药物；②需要严格控制使用，避免细菌过快产生耐药的抗菌药物；③疗效、安全性方面的临床资料较少的抗菌药物；④价格昂贵的抗菌药物。

2. 分级管理办法

（1）"限制使用"的抗菌药物，须由主治医师以上专业技术职务任职资格的医师开具处方（医嘱）。

（2）"特殊使用"的抗菌药物，须经抗感染或医院药事管理委员会认定的专家会诊同意后，由具有高级专业技术职称的医师开具处方（医嘱）。

（3）临床选用抗菌药物应遵循《抗菌药物临床应用指导原则》，根据感染部位、严重程度、致病菌种类以及细菌耐药情况、患者病理生理特点、药物价格等因素加以综合分析考虑，参照"各类细菌性感染的治疗原则"，一般对轻度与局部感染患者应首先选用非限制使用抗菌药物进行治疗；严重感染、免疫功能低下者合并感染或病原菌只对限制使用抗菌药物敏感时，可选用限制使用抗菌药物治疗；特殊抗菌药物的选用应从严控制。

（4）紧急情况下临床医师可以越级使用高于权限的抗菌药物，但仅限于 1 天用量，并做好相关病历记录。

七、细菌感染趋势与抗菌药物应用

1. 条件致病菌增加　病原体种属增加，条件致病菌，特别是非发酵菌群，已成为下呼吸道的重要病原菌，如铜绿假单胞菌（假单胞菌属）、不动杆菌（不动杆菌属）、粪产碱杆菌（产碱杆菌属）、嗜麦芽窄食单胞菌（黄单胞菌属）；脑膜败血黄色杆菌（黄色杆菌属）。

2. 病原体分布的变迁　随着时间的推移，重要致病菌亦在变化，如 20 世纪 60 年代以革兰阳性球菌为主，70 年代以肠杆菌科为主，80 年代条件致病菌上升为主要致病菌，90 年代革兰阳性菌又重新成为主要致病菌，其次还有支原体、衣原体、军团菌、球孢子菌也占致病菌的一定地位。

3. 耐药菌株不断出现　耐青霉素肺炎链球菌（PRSP）、耐甲氧西林金葡菌（MRSA）、耐万古霉素金葡菌（VRSA）、耐万古霉素肠球菌（VRE）等。

4. 细菌生物被膜（BF）给治疗带来的困难　BF 是细菌为适应自然环境而形成的，是一种生存策略和保护机理。它导致难治性感染的机制为：①抗菌药物渗透障碍、被吸附、或被膜中细菌分裂迟缓、对药物不敏感；②逃避机体的免疫作用，激活中性粒细胞能力下降，阻碍吞噬作用；③易反复发作，成为再发根源。

5. 超广谱 β-内酰胺酶（ESBLs）　目前呈全球性扩散，而且蔓延很快，其危害性很大，因为：①常是院内感染暴发的原因；②在菌株间或菌属间传递，携带 ESBLs 基因的耐药质粒可长时间存在，可再次暴发感染。

6. 细菌 L 型　L 型是因细菌变异而产生的细胞壁缺陷型。往往常规培养不能生长而造成漏诊。不仅在人体内恢复为具有致病力的母菌，其本身目前也认为具有一定的致病性。细胞 L 型对抗生素的敏感性与母菌不同，且可逃脱机体免疫力的攻击。缺壁菌的细胞膜可增厚，是一种值得注意的耐药类型，成为难治与慢性化的原因。

（雷利群　范运斌）

参考文献

1. 戴自英，刘裕昆，汪复. 实用抗菌药物学. 上海：上海科学技术出版社，1998.

2. 王爱霞. 抗菌药物临床合理应用. 北京：人民卫生出版社，2011.

3. 王睿. 临床抗感染药物治疗学. 北京：人民卫生出版社，2006.

附录2　离子通道病

离子通道病（channelopathy）指因离子通道基因突变导致的遗传性疾病。根据所通透的离子类型可以将离子通道分为钾、钙、钠和氯通道四种主要类别。由于离子通道种类繁多，在人体各种组织和器官表达广泛，对很多重要的生理功能都有影响，离子通道病涉及的范围也越来越广，从最初认识的心脏病、神经系统疾病等兴奋性细胞相关的疾病扩展到糖尿病、免疫系统疾病等非兴奋性细胞控制的疾病。

一、钾离子通道病

钾离子通道在所有可兴奋性和非兴奋性细胞的重要信号传导过程中具有重要作用，其家族成员在调节神经递质释放、心率、胰岛素分泌、神经细胞分泌、上皮细胞电传导、骨骼肌收缩、细胞容积等方面发挥重要作用。已经发现的钾离子通道病有1型发作性共济失调（episodic ataxia type 1，EA1）、常染色体显性良性家族性新生儿惊厥（benign familial neonatal convulsions，BFNC）、1型和2型Q-T间期延长综合征、先天性高胰岛素血症和新生儿糖尿病等。

EA1是一种罕见的常染色体显性遗传病，通常在幼儿期和少年期起病，发作大多持续数秒钟到数分钟，部分可持续数小时。运动、劳累、激素水平的变化、惊吓和姿势改变可诱导或加重发作。发作期主要表现为共济失调、平衡障碍、构音障碍，部分患者出现特征性的肢体远端或面部肌肉抽搐。EA1是由神经元中电压门控的钾通道基因KCNA1（KV1.1）的突变引起的，带有不同位点突变的通道亚基可以形成有功能的通道，但是通道的电压门控特性被改变，最终导致神经系统功能紊乱。

BFNC是一种比较罕见的癫痫，可以分为两类（NFNC1和BFNC2），分别是由编码电压门控的钾通道α亚基的基因KCNQ2和KCNQ3的突变引起的。患儿通常在出生后第二天开始发病，表现为广泛性强直，继而出现各种自主神经症状（呼吸暂停、青紫、心率变化等）、运动性症状（双侧或局部阵挛，可从一侧游走至另一侧）及自动症（吸吮、咀嚼等），这些症状一般在数周内自动消失。患儿在发作间期的表现和后续的神经发育都比较正常。引起BFNC1的KCNQ2基因突变包括两个无义突变，两个移码突变和一个剪接突变，NFNC2是由KCNQ3通道孔道区域的一个无义突变造成的。由于电压门控的钾通道参与了神经元激活后细胞膜电位的复极化过程，这些通道导致复极化过程延长，神经元活动增强，从而引发疾病。

目前所发现的遗传性心律失常都属于离子通道病，致病原因都是心脏动作电位中负责各种电流的通道基因的突变。先天性Q-T间期延长综合征是第一个被发现的由心肌离子通道基因突变造成的遗传性心律失常。长Q-T间期综合征的患者在平时没有明显表征，在针对原因不明的晕厥、心跳或呼吸停滞的心电图筛查中只有三分之一的长Q-T间期综合征患者能被发现。电压门控的钾通道基因KCNQ1的突变被发现是这种疾病的病因。KCNQ1通道蛋白和IsK亚基的结合引发的IKs电流是心肌动作电位复极化过程中的主要延迟整流钾电流。KCNQ1基因的突变引起IKs电流的改变，从而造成持续的复极化和过分延长的动作电位时程。与此类似，编码IsK亚基的KCNE1基因的突变也造成IKs电流的减小和复极化过程延长，由此诱发心律失常。另一个钾通道基因 HERG 的突变也会造成长 Q-T 间期综合征，HERG 通道也参与心脏动作电位的复极化过程，负责产生 IKr 电流。虽然 HERG 通道的二级结构与电压门控的钾通道类似，但是不同于其他钾通道 HERG 介导的钾离子的内流远大于外流，因此性质更类似于内向整流通道。这种类型的长 Q-T 间期综合征患者更容易发生心脏猝死。

ATP 敏感的钾通道（K_{ATP}）是另外一类重要的钾离子通道。人体内 K_{ATP} 通道的突变主要导致胰岛素分泌紊乱。在胰岛 B 细胞中，葡萄糖刺激胰岛素分泌的主要机制是通过诱导线粒体生产更多的 ATP 抑制 K_{ATP} 通道，导致细胞膜电位去极化从而激活电压依赖性钙通道，引发钙内流促进胰岛素分泌。K_{ATP} 通道的活性因突变增强后胰岛素分泌过多，导致高胰岛素血症；与此相反，有的突变导致 K_{ATP} 通道活性降低，胰岛素分泌过少，造成先天性糖尿病。

二、钠离子通道病

钠离子通道在大多数兴奋细胞动作电位的起始阶段起重要作用，已经发现的钠离子通道病有高钾性周期性麻痹（hyperkalemic periodic paralysis，HyperPP）、先天性副肌强直（paramyotonia congenita）和 3 型长 Q-T 间期综合征等。

HyperPP 是一种常染色体显性遗传病，患者的血钾水平较高，周期性四肢无力，常伴有肌肉疼痛性痉挛和肌强直。HyperPP 的发生与骨骼肌细胞膜去极化有关，是由电压门控的钠通道 α 亚基编码基因 SCN4A 的突变造成的。电生理学研究显示 HyperPP 患者的骨骼肌细胞钠通道的激活和失活都与正常人的不同，造成肌肉收缩功能失调。

SCN4A 的突变也可以造成先天性副肌强直，一种可以由运动和冷刺激引发的肌强直和肌无力。寒冷环境中肌肉连续收缩后症状加重，反常性肌强直尤为明显。面部、两手肌肉受累明显。因此，患者在受冷后睁眼困难在温暖环境中肌肉用力收缩后无放松困难的现象在 HEK293 细胞中表达这些钠通道突变体发现通道的电压依赖性有所改变，通道失活后恢复的速度也更快，去激活过程耗时更长，突变通道的动力学特征与正常通道相比发生了很大的变化。

如前文所述，遗传性长 Q-T 间期综合征是因心室复极化延迟导致的心律失常，患者容易发生猝死。遗传学研究发现了 3 型长 Q-T 间期综合征的致病基因是心脏电压门控的钠通道 SCN5A，该基因中部分片段的缺失和点突变造成通道激活后难以关闭，心肌动作电位时程延长。

三、钙离子通道病

钙离子通道广泛存在于机体的不同类型组织细胞中，参与神经、肌肉、分泌、生殖等系统的生理过程，已经发现的钙通道病有家族性偏瘫型偏头痛、低钾型周期性瘫痪、2 型发作性共济失调、6 型脊髓小脑共济失调、遗传性不完全性连锁夜盲症、恶性高热和严重联合免疫缺陷等。

电压门控的钙通道按照通道特性可以分为 L、N、P、Q、R、T 六种类型，编码 P/Q 型钙通道 $α_1A$ 亚基的 CACNA1A 基因的突变可以导致 2 型发作性共济失调（episodic ataxia type 2，EA2）或家族性偏瘫性偏头痛（familial hemiplegic migraine，FHM）。EA2 又称乙酰唑胺反应型周期性共济失调综合征，通常在儿童期起病，可持续到成年。精神紧张、运动、过度疲劳、胃肠道刺激等可诱发。发作期主要特征是发作性共济失调，平衡障碍、构音障碍，发作间期常有特征性的凝视诱发眼震。FHM 是一种带有癫痫先兆的偏头痛，伴有轻度偏瘫，有时还伴随行进性大脑萎缩。另外，CACNA1A 基因的突变也可能导致 6 型脊髓小脑共济失调（spinocerebellar ataxia type 6）。

遗传性不完全性连锁夜盲症（incomplete X-linked congenital stationary night blindness，iCSNB2）是一种隐性遗传的非进行性的视网膜病变，表现为夜盲、视敏度降低、近视、眼球震颤和斜视。该疾病是由视网膜神经传导缺陷造成的，具体的致病基因为编码 L 型钙通道 α1F 亚基的 CACNA1F，遗传学分析显示该疾病患者的 CACNA1F 基因存在无义或移码突变，造成通道蛋白部分截除，功能丧失。

恶性高热是患者在接受常规麻醉时对挥发性吸入麻醉药（如氟烷、安氟醚、异氟醚等）和去极化肌松药（琥珀酰胆碱）出现的异常反应，表现为骨骼肌强直性收缩，产生大量能量，导致体温持续快速增高，在没有特异性治疗药物的情况下，一般的临床降温措施难以控制体温的增高，最终可导致患者死亡。致病原因为这些麻醉药会引起骨骼肌细胞肌质网的钙大量释放，胞浆钙离子浓度快速升高，导致肌肉痉挛。肌质网上的钙释放通道兰尼碱受体 1（ryanodine receptor 1，RyR1）的突变是该病的根本原因，突变后的通道对麻醉药敏感性提高，因而在正常浓度范围内出现大量的钙释放。RyR1 的抑制剂丹曲林（Dantrolene）是目前唯一的可以用于该疾病的药物。

严重联合免疫缺陷病（severe combined immunodeficiency disease）的特点是先天性和遗传性 B 细胞性 T 细胞系统异常，患儿多于生后 3 个月内开始感染病毒、真菌、原虫和细菌，而反复发生肺炎、慢性腹泻、口腔与皮肤念珠菌感染及中耳炎等。病儿生长发育障碍，体检一般不见浅表淋巴结和扁桃体，胸部放射线检查不见婴儿胸腺阴影。目前发现的该病的致病原因为钙库操纵的钙通道 Orai1 的突变，Orai1 通道的突变造成 T 细胞钙活动异常，调节基因转录的活化 T 细胞核因子功能受到影响，引起很多下游基因表达异常，T 细胞的免疫功能发生严重缺陷。

四、氯离子通道病

氯离子通道广泛分布于机体的兴奋性细胞和非兴奋性细胞膜及溶酶体、线粒体、内质网等细胞器的质膜，在细胞兴奋性调节、跨上皮物质转运、细胞容积调节和细胞器酸化等方面具有重要作用，已经发现的氯通道病有先天性肌强直（Thomsen 型）、隐性遗传全身性肌强直（Becker 型）、囊性纤维化病和 3-型 Bartter 综合征等。

显性遗传性先天性肌强直称 Thomsen 型，多数患者在婴儿期发病，运动发育迟缓，出现广泛性肌强直，下肢受累最明显，由于肌肉收缩明显延长，精细运动和行走受到干扰，运动显得缓慢巨大和没有限制，特别是运动开始阶段更明显，突然的屈曲运动不能迅速赶上，手和足不能充分背伸，坐位不能马上站立，对外来的刺激反应慢，有时声音惊吓可以导致患者突然出现肌强直而摔倒，平卧在地处于肌强直状态几秒到几分时间。隐性遗传性先天性肌强直称 Becker 型，临床症状和 Thomsen 型相似，但更常见，男性比女性多见，发病年龄在 4～12 岁，临床症状从下肢开始，几年后累及上肢和咀嚼肌，最后累及所有骨骼肌，肌强直反应也随病情的发展而加强，一般在 20～30 岁后不加重，和 Thomsen 型相比，隐性遗传性先天性肌强直临床症状严重，常有运动功能障碍，下肢肌肉常变的非常强大，少数患者出现肌萎缩，有时患者出现一过性的上肢和手肌的无力，在用力抓重物时突然松手。显性遗传和隐性遗传性先天性肌强直的发病均和骨骼肌的氯离子通道基因 CLCN1 突变有关，目前已经发现氯离子通道基因存在 15 个点突变和 2 个片段缺失导致通道复合体改变或功能丧失。氯离子通道功能异常出现持续性的氯离子浓度下降，导致随意活动后单个肌纤维膜出现动作电位活动持续数秒钟，肌纤维处于过度兴奋状态，阻滞了肌纤维的松弛。

囊性纤维化是一种侵犯多脏器的遗传性疾病。主要表现为外分泌腺的功能紊乱，黏液腺增生，分泌液黏稠，汗液氯化钠含量增高。临床上有肺脏、气道、胰腺、肠道、胆道、输精管、子宫颈等的腺管被黏稠分泌物堵塞所引起一系列症状，而以呼吸系统损害最为突出。囊性纤维化是常染色体隐性遗传，致病基因称为囊性纤维化跨膜调节基子（CFTR）。最常见的基因突变，F508 导致 CFTR 蛋白 508 位置上的苯丙氨酸残基缺失，并且发生在约 70% 的等位基因中；另有 30% 有 600 种以上较少见的基因突变。CFTR 构成 cAMP 调节的氯离子通道，调节着 Cl^- 和 Na^+ 的跨细胞膜的转运。CFTR 突变导致各种器官的分泌液黏稠度增高，富含营养物质，更利于细菌生长繁殖并躲避免疫系统的攻击，增加感染的机会最终导致生理功能异常。

Bartter 综合征以低血钾性碱中毒，血肾素、醛固酮增高但血压正常，肾小球旁器增生和肥大为特征。早期表现为多尿、烦渴、便秘、厌食和呕吐，多见于 5 岁以下小儿。现代分子生物学技术也揭示 Bartter 综合征是一常染色体隐性遗传病，由肾小管上皮细胞上的离子转运蛋白基因突变所引起。已发现婴儿型 Batter 综合征存在 NKCI2 基因突变，该基因位于 15q12～21，有 16 个外显子，编码 1099 个氨基酸为 Na^+-K^+-$2Cl^-$ 通道，已发现 20 多种突变。经典型 Bartter 综合征系由 CICNKB 基因突变所致，该基因位于 1q38，编码含 687 个氨基酸的细胞基底侧的 Cl^- 通道。这些突变造成氯化钠丢失性肾小管缺陷，失钾性肾小管缺陷、肾前列腺素产生过多、血管壁对血管紧张素 II 反应低下、原发性肾小球旁器增生以及原发性利钠心房肽增高等症状。

（曾晓荣）

参考文献

1. Browne DL, et al, Episodic ataxia/myokymia syndrome is associated with point mutations in the human potassium channel gene, KCNA1. Nat Genet, 1994, 8 (2): 136-140.

2. Wang HS, et al, KCNQ2 and KCNQ3 potassium channel subunits: molecular correlates of the M-channel. Science, 1998, 282 (5395): 1890-1893.

3. Felix R. Channelopathies: ion channel defects linked to heritable clinical disorders. J Med Genet, 2000, 37 (10): 729-740.

4. Wang Q, et al. Positional cloning of a novel potassium channel gene: KVLQT1 mutations cause cardiac arrhythmias. Nat Genet, 1996, 12 (1): 17-23.

5. Splawski I, et al., Mutations in the hminK gene cause long QT syndrome and suppress IKs function. Nat Genet, 1997, 17 (3): 338-340.

6. Abbott GW, et al. MiRP1 forms IKr potassium channels with HERG and is associated with cardiac arrhythmia. Cell, 1999, 97 (2): 175-187.

7. Olson TM, A Terzic. Human K (ATP) channelopathies: diseases of metabolic homeostasis. Pflugers Arch, 2010, 460 (2): 295-306.

8. Fontaine B, et al. Hyperkalemic periodic paralysis and the adult muscle sodium channel alpha-subunit gene. Science, 1990, 250 (4983): 1000-1002.

9. Ricker K, et al. Myotonia fluctuans. A third type of muscle sodium channel disease. Arch Neurol, 1994, 51 (11): 1095-1102.

10. Wang Q, et al. SCN5A mutations associated with an inherited cardiac arrhythmia, long QT syndrome. Cell, 1995, 80 (5): 805-811.

11. Ophoff RA, et al. Familial hemiplegic migraine and episodic ataxia type-2 are caused by mutations in the Ca2+ channel gene CACNL1A4. Cell, 1996, 87 (3): 543-552.

12. Jodice C, et al. Episodic ataxia type 2 (EA2) and spinocerebellar ataxia type 6 (SCA6) due to CAG repeat expansion in the CACNA1A gene on chromosome 19p. Hum Mol Genet, 1997, 6 (11): 1973-1978.

13. Maclennan DH, et al. The role of the skeletal muscle ryanodine receptor gene in malignant hyperthermia. Symp Soc Exp Biol, 1992, 46: 189-201.

14. Hopkins PM. Malignant hyperthermia: pharmacology of triggering. Br J Anaesth, 2011, 107 (1): 48-56.

15. Feske S, et al. A mutation in Orai1 causes immune deficiency by abrogating CRAC channel function. Nature, 2006, 441 (7090): 179-185.

16. Koch MC, et al. The skeletal muscle chloride channel in dominant and recessive human myotonia. Science, 1992, 257 (5071): 797-800.

17. Bobadilla JL, et al. Cystic fibrosis: a worldwide analysis of CFTR mutations—correlation with incidence data and application to screening. Hum Mutat, 2002, 19 (6): 575-606.

18. Planells-Cases R. , Jentsch TJ. Chloride channelopathies. Biochim Biophys Acta, 2009, 1792 (3): 173-189.

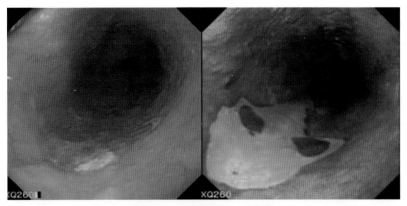

彩图 3-3　色素内镜（碘染色）

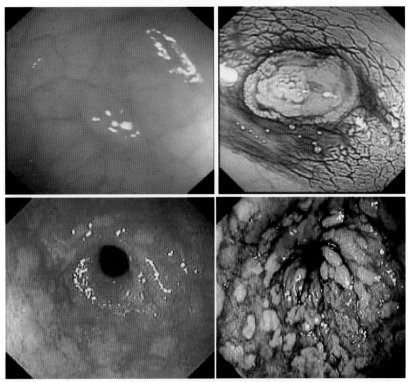

彩图 3-4　色素内镜（靛胭脂染色）

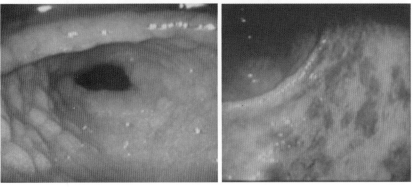

彩图 3-5　色素内镜（亚甲蓝染色）

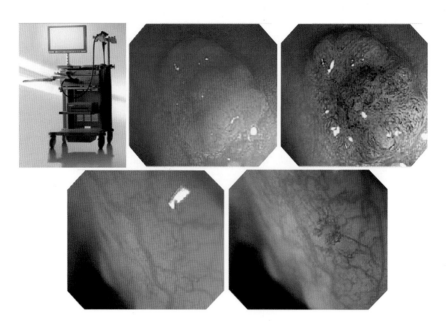

彩图 3-6　电子染色内镜 NBI

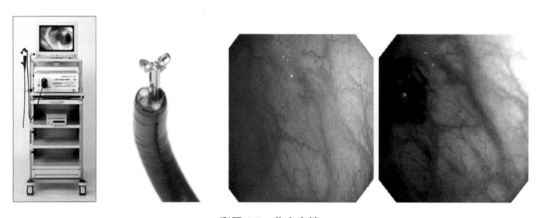

彩图 3-7　荧光内镜

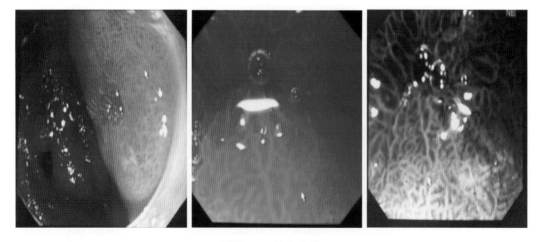

彩图 3-8　放大内镜

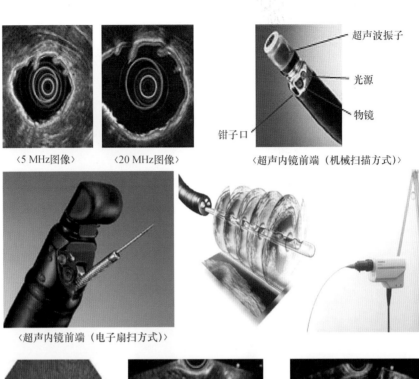

〈5 MHz图像〉　　〈20 MHz图像〉　　　　〈超声内镜前端（机械扫描方式）〉

超声波振子

光源

物镜

钳子口

〈超声内镜前端（电子扇扫方式）〉

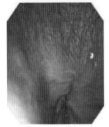　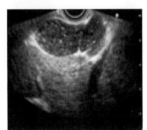　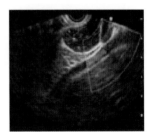

〈内镜图像〉　　　　〈超声图像〉　　　〈超声图像（彩色多普勒显示血液状态）〉

彩图 3-9　超声内镜

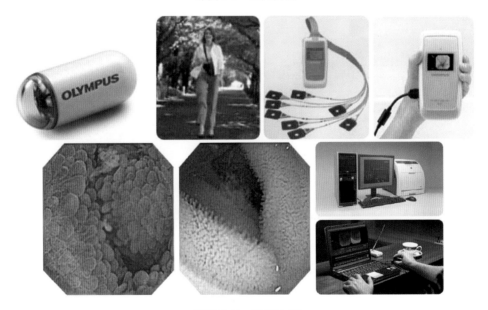

彩图 3-10　胶囊内镜

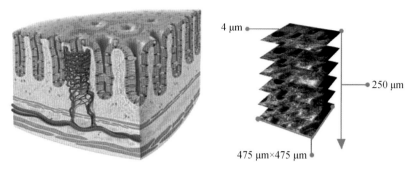

彩图 3-11　共聚焦激光内镜

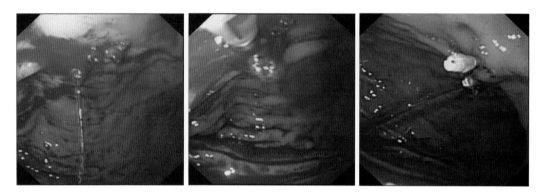

彩图 3-12　Dieulafoy 病金属钛夹止血术

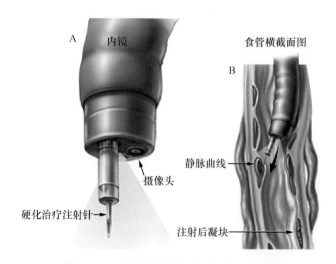

彩图 3-13　内镜治疗静脉曲张性出血示意图

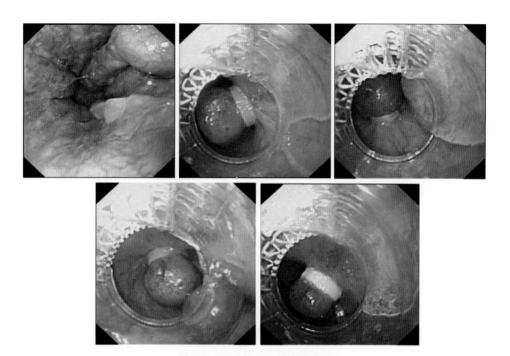

彩图 3-14　食管曲张静脉套扎术

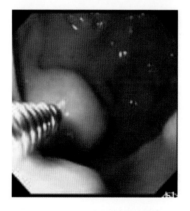

彩图 3-15　胃底静脉曲张栓塞治疗

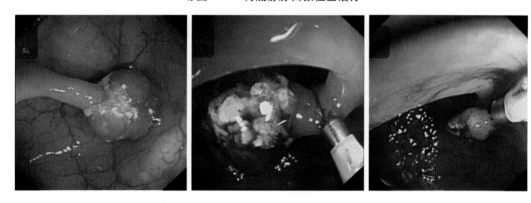

彩图 3-16　消化道息肉切除术

图为结肠一长蒂息肉，先用钛夹夹闭长蒂，再行圈套电切

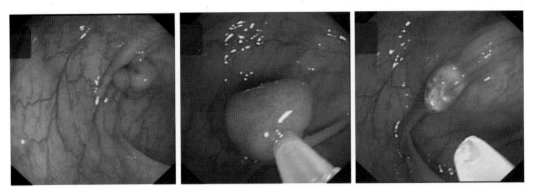

彩图 3-17　消化道息肉切除术

图为结肠—亚蒂息肉，直接行圈套电切

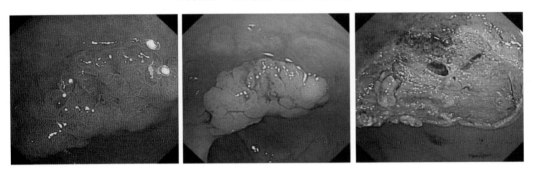

彩图 3-18　结肠息肉内镜下黏膜切除术

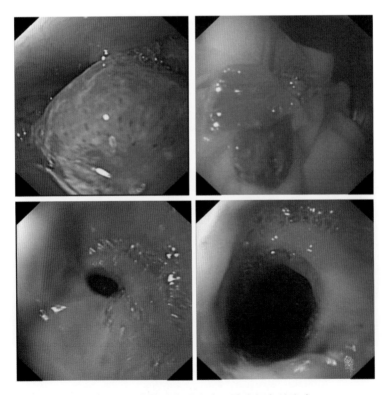

彩图 3-19　食管癌术后吻合口狭窄探条扩张术

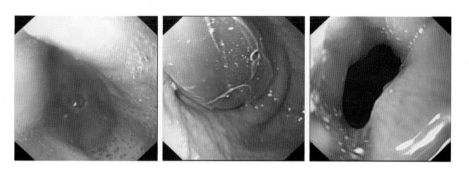

彩图 3-20　贲门失弛缓症水囊扩张治疗